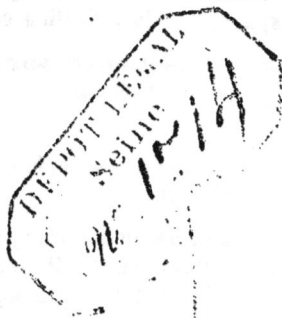

HISTOIRE

DES

SCIENCES MÉDICALES

I

Paris. — Imprimerie de E. MARTINET, rue Mignon, 2.

HISTOIRE

DES

SCIENCES MÉDICALES

COMPRENANT

L'ANATOMIE, LA PHYSIOLOGIE, LA MÉDECINE
LA CHIRURGIE ET LES DOCTRINES DE PATHOLOGIE GÉNÉRALE

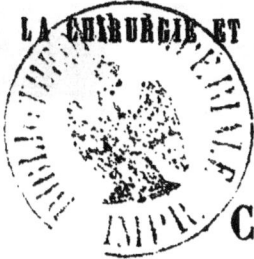

PAR

CH. DAREMBERG α

Professeur chargé du cours d'histoire de la médecine au Collège de France,
Membre de l'Académie impériale de médecine,
Bibliothécaire de la bibliothèque Mazarine, etc.

TOME PREMIER

DEPUIS LES TEMPS HISTORIQUES JUSQU'A HARVEY

PARIS

J.-B. BAILLIÈRE et FILS

LIBRAIRES DE L'ACADÉMIE IMPÉRIALE DE MÉDECINE

rue Hautefeuille, 19, près du boulevard Saint-Germain

LONDRES	MADRID	LEIPZIG
Hipp. BAILLIÈRE.	C. BAILLY-BAILLIÈRE.	E. JUNG-TREUTTEL.

1870

A

M. ÉMILE LITTRÉ

MEMBRE DE L'INSTITUT

MONSIEUR ET ILLUSTRE AMI,

Dès l'année 1829, vous écriviez : « La science de la médecine, si elle ne veut pas être rabaissée au rang de métier, doit s'occuper de son histoire, et soigner les vieux monuments que les temps passés lui ont légués. Suivre le développement de l'esprit humain dans le temps, c'est le rôle de l'historien. »

Ce que le maître, détourné par d'autres travaux, n'a pu faire, le disciple l'a tenté. Vos conseils et vos encouragements m'ont soutenu depuis vingt ans dans ce long et pénible labeur; j'ose donc vous offrir la dédicace d'un ouvrage où j'ai suivi la méthode et mis en pratique les principes qui font de votre édition des Œuvres d'Hippocrate un modèle dans le genre de l'érudition et de l'histoire appliquées aux sciences.

CH. DAREMBERG.

Paris, 16 février 1870.

PRÉFACE

J'ai donné en quatre années (1864-1867), c'est-à-dire en cent soixante-quinze leçons (1), l'histoire générale des sciences médicales depuis les temps historiques jusqu'aux premières années du XIXe siècle. La tâche semblait d'autant plus difficile, l'entreprise d'autant plus téméraire, que l'histoire de la médecine était restée fort en arrière des autres histoires, et que *jamais* pareil cours n'avait été fait, non-seulement à Paris, mais en France. Je souligne le mot *jamais* parce que je suis en état de le défendre. Il y a eu quelques tentatives sérieuses (je ne parle que de celles-là); malheureusement elles n'ont pas abouti. J'ai indiqué dans ma première leçon (voy. plus loin, p. 2) ce qu'avait été, à Paris, l'enseignement de l'histoire depuis le rétablissement de l'École de santé jusqu'à la suppression de la chaire, en 1823 (2).

M. Dezeimeris, qui a beaucoup insisté, dès 1837 et à

___

(1) Elles ont été résumées ici en trente-quatre leçons.

(2) J'ai parlé dans ma leçon d'ouverture (p. 4) du Cours de Goulin, mais sans en avoir pris connaissance par moi-même. J'ai pu tout récemment, en 1869, sur la demande qu'en a faite M. le ministre de l'instruction publique, et grâce à la bienveillance de M. Loriquet, bibliothécaire de la ville de Reims, avoir communication à Paris de presque tous les manuscrits laissés par Goulin. Le *Cours d'histoire*, formant cinq volumes grand in-folio, commence après le déluge et finit avec l'École d'Alexandrie, avant Galien. Ce cours a été revu et annoté à diverses reprises par l'auteur lui-même qui y a mis la dernière main « entre quatre et cinq

diverses reprises, sur l'utilité, sur la nécessité même de
l'histoire, n'a jamais fait une leçon ni composé un livre ; il a
seulement écrit plusieurs *Lettres* sur cette utilité, sur cette
nécessité, et inséré, dans le *Dictionnaire* en trente volumes,
quelques bons articles (1) comme spécimen d'études qu'il
aurait pu pousser très-loin, si le courage ne lui avait pas fait
défaut.

M. Malgaigne, en 1841, a groupé pendant trois ou quatre
mois, dans une des salles de l'École pratique, un nombre
assez considérable d'étudiants attirés par sa parole brillante,
facile, passionnée, et par sa juste réputation ; mais ses leçons, que j'ai suivies avec grand plaisir, ne se rapportaient
qu'à la chirurgie, encore n'avaient-elles presque aucune
suite, M. Malgaigne passant de la Bible aux Asclépiades,

heures du soir, le 5 brumaire an VI (1797), au moment où le canon
annonçait la signature du traité de paix entre la République et l'Empereur d'Autriche ». En tête du tome IV, supputant le nombre des pages
in-4° (2160) que ferait son cours imprimé, Goulin s'écrie : « Je m'étonne
comment j'ai pu venir à bout d'un si grand travail. » Ce cours représente
le système historique de Schulze et de Le Clerc élevé à sa seconde puissance : mêmes et plus amples divagations sur les peuples et les temps
dont on ne sait absolument rien de positif ; digressions interminables sur
toutes sortes de sujets non médicaux ; aucune critique dans l'emploi des
sources. Il fallait que les « citoyens élèves » fussent alors bien patients ou
bien inoccupés pour suivre un pareil cours, dont la préparation a
demandé, en effet, des recherches immenses, mais parfaitement stériles.
J'ai remarqué seulement quelques réflexions judicieuses sur la chirurgie
homérique, des analyses exactes de plusieurs traités d'Hippocrate, mais
sans que l'auteur ait pu établir une distinction rigoureuse entre les écrits
qui composent la Collection ; enfin une table synchronique des événements politiques et des événements médicaux. Dans le Cours lui-même il
n'y a aucun ordre, aucune méthode. — Les autres papiers de Goulin
(environ vingt volumes) renferment une foule de notes, à peu près inutiles, sur divers sujets de la médecine ancienne. Heureusement il a publié
séparément ou dans ses *Mélanges* ce qu'il a écrit de meilleur.

(1) Lettres et articles réunis en 1838 en un volume in-8°.

d'Hippocrate aux chirurgiens-barbiers, et de ceux-ci à Jean-Louis Petit ; c'étaient plutôt des plaidoyers que des leçons.

Enfin est venu le grave, le savant, le vénérable M. Andral, qui désira couronner son Cours de pathologie générale par une exposition critique des doctrines médicales (1). Qui pouvait mieux que cet illustre professeur renouveler, ou plutôt créer le goût des études historiques à la Faculté de médecine de Paris ? Il avait l'autorité et le prestige de l'honnête homme qui respecte ses auditeurs et le sujet qu'il traite ; sa longue expérience, ses vastes connaissances et la rectitude de son jugement lui permettaient de porter un coup d'œil aussi ferme que profond sur la valeur des doctrines qui se sont succédé dans la longue série des siècles. Ses leçons sur Hippocrate et sur Galien en portent témoignage ; il est à jamais regrettable que de tristes circonstances ne lui aient pas permis de franchir l'antiquité. Grâce au zèle de M. le docteur Tartivel, ces belles leçons ont été rassemblées dans l'*Union médicale* de 1852 à 1854. Sans doute elles n'y sont pas perdues : on va quelquefois les y chercher ; mais quel service on eût rendu à notre histoire en les réunissant en un volume que chacun aurait pu se procurer aisément !

Je me suis étendu assez longuement dans la leçon d'ouverture (voy. p. 1 et suiv.) sur les principes qui ont présidé à mon cours ; j'ai assez insisté sur les caractères que doit présenter une histoire de la médecine, et établi sur assez de preuves les services que peut rendre cette histoire, pour n'y pas revenir ici. Je rappellerai seulement le but que je me suis proposé d'atteindre et quelques-uns des problèmes que je me suis particulièrement attaché à résoudre. Il n'entrait

(1) Le cours (1852-1854) commence et finit avec la médecine grecque.

pas dans mon plan de donner tous les détails, de citer tous
les noms, de rappeler tous les événements, de résumer tous
les textes, de signaler toutes les découvertes, de marquer les
moindres nuances qu'une doctrine ou qu'un système ont prises
en passant des mains du maître dans celles des disciples,
toutes choses qui feraient légitimement partie d'une histoire
complète de la médecine. Il fallait d'abord, dans le cours
que j'inaugurais, tracer les grandes lignes et créer des auditeurs désireux et capables de pénétrer dans les profondeurs
de l'histoire (1). De plus, j'ai réservé pour une autre partie
du cours et pour un ouvrage spécial la pathologie médicale
et chirurgicale, c'est-à-dire l'histoire des maladies et des traitements qui leur conviennent. Déjà même, pendant l'année
scolaire 1868-1869, j'ai traité des grandes épidémies : peste,
peste noire, variole, mal des ardents, suette, grippe, typhus
pétéchial, etc., et j'ai eu plus de vingt fois l'occasion de
prouver que de nombreuses questions, encore pendantes,
au sujet de l'origine, de la marche, de la nature, du traitement, de la prophylaxie de ces maladies ne peuvent être étu-

(1) Ainsi, au nombre des périodes les moins connues de nos annales,
il faut, sans contredit, mettre au premier rang le moyen âge. J'ai voulu
déterminer quelles ont été les sources de l'instruction médicale durant
cette époque, quels livres les médecins ont eus entre les mains, non pas
seulement à Salerne, mais dans tout le reste de l'ancien empire romain
d'Occident; de quelle manière, par quels intermédiaires ces livres leur
sont arrivés; quel en était le caractère; quel usage on en a fait, soit pour
la pratique, soit pour la composition d'autres ouvrages; comment l'instruction était donnée, par conséquent quelles étaient les institutions médicales privées ou publiques d'enseignement ou de charité; enfin quelle
était la condition du médecin, et jusqu'où s'étendait son action dans les
relations de la vie publique ou privée; quelle était la nature de ses rapports avec l'Église ou avec l'État. Ces divers sujets je les ai étudiés dans
leurs moindres détails; mais je me suis contenté de les résumer dans le
cours et dans ce livre, me réservant de les traiter avec étendue dans un
Mémoire spécial qui paraîtra prochainement.

diées ou tranchées que par les données que fournit l'histoire. Il ne me sera pas plus difficile de montrer que l'exacte compréhension des maladies sporadiques les plus simples exige également la connaissance des documents historiques ; j'ajoute que pour le moyen âge, par exemple, ces documents se trouvent là où l'on n'aurait guère la pensée d'aller les chercher, et que l'ensemble des résultats obtenus forme une annexe à l'histoire de la civilisation. Les doctrines médicales sont, pour ainsi parler, l'histoire de l'esprit des médecins, tandis que l'histoire des maladies forme une partie de l'histoire de l'humanité.

Donc, ce qu'il faut particulièrement chercher dans le présent ouvrage, c'est le développement général de la médecine ; c'est la détermination des lois qui ont présidé à ce développement, des circonstances éclatantes ou obscures, constitutionnelles ou accessoires, qui l'ont retardé ou avancé ; c'est l'étude des méthodes qui ont tour à tour présidé aux évolutions de la science, à l'invention des doctrines ou des systèmes ; c'est enfin la considération des influences réciproques que les diverses branches de la médecine ont exercées les unes sur les autres et sur la marche de la science.

Sans parler de la tradition médicale, que, pour la première fois, si je ne m'abuse, on peut suivre maintenant, depuis Homère jusqu'à nos jours, à travers les siècles les plus obscurs de l'antiquité ou du moyen âge, nous avons démontré deux thèses qui servent également à la constitution de la médecine dans le présent et à l'appréciation de la médecine dans le passé. La première de ces deux thèses, c'est que les destinées de la pathologie sont scientifiquement et historiquement liées aux destinées de la physiologie : durant tout le règne de la médecine grecque, ou gréco-latine, ou gréco-arabe, les aberrations de la pathologie générale ou spéciale correspondent

exactement aux aberrations parallèles de la physiologie durant ce long intervalle de temps qui prend fin au milieu du
XVIIᵉ siècle. Dans les siècles suivants, tout entiers consacrés à
la création de nouveaux systèmes, on ne reconnaît pas avec
moins d'évidence l'empire tyrannique que la physiologie prétend exercer sur la pathologie. Les bons esprits n'échappent
à cet empire que par un défaut de logique ; oubliant en effet,
quand ils se trouvent au lit du malade, le système qu'ils ont
embrassé ou imaginé, ils reviennent à l'observation. C'est
ainsi que plusieurs iatromécaniciens des plus décidés sont,
comme cliniciens, d'excellents hippocratistes. Si les progrès
de la physiologie, car il y en a même au milieu des systèmes
les plus exclusifs, ne parviennent pas toujours à édifier, ils
réussissent presque infailliblement à détruire et par conséquent à déblayer le terrain. La pathologie n'a valu quelque
chose qu'en secouant le joug de la mauvaise physiologie traditionnelle, pour se livrer à l'observation pure et simple des
faits aussi bien dans l'organisme sain que dans l'organisme
malade.

Comme corollaire de cette thèse nous avons montré par de
nombreux exemples (ils ne souffrent guère d'exceptions), que
non-seulement l'anatomie ne sert pas et n'a pas servi à réformer la physiologie, mais que la physiologie avait contribué
à gâter, à corrompre l'anatomie et à lui faire voir tout autre
chose que ce que la nature lui montrait; tant, je ne saurais
trop le répéter, tant les idées sont encore plus entêtées que les
faits ; or, toute, ou du moins presque toute la physiologie ancienne, était un tissu d'idées préconçues et non de faits bien
établis et liés ensemble par des procédés logiques rigoureux.
C'est la physiologie qui s'est amendée elle-même par la méthode expérimentale, et qui dès lors n'a plus permis à l'anatomie de s'égarer; elle a pu, au contraire, lui ouvrir des voies

nouvelles et fournir en même temps des points d'appui plus solides à la réforme de la pathologie.

La seconde thèse, et déjà on l'a pressentie par les réflexions que je viens de développer, la seconde thèse, c'est que l'histoire de la médecine est la démonstration, siècle par siècle, de l'impuissance des théories et de la puissance des faits, de l'inanité des systèmes *à priori*, et de l'action aussi bienfaisante qu'irrésistible, quoique lente, de la méthode d'observation et de la méthode expérimentale dans l'établissement des lois de la pathologie et de la thérapeutique générales. Aujourd'hui personne n'oserait renouveler les tentatives des Van Helmont, des Sylvius de le Boe, des Stahl, des Bellini, des Hoffmann, des Barthez, des Brown, même des Broussais; si on l'osait, on resterait à peu près sans disciple.

Ce que nous voulons tous aujourd'hui, ce sont des faits, mais des faits bien observés et des déductions prudentes qui, ne dépassant pas la portée de ces faits, n'affichent pas non plus la prétention d'enchaîner toute la médecine, de tout expliquer par une seule cause, de tout comprendre sous une formule générale. On peut penser que les micrographes, que les chimistes, tirent peut-être trop vite et trop de conséquences de leurs découvertes, et qu'ils ne les éclairent pas assez au flambeau de la clinique; je l'accorde; mais cela ne m'effraye pas du tout, attendu que ces micrographes, que ces chimistes, que ces médecins versés dans la physiologie expérimentale, hommes éminents ou distingués, sont tous les ardents défenseurs d'une méthode qui précisément manie les instruments, et s'appuie sur les principes dont l'usage et l'application ne permettent pas d'aller trop loin sur la route des systèmes, et ramènent d'eux-mêmes dans le droit chemin ceux qui s'en écartent.

Nous ne pouvions pas manquer d'appliquer à l'histoire la méthode qui fait aujourd'hui la force et la gloire des sciences, la méthode qui avait transformé toutes les autres histoires, excepté l'histoire de la médecine. Si les faits sont la substance même de la science, les textes sont aussi la substance de l'histoire. Ici ou là l'imagination est également dangereuse ; nous sommes hors d'état de rien savoir d'exact ni sur le développement de la médecine, ni sur les circonstances qui ont favorisé ou retardé ce développement, ou de porter aucun jugement équitable, quelque sommaire qu'il soit, si nous n'avons pas lu les auteurs, médecins ou non médecins, qui doivent nous en fournir les éléments essentiels. Il est impossible enfin de caractériser les diverses époques si l'on n'est pas initié à tous les faits de quelque importance, et de retracer la physionomie d'un système si l'on n'en a pas développé tous les replis. Voilà notre méthode expérimentale à nous autres historiens.

Dans l'histoire de la médecine, il n'y a pas seulement les doctrines, il y a aussi, comme je l'ai indiqué plus haut, les descriptions générales des maladies et la relation des cas particuliers ou *observations médicales*. C'est l'histoire de la pathologie ; mais ici ce n'est plus seulement la lecture des textes qui devient indispensable, il importe d'étudier encore le fait en lui-même et de le comparer aux faits analogues qui se produisent chaque jour, pour en déterminer la signification réelle, pour le reconnaître, le diagnostiquer rétrospectivement et le classer dans le cadre nosologique ; de plus, on doit vérifier dans les descriptions générales d'une maladie l'exactitude du signalement. La méthode expérimentale intervient donc ici à un double titre : comme étude du texte, et comme étude du fait ou de la description que ce texte nous transmet. C'est à ce prix-là seulement que nous aurons une histoire de la médecine, et une histoire de la pathologie ; histoires qui pourront servir à la pratique actuelle, quels que soient les dénégations formelles qu'on entend dans nos Écoles, ou les sourires d'incrédulité, pour ne pas dire de pitié, qu'on voit errer sur les lèvres des plus graves et des plus doctes personnages. Jamais, je l'avoue, je le dis bien haut, jamais je n'ai pu comprendre l'ignorance ou la prévention qui frappent d'ostracisme l'histoire au nom de la science, comme si l'histoire n'était pas aussi réelle que la science, comme si une science d'observation telle qu'est la médecine n'était pas, de sa nature, traditionnelle, puisqu'elle doit être un composé, sous le contrôle des observateurs modernes, de tout ce que les bons observateurs anciens nous ont appris sur l'homme sain et sur l'homme malade, puisque nous ne pouvons pas tout voir et que nous ne devons pas tout refaire par nous-mêmes ; puisqu'enfin les maladies ne se présentent pas toujours identiques avec elles-mêmes, que les indications thérapeutiques et par conséquent les moyens de traitement changent suivant les lieux et quelquefois suivant les siècles.

Croit-on qu'une bonne histoire, qui serait en même temps une clinique, de la pneumonie, ou de la dysenterie, ou de la fièvre typhoïde, ou d'une affection chirurgicale quelconque, ne rendrait pas autant de service à la pratique qu'une description purement didactique, si bien faite qu'elle soit ?

Il me semble que l'histoire ainsi comprise est la science elle-même ; elle en fournit les éléments constitutifs, éléments qui relèvent de la méthode expérimentale ou d'observation au même titre que ceux que nous recueillons et que nous groupons chaque jour.

Le champ est immense, à peine défriché ; aussi de tous mes vœux j'appelle à mon aide les travailleurs sérieux ; il n'y en aura jamais trop, et même jamais assez. La pénurie actuelle

est vraiment désolante pour la France ; de tous côtés on fait
une place à l'histoire de chaque science, tandis que l'histoire de la médecine n'est représentée officiellement, en
France, que dans la chaire du Collége de France ; ailleurs
elle n'occupe qu'un très-petit nombre d'hommes instruits
et dévoués.

Quelque étendues, quelque incultes que soient ces terres à
peu près inconnues qui s'ouvraient devant nous, nous avons
dû y entrer résolûment ; on ne peut, il est vrai, promettre,
comme Christophe Colomb à son équipage, que l'on trouvera
la fortune en y posant le pied, du moins on entrevoit au
bout de cette expédition le plaisir de l'esprit qui finit par
trouver après avoir longtemps cherché.

J'ai dit tout à l'heure que l'histoire d'une science comprenait l'étude des textes et celle des faits. — On me permettra
de rappeler en peu de mots les études préparatoires que
j'ai poursuivies sans relâche depuis 1839, étant encore sur les
bancs de l'école. Ma thèse de doctorat est une *Exposition des
connaissances de Galien sur l'anatomie, la physiologie et la
pathologie du système nerveux*, 1841 ; depuis lors, je n'ai pas
cessé un instant de lire, d'extraire les textes, d'en publier un
certain nombre ou de les traduire, de donner presque chaque
année quelque mémoire ou quelque volume sur divers sujets
d'histoire et d'érudition. Pendant plus de dix ans, soit comme
chargé de missions, soit à mes propres frais, j'ai parcouru
l'Europe, tantôt seul, tantôt accompagné de mon savant ami
le docteur Bussemaker, pour étudier, copier ou collationner
les manuscrits grecs, latins ou français. Plus de deux mille
manuscrits m'ont passé par les mains, et je n'ai laissé à
personne le soin de les décrire et d'y rechercher les textes
inédits. Grâce à l'intervention de nos ministres de l'instruc-

tion publique et des affaires étrangères, grâce à la bienveillance des gouvernements étrangers, j'ai pu faire venir à
Paris un grand nombre de manuscrits que je n'avais pas le
temps d'examiner sur place (1). Les textes imprimés n'ont
pas été plus épargnés; j'ai rassemblé autour de moi, et j'ai
trouvé dans nos bibliothèques ou dans celles de nos voisins
une multitude d'ouvrages médicaux ou non médicaux, dont
l'ensemble, si l'on y ajoute les manuscrits, contient toute la
suite de l'histoire.

Mais encore une fois l'histoire des sciences exige la connaissance des faits en même temps que celle des textes; aussi
toutes mes études médicales ont été dirigées dans ce sens.
C'est par la longue fréquentation des hôpitaux, c'est comme
médecin du bureau de bienfaisance dans un des quartiers les
plus populeux et les plus pauvres de Paris; c'est par une
constante pratique à la campagne depuis plus de quinze ans
que j'ai tâché de ne pas plus perdre de vue les malades que
les livres.

Voici maintenant quelques remarques sur l'exécution matérielle du présent ouvrage. J'ai donné plus de développement
à l'histoire des temps modernes qu'à celle des temps anciens,
ou qu'au moyen âge, pour deux raisons: la première, c'est que
l'histoire moderne, à cause de ses relations plus intimes avec
la médecine actuelle, offre un intérêt presque immédiat; la
seconde, c'est que l'histoire ancienne et celle du moyen âge
réclament un appareil d'érudition que je ne voulais pas faire
paraître dans un résumé qui est, avant tout, destiné à suivre

(1) J'ai, en outre, rédigé un catalogue analytique de tous les manuscrits
médicaux grecs de la Bibliothèque impériale et des plus importants parmi
les manuscrits latins et français; enfin j'ai eu à ma disposition un grand
nombre de manuscrits de nos bibliothèques de province.

les grands mouvements de la science, à initier mes lecteurs à l'étude de l'histoire, à leur en inspirer le goût; mais non pas (ce que personne ne pourrait faire encore) à en donner le dernier mot; il faudra, pour cela, que travaillent plusieurs générations d'historiens, tant il reste de points obscurs à éclaircir, de questions de détail à préciser (1).

Je n'ai voulu non plus faire ni biographie, ni bibliographie. Sans doute les biographies médicales sont fort incomplètes et souvent fautives; la chronologie même est assez mal établie (2); des noms considérables manquent; les sources originales n'ont guère été consultées; aussi les erreurs ou les omissions se perpétuent, sans que personne songe à les signaler. Pareilles recherches ne pouvaient pas entrer dans le cadre de mes études; je laisse ce soin à d'autres; une exacte et complète *Biographie médicale* est à faire; les matériaux ne manquent pas; mais qui voudra affronter un travail aussi ingrat et cependant si utile?

Quant aux bibliographies, la disette n'est pas aussi grande. D'abord on a les *Bibliothèques* de Haller qui sont des *livres d'or*; les vastes répertoires de A. C. P. Callisen, de Reuss, de Ploucquet, etc., la *Bibliotheca medico-chirurgica* de Enslin, et toutes sortes de bibliographies spéciales dont on aura bientôt

---

(1) J'ai multiplié les renvois d'une partie à l'autre de l'ouvrage afin de faciliter les recherches et les comparaisons.

(2) J'ai donné les dates de naissance et de mort toutes les fois que je les ai rencontrées dans les diverses biographies françaises ou étrangères; mais combien de dates font défaut! Pour les auteurs à propos desquels on ne saurait fournir de dates fixes, j'ai indiqué, soit le siècle, soit la partie du siècle où l'on suppose qu'ils ont vécu. — Comme l'orthographe des noms propres n'est pas fixe non plus, pas même sur les titres des ouvrages, j'ai adopté les formes les plus généralement reçues. — Si quelques fautes d'impression se sont glissées çà et là pour les noms propres, je prie le lecteur de les excuser; j'en ai d'ailleurs relevé quelques-unes dans l'*errata* et j'ai fait une nouvelle vérification pour la *Table des noms propres*.

une ample liste dressée avec un soin scrupuleux par M. Pauly, attaché au Catalogue des livres de médecine de la Bibliothèque impériale. Ce répertoire contiendra aussi l'indication des biographies spéciales et générales, ainsi que l'énumération de tous les ouvrages ou opuscules relatifs à l'histoire des sciences médicales.

J'ai cité volontiers textuellement, soit en les traduisant, soit en empruntant les traductions déjà faites, les auteurs eux-mêmes toutes les fois qu'il s'agit d'un point très-spécial de doctrine, d'un procédé nouveau, de détails curieux ou instructifs, de réflexions générales empreintes d'une certaine originalité. — Pourquoi ne pas laisser parler les maîtres lorsqu'ils s'expriment avec clarté, quelquefois avec éloquence? On ne m'en saura j'espère pas mauvais gré, puisque, sans vouloir épargner ma peine, j'ai laissé pénétrer plus profondément dans le pensée d'un auteur.

Il ne me reste plus qu'à mettre mon livre sous la protection de cette phrase de Mead en sa préface des *Conseils et préceptes de médecine :* « Il entrait dans les exigences de cet ouvrage de signaler quelques erreurs de mes devanciers, mais j'ai toujours tâché de le faire avec cette modération dont je voudrais qu'on usât en relevant les miennes. »

Cʜ. DAREMBERG.

Paris, le 25 février 1870.

TABLE DES NOMS PROPRES

Cette table se rapporte au texte, aux notes, aux *Addenda* et à la Préface
des deux volumes.

A

Abulcasis ou Albucasis, 10, 272, 273, 315.
Achillini, 307.
Ackermann, 39.
Aelius Promotus, 190.
Aeschrion, 162.
Aétius, 241, 317.
Agathinus, 238.
Alanson, 1257.
Albert (le petit), 288, 314.
Albert le Grand, 289.
Alberti, 905.
Albinus, 1010.
Albut (Clifford), 146.
Alcazar, 308, 350.
Alcinet, 1238.
Aldobrandini, 349.
Alexandre, 244.
Alexandre Philalèthes, 162.
Alexandre de Tralles, 149, 248, 258, 317.
Ali Abbas, 272, 314.
Alibert, 1015.
Allies, 1270.
Alpin (Prosper), 791.
Amar, 1238.
Ammonius, 162.
Amyntas, 162.
Anaxagore, 216.
Ancileube, 257.
Andral, ix, 1296.
Andreas de Caryste, 31.
Andreas l'Hérophiléen, 162.
Andry, 283, 1200, 1279.
Anel, 1242.
Anglada, 351.
Antyllus, 10. 190, 240.
Apémante, 160.
Apollonius la Bête ou le Serpent, 160.
Apollonius Biblas, 162.

Apollonius de Cittium, 162.
Apollonius l'Empirique, 160.
Apollonius Mys ou l'Hérophiléen, 162.
Apollonius de Pergame, 160.
Apollonius Stratonicus, 160.
Apollophanes, 162.
Apuleius, 246.
Arantius, 329.
Arcaeus, 350.
Archagathus, 177.
Archigène, 190, 238.
Archimathaeus, 262.
Arculanus, 318, 349.
Ardoynus, 348.
Arejula, 1238.
Arétée, 190, 239, 317.
Aristote, 146, 592.
Aristoxenes, 162.
Arnaud (les deux), 282.
Arnaud de Naples, 295.
Arnaud de Villeneuve, 264, 294, 296.
Arnauld (G.), 1270.
Artémidore, 160.
Arthaud, 1079.
Asclépiade, 116, 174, 178, 180, 190.
Aselli, 280, 620.
Astruc, 295, 1200, et *Addenda*.
Athénée d'Attalie ou de Tarse, 190, 237.
Athénion, 160.
Auber, 64.
Avenbrugger, 280, 1229.
Avenzhoar, 272, 274, 314.
Averrhoes, 272, 306, 314.
Avicenne, 272, 307, 314, 341, 342, 343.
Axenfeld, 618.

B

Bacchius, 160.
Bachtischua, 271.
Bacon, 359, 785.
Bagellardus, 348.
Bagieu, 1268.
Baglivi, 783, 856, 929.
Baillie, 1219.
Baillou, 308, 332.
Baldinger, 1240.
Barchusen, 34.
Barth, 1230.
Barthez, 1172.
Bartholin (Th.), 585, 620, 638, 639, 961.
Bartholomaeus (Salernit.), 262.
Bartholomaeus Graecus, 585.
Bartholomaeus de Montagnana, 318, 337.
Bauhin (C.), 693, 826.
Bautain, 1021.
Baverius de Baveriis, 318, 338.
Bazzicaluve, 827.
Beale (Lionel), 129.
Beaulieu (frère Jacques, de — ou Baulot), 969.
Béclard (J.), 547, 585, 654, 657, 667.
Béclard (P. A), 1298.
Becquerel, 129.
Bède, 288.
Bégin (L. J.), 1297.
Bell (Ch.), 228, 280.
Bell (Benj.), 1257.
Bellini, 694, 765, 816.
Belloste, 973, 977, 991.
Benedictus (Al.), 308, 328, 332, 982.
Benedictus de Nursia, 349.
Benevenutus ou Bienvenu, 301.

Benevoli, 1250.
Benivenius, 308, 328, 332.
Bennet (J. H.), 129.
Bennet (Christ.), 961.
Bérard (P.), 585.
Bérenger de Carpi, 304, 307, 328.
Bernard, 1293.
Bernard (Cl.), 21, 32, 228, 324.
Bernoulli (Jean), 814, 816.
Bernutz, 129.
Bertapalia (Léonard de), 318.
Bertin (R. J. F. H.),1142.
Bertin (Exup. J.), 1006.
Bertrand, 630.
Bertrand de Saint-Germain, 701.
Bertrandi, 1252.
Bertruccius, 295.
Berzelius, 1298.
Bianchi, 974,1005,1082.
Bichat, 21, 228, 280, 1090, 1292.
Bidloo, 692.
Bigot, 833.
Bilguer, 1247.
Bils (de), 640.
Bird (Golding), 129.
Blainville (de), 211, 1298.
Blanchard, 685.
Blandin, 1097, 1297.
Blankoort, 577.
Blasius, 674, 696, 965.
Blondin, 1021, 1034.
Blumenbach, 1008,1298.
Boerhaave, 889.
Bogdan, 638.
Bohn, 695.
Boirel, 991.
Bojano, 280.
Bonet (Th.), 958.
Bonnet (de Lyon), 982, 1297.
Bontekoe, 584.
Boot, 960.
Bordes-Pagès, 363.
Bordeu, 1156.
Borel, 960.
Borelli, 688, 692, 750, 816, 859.
Borrichius, 575, 961.

Borsieri, 346, 1206.
Bosquillon, 5.
Bostock, 50.
Boucher, 784.
Bouchut, 117, 364.
Bouillaud, 1008.
Bouillier, 1021.
Bourgeois (Louise),1000.
Bouvier, 1205.
Boyer (Al.), 1297.
Boyer (L.) (de Montpellier), 1021.
Brambilla, 1247.
Branca, 280.
Brassavola, 308, 332.
Bratti, 572.
Bravo, 332.
Bretonneau, 726.
Briau, 243 (et Addenda).
Brisseau, 1243.
Broca, 1260, 1291.
Broeckx, 65, 467.
Broglie (duc de), 1147.
Broussais, 21, 24, 48, 280, 1144.
Brown, 940,1120, 1122.
Brunetto Latini, 288.
Brunner, 694, 865.
Brunschwig (Jérôme), 319.
Brunus, 281, 285, 315.
Büchner, 905, 951.
Burdach, 228.
Burton, 889.
Busch, 1006.
Bussemaker, 241.

C

Cabanis, 4, 1015.
Caelius Aurelianus, 179, 193.
Caillau, 17 (et Addenda).
Caldani, 1074.
Callianax, 160.
Calliclès, 162.
Callimaque, 160.
Callisen (A. C. P.), xviii.
Callisen (H.), 1250.
Camper, 1008.
Capdevila, 1238.
Capellett, 1251.
Cardonnel, 317.
Carrère, 1235.
Casal, 1238.

Cassebohm, 905, 1005.
Casserius, 691.
Cassiodore, 193, 258.
Castell, 1074.
Caton, 175.
Cattier, 960.
Celse, 181, 190, 191, 314, 316.
Cermison, 335.
Césalpin, 308, 331, 597.
Chabert, 1245.
Champier, 307, 328.
Charante (van), 685, 691.
Charidème, 160.
Charrière (de la), 991.
Chartier, 958.
Chauliac (Guy de), 284, 296,297,315,318,350.
Chaussier, 1012.
Chéreau, 283, 303, 307, 317, 345, 578.
Cheselden, 1009, 1253.
Chesneau, 963.
Chevreul, 365.
Cheyne, 1207.
Chinchilla, 65, 1236.
Chomel, 1296.
Choulant, 44, 194.
Christophorus de Barziziis, 318.
Christoph. a Vega, 332.
Christophorus de Honestis, 348.
Chryserme, 160.
Chrysippe, 146, 160.
Cigna, 1074.
Civiale, 1297.
Clar, 1229.
Claudinus, 959.
Cleyer, 584.
Cloquet (J.), 1297.
Clifton, 35.
Cockburn, 874.
Coiter, 329.
Cole (William), 850, 859.
Colot, 308.
Columbus, 308,331,597.
Constantin, 261, 317.
Cophon, 262.
Cornarius, 307, 328.
Corradi, 352.
Cortesius, 971.
Corvisart (N.),1007,1295.
Coschwitz, 905.
Costanza ou Costanzella Calenda, 265.

Cotugno, 1006.
Covillard, 961, 990.
Cooper (A.), 1297.
Cowper (W.), 692, 816.
Coxe (John Redman).
Coytarus, 347.
Crateuas, 162, 190.
Crato de Kraftheim, 354.
Cregut, 974.
Crescenzo, 831.
Cruveilhier (J.), 218, 1012, 1296.
Cruveilhier (Louis), 366.
Ctesias, 146.
Cullen, 1103, 1202.
Cydias, 160.

D

Dalechamps, 826.
Damerow, 46.
Dante, 306.
Darwin (Erasme), 1196.
Daubenton, 1008.
Daviel, 1242.
Delius, 1082.
Delpech (J.), 1297.
Démétrius, 160.
Démocrite, 151, 591.
Démosthènes Philalèthes 162.
Demours, 1006.
Denonvilliers, 1012.
Denys d'Ephèse, 31.
Desault, 1286.
Des Bois de Rochefort, 1111.
Descartes, 212, 360, 617, 701, 825, 849.
Deschamps, 1244.
Descuret, 1286.
Des Étangs, 183, 191.
Desnoues, 974.
Des Parts (Jacques), 315, 315, 345, 346.
Devaux (J.), 333.
Deventer, 1000.
Dezeimeris, vi, 6, 10.
Diaz, 350, 354.
Dieffenbach, 1297.
Diemerbroeck, 692, 951, 959.
Dinus, 296.
Diocles de Caryste, 146.
Diodore, 162.
Diogène d'Apollonie, 151, 591

Dionis (P.), 693, 973, 991.
Dioscoride, 190, 314.
Dioscoride Phacas, 162.
Dolaeus, 575, 577.
Dolbeau, 1254.
Donatus (Marc.), 332.
Dondis (Jac. de), 296.
Dondis (Jac. de), 315.
Donné, 1298.
Donzellini, 823, 824.
Double, 89.
Douglas (Jacques), 1008, 1254.
Douglas (Jean), 1254.
Douglas (Lud.), 584.
Drake, 617.
Drelincourt, 694.
Dubois (Ant.), 1297.
Dubois d'Amiens, 1204, 1263, 1280.
Dubois (Jacques), 328.
Duchalais (voy. Add.).
Duchenne (de Boulogne), 218.
Du Chesne, 826.
Dugast, 261.
Dumas, 1298.
Dupuytren, 1254, 1288, 1297.
Duret, 307, 328.
Du Verney, 699, 700, 1280.
Duvernoy, 1005.

E

Eberhard, 905, 951.
Ebert, 889.
Eller, 1246.
Elminthar, 272.
Empédocle, 151.
Enslin, xviii.
Eut, 617.
Érasistrate, 148, 151, 153, 160.
Ermerins, 93, 121, 123, 179, 239, 242.
Estienne, 307, 328.
Ettmuller, 575.
Euryphon, 121.
Eustachi, 329.
Euthydème, 252.

F

Fabrice d'Aquapendente, 308, 329, 333, 593, 692, 1280.

Fabrice de Hilden, 971.
Falcutius (Nicolaus), 315.
Fallope, 261, 329, 330, 808.
Faudach, 1268.
Favre, 577.
Fernel, 308, 332.
Ferrarius, 262.
Ficin (Marcile), 349.
Fidelis (Fortunatus), 332, 951.
Finckenstein, 365, 727.
Fleck (Lesueur), 685.
Flourens, 228, 585, 1179.
Floyer, 1199.
Foes, 307.
Fontenelle, 889.
Fonssagrives, 113.
Fontana, 1074, 1253.
Fordyce (Georges), 1217.
Fordyce (Wiliam), 1217.
Forestus, 308, 332.
Forti, 964.
Fothergill, 881, 1216.
Fouquet, 1166.
Fouquier, 1142, 1298.
Fourcroy, 1019, 1298.
Fournier, 990.
Fracastor, 308.
Francius, 584.
Franco, 308, 333, 994.
François de Piémont, 295.
Frank (J.), 1123, 1141, 1199.
Frank (J. P.), 1199.
Franseri, 1238.
Ebert, 889.
Franzosius, 615.
Frédéric Ier, 294.
Frédéric II, 265, 294.
Freind, 34, 875, 929.
Friedlaender (L. H.), 53.
Friedlaender (L.) (voy. Addenda).
Friend, 1240.
Fuchsius, 307, 328.
Fustel de Coulanges, 72.
Fuster, 726.

G

Gabelchoverus, 961.
Gaius, 162.
Galeatius de Sancta-Sophia, 296.
Galcottus Martius, 319.
Gallien, 10, 190, 191, 208, 258, 314, 587, 588, 590.

Galilée, 849.
Galvani, 1014.
Ganivetus, 349.
Garbo (Thomas de), 315.
Garengeot (Croissant de) 1264.
Gargilius Martialis, 248.
Gariopuntus, 257, 262, 317.
Garnier, 318.
Gasquet, 210.
Gassendi, 625.
Gatenaria, 318, 344, 349.
Gaubius, 1087.
Gauthier, 1084.
Gautier, 286.
Gavarret, 657, 1098, 1171.
Gazius, 349.
Geiger, 956.
Gelée, 692.
Gentilis de Foligno, 296, 315.
Geoffroy Saint - Hilaire (Et. et Isid.), 1290.
Geoffroy St-Hilaire (Et.), 215, 217.
Georgi Mattheo, 848.
Gérard, 263, 286.
Gérard de Crémone, 294.
Gerhard (Conr.), 573.
Gernhard, 727.
Gersdorff, 308.
Gesscher (Van), 1249.
Giesebrecht, 256.
Gil, 1238.
Gilbert l'Anglais, 282, 286, 315.
Gilles de Corbeil, 264, 282, 288, 315.
Gimbernat, 1239.
Giraldès, 1012.
Girard, 1082.
Girault, 990.
Glaucias, 160.
Glisson, 640, 654, 963.
Goeden, 726.
Goelicke, 34, 905.
Goethe, 217.
Gonthier d'Andernach, 307, 328.
Gooch, 1256.
Gordon (Bernard de), 282, 287, 295, 315.
Gorgias, 160.
Gorrée, 307, 328.

Gorter, 1087.
Gosselin, 129, 1012.
Goulard, 1270.
Goulin, VI, 4.
Goupil, 129.
Graaf (Regnier de), 694.
Graefe (de), 1297.
Grant, 1198.
Gratiolet, 211.
Greenhill, 709, 712.
Grégoire de Tours, 247.
Grimaud, 1194.
Grimm, 1240.
Grisolle, 129.
Grotefend (Addenda).
Gruner, 351, 1240.
Guainerius, 318, 344.
Guardia, 11, 1159, 1172, 1238.
Gubler, 129, 464, 545.
Günz, 1246.
Guglielmini, 817.
Guillaume de Brescia, 318.
Guillaume de Varignana, 295, 315.
Guillemeau, 333.
Guisard, 1245.
Guizot, 256.
Guy Patin, 308, 616.

H

Haen (de), 1222.
Haeser, 60, 347, 1072.
Hagendornius, 974.
Hahnemann, 1297.
Halbertsma, 685, 1010.
Hales (de), 1014.
Haller, 35, 280, 285, 751, 889, 1072.
Ham, 684.
Hamilton, 48.
Harless, 584.
Harvey, 280, 604.
Hazou, 346.
Hebenstreit, 1240.
Heberden, 884, 1215.
Hechstetterus (ou Haechtetterus), 960.
Hecker (A. Fr.), 36, 584, 1221.
Hecker (J. Fr. K.), 42.
Hecquet, 1200.
Hedwig, 1006.

Heeren, 256.
Heister, 1009, 1244.
Héliodore, 10.
Helmont (Van), 280, 465 572.
Hellwig, 971.
Hénault, 637.
Henkel, 1246.
Henschel, 53, 250, 259.
Héraclide d'Erythrée, 160.
Héraclide l'Hérophiléen, 162.
Héraclide de Tarente, 160.
Hercules de Saxonia, 929.
Herennius de Byblos, 32.
Hermippe, 31.
Hermogènes, 160.
Hérodote, 238.
Hérodote (l'hist.), 200.
Héron, 160.
Hérophile, 10, 148, 151, 153, 160.
Heuermann, 1247.
Heurnius, 332.
Heusinger, 54.
Hewson, 1007.
Heyden (Van der), 959, 971.
Hicésius, 162.
Highmore, 692, 962.
Hildegarde, 288.
Hippocrate, 89, 258, 314.
Hirsch, 66, 104.
Hirschel, 55, 1123.
Hoefer (Ferd.), 704.
Hoefer (W.), 962 (voy. Addenda).
Hoeven (Van der), 59, 691.
Hoffmann (Caspar), 615.
Hoffmann (Fréd.), 889, 905.
Homère, 79.
Honein, 271.
Hook, 688.
Hoorn (Van), 694, 695, 1007.
Horenburgin (Anna-Élisabeth), 1000.
Horst, 961.
Houllier, 307, 328.
Housset, 1074.
Hufeland, 1297.
Hugo de Bentiis, 318, 339.
Hugues, 284.

Huguier, 129.
Huncwovski, 1246.
Hundt, 307.
Hunter (J.), 1006, 1256,
Hunter (W.), 1013.
Huxham, 881, 1214.

I

Ibn-Beithar, 274.
Ingrassias, 329.
Irving, 353.
Isaac, 272, 314.
Isensée, 57.
Isidore (de Séville), 288.
Israels, 275.
Izes, 995.

J

Jacobson, 203.
Jadelot, 17.
Jaffé, 262.
Jahn, 727.
Janet, 213.
Jean XXII (Pierre d'Es-
pagne), 315.
Jean d'Ardern, 296, 299.
Jean de Concorreggio,
318, 338, 345.
Jean de Gaddesden, 295,
315.
Jean des Romanis, 994
(voy. l'*Errata*).
Jean de Tormamire, 315,
318, 349.
Jenner, 280, 1220.
Jessen (Charles), 289.
Jesu Ali, 286.
Joannes a Turre, 615,
637.
Jobert de Lamballe, 1297.
Jones, 1141.
Joubert, 332.
Jourdain, 263.
Junken, 849.
Junker, 905.

K

Kaltschmidt, 1246.
Keill, 850.
Ketham, 315.
Kieser, 42.
Kircher, 686.
Kissel, 754.

Kortum, 41.
Krueger, 56.
Kuehn, 194 (et *Addenda*).
Kuehnholtz, 50.

L

Labrune, 1286.
Laennec, 280.
La Faye (del), 1267.
Lafuente, 1238.
Lagrelette, 1006.
Lallemand (F.), 1297.
La Marche (Marguerite
de), 1000.
Lambert, 990.
La Motte (Mausquet de),
1245.
La Mettrie, 889, 1081.
Lancisi, 808.
Lanfranc, 281, 282, 315.
Langenbeck, 1297.
Lanzoni, 1205.
La Peyronnie, 973.
Larrey (Hippolyte), 1072.
Larrey (J. D.), 1291, 1297.
Lasègue, 714, 1020.
Lassone, 1234.
Lassus, 4.
Laubmeyer, 585.
Laugier, 1012, 1260.
Laurenberg, 574.
Lavoisier, 280, 1015.
Lebert, 1065.
LeCat, 1014, 1082, 1270.
Le Clerc (Daniel), 32,
194, 995, 1240.
Leclerc (Lucien), 274.
Ledran, 1266.
Leeuwenhoeck, 678, 683.
Leibnitz, 838, 1023.
Lemoine, 1021, 1023,
1026.
Lempereur, 1263.
Le Noble, 637.
Léon, 242.
Léon   Porphyrogénète,
245.
Leonicenus   (Nicolaus),
307, 328.
Lepecq de la Cloture,
1235.
Le Pois (Carolus Piso),
954.
Leroy d'Etiolles (J.),
1297.

Lessing (M. B.), 49, 361.
Leupoldt, 45.
Leuret, 1298.
Lichtenstein, 584.
Lieberkühn, 1006.
Liétard, 78.
Lieutaud, 1008, 1013,
1201.
Linacre, 328.
Lind, 1245.
Linden (Van der), 584.
Lisfranc, 1297.
Lister, 967.
Littré, 9, 15, 92, 93, 125,
128, 286, 1078, 1143,
1192.
Locatelli, 1142.
Lombard (C. A.) de Stras-
bourg, 1297.
Longet, 228, 547.
Lorain, 1220.
Lordat, 1172, 1190.
Lorry, 1235.
Lossius, 965.
Losy, 17.
Lotichius, 959.
Loubet, 1271.
Louis (P. C. A), 129, 1296.
Louis (Ant.), 901, 1278,
1281.
Lower, 693.
Loyseau, 960.
Luzuriaga, 1238.
Lycus, 162.
Lynch, 1131, 1141.
Lysimaque, 160.

M

Macbride, 1218.
Macer Floridus, 315.
Magatus, 973.
Magendie, 228, 1092.
Maggi, 308, 333.
Magliari, 833.
Magnassius, 616.
Magnus d'Ephèse, 238.
Mahon, 4.
Maimonides, 272.
Malacarne, 1008, 1253.
Malgaigne, vIII, 10, 58,
125, 341, 339, 442,
987, 1263 1286, 1297.
Malouin, 1254.
Malpighi, 678.
Mandeville (Henri de),
283.

Mandl, 691.
Mandon, 467.
Manfre, 59.
Manget, 958.
Maulius de Bosco, 348.
Mansfeld, 275.
Mantias, 160.
Marat, 1015.
Marbode, 288.
Marcellus de Bordeaux, ou Marcellus l'Empirique, 246.
Marcellus Cumanus, 319, 964.
Marchetti, 963.
Mareschal, 973.
Marey, 667, 854.
Marianus Sanctus, 308, 333, (voy. *Errata*).
Marquardt (*Addenda*).
Marque (de), 990.
Martet, 630.
Martinez, 1239.
Martinius (Valérius), 955.
Marx, 361.
Mascagni, 1008.
Masdevall, 1238.
Massa, 307, 308, 328, 332.
Massaria (Alexandre), 929.
Massuet, 907.
Matthaeus de Ferrariis, 318, 339, 349.
Matthaeus Sylvaticus, 292, 315.
Mauchart, 1244.
Mauriceau, 1000.
Maurus, 288.
Maux Saint-Marc, 259.
Mayow, 693, 695, 841, 704.
Mazino, 839.
Mead, 875, 879.
Meckren, 971.
Meckel (J. Fr.), 1009.
Mégès, 238.
Mélétius, 242.
Méllier, 429.
Menghus, 339.
Ménodore, 162.
Ménodote, 162.
Mercatus, 332.
Mercklin, 968.
Mercuriade, 265.
Mercurialis, 307, 328.
Merula, 319.

Méry, 991.
Meryon, 64.
Mésue, 271, 272, 314.
Métrodore, 190.
Meyer (Ernest H. F.), 272, 289.
Meyer (G. H.), 652.
Meza, 41.
Michelotti, 816, 836 (et *Addenda*).
Michon (abbé Bourdelot), 991.
Michon (L. M.), 1297.
Miller, 245.
Miltiade, 160.
Moehsen, 1240.
Mohrenheim, 1246.
Molinelli, 1251.
Moliner (Boix y), 1239.
Molpis, 160.
Monilienus, 823.
Monro (Junior), 1011.
Monro (Senior), 1011, 1254.
Monstrelet, 347.
Montaigne, 21.
Montagnana, 315.
Montanus, 307, 328, 332.
Monti, 574.
Morand, 1265.
Moreau (de la Sarthe), 4, 1015.
Morejon, 65, 1236.
Morel, 955.
Morgagni, 280, 1008, 1062.
Morwitz, 63.
Moscati, 1142.
Mueller (Max), 73.
Mueller (Ch.), 652.
Mueller (J.), 228, 751, 1298.
Muhlmann, 1074.
Mundinus, 302, 315, 320, 328.
Mundius, 859.
Murray, 1199.
Mursinna, 1246.
Musitanus, 1205.
Muys, 688, 974.
Mye (van der), 955.

N

Nannoni (Angelo), 1250.
Nannoni (Laurent), 1251.

Nélaton, 1012.
Nicandre, 162.
Nicias, 160.
Nicolai, 951.
Nicolas de Reggio, 304.
Nicolaus Myrepsus, 317.
Nicolaus Praeposit, 314.
Nietzky, 905, 951.
Nihell, 1165.
Nileus, 160.
Nonat, 129.
Nymphodore, 160.

O

Octavius Horatianus, 246.
Oeder, 1074.
Onimus, 1094.
Oré, 693.
Oribase, 190, 241, 317.
Ortolf, 318.
Oseibia (Ibn-Abi), 32.
Ozanam (Fr.), 256, 257.

P

Pacchioni, 802, 1004.
Palfyn, 1008, 1009, 1249.
Palissy (Bernard de) 572.
Palletta, 1253.
Pallili, 802.
Pallucci, 1242.
Paracelse, 280, 355, 361, 572.
Paré, 280, 308, 333.
Parisanus (Aemilius), 585, 614.
Pariser, 584.
Pascal, 213.
Pasicratès, 162.
Patin (Charles), 584.
Paul d'Egine, 242, 262, 273, 314, 317.
Paulet, 1235.
Pauly XIX.
Pechlin, 966.
Pecquet, 280, 617, 627.
Peiresc, 625.
Périgènes, 162.
Perrault (Claude), 699, 846.
Parrot, 1226.
Pelletan (P. J.), 1297.
Percy, 1297.
Petit (Pourfour du), 1005.
Petit (J. L.), 1279.
Pétrequin, 10, 125.

Pétrini (le P.), 1082.
Petrocellus, 262.
Peu, 1000.
Peyer, 694, 865.
Pfolsprundt (Henrich von), 319.
Philagrius, 240.
Philinus de Cos, 160, 170, 172.
Philoxène, 160, 200.
Philumène, 238.
Pierre d'Abano, 293, 304, 315.
Pierre d'Argélata, 318,
Pierre d'Éspagne, 282. 350.
Pierre de Montis, 319.
Pigray, 991.
Pinel, 1201.
Piorry, 1231.
Piquer, 1237.
Piso (Homobonus), 585, 617.
Pitcairne (Archibald), 846, 850.
Pitra (le cardinal), 247, 256.
Platearius, 262, 314.
Plater (Fr.), 308, 971.
Platner, 16, 1245.
Platon, 146, 592.
Plenck, 1246.
Pline, 175, 205.
Plinius Valérianus , ou Plinius Secundus, 246.
Ploucquet, xix.
Poleni, 848.
Pomme, 1015.
Porta (J. B.), 572.
Portal (Ant.), 1013, 1272.
Portal (Paul), 1000.
Porterfiled, 1006.
Portius, 576.
Posidonius, 162, 240.
Pott (Percival), 1258.
Pouteau, 1272.
Prangé, 585.
Praxagore, 146.
Prescott, 353.
Primerose, 585, 614, 956.
Pringle, 884, 1214.
Ptolémée, 160.
Puccinotti, 53, 290, 308, 751.
Purmann, 1000.

Quarin, 1232.
Quesnay, 1286.
Quiricus de Augustis, 349.
Quitzmann, 50.

R

Rademacher, 734.
Raige-Delorme, 56.
Ramazini, 807.
Rasori, 1142, 1297.
Raspail, 1298.
Raw (ou Rau), 682, 1254.
Ravaton, 1274.
Ravel, 119, 240, 263.
Rayer, 7, 129, 1069.
Rébecca, 265.
Redi d'Arezzo, 694.
Regius, 617.
Reil, 1196.
Reinesius, 572.
Reis, 1147.
Rembertus Dodonaeus, 332.
Reneaulme, 573.
Renodeus (Renou), 826.
Renouard, 60, 170.
Renzi (de), 65, 250, 259.
Reuss, xviii.
Réveillé-Parise, 1015.
Revillout (dans les *Addenda*).
Rhabanus Maurus, 288.
Rhazès, 272, 273, 314.
Rhodius, 962.
Rhyne (Ten), 191, 965.
Ribes, 113.
Richard, le Parisien et l'Anglais, 282, 286.
Richer, 257.
Richerand, 1015.
Richet, 126, 1012.
Richter, 1249.
Ridley, 887, 971.
Riolan, 615, 694, 637, 826.
Riva d'Asti, 692.
Rivière, 577, 826, 959.
Rivinus, 694.
Robin, 1078.
Robinson (Bryan), 849, 868, 881, 849.
Roeschlaub, 1141.

Roeslin, 308.
Roger (de Parme), 281, 315.
Roger (H.), 1230.
Roland, 281, 315.
Rolfink, 617.
Rommelaere, 467.
Rosenbaum, 203.
Roussel, 1015.
Roux (J.-Ph.), 1292, 1297.
Rudbeck, 620, 638.
Rufus, 10, 190.
Ruini, 585.
Rush, 1141.
Ruysch 678, 680, 1006.

S

Sabatier, 1013.
Sagar, 1103.
Saint-Amand (J. de), 282, 315.
Sainte-Marie, 1232.
Saisset, 1021, 1023.
Saladinus, 348.
Salicet (Guillaume de), 281, 315.
Salmuth, 955.
Salva, 1238.
Sancassani, 977.
Sanctorius, 735, 928.
Sandifort, 1012.
Sandris (J. de), 812.
Sanson, 1297.
Santanielli, 848.
Santorini, 1005.
Sappey, 218, 1012.
Saucerotte, 62.
Sauvages, 1163, 1201.
Saviard, 969.
Savonarole, 318, 349.
Scaramucci, 848.
Scarpa, 1006, 1009.
Schaarschmidt, 1246.
Sharp, 1254.
Schelling, 1297.
Schenck von Grafenberg, 308, 332.
Scherer, 463.
Schiff, 653.
Schlichting, 1249.
Schmucker, 1246.
Schneider, 693.
Schönlein, 1297.
Schultens, 889.

Schultz, 905.
Schulze, 35, 49, 194, 951.
Scohy, 76.
Scribonius Largus, 196.
Scuderi, 40.
Scultet, 973.
Sée (Germ.), 774.
Seguin, 1017.
Sénac, 1007.
Sennert 826, 976.
Septalius, 308, 929.
Sérapion d'Alexandrie, 160, 170, 172.
Sérapion, 271, 314.
Serenus Samonicus, 244.
Sermoneta, 348.
Serrier, 960.
Servet (Michel), 308, 331, 593.
Severin (Marc-Ant.), 929, 973, 978.
Sextus Placitus Papyriensis, 246.
Sichel, 1243 (et Addenda).
Siegemundin (Justine), 1000.
Sillanus, 348, 349.
Silvaticus (Benedictus), 961.
Siméon Seth, 149.
Simon, 160.
Simon de Gênes, 292, 315.
Simpson (J. H.) (Voy. Addenda).
Sinan, 271.
Siegel, 617.
Soemmering, 1009.
Solano de Luque, 1165, 1238.
Solingen, 999, 1000.
Soranus, 10, 32, 179, 181, 190, 238, 258, 317.
Sostrate, 160.
Spallanzani, 1014, 1008.
Spiess 540.
Sprengel (Kurt), 37, 194, 584.
Stahl, 889, 1020.
Stalpart van der Wiel, 966.
Stark, 1199.
Steinschneider, 261, 277.
Sténon, 673, 688, 689, (voy. Addenda).

Stenzel, 584.
Stephanus, 960.
Stoerck, 1222.
Stoll, 1226.
Strack, 1199.
Straton, 160.
Stuart, 1080.
Suardus (Paulus), 349.
Sue, 3, 1273, 1280.
Swalwe, 576.
Swammerdam, 695.
Swieten (Van), 1221.
Sydenham, 706.
Sylvaticus (J.-B.), 307.
Sylvius (Du Bois), 307.
Sylvius de le Boe, 540, 642.

T

Tabarrani, 1063.
Tachenius, 576.
Tagault, 308.
Tagliacozzi, 280, 308, 333.
Taifuri, 271.
Talbor, 726.
Tallois, 467.
Tanaron, 1254.
Tappe, 958.
Tenon, 1243.
Thaddaeus, 290, 296, 304, 308, 315.
Thedeu, 1247.
Thémison, 180, 190, 238.
Thénard, 1298.
Theodoricus, 281, 315.
Theodorus Priscianus, 246.
Theophanes Nonnus, 242.
Thessalus, 180.
Theudas, 162.
Thielmann, 584.
Thomas de Garbo, 294, 296.
Thomas (S.), 288.
Thompson, 1103.
Thompson, 1254.
Thouret, 3, 1235.
Timaeus von Guldenkee, 963.
Tissot (J.), 1021.
Tissot, 1015, 1084, 1206.
Tittsingh, 1249.

Tolet, 991.
Tommasini, 1297.
Torre (M. A. de la), 320.
Torres (Ignacio de), 1238.
Torti, 1205.
Tossetti, 1074.
Tourtelle, 41.
Tredenlenburg, 71.
Treviranus, 1298.
Triller, 1240.
Trnka, 1221.
Troja, 1253.
Trotula, 262, 265.
Trousseau, 129, 170, 726.
Tulpius, 958.

U

Unzer, 1087.

V

Valescus de Tarente, 317.
Vallesius, 307, 328, 332.
Vallisneri, 1008.
Valsalva, 1004.
Varole, 329, 1006.
Velpeau, 1012.
Vendicianus, 335.
Verduc, 991.
Verduyn, 967.
Verheyen, 682, 692, 694, 696.
Verneuil, 11.
Verzascha, 965.
Vésale, 211, 329, 593, 1006.
Vesling, 617, 626, 692, 696.
Vicq d'Azyr, 751, 1009.
Vidus-Vidius, 1006.
Vieussens, 699, 700.
Vigier, 990.
Vignal, 726.
Vigo, 308, 333.
Villalobos, 348.
Vincent de Beauvais, 288.
Virey, 1015.
Vitalis de Furno, 296.
Vogel, 1200.
Voisin (Aug.), 129.
Volta, 1014.
Vulpian, 665, 1023.

W

Walaeus, 617.
Warlitzius, 584.
Webb, 71.
Weber (A. A.), 194.
Weber (A. G.), 652, 1083.
Wecker, 826.
Wedel, 575.
Weikard, 1123, 1141.
Weitbrecht, 1012.
Welsch, 964.
Wepfer 962, 693.
Werber (W. J. A.), 49.
Werlhoff, 1200.
Wharton, 640, 674.
Whytt (de), 1014, 1082.
Willis, 574, 575, 667, 693.
Wilson, 74.

Windischmann, 44.
Winslow, 1012.
Wintringham (le fils), 881, 885.
Wintringham (le père), 886.
Wirsung, 637.
Wise, 65, 71.
Wisemann, 997.
Woodword, 1080.
Wolf (Ido), 966.
Woolhouse, 1242.
Wrisberg, 1009, 1014.
Wunderbar, 274.
Wunderlich, 64.
Würtzius (ou Würtz), 308.
Wylhoorn, 1249.

X

Xénophon, 160.

Z

Zacutus Lusitanus, 956.
Zénon, 160.
Zerbi, 307, 320.
Zeuxis, 160.
Zeuxis, l'Hérophiléen, 162.
Zimmerman, 1080, 1200.
Zinn, 1074.
Zopire, 162.
Zumbo, 974.

INDICATION DES PLANCHES

Page 343. Clystères d'Avicenne et de Gatenaria.

Page 452. Appareil de Paracelse pour la fracture de la jambe.

Pages 632 et 633. Canal thoracique chez le chien, d'après Pecquet.

Pages 741, 743, 744, 745, 746, 748. Thermomètres ; pulsilogia ; appareil pour prendre un bain dans son lit ; sonde pour extraire les petites pierres de la vessie ; lit mécanique, d'après Sanctorius.

HISTOIRE GÉNÉRALE

DES

SCIENCES MÉDICALES

I

Pour l'histoire les textes.
Pour la science les faits.

SOMMAIRE : Vicissitudes de l'enseignement de l'histoire de la médecine à Paris. — Utilité de cet enseignement. — Exposition des principes qui doivent guider l'historien. — Application de ces principes à la détermination des périodes de l'histoire de la médecine (1).

MESSIEURS,

Quand un professeur se trouve pour la première fois en face de son auditoire, toute la curiosité est du côté de l'auditoire, et toute l'émotion est du côté du professeur ; ce qui me rassure un peu, c'est que votre curiosité est bienveillante, et que l'émotion, dont je ne saurais dissimuler la vivacité, vous rendra encore plus indulgents. Je puis même faire valoir mes droits à votre indulgence ; car si j'ai aujourd'hui l'insigne mais dangereux honneur de porter la parole devant vous, c'est à vous que je le dois ; si mon nom est arrivé jusqu'au ministre qui préside avec éclat aux destinées de l'instruction publique (2), c'est que vous avez répété quelquefois ce nom avec faveur, en y rattachant le souvenir, à

---

(1) Leçon d'ouverture, 13 décembre 1864.
(2) M. Duruy.

défaut d'autres mérites, d'un amour éprouvé pour des études toujours pénibles, parfois ingrates et·trop négligées. C'est vous aussi qui, dans vos journaux, dans vos livres, dans vos entretiens, avez mis en avant les meilleurs arguments en faveur de l'institution d'une chaire d'histoire de la médecine; de telle sorte que ce serait à vous de répondre si l'on demandait ce que je viens faire ici, et pourquoi je monte aujourd'hui dans cette chaire.

Cependant, comme dans cette assemblée il pourrait se rencontrer quelques personnes qui ne fussent point au courant des questions qui s'agitent autour d'une chaire nouvelle, je rappellerai brièvement les fortunes diverses que l'enseignement de l'histoire de la médecine a subies à la Faculté de Paris, et les circonstances qui ont décidé M. le Ministre de l'instruction publique à rétablir officiellement un enseignement interrompu depuis quarante ans.

Autrefois, sous l'empire des vieilles doctrines, dans nos anciennes Écoles et dans l'ancien Collége de France, personne n'eût songé à instituer une chaire d'histoire de la médecine; l'étude de la médecine n'était elle-même que de l'histoire : on observait les maladies présentes avec les yeux des Arabes ou des Grecs ; on pliait la nature à l'autorité d'Hippocrate, de Galien ou d'Avicenne, mal compris, mal expliqués. Quelques révoltes partielles, quelques grandes découvertes combattues à outrance, l'exemple de quelques praticiens éminents, surtout parmi les chirurgiens, ne suffisaient pas à détourner le courant: les professeurs n'étaient pas des médecins, mais des commentateurs; on faisait de la clinique les yeux bandés et les *Aphorismes* d'Hippocrate dans la mémoire.

La Révolution, qui semblait vouloir n'accumuler que des ruines et détruire toute science comme toute politique, avait semé, au milieu de ces ruines, des germes féconds; en rompant violemment avec le passé, et en ravivant au fond de tous les cœurs le sentiment peut-être exagéré du mérite personnel et de l'indépendance d'opinions, elle a du même coup ouvert de nouvelles voies aux sciences naturelles comme aux sciences sociales. Aussi nos Écoles de 1794 sont-elles bien différentes de nos Écoles de

1789, et nos professeurs de la fin du xviiie siècle ne ressemblent guère aux Docteurs-régents qui traitaient Louis XIV ou Louis XV.

Au moment où le Comité de l'instruction publique réorganisait l'École de santé, on ne voulut ni maintenir, comme autrefois, la suprématie de l'autorité sur la nature, ni rompre avec la tradition, comme on l'a fait depuis; en conséquence, aux dix-sept chaires dans lesquelles siégeaient les plus illustres représentants des théories nouvelles et de la pratique moderne, on adjoignit une dix-huitième chaire où l'on réunit, en instituant deux professeurs, la *médecine légale* et l'*histoire de la médecine*, association singulière qui réduisait la médecine légale et l'histoire de la médecine à de fort mesquines proportions; mais alors on ne pouvait pas avoir une idée bien nette de la dignité et de l'étendue de ces deux sections de l'enseignement. Il paraît toutefois qu'on voulut, au moins sur deux points, établir une compensation; car, peu de temps après l'institution de ces cours jumeaux, le bibliothécaire de l'École, Pierre Sue, fut chargé d'enseigner la *Bibliographie médicale* (1), et le directeur Thouret reçut la double mission d'expliquer la *Doctrine d'Hippocrate* et de commenter les faits qu'on observe rarement dans la pratique (*Clinique des cas rares*).

Hier aucune des branches de l'érudition médicale n'était officiellement représentée, et en 1794 l'École comptait trois cours historiques; encore Thouret n'était pas satisfait. A la rentrée solennelle de l'École, le 14 octobre 1799, après avoir célébré les avantages de l'histoire de la médecine, « si recommandable

(1) Séance publique de l'École de santé, discours du citoyen Sue (*Sur l'utilité de la bibliographie médicale*), 25 vendém. an IV (17 octobre 1795) : Éloge de la santé; beaucoup de phrases et beaucoup d'erreurs sur Hippocrate; comparaison de quelques théories modernes avec celles du médecin de Cos; attaques contre la chimiatrie; utilité pour l'histoire de la médecine des livres non médicaux, même des « ouvrages sublimes » de Voltaire et de Rousseau que la nation reconnaissante doit faire placer d'office dans la bibliothèque de l'École. Sue prouve qu'il ne connaît guère les ouvrages de nos maîtres en médecine, mais en même temps il ne sait ni dans quels livres non médicaux il faut chercher notre histoire, ni quel genre de services ils peuvent rendre. — Au 27 germinal an VI (16 avril 1798), Sue se vit dans l'obligation de défendre son cours, près des membres du Corps législatif, contre les insinuations malveillantes du citoyen Calès.

par les utiles exemples qu'elle nous propose, plus instructive peut-être par les erreurs qu'elle nous apprend à éviter que par les enseignements qu'elle transmet; si féconde au moins par les germes d'émulation qu'elle répand », l'insatiable directeur réclamait une chaire de *philosophie de la médecine*, « de cette science mère qui devait rendre de si grands services à l'art médical en lui apprenant à perfectionner les différentes méthodes de l'enseignement ». Mais Thouret choisissait mal son moment. Le pouvoir, qui voulait favoriser les provinces, ne se montrait pas très-disposé à augmenter la prépondérance de l'École de Paris, et la chaire ne fut pas créée.

Le cours sur la doctrine d'Hippocrate finit avec Thouret, en 1809; celui de bibliographie, supprimé en 1808 par suite d'une permutation, fut rétabli dès les premiers temps de la Restauration (1816), en faveur du bibliothécaire Moreau (de la Sarthe); quant à la chaire d'histoire, réunie (d'après l'*Almanach royal*) en 1821 à la chaire de bibliographie, elle subsista jusqu'aux fâcheuses ordonnances de 1822 et 1823 qui sacrifièrent l'École à des préventions mal fondées (1).

Cet enseignement de l'histoire, créé à très-bonne intention, n'a pas rendu de très-grands services; il n'a laissé que de faibles traces et de plus faibles souvenirs. L'*Histoire de la médecine clinique* de Mahon (1804) est de peu de valeur; les *Discours* de Cabanis (1804) *Sur les révolutions de la médecine* sont plus ornés que solides; les opuscules de Sue attestent plus de bonne volonté que d'érudition; je ne sache pas que Leclerc ait jamais rien écrit sur l'histoire de la médecine; Moreau (de la Sarthe) ne s'est guère occupé que de ces questions générales et creuses que l'on appelait alors et que l'on appelle encore *philosophie médicale*; Lassus a publié, mais en 1783, un essai estimable *Sur les découvertes faites en anatomie* (2); Goulin seul paraît avoir pris sa tâche au sérieux, puisqu'il a laissé en cinq volumes in-folio,

_____

(1) La discussion récemment soulevée au Sénat (juin 1868) a prouvé que certaines personnes, enflammées d'un zèle plus ardent que réfléchi, provoqueraient volontiers le *renouvellement* de l'École, comme aux beaux jours de la Restauration.

(2) Lassus, *Essai ou Discours historique et critique sur les découvertes faites en anatomie par les anciens et par les modernes.* Paris, 1783, in-8.

encore manuscrits, les matériaux de son cours de l'an VI à l'an VIII (1); toutefois Goulin était plutôt un érudit qu'un historien.

Au Collége de France l'histoire des sciences médicales était, vers la même époque, représentée, non dans la chaire de médecine, mais dans celle de philosophie ancienne, par Bosquillon, qui expliquait et commentait Hippocrate avec une connaissance plus étendue du grec que de la médecine.

Il y a plusieurs raisons qui expliquent le peu de faveur ou du moins le peu de succès et la chute de l'enseignement de l'histoire ; je n'en veux indiquer que trois : deux fondamentales, tirées de l'état même où se trouvaient la médecine et l'histoire ; une accessoire.

Ni la médecine ni l'histoire n'étaient assez avancées pour se prêter de mutuelles lumières ; on était trop près de la médecine ancienne pour la bien comprendre ; on en avait trop souffert pour la juger avec impartialité. Le champ de l'observation était encore trop limité, et l'interprétation des textes était trop arbitraire ou trop systématique pour qu'on pût établir de fructueuses comparaisons. D'un autre côté, l'enseignement de la médecine était si neuf, la génération présente était si mal préparée, les besoins étaient si urgents, qu'il fallait courir au plus pressé, et rechercher l'instruction clinique qui fait les praticiens, avant de songer aux avantages des études historiques qui constituent le savant et qui donnent au praticien confiance et sûreté. Ceux que leur goût entraînait vers ces études n'avaient eu ni le loisir ni le recueillement indispensables pour s'y préparer avec fruit ; les connaissances préliminaires et les vues générales leur faisaient également défaut ; l'érudition et la critique n'avaient ni déblayé ni éclairé la route, et l'on se traînait péniblement dans les ornières du passé.

Un enseignement qui pouvait à peine se défendre par ses propres forces ne put résister longtemps aux attaques violentes dont la vieille médecine, et par conséquent l'histoire, était

(1) Les manuscrits de Goulin, au nombre de 30 vol. in-f° et in-4°, sont conservés à la bibliothèque de la ville de Reims.

l'objet de la part de l'impétueux réformateur, qui à toutes les pages de son *Examen des doctrines médicales*, répétait : *La médecine, c'est moi.* Broussais ne pouvait souffrir de rival ni dans le passé ni dans le présent ; la gloire d'Hippocrate ou de Galien l'offusquait presque autant que l'offensaient la renommée et la résistance de Laennec, de Chomel ou de M. Louis. Ses disciples, qui avaient alors le haut du pavé, joignant leurs anathèmes, il demeura convenu que l'histoire ne servait à rien autre chose qu'à surcharger les étudiants et à gêner les professeurs.

Lorsqu'en 1830 on voulut réparer l'injustice et le dommage causés par l'ordonnance de 1823, on remit à l'ordre du jour la chaire d'histoire de la médecine ; mais l'ancien titulaire était mort, et, à vrai dire, on n'avait sous la main personne pour le remplacer ; d'ailleurs les circonstances n'étaient pas beaucoup plus favorables en 1830 qu'en 1823, et les choses en restèrent là jusqu'en 1837, où M. Dezeimeris, bibliothécaire de la Faculté, réclama énergiquement, et avec toutes sortes de droits pour lui-même, devant la Faculté et auprès du ministre, le rétablissement de la chaire d'histoire : les questions de personnes semblent avoir prévalu en cette occasion sur les questions de principes ; la chaire ne fut pas instituée.

Dans sa séance du 3 novembre 1845, le congrès médical vint en aide, sinon à M. Dezeimeris, du moins à la réorganisation de l'enseignement historique dans les facultés ; tout semblait alors préparé pour le succès de cette nouvelle démarche ; mais les apparences sont souvent trompeuses, et parmi les vœux, en grand nombre, que le congrès avait exprimés, celui de la création d'une chaire d'histoire n'est pas le seul que l'autorité supérieure n'exauça pas ; de légitimes ambitions avaient été mises en éveil, aucune ne fut satisfaite.

En 1859, la Faculté de médecine, consultée par M. Rouland, alors ministre de l'instruction publique, sur la question de savoir s'il existait des lacunes dans l'enseignement et s'il y avait lieu à les combler, répondit, par l'organe de M. Gavarret, remplaçant le doyen empêché (1), qu'il n'y avait pas de bonnes raisons pour

(1) Voyez la *Gazette hebdomadaire de médecine et de chirurgie* du 13 mai 1859.

introduire officiellement dans la Faculté l'enseignement de spécialités auxquelles le ministre faisait une allusion évidente dans sa lettre du 15 janvier ; le rapport insistait au contraire sur les avantages que pouvait offrir la création d'une chaire d'histoire de la médecine. Comme la Faculté proposait ce qu'on ne lui demandait pas et refusait les cadeaux qu'on avait grand désir de lui faire, on ne voulut ni lui donner trop d'ennuis en introduisant des spécialistes dans son sein, ni lui causer trop de plaisir en lui accordant un professeur d'histoire.

Une des premières pensées de M. Rayer en entrant à la Faculté comme doyen et comme professeur fut de tirer profit de cette mémorable délibération de 1859 ; et il n'a pas manqué, quand les circonstances lui parurent favorables, de mettre sous les yeux du nouveau ministre de l'instruction publique, M. Duruy, l'auteur justement renommé de l'*Histoire des Romains* et de l'*Histoire de la Grèce*, le fondateur du cours d'histoire générale à l'École polytechnique, les motifs pressants, les arguments décisifs qui ne permettaient pas, suivant lui, de retarder plus longtemps une création toujours ajournée par des fins de non-recevoir. Il ne paraît pas, cette fois, que la requête du doyen ait été appuyée par la Faculté ; c'est ainsi que le ministre s'est décidé à instituer au Collége de France un enseignement que l'École de médecine avait réclamé et dont elle ne se souciait plus.

Je ne connais pas le texte du rapport que M. Rayer a dû présenter à l'appui de sa demande, mais je suis bien certain d'en rendre au moins le sens dans les considérations que je désire vous soumettre maintenant sur l'utilité de l'histoire de la médecine :

La médecine a un passé des plus glorieux ; le génie de la Grèce et le génie de Rome ont été mis à son service par les meilleurs écrivains ou les auteurs les plus savants : Hippocrate, Hérophile, Celse, Rufus, Soranus, Galien ; — puis, lorsqu'on croit que les sciences et les lettres se sont perdues dans les décombres de l'empire romain, l'histoire, mieux informée, nous montre la médecine scientifique toujours debout, et produisant, sinon des

chefs-d'œuvre, au moins des ouvrages considérables où la tradition se perpétue et se développe dans des écrits originaux, dans
des compilations ou dans des traductions qui sont comme les
derniers reflets de la grande antiquité. Les Arabes nous apportent ensuite tout un corps de doctrines empruntées aux Grecs, et
qui servit à l'éducation médicale de la seconde période du moyen
âge. Les Écoles se constituent; elles ajoutent chaque jour
quelque observation nouvelle au fonds primitif; enfin quand la
Renaissance ramène à la lumière les textes grecs et latins, les
médecins prennent partout la direction du mouvement scientifique et littéraire.

S'il n'y avait dans l'enseignement de l'histoire de la médecine
d'autre intérêt que de montrer aux élèves cet imposant spectacle
du développement continu de la science depuis les temps les
plus reculés jusqu'à nos jours, l'utilité d'un tel enseignement
serait déjà pleinement justifiée; mais à côté de ces raisons générales et spéculatives, on peut faire intervenir d'autres arguments
non moins considérables et d'une application pratique plus immédiate.

Les observations en médecine ne ressemblent pas aux observations en physique ou en chimie : dans ces deux dernières
sciences les phénomènes, parfaitement définis et fixes, se reproduisent à volonté; au contraire, en médecine les phénomènes
organiques, physiologiques ou morbides, portent trop fortement
l'empreinte des lieux, des temps, des races, des tempéraments,
des saisons, des circonstances de toute nature; ils sont trop incessamment modifiés par les mouvements de la vie pour que l'observation d'aujourd'hui ressemble exactement à l'observation
d'hier. On ne peut ni créer de toutes pièces une pneumonie, ni se
flatter d'en voir deux cas identiques; nous ne sommes pas maîtres
du terrain, et pour qu'il ne manque pas absolument sous nos pas,
il faut avoir, non pas la prétention de tout refaire chaque jour,
mais la volonté ferme de profiter de l'expérience du temps passé,
en la soumettant à un contrôle sévère. C'est là ce qui constitue
une partie de la critique historique.

Quand on parcourt les *Observations*, trop peu nombreuses du reste, que nous ont laissées les anciens, ou les recueils plus riches que nous devons aux auteurs de la Renaissance et des temps rapprochés de nous, il n'est pas malaisé d'y découvrir pour les maladies les plus simples des différences considérables dans leurs manifestations, différences qui, rapprochées des phénomènes que nous avons sous les yeux, éclairent à la fois le diagnostic et la thérapeutique. Ainsi, soit pour tracer le tableau réel et complet d'une maladie, soit pour en avoir le signalement plus authentique, soit enfin pour la traiter avec plus de chances de succès, il importe de retrouver par l'histoire les diverses formes sous lesquelles elle se produit et les divers agents thérapeutiques qu'on a mis en usage, suivant les temps et suivant les climats ou les saisons. Cette pathologie comparée, qui embrasse les maladies sporadiques aussi bien que les maladies épidémiques, est une des faces les plus curieuses et les plus instructives de l'histoire.

Les exemples ne manqueraient pas pour prouver combien l'histoire a rendu ou peut rendre de services à la pratique, car l'histoire n'a pas seulement la vertu négative que lui attribuait Thouret; il ne lui suffit pas de faire éviter des erreurs, ce qui serait déjà un grand mérite ; elle a de plus la prétention justifiée de donner des enseignements positifs.

Est-ce un médecin praticien ou un médecin historien qui a démontré que les fièvres décrites par Hippocrate dans les *Épidémies* sont non pas des fièvres *malignes* ou *typhoïdes*, comme on l'avait cru, mais des fièvres *rémittentes* ou *pseudo-continues*, de même nature que celles qu'on observe encore dans les pays chauds ? Non, ce n'est point un médecin praticien ; car en arrivant sur les côtes de la Grèce et de l'Algérie, nos médecins militaires ne savaient trop à quelles maladies ils avaient affaire ; c'est à un médecin historien, c'est à M. Littré qu'on doit cette assimilation rigoureuse et inattendue. — C'est encore M. Littré, et non pas un simple médecin praticien, qui a reconnu dans l'*Épidémie de Corinthe*, décrite par Hippocrate, diverses espèces d'angine accompagnées de ces paralysies consécutives sur lesquelles l'attention est éveillée depuis quelques années seulement. — Qui a établi par des témoignages authentiques l'influence de la ligature

de la carotide dans le traitement de certaines maladies ? Ce n'est
pas non plus un médecin praticien, mais un bibliographe distingué, M. Dezeimeris. — Entre les mains de M. Malgaigne, qui
a remis en honneur l'histoire de la chirurgie, le traité d'Hippocrate *Sur les fractures et les luxations* est devenu pour ainsi
dire un traité moderne. — Enfin, un des émules de M. Malgaigne, M. Pétrequin, de Lyon, a retrouvé dans les anciens des
méthodes de traitement ou des thèses de pathologie chirurgicale
qui passent aujourd'hui pour nouvelles. — Si l'on s'était souvenu
que Galien a fait de très-belles expériences sur le système nerveux, on n'aurait peut-être pas attendu si longtemps pour remettre en honneur la distinction des nerfs du mouvement et des
nerfs du sentiment. — Si l'on avait plus soigneusement consulté
les archives de la médecine, on aurait depuis longtemps trouvé
dans Hippocrate les germes de l'auscultation ; — dans Rufus,
dans Soranus, dans Héliodore et dans Galien la torsion des artères ; — dans Hérophile et dans Rufus toute une théorie des
mouvements du pouls, mouvements qu'on apprécie aujourd'hui
à l'aide d'instruments ingénieux ; — dans vingt auteurs anciens
et du moyen âge l'emploi d'anesthésiques puissants ; — dans
Héliodore le traitement par l'excision des rétrécissements de
l'urèthre ; — dans Antyllus la preuve que l'extraction de la cataracte était une opération familière aux anciens ; — dans Albucasis l'opération par succion de cette cataracte, opération que
M. Laugier a imaginée de nouveau ; — dans un écrit salernitain la mention de capsules glutineuses destinées à dissimuler
le mauvais goût de certains médicaments. — La description
de l'érysipèle typhoïde gangréneux et épidémique ; celle de la
phthisie aiguë sous forme endémique, se lisent tout au long dans
Hippocrate ; et pour parler de temps beaucoup plus rapprochés
de nous, c'est-à-dire de quelques mois, on a vu combien l'histoire a efficacement aidé à résoudre le problème soulevé à
l'Académie de médecine par les discussions sur la variole et sur
la vaccine chez l'homme et chez les animaux.

Ce n'est pas la faute de l'histoire, mais la faute des médecins,
si l'histoire ne rend pas plus de services à la médecine. Qu'on
l'interroge avec persévérance et avec discernement, et il n'est

pas un point important de la science ou de l'art sur lequel elle ne fournisse une réponse décisive ou un renseignement utile.

Il ne faut pas, du reste, faire consister uniquement l'histoire de la médecine dans l'examen de nos plus anciens monuments, et ne la voir jamais apparaître que chargée de la poudre séculaire des bibliothèques. L'histoire est de tous les temps; le livre qui a paru hier sera demain de son domaine. Le XVIIIe siècle vient de finir; le connaissons-nous? Savons-nous ce que nous devons et ce que nous pourrions encore emprunter à l'Académie de chirurgie, à la Société royale de médecine (1)? Qui lit maintenant Bichat, même Broussais, même l'immortel traité de Laennec *Sur l'auscultation?* Qui se souvient de Haller ou de Franck, de Sydenham ou de Stoll? Qui consulte aujourd'hui les anciens recueils périodiques français ou étrangers? Savons-nous même exactement quels systèmes dominent à Berlin, à Florence, à Vienne ou à Londres? Connaissons-nous les faits qu'on observe en Russie, en Angleterre, en Hollande, en Amérique, en Italie ou dans les colonies, quoique ni les journaux ni les publications de toute nature ne fassent défaut? Sortons-nous de nos hôpitaux et dépassons-nous les *Manuels du médecin praticien?* Cependant qui serait assez présomptueux dans une science d'observation pour prétendre sérieusement qu'il n'est l'élève de

(1) Il est regrettable que l'Académie de médecine, faute de ressources suffisantes, ne puisse pas faire sortir de ses cartons les papiers des deux compagnies dont elle a été instituée l'héritière: la *Société de médecine,* et surtout l'*Académie de chirurgie.* Une commission ferait aisément un bon choix au milieu de ces papiers dont j'ai le premier signalé l'importance, et réparerait ainsi les dommages que les discussions intestines ou le malheur des temps ont faits à la science en ne permettant pas de publier en leur temps de très-précieux travaux. — La Société de chirurgie ne rendrait pas un moindre service en donnant de nouvelles éditions des œuvres de nos plus grands chirurgiens du XVIIIe siècle, et en réunissant les divers mémoires qu'ils ont dispersés dans les recueils périodiques où il est, pour les médecins de Paris comme pour ceux de province, parfois difficile de les trouver et toujours très-long de les chercher. M. Guardia a donné, dans la *Gazette médicale de Paris* (année 1864, 4 février 1865 et année 1868), une série d'articles intitulés : *Les autographes de l'Académie de chirurgie, tirés des Archives de l'Académie de médecine.* M. Verneuil a aussi publié des *Documents inédits tirés des Archives de l'ancienne Académie de chirurgie* (Paris, 1860-1864). Deux fascicules, contenant diverses pièces sur les polypes et la staphylorhaphie, ont seuls paru.

personne et qu'il ne doit rien qu'à ses propres recherches?
Celui qui est maître aujourd'hui était disciple hier ; et pour me
servir, en la détournant, d'une heureuse expression qu'on prête
à Aristote : « toute science vient d'un œuf » ; pour aucune il n'y
a de génération spontanée.

Faire prévaloir tant et de si forts arguments, c'est tracer en
même temps tout un programme ; et quel programme, s'il faut
s'y conformer rigoureusement ! Réunir dans une seule chaire
les connaissances médicales anciennes et modernes ; tout lire,
tout méditer, tout comparer, tout rassembler en des aperçus
généraux, et préparer ainsi l'essor de l'avenir par le rapprochement incessant du passé et du présent !

Accepter sans réserve un tel programme après en avoir me-
suré l'étendue et reconnu les difficultés, ce serait affecter une
grande présomption ; mais prétendre qu'on ignorait, quand
on s'en est chargé, combien la tâche est lourde et périlleuse, ce
serait montrer beaucoup d'imprévoyance et marquer peu de
respect pour son auditoire. Lorsque j'ai recherché l'honneur qui
m'est fait aujourd'hui, je n'avais point oublié le mot de Pline,
« qu'il est aussi malaisé de donner de la nouveauté aux vieilles
choses que de l'autorité aux nouvelles », mot profond qui rend
plus difficile pour soi-même et moins exigeant pour les autres.
Je savais donc à quoi, et dans quelles limites, je m'engageais ;
je n'ai certes pas plus le droit de me plaindre que la volonté de
m'enorgueillir ; je ferai de mon mieux pour ne pas rester au-
dessous de votre attente : voilà ce que je puis promettre sans
trop de présomption et sans trop d'imprévoyance. Vous ferez le
reste, Messieurs, et aussi les circonstances me viendront en aide.

Je vous indiquais tout à l'heure les raisons qui, suivant moi,
n'ont pas permis que l'enseignement de l'histoire prît au commencement de ce siècle ni l'autorité ni l'importance qu'il comporte, je veux maintenant vous dire pourquoi cet enseignement
ne peut manquer de réussir sinon par moi, du moins par d'autres ; je retrouve comme cause de succès précisément les motifs opposés à ceux que je signalais comme causes de discrédit.

D'abord la médecine a fait aujourd'hui de tels progrès par l'observation directe et par l'expérimentation, qu'elle n'a plus à redouter ni l'éclat, ni les leçons de l'histoire ; au contraire, plus elle est originale et puissante, plus il lui importe de rendre justice à ce qu'elle a détruit, de profiter de ce qu'elle a laissé debout, et de renouer ainsi les deux extrémités d'une chaîne depuis longtemps rompue. — D'un autre côté, la médecine actuelle est si loin de la médecine ancienne ; elle est si solidement établie ; elle a cherché avec tant d'opiniâtreté et de bonheur à substituer l'expérience et l'observation à l'autorité, la méthode expérimentale aux hypothèses, qu'elle possède les meilleurs moyens de vérification qu'on puisse souhaiter pour juger les systèmes ou les théories, et pour se rendre compte de la vraie signification des faits de toute nature qu'on retrouve en si grand nombre dans les annales de la science ; en d'autres termes, la médecine du XIXᵉ siècle est merveilleusement préparée pour refaire le diagnostic ancien à l'aide du diagnostic moderne.

Tout cela forme sans doute un concours de circonstances très-favorables, mais tout cela ne suffit pas : les conditions extérieures d'une bonne histoire sont réunies ; les moyens de contrôler le passé par le présent sont entre nos mains ; mais le corps même de l'histoire et la méthode qu'il faut appliquer à son exposition nous font encore défaut, ou plutôt nous n'en avons encore rien dit.

Ce sont les textes qui constituent le corps de l'histoire. Comment en effet écrire l'histoire d'une science quand les textes ne sont pas corrects, quand le sens littéral n'en est pas fixé, quand l'interprétation en est laissée à l'arbitraire, quand la fantaisie et non la critique en a déterminé la provenance ; et surtout comment l'écrire quand, loin de rechercher les textes inconnus, on ne se soucie même pas des textes déjà publiés ?

Quelques exemples suffiront à démontrer cette proposition fondamentale : si les nombreux écrits qui portent le nom d'Hippocrate restent confondus, et si le texte en est mal constitué, comment les comprendre et comment se reconnaître au milieu de tant de doctrines opposées ; comment indiquer l'origine et la succession des théories ; comment déterminer le progrès et apprécier les influences ? — Si pour les médecins qui se succèdent depuis Hippocrate jusqu'à Celse, on n'a pas établi une chronologie aussi rigoureuse que possible, et si l'on n'a pas rassemblé les fragments épars de leurs ouvrages, plus de trois siècles sont fermés à l'historien ; — si on laisse dans les bibliothèques, où ils sont ensevelis depuis plusieurs centaines d'années, les écrits des médecins de la première moitié du moyen âge, avant le règne exclusif des Arabes, on sera forcé d'admettre avec Sprengel et avec beaucoup d'autres historiens un phénomène étrange et inouï : la disparition presque complète de la médecine en Occident au milieu des ténèbres de la barbarie ou des entraves de la superstition et sa résurrection subite aux environs du xiiie siècle. — On ne comprendra rien à la renommée traditionnelle de l'école de Salerne si l'on ne connaît cette école que par le recueil de vers qui porte le nom de *Fleur de médecine*, et si l'on n'en a pas retrouvé les nombreux monuments cachés dans plus de vingt bibliothèques. — Enfin comment conduira-t-on l'histoire des sciences médicales depuis la Renaissance jusqu'à l'époque moderne, si l'on ne prend pas la peine de parcourir les gros ouvrages ou les minces opuscules que l'imprimerie nous a livrés ou qui restent encore manuscrits, aussi bien à l'étranger qu'en France ?

Sous tous ces rapports, Messieurs, les choses ont bien changé depuis 1794 et même depuis 1837 : les sources de l'histoire se sont épurées et élargies par de bonnes éditions et par la découverte d'une foule de textes anciens et modernes. Mais ne vous effrayez pas trop de ce vaste appareil; je le couvrirai prudemment d'un voile. Je ne veux pas donner raison aux détracteurs intéressés de l'érudition; je ne veux pas non plus me laisser détourner de la bonne voie par leurs ridicules anathèmes. On vous a dit et vous avez peut-être lu quelque part que l'érudition est un bagage embarrassant pour enseigner l'histoire de la médecine; n'en croyez rien, Messieurs : l'érudition est plus embarrassante pour celui qui n'en a point que pour celui qui sait en user avec discrétion et discernement (1). Des leçons ne sont pas

_____

(1) Il y a, dans les *Fables* du bon la Fontaine, deux renards qui sont très-proches

des notes ; l'érudition est un instrument, l'histoire est un produit ; c'est ce produit que vous désirez connaître, je tâcherai de ne jamais l'oublier.

Mais pour rapprocher et animer ces membres épars, il nous manque encore un point de vue général qui, plaçant la médecine dans son rang hiérarchique, en rattache les progrès à ceux des autres sciences et à la marche générale de la civilisation. Le vice radical des histoires de la médecine et qui les frappe presque toutes de stérilité, c'est qu'on y considère notre science, dans son ensemble ou dans ses détails, comme une création isolée, sans relations ni parenté avec les autres créations de l'esprit humain : *Proles sine matre creata*, comme on disait autrefois ; de sorte qu'on ne comprend ni pourquoi la médecine avance ni pourquoi elle recule, et qu'on ne sait où trouver la formule générale de son développement. Faire rentrer la science médicale dans le cercle des autres sciences ; découvrir un lien commun qui les rassemble et une loi commune qui explique leurs progrès ou leurs défaillances : voilà le nœud de l'histoire, voilà sa vie.

C'est d'après ce principe exposé et appliqué pour la première fois par M. Littré dans son édition d'Hippocrate et dans d'autres travaux moins étendus, mais non moins précieux, qu'il faut réformer l'histoire de la médecine ; c'est aussi ce principe que je veux suivre d'un bout à l'autre de cet enseignement.

Maintenant que j'ai fait valoir de mon mieux les arguments qu'on peut produire en faveur de l'enseignement de l'histoire, et que je vous ai soumis quelques réflexions sur les heureuses circonstances qui doivent ou peuvent donner quelque attrait et

parents de ces contempteurs de la *philologie,* de la *chronologie* et de toutes les recherches préliminaires que réclame l'histoire et qui font sa sûreté. On reconnaît, en lisant leurs œuvres historiques, qu'ils n'ont guère plus de souci des textes que des dates. Ils se garderaient bien d'apporter autant de négligence et de mettre si peu de leurs propres opinions dans leurs œuvres médicales. Cependant, il faut partout et toujours respecter le public et se respecter soi-même. Si l'on trouve que l'histoire ne vaut pas la peine qu'on y pourrait prendre, mieux vaut ne pas s'occuper d'histoire.

quelque nouveauté à cet enseignement, en même temps qu'elles allègent le fardeau et diminuent la responsabilité du professeur, j'ai besoin d'ajouter des renseignements plus précis sur l'objet des leçons qui vont suivre, et sur la constitution des périodes de l'histoire de la médecine.

Je me propose de vous présenter le tableau complet, quoique en raccourci, des progrès et des révolutions de la médecine depuis les temps les plus anciens jusqu'à nos jours; puis, si Dieu me prête vie et santé, je reprendrai avec plus de détails chacune des branches en lesquelles se divisent les sciences médicales.

Je serai par conséquent très-bref dans cette première partie du cours sur la biographie des médecins (1), plus bref encore sur la bibliographie, dont je ne m'occuperai que d'une manière incidente; j'insisterai particulièrement sur les origines, le développement, la succession, la filiation et la transformation des systèmes, sur les découvertes ou les acquisitions positives de toute nature qui dans chacune des branches de la médecine ont, aux diverses époques, changé la face de la science et agrandi ses domaines; je prendrai soin de bien expliquer dans quelles circonstances, dans quels milieux et en vertu de quelles lois ces découvertes se sont accomplies, enfin quelles influences durables ou passagères elles ont exercées. Mais ce n'est là que le fond et le cadre du tableau; les personnages y manquent; et dans l'histoire de la médecine, les véritables personnages, ce sont les maladies; l'histoire des maladies et des moyens de traitement qu'on leur a opposés tiendra donc une très-grande place dans ce programme. Je ne négligerai non plus ni les institutions médicales, ni toutes ces particularités curieuses d'archéologie qu'on ne peut pas classer méthodiquement, mais qu'on ne doit pas ignorer,

Pour se retrouver à travers plus de vingt-cinq siècles, au milieu de toutes les idées qui se sont fait jour et de tous les faits qui se sont produits, il faut une classification historique et une méthode d'exposition; la méthode varie suivant les sujets qu'on étudie, mais la classification générale, qui est elle-même un enchaînement, doit être stable et présider à tout l'ensemble du cours.

(1) « Idearum notionumque vicissitudines plusquam hominum vitas exigit historia » medicinae », a dit Ernest Platner.

Dans un mémoire imprimé en 1850 (1), discutant les vues générales d'après lesquelles les auteurs ont établi les périodes de l'histoire, j'ai ramené à huit catégories les diverses espèces de classification, et j'ai montré que ni les unes ni les autres de ces classifications ne représentaient le mouvement réel de la science, et cela par la raison très-simple que les historiens n'ont jamais tenu un compte rigoureux ni des relations de la médecine avec les autres sciences, ni de ses éléments constitutifs, ni du degré de subordination de ces éléments. J'ai donc essayé une nouvelle classification des périodes fondée sur la nature même de la médecine et sur les influences réciproques des parties qui la composent, de sorte que la classification des périodes est déjà une esquisse du développement général de la science et un aperçu des conditions qui président à ce développement. C'est donc ici le lieu de faire une première application des principes que j'invoquais tout à l'heure et qui doivent servir de guide à l'historien.

Il est bien évident que la médecine n'est pas une science à part et qu'elle fait des emprunts à une foule d'autres sciences plus nettement définies; il est, par exemple, hors de contestation que par l'anatomie, par la physiologie et par la matière de l'hygiène ou de la thérapeutique, la médecine est en grande partie tributaire des connaissances fournies par les sciences naturelles, chimiques ou physiques; conséquemment les progrès

(1) Daremberg, *Essai sur la détermination et les caractères des périodes de l'histoire de la médecine.* Paris, 1850. — Deux dissertations ont été écrites *ex professo* sur le sujet qui m'occupe. Ce sont celles de Caillau : *Mémoire sur les époques de la médecine* (Bordeaux, 1806, in-8), et de Losy, *De medicinae periodis* (Pesth, 1839, in-8); mais par suite d'une vraie fatalité, je n'ai pu me procurer ni l'une ni l'autre. Pour la *Dissertation* de Caillau, je me suis adressé, en octobre 1865, au sous-bibliothécaire de la ville de Bordeaux, M. Rancoulet, qui a fait avec empressement les plus minutieuses recherches et qui a même recommandé ma demande à un médecin de Bordeaux, parent de Caillau, mais le tout sans succès. Je n'ai pas rencontré non plus Jadelot, *Oratio de variis fatis medicinae* (Pont-à-Mousson, 1766, in-8°). — Voyez, à la suite de cette leçon, p. 29, l'*Appendice*, où j'ai repris, revu et augmenté l'Exposition critique des diverses classifications des périodes proposées par les principaux historiens.

de ces sciences et les progrès de la médecine se tiennent par les liens les plus étroits ; les mêmes circonstances et les mêmes conditions leur sont propices ou défavorables ; — d'un autre côté, l'histoire démontre, et le raisonnement seul le prouverait au besoin, que la pathologie et la thérapeutique sont sous la dépendance immédiate de la physiologie.

Le développement hiérarchique des sciences, considérées dans leurs mutuelles relations, dans leur subordination réciproque, est un fait historique ; c'est surtout un fait logique, nécessaire, qui tient à la nature même et aux limites des ressources de l'esprit humain. Dans ce fait, la volonté n'intervient qu'à titre très-secondaire ; aussi peut-on dire qu'il n'y a dans les sciences ni découverte ni progrès imprévus : tout s'y tient, tout s'y enchaîne comme dans les produits mêmes de la nature ; et c'est bien le cas de répéter avec Lucrèce :

Huc accedit ut in summa res nulla sit una
Unica quæ gignatur, et unica solaque crescat.

Dans chaque science, les degrés par lesquels on s'élève successivement aux plus hautes conceptions, aux plus brillantes découvertes, sont franchis à certaines conditions qu'on ne peut pas toujours calculer d'avance, mais qu'on reconnaît par l'étude attentive de l'histoire ; presque toujours l'ascension est longue et pénible ; il y a des oscillations effrayantes et des chutes terribles.

Il n'y a pas de génie humain qui puisse faire dépasser à une science d'observation ou expérimentale les limites qui lui sont fixées par les instruments qu'elle a à sa disposition ; jamais le moment propice n'arrive sans une longue préparation ; mais aussi jamais un homme ne manque quand ce moment est arrivé. Les germes semés au hasard avortent faute de soleil, de lumière et d'un sol fécondé. A l'origine de la société grecque, vous trouvez un Homère, mais il faut attendre plusieurs siècles pour rencontrer un Hippocrate !

Une seule science, les mathématiques, est indépendante de toutes les autres, puisqu'elle n'a besoin que de l'espace et du temps, et que l'espace et le temps sont les conditions mêmes de l'existence et de la réalité. Les mathématiques conduisent à la mécanique, à l'astronomie, à la physique; mais là se borne leur action directe. En possession des mathématiques les anciens ont donc pu pousser la mécanique et l'astronomie aussi loin que le leur permettaient les idées dominantes sur les causes finales, ou *téléologie*; mais les anciens n'avaient presque aucune idée juste des lois de la nature et de la structure intime des corps : par conséquent ils n'avaient ni chimie, ni météorologie, ni astronomie physique, ni anatomie des tissus, ni physiologie. Le système des quatre éléments, système si naturel, si spontané chez tous les peuples (*sec, humide, froid* et *chaud,* c'est-à-dire *air, eau, terre, feu* — quels phénomènes plus apparents, quelles sensations plus immédiates et plus vives?), dominant, sous des formes diverses, l'ensemble des sciences médicales dans l'antiquité et au moyen âge, enchaîna ces sciences jusqu'au moment où la physique, la première émancipée, vint aider la chimie à se dégager des formes mystérieuses ou des espérances chimériques de l'alchimie, et lui prêter ensuite les appuis et les moyens d'action les plus efficaces en régularisant la méthode expérimentale, et en perfectionnant les théories de la chaleur, de la lumière et de l'électricité.

A leur tour, la physique et la chimie conduisent à la connaissance du monde extérieur avec lequel les êtres organisés entrent incessamment en relation, soit qu'ils y empruntent les matériaux nécessaires à l'entretien de la vie, soit qu'ils y rejettent les produits devenus inutiles ou nuisibles.

Ainsi l'hygiène, qui suppose déjà, comme on voit, tant d'acquisitions préliminaires, s'appuie encore sur l'anatomie et la physiologie, puisqu'elle a précisément pour but l'intégrité des organes et la régularité des fonctions. L'anatomie, du moins la partie de l'anatomie qui s'occupe de la matière et de la composition élémentaire des tissus, ne fait de véritables progrès que par les instruments que lui fournit la physique ou par les procédés d'analyse qu'elle emprunte à la chimie. La physiologie est aussi, dans de certaines limites, tributaire de la physique et de la chimie. Enfin la pathologie et la thérapeutique reposent essentiellement sur l'anatomie et sur la physiologie; et, par ces deux sciences, soit directement, soit indirectement, sur toutes celles dont elles sont elles-mêmes dépendantes.

Comment, en effet, apprécier les désordres des fonctions, les altérations des solides ou des liquides, si l'on ne sait d'avance quel est le jeu régulier de ces fonctions, quelle est la constitution normale de ces tissus, de ces fluides dont la réunion forme l'être organisé? Aussi, messieurs, n'oubliez jamais de faire deux parts dans la médecine ancienne, celle des idées générales et celle des faits particuliers. Les idées générales demeurent pour le médecin à l'état spéculatif, puisqu'elles n'ont d'autre soutien que des hypothèses; mais elles servent à l'historien pour le diriger dans la recherche des lois du progrès, et pour lui faire apercevoir l'enchaînement des systèmes; au contraire, les faits particuliers si bien décrits qu'on y reconnaît le triomphe du réel sur de puissantes mais vaines théories, font partie intégrante de la connaissance positive, et doivent entrer dorénavant en ligne de compte dans une étude sérieuse de la médecine pratique. J'ajoute, et ce n'est pas un paradoxe, que ces vérités de détails, enfants naturels du bon sens ou d'un empirisme intelligent, sont moins vraies pour les anciens que pour nous autres modernes, qui les avons découvertes au milieu d'un assemblage d'étranges erreurs à l'aide de nos propres observations qu'elles viennent à leur tour confirmer, car la médecine ancienne ne s'anime qu'au contact de la médecine moderne. De même les chimistes ont su reconnaître des corps simples ou composés, mais toujours définis, dans les mélanges informes qui remplissaient les creusets des alchimistes.

C'est donc par une notion exacte des milieux scientifiques où elle s'est développée qu'on peut arriver à un jugement équitable sur les progrès de la médecine, qu'on peut apercevoir comment une époque en prépare une autre, et comment tout l'édifice présent est soutenu par une base plus de vingt fois séculaire, car, pour me servir d'une phrase de Schiller : « Le moindre événement, le fait le plus insignifiant du temps présent est le résultat nécessaire et naturel des événements qui se sont accomplis dans les siècles passés. »

Avant Schiller, Montaigne avait dit en son naïf langage : « Les
» arts et les sciences ne se jettent pas au moule, ains se forment
» et figurent peu à peu en les maniant et polissant à plusieurs
» fois, comme les ours façonnent leurs petits en les leschant à
» loisir. »

Ce premier principe démontré, reste à établir le second. Toutes
les recherches modernes, celles de Bichat, de Broussais, aussi
bien que celles de M. Claude Bernard, tendent à prouver que la
médecine doit être regardée comme un domaine de la science
générale de la vie ; il n'est plus permis de considérer la maladie
comme un être surajouté dans l'organisme, comme une *entité*,
pour me servir d'une expression de l'École. A proprement parler,
on ne saurait découvrir de différence radicale entre les actes
intimes d'une vie saine et ceux d'une vie malade ; il existe un
lien nécessaire entre les phénomènes de la santé et ceux de la
maladie ; les productions morbides (*anatomie pathologique*) et
les fonctions morbides (*physiologie pathologique*), placées sous
la dépendance des forces vitales, sont à leur tour gouvernées
par des lois positives et régulières.

D'où il résulte clairement, d'abord que toute la philosophie de
la médecine repose sur une connaissance précise du double courant de lois normales et de lois anormales (si ces deux mots
peuvent s'accorder), en vertu desquelles se manifestent la vie
physiologique et la vie pathologique ; d'autre part, que toute la
philosophie de l'histoire de la médecine consiste à montrer comment et dans quelles circonstances ces lois d'une double vie se
sont lentement dégagées des théories les plus opposées et souvent les plus étranges, et comment les erreurs de la pathologie
sont solidaires des erreurs de la physiologie.

Du reste, messieurs, ce principe n'est pas si nouveau qu'il
semble au premier abord ; j'aurai plus d'une occasion de vous
le signaler sous diverses formes dans les écrits hippocratiques,
dans Galien et dans vingt autres auteurs ; il se retrouve au fond
de presque tous les systèmes de médecine et de presque toutes
les méthodes thérapeutiques.

Après avoir parcouru cette route un peu longue, mais sûre, je me crois en droit de répéter ce que j'ai déjà dit depuis longtemps, à savoir qu'il n'existe, à vrai dire, que deux périodes dans l'histoire de la médecine : la période ancienne ou période grecque (car le gros de la médecine ancienne dérive uniquement des Grecs), et la période moderne, ou période harvéienne (car toute la médecine moderne se rattache de loin ou de près à la découverte de la circulation); en d'autres termes, il n'y a que deux grandes périodes dans notre histoire : celle où l'on ne sait pas la physiologie, et celle où l'on commence à l'apprendre; celle où l'on plie la nature aux conceptions de l'esprit, et celle où l'on s'essaye à procéder par une induction savante fondée sur l'observation et sur l'expérimentation.

La période ancienne nous donne la médecine clinique, mais bornée à l'étude des symptômes (Hippocrate et son école); — l'anatomie, qui, même pratiquée presque exclusivement sur les animaux, conduit au diagnostic local, mais sans moyen de vérification, et crée la chirurgie opératoire; — les premiers éléments de la physiologie du système nerveux (École d'Alexandrie et Galien), voilà pour le positif. Voici pour les hypothèses : le besoin d'expliquer *à priori* les maladies étant toujours plus pressant que celui de chercher par l'observation des bases solides à ces explications, nous a valu un système de pathologie générale imaginaire qui a ses racines dans la philosophie antésocratique, qui prend corps dans les écoles de la Grande Grèce, de Cos et de Cnide, et qui se constitue définitivement entre les mains de Galien pour rester à peu près invariable jusqu'au xviie siècle, en quelques mains qu'il passe. L'humorisme est la doctrine orthodoxe, le solidisme des méthodiques ou le pneumatisme ne sont que des hérésies ou des accidents.

On ne saurait pas dire, à première vue, que c'est telle ou telle branche des sciences médicales qui à l'époque moderne influe sur ses voisines, ni que la réforme soit partie d'un point plutôt que d'un autre; on reconnaît tout d'abord une cause beaucoup plus générale et qui agit sur la médecine comme sur les autres sciences. Cette cause, c'est le bon génie de la méthode expérimentale, de l'observation personnelle, qui partout se substitue au mauvais génie des conceptions *à priori* et

du principe d'autorité. On a le courage de regarder, et l'on voit ;
on ose interroger la nature, et elle répond ; on ne connaissait
que ses caprices, on s'habitue à en étudier les lois. On commence par se moquer des Arabes, et bientôt on se rit également
des Grecs. C'est ce bon génie qui préside aux travaux
de Vésale, de Harvey, de Pecquet, de Bartholin, de Rudbeck,
de Rolfink, de Morgagni, de Malpighi, de Leeuwenhoek, de
Ruysch et de tous les créateurs de la clinique moderne. S'il est
vrai que les progrès de la pathologie soient sous la dépendance
des progrès de la physiologie, il ne s'en suit pas néanmoins que
la réforme de la pathologie générale ait marché du même pas
que la réforme de la physiologie. Sur le domaine de la pathologie le mauvais génie conserve longtemps encore son empire :
on abandonne les hypothèses des Grecs, pour en imaginer de
nouvelles ; les esprits aventureux vont, à la suite de Paracelse,
chercher leur point d'appui à la fois dans le mysticisme et dans
la chimie : dans le mysticisme, qui est un héritage de la théologie
scolastique ; dans la chimie, qui n'est plus tout à fait un arcane,
et qui n'est pas encore une science ; les médecins plus positifs
bâtissent leurs théories sur quelques-unes des découvertes de la
physiologie (*iatromécaniciens*, *dynamistes* ou *solidistes* de toutes
nuances). Ceux-là au moins sont dans la bonne voie ; ils ont seulement le tort d'être trop exclusifs et de ne pas appliquer à la
création de leur système la méthode expérimentale, qui a cependant présidé aux découvertes sur lesquelles ils s'appuient. De
toutes ces théories celle de l'irritabilité est la plus voisine de la
vérité, ou du moins elle contient une partie de la vérité, et l'une
des plus essentielles ; elle mène à l'explication de la vie par les
forces inhérentes à la matière organisée, elle détruit l'animisme,
fournit des armes contre le vitalisme, deux formes renouvelées
du mysticisme de Paracelse ou de van Helmont, et nous conduit à
Bichat qui, lui, prépare l'union désormais indissoluble de la pathologie et de la physiologie par l'étude des tissus, laquelle, à
son tour, nous mène à la recherche des éléments anatomiques
où se consomme cette union. Dès qu'on eut démontré dans ces
éléments des propriétés spécifiques, des forces véritablement
vitales et décidément irréductibles en des forces inorganiques,

il ne resta rien des qualités élémentaires admises par les anciens; par conséquent rien de leur physiologie et rien de leur pathologie générales. La ruine fut achevée le jour où Broussais, détruisant l'hypothèse des entités morbides, c'est-à-dire des maladies sans substance, établissait que ni les maladies ne sont radicalement indépendantes de l'état de santé, ni les actes morbides ne sont le contraire des actes physiologiques.

Ainsi, au XVIIᵉ siècle, la division entre la médecine ancienne et la médecine moderne n'est pas aussi tranchée qu'il semble au premier abord. Les deux éléments se pénètrent et s'enlacent. Avant Harvey, il s'était produit des idées nouvelles, en apparence très-radicales, en réalité peu efficaces, parce qu'elles n'avaient rien de scientifique et qu'elles n'arrivaient pas en leur temps; de même, après la découverte de la circulation, combattue avec acharnement pendant un demi-siècle environ, une notable partie de la médecine antique subsista à côté de la médecine nouvelle, compromis salutaire, d'abord pour la médecine ancienne, qui se trouva épurée et ramenée dans les voies hippocratiques, ensuite pour la médecine moderne, qui ne fut pas obligée de reconstruire immédiatement la science de toutes pièces.

Ces grandes divisions ne suffisant pas à faire régner l'ordre et la clarté dans une exposition aussi longue et aussi compliquée, j'ai admis des subdivisions qui sont déduites de la considération du développement même de la médecine; en d'autres termes, je n'ai jamais perdu de vue la manière dont ce triple problème, *lois de la vie, nature de la maladie, puissance des médicaments,* a été posé et résolu dans la suite des siècles. C'est là le fondement sur lequel repose tout l'édifice de la science; c'est de la diversité que reçoit la solution de ce triple problème qu'elle tire ses modifications les plus radicales, et par conséquent les plus essentielles (1).

(1) Toutes les parties des sciences médicales se tiennent si étroitement, leurs progrès dépendent si bien des mêmes circonstances et de l'application des mêmes méthodes, que les divisions en périodes qui se rapportent plus spécialement à la physiologie et à la pathologie générale, conviennent également, à quelques années près, à l'anatomie, à la médecine clinique et à la chirurgie.

PREMIÈRE ÉPOQUE. — Médecine théurgique ou empirique; on ne peut que la supposer, du moins chez les Grecs, nos véritables ancêtres pour les sciences, car, chez ce peuple, l'histoire ne nous montre à aucun moment la prépondérance absolue et l'existence propre de la médecine des prêtres, des charlatans, des bonnes femmes et des sorciers. Pour avoir une idée de la prédominance de cette primitive médecine, il faut interroger des monuments littéraires beaucoup plus anciens que ceux des Grecs, les premiers hymnes des Indous dans le *Rig Véda*.

DEUXIÈME ÉPOQUE. — Les plus anciens textes nous montrent la médecine déjà parvenue à la période réfléchie; une pratique rationnelle se fait jour même dans Homère. Cet âge héroïque de la médecine se prolonge durant plusieurs siècles en attendant que les écoles de philosophie viennent fournir aux médecins les premières notions systématiques de biologie.

TROISIÈME ÉPOQUE. — Il n'est pas facile d'établir la troisième époque chronologiquement, parce qu'elle a ses racines éparpillées à des profondeurs inégales dans le VIᵉ siècle avant Jésus-Christ. Toutefois cette troisième époque est caractérisée plus spécialement par le développement de la *philosophie naturelle* et par la création des écoles médicales (*Crotone*, *Cyrène*, *Cnide* et *Cos*); elle arrive à son point culminant avec les hippocratistes qui, d'une part, définissent et imposent les dogmes de la physiologie et de la pathologie, et, de l'autre, multiplient les observations positives. Cette époque se continue assez obscurément jusqu'au moment où le foyer scientifique, se déplaçant, passe de Grèce à Alexandrie, où il jette les plus vives clartés, non par l'influence de l'Égypte, comme on l'a prétendu, mais en vertu de sa propre force de rayonnement.

C'est alors que commence la QUATRIÈME ÉPOQUE; elle se résume en un travail intérieur qui pousse les recherches pour ainsi dire du dedans au dehors; tous les problèmes sont agités; les deux grandes écoles se dessinent : *rationalisme* ou *dogmatisme*, et *empirisme*; le rationalisme se manifeste par des théories et des sectes qui s'entrechoquent; l'*idée du général*, posée par Hippocrate, arrive avec les élèves de Cos (Hérophile) et se trouve en lutte avec l'*idée du particulier*, importée par les élèves de Cnide (Érasistrate). En un mot, cette période est caractérisée par la diversité des conceptions, par le développement de tous les principes admis antécédemment, et surtout par l'étude des détails de l'anatomie, de la physiologie et de la pathologie.

Les travaux d'Hérophile et d'Érasistrate sont le point de départ du mouvement médical qui se poursuit jusqu'au moment où Galien, réunissant tous les éléments dispersés et donnant de nouveaux accroissements à l'anatomie, à la physiologie et au diagnostic local, élève un vaste et imposant édifice qui n'est plus entamé que par Paracelse, par Vésale et surtout par Harvey. — Ainsi la CINQUIÈME ÉPOQUE est caractérisée par un seul nom : *Galien*, et par une seule idée : *synthèse*.

La SIXIÈME ÉPOQUE est une époque de conservation plus ou moins active (car il semble parfois que les efforts du moyen âge empêchent la médecine de mourir plutôt qu'ils ne la font vivre), de dissémination, et, par conséquent, de préparation à l'âge nouveau. Entre Galien, dont la puissante voix a fait taire toutes les autres durant tant de siècles, et les premiers réformateurs, la route est longue, inégale, mal éclairée ; elle est marquée cependant par divers événements scientifiques (par exemple, de réels progrès dans la chirurgie ; des efforts soutenus, mais mal dirigés, pour s'affranchir en Italie de la tutelle des Grecs ; les grandes et intelligentes compilations d'Oribase ; dans le Bas-Empire celles d'Aétius ; les traductions des auteurs grecs chez les peuples néolatins ; l'École de Salerne ; les Arabes ; les Universités) qui ne changent rien au caractère général de la médecine, mais qui fournissent quelques sous-divisions naturelles que je me réserve de vous faire connaître quand nous arriverons à cette sixième époque.

La SEPTIÈME ÉPOQUE commence dès le troisième tiers du XVe siècle, avec les anatomistes, les érudits et Paracelse ; elle se continue durant tout le XVIe siècle jusqu'à Harvey. C'est une période de destruction, de préparation et d'initiation ; on combat les Arabes par les Grecs, puis les Grecs par l'observation personnelle ; de tous côtés et dans toutes les directions l'esprit humain jette par le libre examen les bases de la rénovation des sciences; enfin on s'essaye aux experiences après avoir commencé la critique des textes.

A dater de la mémorable année 1628 (1), la médecine, déjà préparée et fortifiée par de nombreuses acquisitions positives, entre décidément, quoique lentement, dans des voies nouvelles (HUITIÈME et dernière ÉPOQUE); la réforme, souvent traversée et parfois compromise par la routine ou les extravagances, ne devient définitive que le jour où Bichat, en publiant l'*Anatomie générale* et le *Traité des membranes*, rendait possible la pathologie des tissus. Cette huitième époque n'est pas sans analogie avec la quatrième, car ce sont les deux époques décisives, les deux époques où la science, après avoir essayé toutes ses forces, usé tous les systèmes, aboutit, dans la plénitude de sa puissance, à une constitution définie, sinon définitive.

J'userai beaucoup du temps présent pour juger la médecine ancienne, mais je ne me permettrai pas de porter sur ce temps un jugement qui serait prématuré; je m'arrêterai à Bichat.

Récapitulons brièvement, et jugez vous-mêmes, Messieurs, combien est à la fois glorieuse et régulière la marche de la médecine, où chaque peuple, comme dans l'histoire générale de la civilisation, vient tour à tour marquer sa place et prendre sa part d'influence{ Homère et les philosophes frayent la route à Hippocrate. Hippocrate prépare les voies à Hérophile et à Érasistrate. Les écrits d'Hippocrate et les travaux de l'école médicale d'Alexandrie sont résumés par Celse en un livre admirable. Galien arrive à point nommé pour asseoir définitivement la médecine antique sur des bases si solides, que la chute de l'empire romain ne réussit pas à l'ébranler. Après Galien, d'estimables auteurs continuent la tradition en Occident et en Orient : en Orient, presque tous les ouvrages grecs sont traduits en syriaque, pour passer ensuite du syriaque en arabe; dans l'empire de Byzance, on abrége sous toutes les formes Galien et quelques autres écrivains; dans notre Occident, de nombreuses traductions latines perpétuent le mouvement et lui donnent un caractère tout spé-

_____

(1) Date de la première édition du livre de Harvey *Sur les mouvements du cœur et du sang.*

cial qui avait échappé aux historiens. Puis les Arabes viennent
en aide aux Latins. Enfin, quand s'ouvre le xvie siècle, Paracelse,
un peu plus tard Carpi, Vésale, Ambroise Paré ; plus tard encore
Servet, Harvey, Morgagni, Verheyen, sont les précurseurs de
Haller, de Lavoisier, de Corvisart. de Bichat, de Laennec, de
Broussais, de Bouillaud, de Hunter, de Dupuytren, de Magendie,
de Claude Bernard, et de tous ces médecins distingués qui travaillent aujourd'hui avec une généreuse émulation à élever la
médecine au plus haut degré de puissance et de certitude qu'une
telle science puisse atteindre.

APPENDICE (1)

ÉTUDE SUR LES DIVERSES CLASSIFICATIONS DES PÉRIODES DE L'HISTOIRE DE LA MÉDECINE.

———

SOMMAIRE: A combien de groupes on peut ramener les diverses classifications admises par les auteurs pour les périodes de l'histoire de la médecine. — Examen critique, suivant l'ordre chronologique, de toutes les classifications proposées par les historiens. — Incidemment, on porte un jugement sur ces historiens (2).

Les principes d'après lesquels les historiens ont établi les périodes de l'histoire de la médecine sont nombreux et n'ont pas une égale valeur. Je ne parlerai ici que des auteurs principaux, de ceux surtout que j'ai étudiés par moi-même, autrement il me faudrait faire l'histoire de l'histoire de la médecine; c'est un sujet que je ne veux pas traiter en ce moment.

Je ramène à huit catégories les diverses espèces de classifications de mes devanciers.

1° *Biographiques.* — Ce sont les premières en date, et celles qui se présentent le plus naturellement à l'esprit, puisque les progrès des sciences semblent toujours se rattacher plus ou moins directement à quelque grand nom; ce sont néanmoins les plus mauvaises, puisqu'elles n'établissent aucun lien dans la succession des faits. DENYS D'ÉPHÈSE, HERMIPPE, ANDRÉAS, PHILON, SORANUS, dans l'antiquité; chez les Arabes, IBN-ABI-OSEIBIA; chez les modernes, BERNIER, FREIND et PORTAL (ce dernier pour l'histoire de l'anatomie), se rangent dans cette catégorie (3).

(1) Voyez page 17.
(2) Jusqu'à présent je n'ai pu me procurer les ouvrages de : Roatzsch, *Compendiöse Geschichte der Medicin*, 1839; Müller, *Versuch einer Geschichte der Heilkunde*, 1805; Vendt, *Chronographie der Geschichte der Medicin*, 1812.
(3) Je ne parle que des ouvrages où la biographie sert de cadre à une histoire chronologique, et non pas des dictionnaires ou des répertoires biographiques.

2° *Ethnographiques*. — Elles consistent moins à établir·des
périodes qui embrassent la science dans son ensemble qu'à suivre
sa marche chez chacun des peuples· où elle se présente avec un
caractère plus ou moins tranché. CLIFTON et HEUSINGER sont à
peu près les seuls qui soient entrés dans cette voie.

3° *Pragmatiques* ou *annalistiques*. — Elles sont fondées sur
la succession des faits les plus importants, ou des plus grands
noms, sans se soucier assez de leurs rapports avec le développe-
pement même de la médecine (LE CLERC, SCHULZE, ACKERMANN,
SCUDERI, LESSING, KUEHNHOLTZ, KRUEGER, RAIGE, HIRSCHEL,
MORWITZ, WUNDERLICH, CHINCHILLA).

4° *Chronologiques*. — On a pris pour base la chronologie
politique (SPRENGEL, BOSTOCK, ISENSEE).

5° *Philosophiques* ou mieux encore *organiques* (école allemande). — Elles sont établies d'après ce principe, généralement
admis maintenant, que l'histoire d'une science est celle de son
développement *réel* dans l'espace et dans le temps, lequel s'accomplit en vertu de lois plus ou moins connues. Les unes sont
fondées sur les changements que subit la médecine dans la suite
des siècles ; c'est ce que j'appelle les classifications *organiques
réelles* ou *rationnelles*, soit qu'on y prenne en considération (ce
qui est malheureusement le cas le plus ordinaire) des événements ou des faits purement extérieurs, soit qu'on tienne surtout
compte des modifications essentielles de la science (HECKER,
HAESER, PUCCINOTTI). — Les autres tiennent plus particulièrement compte de la succession des théories et des systèmes
(BARCHUSEN, BROUSSAIS). — Les autres enfin sont établies d'après
des vues *à priori*, et sans se préoccuper sérieusement ni des textes
ni des faits. Je leur donne le nom d'*organico-mystiques* ou *extra-
scientifiques* (KIESER, WINDISCHMANN, LEUPOLDT, DAMEROW,
QUITZMANN, SCHULTZ, WEBER, FRIEDLAENDER, AUBER).

6° Je fais une catégorie à part pour les classifications qui
prennent leur point de départ, non dans la médecine elle-même,

mais dans l'histoire des sciences qu'on regarde comme ayant eu un développement à peu près parallèle, surtout dans l'histoire de la philosophie (SAUCEROTTE).

7° *Mixtes.* — Elles sont à la fois pragmatiques, organiques, chronologiques, ethnographiques (HALLER, CHOULANT, RENOUARD, WISE).

8° Enfin il est des classifications si arbitraires, ou si vagues ou si incomplètes qu'il est à peu près impossible de les ranger sous une formule générale. Telles sont, par exemple, celles de GOELICKE, de TOURTELLE, de CABANIS, d'HAMILTON, de VAN DER HOEVEN, de MERYON.

Maintenant, passons en revue, aussi brièvement que possible, et suivant l'ordre chronologique, les classifications adoptées par les auteurs dont j'ai rappelé les noms.

Les historiens de la médecine ne furent primitivement que des biographes : tels sont, par exemple, chez les Grecs (1), Denys d'Éphèse (2), qui dressa une *Liste des médecins ;* — Hermippe, qui écrivit, vers la fin du III⁰ siècle avant Jésus-Christ, un ouvrage au moins en cinq livres *Sur les médecins célèbres* (3) ; — Andréas de Caryste (vers l'an 220 avant J. C.), dont l'auteur anonyme de la *Vie d'Hippocrate* cite une *Généalogie médicale ;* — Philon

---

(1) Ménon, disciple d'Aristote, passe généralement pour avoir écrit des *Vies* de médecins ; mais il n'avait fait que recueillir leurs opinions dans une *Collection médicale* qui, sans doute, n'était pas sans analogie avec les récentes compilations d'Oribase, d'Aétius, etc. Cette *Collection médicale*, appelée aussi *Livres ménoniens*, existait encore du temps de Galien, lequel déclare qu'elle est bien l'œuvre de Ménon et non pas celle d'Aristote, comme quelques-uns le prétendaient. — Cf. Gal., *Comm. I in lib. Hipp. De nat. hom.*, § 2; t. XV, p. 25-6 ; Plutarque, *Symposiac.*, VIII, 9, 3, 20, qui fait allusion à un passage des *Livres ménoniens* relatif à certaines idées superstitieuses touchant les maladies du foie.

(2) *Scholia in Theocritum*, XI, Arg., p. 74, l. 33, éd. Dübner. Paris, 1849, coll. Didot. — On ignore l'âge exact de cet auteur, qui, du reste, passe pour assez ancien.

(3) Voy. *Scholia in Orib.*; dans *Collect. medic.*, XLIV, 17, t. III, p. 687, l. 2, et *Etym. magn.* voce Ἀπάμεια.

Herennius ou de Byblos (du milieu du 1ᵉʳ siècle au commencement du 11ᵉ avant J. C.), auquel Étienne de Byzance (*voce* Κύρτος)
attribue un ouvrage analogue à celui d'Hermippe ; — Soranus
d'Éphèse (commencement du 11ᵉ siècle ?), auteur d'un recueil
Sur la vie, la secte et la succession des médecins, en dix livres,
qui devait rentrer un peu dans la classe des *Histoires* (1) ; enfin, au xiᵉ siècle après Jésus-Christ, chez les Arabes, Ibn-Abi-
Oseibia. Comme il ne reste que de très-vagues et très-brèves
mentions des biographies grecques, il est impossible d'en déterminer la valeur. Dans Ibn-Abi-Oseibia, qui s'est occupé des
médecins grecs, indiens et arabes, l'imagination orientale remplace absolument la critique historique ; les vies remplies d'a-
necdotes vraies ou fausses se suivent sans aucun lien et sont
parsemées d'erreurs chronologiques monstrueuses ; mais la bibliographie est en général très-exacte, et par conséquent très-
précieuse.

Je ne mentionne ici que pour mémoire BERNIER (2), qui pensait avoir écrit une histoire de la médecine en ajoutant bout à
bout une série de médecins, sans choix, sans critique, et sans
opérer aucune espèce de division systématique. Supposez l'ordre
alphabétique, et vous aurez un mauvais dictionnaire.

Les deux premiers ouvrages qui se présentent à nous avec un
caractère vraiment historique, où les faits de la science prennent
au moins autant de place que les faits biographiques, sont ceux
de DANIEL LE CLERC et de SCHULZE, qui ont écrit à peu près en
même temps sur notre histoire, et qui malheureusement ne
l'ont pas poussée très-loin, car l'un arrive à peine à Galien, et
l'autre ne va pas au delà de ce médecin.

DANIEL LE CLERC (1696) (3) se vante avec juste raison d'avoir
traité véritablement l'histoire de la médecine. Toutefois il dé-

---

(1) Cf. Suidas, *voce* Σωρανός, la scholie citée dans la note précédente, et la *Vie*
d'Hippocrate.

(2) Bernier, *Essais de médecine, etc.* Paris, 1689-1691, in-4, et réimprimés
plusieurs fois avec des changements.

(3) Le Clerc, *Histoire de la médecine, etc.* ; 1ʳᵉ éd. Genève, 1696, in-8 ; dernière, Amsterdam, 1723, in-4 ; et nouveau titre, 1729.

clare « qu'il ne dit pas cela pour se faire valoir, mais pour qu'on
« lui accorde quelque indulgence ». Il ajoute avec une grande
simplicité : « Je reconnais qu'il fallait pour l'entreprendre plus de
« savoir que je n'en ai, mais les honnêtes gens me sauront gré
« de mes efforts. »

J'adresse à mes lecteurs la même prière et les mêmes ex-
cuses.

Daniel Le Clerc expose et raconte; il marque l'origine et l'enchaînement des sectes; il juge rarement, mais il reproduit fidèlement l'impression que ses nombreuses lectures ont laissée en
son esprit; on s'aperçoit bien vite qu'il écrit ordinairement
d'après les sources; souvent même il ne fait que traduire; son
point de vue est donc réellement *pragmatique;* sa narration a
un grand charme de modestie, de candeur et de bonne foi :
sous ce rapport, son ouvrage ressemble par beaucoup de points
aux écrits historiques de la fin du XVIIe ou du commencement
du XVIIIe siècle. En lisant Le Clerc, on se rappelle Rollin et le
père Daniel.

Ses divisions ressortent du point de vue objectif auquel il s'est
placé; ainsi elles sont purement chronologiques et ne représentent en aucune façon, pour lui, la marche générale de la
science. Son ouvrage est divisé en trois grandes sections. *La
première contient la médecine d'Hippocrate.* Le Clerc compte
pour très-peu de chose ce qui a précédé le médecin de Cos (1), et
il lui rattache naturellement tout ce qui l'a suivi immédiatement,
ce qui ne l'empêche pas de consacrer à l'histoire de la médecine, durant les trente-cinq premiers siècles du monde, cent
onze pages surchargées de textes qui n'ont aucune autorité. *La
seconde partie commence à Chrysippe;* car, chose étrange,
Praxagore est rangé dans la première période. Cette seconde
partie est, pour l'auteur, caractérisée principalement par les
progrès de l'anatomie et par les sectes, ce qui est une vue assez

---

(1) « La première partie contient principalement la médecine d'Hippocrate ; c'est
du moins ce qu'il y a de plus important ; le reste, qui regarde l'état de la médecine
avant et après lui, n'étant pas à peu près si considérable, quoique tout cela fasse à
l'histoire. » (*Préface.*)

juste. Enfin, *la troisième est consacrée à Galien*. Une telle classification des périodes ne va pas au fond des choses, est insuffisante, repose trop souvent sur des considérations de second ordre, et confond ce qui doit être séparé, tandis qu'elle distingue ce qui doit être réuni.

Dans l'*Appendice* qu'il a ajouté à la partie achevée de son histoire, Le Clerc, qui avait trop de soucis de famille pour conserver sa liberté de travail, se contente d'esquisser le plan de deux périodes seulement, l'une qui s'étend de Galien à Paracelse, l'autre qui comprend Paracelse et ceux de sa secte.

Il est étonnant de voir Le Clerc, dont l'esprit était du reste très-positif, devancer les Allemands dans cette manière de considérer Paracelse comme le chef de la réforme médicale.

Entre Le Clerc et Schulze se placent quelques historiens de très-peu de valeur, et sur lesquels je n'ai que quelques mots à dire.

BARCHUSEN, 1710 (1), fait moins une histoire de la médecine proprement dite qu'une histoire des sectes. Aussi toutes ses divisions se rapportent-elles à l'origine et à la fortune des sectes principales. Je n'en parle donc que pour mémoire.

Les divisions de GOELICKE (2) sont tout à fait factices et arbitraires. Il a une période *antédiluvienne ;* une *égyptienne ;* une troisième, subdivisée en deux époques, qui s'étend d'Esculape à Hippocrate; une quatrième où Hippocrate figure seul comme une unité; enfin une période *post-hippocratique* jusqu'à l'école d'Alexandrie. Heureusement l'auteur s'est arrêté là! Le tableau, du reste, répond au cadre.

FREIND, 1725 (3), n'a admis aucune division systématique. Il

---

(1) Barchusen, *Historia medicinae*, etc. Amst., 1710, in-8. Autre édition entièrement refaite sous le titre : *De medicinae origine et progressu*, etc. Trajecti ad Rhenum, 1723, in-4.

(2) Goelicke, *Hist. med. universalis*. Francof. ad Viadr., 1721, in-8, 2 vol.

(3) Freind, *the History of Physic, from the time of Galen to the beginning of the XVI century* Londres, 1725. Travail estimable, traduit plusieurs fois en latin et en français.

continue Le Clerc depuis Oribase jusqu'aux environs du xv° siècle, en mettant des noms les uns à la suite des autres.

J. H. Schulze, 1738 (1), partage la partie de l'histoire de la médecine qu'il a écrite en deux périodes : la première commence avant le déluge et s'étend jusqu'à la mort d'Hippocrate inclusivement ; là il donne un libre cours à son érudition sur les premiers inventeurs de la médecine et sur les dieux médicaux. — Dans la seconde, il étudie la médecine depuis Hippocrate jusqu'à son introduction à Rome (149 ans avant J. C.) : fait notable sans doute. mais qui ne constitue pas un caractère essentiel : du reste, plusieurs historiens, entre autres Cabanis et Isensee, ont pris ce fait comme point de départ d'une période.

Dans son *Compendium*, 1741 (2), Schulze admet deux périodes : la première, qui comprend la médecine mythologique ; la seconde, la médecine depuis Hippocrate inclusivement jusqu'à Galien exclusivement. (S'arrête vers l'an 138 de J. C.)

Clifton, 1732 (3), a une division tout *ethnographique* et par conséquent absolument fausse (voyez Heusinger) : il étudie successivement la médecine des Grecs, des Romains, des Arabes, enfin celle des modernes.

Haller, 1776 (4), divise l'histoire de la médecine de la manière suivante : *grecs, arabes, arabistes* (qu'il fait commencer beaucoup trop tôt) ; *réformateurs* ou *érudits ; médecine chimique, — hippocratique* ; le reste par siècles : xvii° et xviii°, en marquant la naissance et les principes des diverses écoles. — Pour la chirurgie (5) il distingue les *grecs*, les *arabes*, les *arabistes ;* l'*école italique*, la *française* ; la *chirurgie perfectionnée*, et celle des *temps les plus modernes.* — Enfin, pour l'anatomie (6), les divisions sont à peu près les mêmes. Du reste, quelle que soit

(1) Schulze, *Historia medicinae*, etc. Lipsiae, 1728, in-4.
(2) Schulze, *Compendium hist. medicinae.* Halae, 1742, in-8.
(3) Clifton, *The State of Physic ancient and modern.* London, 1732, in-8.
(4) Haller, *Bibliotheca medicinae practicae.* Basil., 1776-1788, 4 vol. in-4.
(5) Haller, *Biblioth. chirurgica,* 1774-1775, 2 vol. in-4.
(6) Haller, *Biblioth. anatomica.* Tiguri, 1774-1776, 2 vol. in-4.

la branche des sciences médicales qu'on veuille envisager à ce point de vue, elle rentre dans les mêmes cadres : tout prospère ou tout languit, ou tout souffre ou tout revit à la fois.

Je ne m'occuperai point du mauvais précis de BLACK (1), que Coray a eu la malheureuse idée de traduire en français.

A. Fr. HECKER, 1790 (2), a une division des plus étranges en neuf périodes : *Origines-Hippocrate ; Hippocrate-Galien ; Galien-Constantin ; Constantin-Apparition de la syphilis ; Syphilis-Paracelse ; Paracelse-Sylvius de le Boœ ; S. de le Boœ-triumvirat ; Triumvirat-Haller ; Haller-1790.*

KURT SPRENGEL, 1792 (3), doit nous arrêter quelque temps, plus encore à cause de sa grande réputation que pour le mérite réel de son œuvre. Il n'y a pas d'*Histoire* où l'auteur fasse plus étalage d'érudition, et pas non plus où cette érudition soit plus dépourvue de critique et d'exactitude. La classification du professeur de Halle est une des plus étroites, des plus irrégulières, et, par suite, des plus infécondes. L'auteur, néanmoins, dit qu'il a eu beaucoup à s'en louer dans le cours de son ouvrage, mais je ne sais en quoi elle a pu éclairer sa marche et lui faire saisir le vrai caractère des différentes phases par lesquelles a passé la science. De plus, Sprengel a eu le grand tort, à mes yeux, de subordonner ses périodes à certaines divisions de l'histoire politique. Il ne me semble pas du tout logique de chercher les bases d'une classification en dehors du sujet dont on s'occupe. C'est certainement amoindrir ce sujet, et le regarder, pour ainsi dire, comme stérile par lui-même. Aussi je condamne absolument les divisions fondées, soit sur l'histoire politique, soit sur l'histoire de la philosophie. Les événements de l'histoire politique ou de l'histoire de la philosophie ne peuvent être pour nous qu'un terme de comparaison, très-instructif sans doute,

(1) Black, *An historical Sketch of Medicine and Surgery*, etc. London, 1782, in-8; Paris, 1797 et 1835, in-8. Voy. Ch. de la Rochette, *Mél.*, t. II, p. 117-140.

(2) Hecker, *Medicinae omnis aevi fata.* Erford, 1790, in-4.

(3) Sprengel, *Versuch einer pragmat, Geschichte der Arzneikunde.* 1re éd., Halle, 1792-1799, in-8; 3e, Halle, 1821-1828, la meilleure; 4e, Leipzig, 1846, tome Ier, publié par M. Rosenbaum. Trad. française par Jourdan, 1815-1820.

mais toujours secondaire. Du reste, les divisions politiques de Sprengel ne sont pas plus puisées dans la philosophie de l'histoire générale que ses périodes médicales ne le sont dans la philosophie de l'histoire de la médecine. Ce sont de simples concordances fort grossières et qui n'apprennent rien. L'esquisse suivante fera reconnaître la justesse de ma critique.

I. Guerre des Argonautes : *Premières traces de la médecine grecque.*—II. Guerre du Péloponèse : *Médecine hippocratique.* — III. Établissement du Christianisme : *Ecole méthodique.* — IV. Émigration des Barbares : *Décadence de la science.* — V. Croisades : *La médecine arabe est au plus haut point de sa floraison.* — VI. Réformation : *Restauration de la médecine grecque et de l'anatomie.* —VII. Guerre de trente ans : *Harvey, réforme de Van Helmont.* — VIII. Frédéric II : *Haller.*

Les coupes opérées dans ces grandes sections ne sont guère plus heureuses. Dès Hippocrate, la confusion commence, et il est bien difficile de retrouver un fil conducteur. Le moindre défaut de ces subdivisions, c'est que Galien n'y figure même pas nominativement, et qu'il est englobé sous cette rubrique : *De la médecine méthodique jusqu'à la chute de la science.*

La première période, depuis les origines de la médecine jusqu'à Hippocrate, embrasse deux phases de la médecine d'un caractère trop différent pour qu'on les comprenne sous un même chef. — L'apparition de la médecine méthodique est un fait considérable, il est vrai, mais c'est un fait accidentel qui n'empêche pas le développement de la médecine dogmatique, qui n'en est pas une production légitime, et qui n'y introduit presque aucun élément nouveau; ce n'est qu'une vue systématique de plus à enregistrer : ajoutez que le méthodisme coexiste avec d'autres sectes qui ne sont pas non plus sans puissance. Le méthodisme est donc un événement qui peut servir à caractériser une des subdivisions d'une époque, mais qui ne la domine pas tout entière. On fausse le point de vue historique en présentant le méthodisme comme le fait Sprengel, et en faisant disparaître, pour ainsi dire, et le dogmatisme et son puissant soutien, le médecin de Pergame. D'un autre côté, Sprengel n'a connu ni le véritable intérêt qui s'attache au méthodisme, ni la fortune de cette secte. Et puis, quel rapport, je le demande, entre l'origine du méthodisme et celle du christianisme? A peine une concordance chronologique!

Je regarde comme une règle générale importante d'éviter autant que possible de prendre l'apparition des doctrines ou des sectes pour servir de point de départ à l'établissement des périodes historiques. D'abord, des doctrines ou des sectes aussi importantes les unes que les autres apparaissent simultanément à certaines époques; il n'en est point qui dominent tellement les autres qu'elles les effacent, et la *tradition orthodoxe* continue son cours. En second lieu, les doctrines ne sont, en quelque sorte, que des instruments qui facilitent ou achèvent le développement de la science, mais elles ne sont pas ce développement lui-même; elles n'en constituent que des phases transitoires. Il n'y a point de doctrines qui changent complétement la face de la médecine, si elles-mêmes ne reposent pas sur des faits ou des découvertes qu'on doit considérer alors comme principes de la division en périodes. Ce n'est point que je méconnaisse l'importance des doctrines qui constituent l'une des parties les plus élevées de l'histoire de la médecine envisagée dans sa généralité; mais il me semble qu'elles doivent surtout être acceptées comme base de divisions secondaires, et que même dans ce cas il faut tenir grand compte des circonstances où elles se sont produites.

La *décadence de la science* est un mot banal et vide de sens qui a fourni à Sprengel un thème de déclamations ridicules; il a perdu de vue la trace de la médecine pendant la première partie du moyen âge, et il s'est écrié : il n'y a plus de médecine! C'est un procédé fort commode pour s'épargner la peine de débrouiller le chaos.

La découverte de Harvey prise comme point de départ d'une grande période est, assurément, une excellente idée; mais dans le système de Sprengel, cette idée, à peine refléchie, n'a pas la valeur capitale qu'on doit lui accorder.

Le nouvel éditeur de Sprengel, M. Rosenbaum, qui s'est livré à la tâche ingrate et indigne de son talent, de reconstruire un édifice qui croule de toutes parts, n'a dû ni pu essayer de refaire la classification si défectueuse du professeur de Halle; il ne nous a donc pas fourni le moyen d'apprécier ses vues personnelles sous ce rapport. D'ailleurs, M. Rosembaum, dans ses travaux originaux, paraît s'être placé sur un terrain tout autre ; convaincu que l'histoire de la science est encore dans l'enfance, que l'histoire de la pathologie est particulièrement arriérée, malgré les efforts de Hecker, de Haeser et de quelques autres, et que la première condition pour avoir une histoire vraiment rationnelle et organique de la médecine, est de la refaire en détail avant de la présenter dans son ensemble, il a proclamé *la nécessité de monographies sur toutes les parties de l'histoire de la médecine, quelque insignifiantes qu'elles paraissent.* Lui-même a donné l'exemple et a produit de savants modèles. Je regrette vivement que des circonstances graves aient enchaîné cette plume si érudite et si féconde, et je souhaite que quelques paroles d'encouragement lui arrivent dans la retraite où paraît l'avoir plongé l'injustice de ses concitoyens.

ACKERMANN, 1792 (1), dans un abrégé justement estimé, divise toute l'histoire de la médecine jusqu'à Paracelse (où se termine malheureusement son livre) en trois grandes périodes :

I. Medicina antiquissima. — *Periodus incerta. — Certior.*

II. Medicina antiqua. — *Periodus 1. Hippocrates. — 2. Schola Hippocrateorum. — 3. Empirici. — 4. Methodici.*

III. Medicina recentior. — *Periodus 1. Galenus. — 2. Post Galenum usque ad Saracenos. — 3. Saraceni. — 4. Studium Salernitanum. — 5. Arabistæ. — 6. Medicina Galeni et Hippocratis restaurata.*

Ackermann, suivi en cela par presque tous les historiens de la médecine ses compatriotes, regarde Paracelse comme la limite entre l'âge ancien et l'âge moderne, comme le point de départ de la réforme médicale. J'ai déjà indiqué et je montrerai plus loin ce qu'a de vicieux cette manière de voir qui tient essentiellement au caractère de la philosophie spéculative allemande. Cette classification, purement empirique, matérielle et chronologique, ne tient aucun compte des vicissitudes réelles par lesquelles la science a passé.

(1) Ackermann, *Institutiones historiae medicinae.* Norimbergae, 1792, in-8.

Reprenons quelques points en particulier. La division en *hippocratiques, empiriques* et *méthodiques* est tout à fait fausse dans une classification chronologique, attendu que les trois sectes et particulièrement les deux premières ont eu longtemps une existence simultanée ; en second lieu, l'expression *hippocratiques* est mal choisie : elle ne doit guère s'appliquer, à moins de confusion, qu'aux successeurs immédiats d'Hippocrate ; dès lors il vaudrait mieux se servir du mot *dogmatiques*. D'un autre côté, à partir de Praxagore et de Chrysippe, la médecine revêt un caractère nouveau qui domine toute la période jusqu'à Galien, et qui confond *dogmatiques, empiriques, méthodiques* et autres. Les subdivisions de la *medicina recentior* sont mal dessinées, purement accidentelles et laissent dans l'ombre beaucoup de points sur lesquels il fallait insister, et que je tâcherai de mettre en lumière.

L'ouvrage de Scudéri, 1794 (1), très-peu lu en Italie, ne l'est guère plus en France malgré la traduction française de Billardet ; cependant cet écrit mérite moins de dédain. Scudéri a émis des vues fort raisonnables sur la philosophie de l'histoire médicale ; mais il ne savait de cette histoire que les parties les plus saillantes, j'allais presque dire qu'il n'en connaissait que l'écorce. Sa division en périodes s'en ressent beaucoup ; elles ne sont ni nettement définies ni franchement caractérisées :

I. *Médecine mythologique.* — II. *Médecine empirique depuis la guerre de Troie jusqu'à celle du Péloponèse.* — III. *Dogmatisme ou Hippocrate.* — IV. *Méthodisme.* — V. *De Galien à* 1600, — VI. *De la médecine chimique* (Van Helmont). — VII. *Médecine mécanique* (Bellini, Stahl). — VIII. *Médecine physique* (Boerhaave, Bordeu). — IX. *Médecine physiologique* (Cullen, Brown).

On ne sait rien de positif sur la période primitive ; l'histoire réelle de la médecine ne commence qu'avec Homère, et c'est seulement après Homère que nous avons des renseignements certains sur la mythologie médicale, qui arrive au temps d'Hip-

---

(1) Scuderi, *Introduzione alla storia della medicina antica e moderna.* Napoli, 1794, in-8 ; 2e édit., Padova, 1824, in-8 ; — Paris, 1810, in-8.

pocrate à son point culminant. La deuxième période est mal
déterminée et mal dénommée : la pratique médicale y était sans
doute en partie livrée à l'empirisme; mais à côté de cet empirisme, on ne peut méconnaître le rôle scientifique que jouent
les écoles de philosophie, au moins pour la physiologie, et les
écoles de médecine. — La quatrième époque (*méthodisme*) n'est
pas mieux établie chez Scudéri que chez Sprengel; l'un et l'autre
auteur ont morcelé, démembré la période entre Hippocrate et
Galien, période qui présente cependant un caractère d'ensemble
nettement dessiné, et qui dans les ouvrages de ces deux historiens n'a plus de physionomie.

La cinquième période est tout à fait mal comprise. Scudéri
paraît n'avoir ni lu Galien, ni connu les auteurs qui l'ont suivi.
— En prenant Van Helmont comme point de départ d'une grande
division, au lieu de Paracelse, Scudéri se sépare de l'école allemande; mais ce n'est pas un progrès, car Van Helmont n'a pas
même exercé une influence aussi grande que Paracelse. — La
détermination des autres périodes, dont l'ensemble présente un
caractère jusqu'à un certain point comparable à celui qu'offre
l'espace de temps compris entre Hippocrate et Galien, et que j'ai
défini ailleurs, repose plutôt sur des *accidents* que sur l'idée
même des transformations et du développement de la science. Ce
sont les facettes d'une période, ou si l'on veut des manifestations
souvent simultanées, mais en sens contraire et en esprit d'opposition et de secte.

Je passe quelques historiens d'un ordre tout à fait inférieur,
par exemple MEZA (1), KORTUM (2), et je serai bref sur Tourtelle,
sur Cabanis et sur quelques autres qui n'ont pas travaillé d'après
les sources, pour arriver à HECKER.

Il y a quatre âges pour TOURTELLE, 1804 (3) : *Le premier âge*

---

(1) Meza, *Tentamen historiae medicinae*. Hafniae, 1795, in-8.

(2) Kortum, *Skizze einer Zeit und Litterärgeschichte der Arzneikunst, u. s. w.*
Leipzig, 1810, in-8.

(3) Tourtelle, *Histoire philosophique de la médecine depuis son origine jusqu'au
commencement du XVIIIe siècle.* Paris, an XII (1804), 2 vol. in-8.

jusqu'aux Arabes. — Les Arabes. — La Renaissance. — De Van Helmont jusqu'à nos jours.

Une pareille classification ne se discute pas.

Les seules divisions nettement dessinées par CABANIS, 1804 (1), sont les suivantes : 1° *De la médecine depuis sa naissance jusqu'à son introduction chez les Romains; 2° depuis ce moment jusqu'aux Arabes; 3° de ceux-ci à la Renaissance; 4° enfin découverte de la circulation.*

Il n'y a là ni principe critique, ni régularité; de plus on retrouve encore cette fausse idée qui consiste à regarder comme un fait culminant et comme caractérisant une époque, l'introduction de la médecine à Rome. D'abord l'événement en lui-même (car pour les historiens c'est un véritable événement) n'a pas eu d'influence notable sur la marche ultérieure de la science; en outre, la médecine resta toute grecque.

KIESER, 1817 (2), s'efforce d'élever la médecine à la hauteur d'un culte. C'est un des premiers qui aient essayé une classification prétendue philosophique; il a divisé l'histoire en deux cycles : 1° le *Cycle oriental*, qui commence à l'origine des choses et qui s'arrête à Paracelse; 2° le *Cycle occidental*, qui s'étend, avec des subdivisions, depuis Paracelse jusqu'à nos jours.

L'idée est plus hardie que juste : d'abord le mot *oriental* est fort mal trouvé, car ce n'est pas de l'Orient proprement dit, mais seulement de la Grèce que nous vient la médecine, je le démontrerai plus loin; Paracelse est une mauvaise limite pour la médecine antique, puisque la réforme paracelsique n'eut pas d'influence décisive sur la chute de la médecine galénico-arabe, car la chimie sans la physiologie est impuissante.

J. Fr. K. HECKER, 1822 (3), tient le milieu entre les écoles philosophico-historiques de Schelling et de Hegel, et l'école historique

(1) Cabanis, *Coup d'œil sur les révolutions et sur la réforme de la médecine.* Paris, an XII (1804), in-8.

(2) Kieser, *System der Medizin, u. s. w.* Halle, 1817-19, 2 vol. in-8.

(3) Hecker, *Geschichte der Heilkunde nach den Quellen bearbeitet.* Berlin, 1822-29, 2 vol. in-8.

proprement dite dont Eichhorn s'était constitué le chef, et à laquelle appartenait Sprengel, école qui, loin de se contenter de rappeler quelques traits communs, quelques influences réciproques s'efforçait de rattacher directement l'histoire de chaque science à l'histoire générale de la civilisation. Le professeur de Berlin cherche à pénétrer dans une voie nouvelle pour la formation des époques de l'histoire de la médecine; mais elles ne répondent qu'en partie aux diverses phases du développement même de la science.

Ainsi il divise notre histoire en cinq grandes périodes :

1° *Depuis l'origine de la médecine jusqu'à sa constitution scientifique sous Hippocrate,* 377 ans avant Jésus-Christ. — 2° *Depuis la première constitution scientifique de la science jusqu'à son complet développement théorique dans l'antiquité; c'est-à-dire depuis Hippocrate jusqu'à Galien inclusivement,* 200 ans après Jésus-Christ. — 3° *Depuis l'établissement des théories galéniques jusqu'à la formation des écoles chimiques, ou depuis Galien jusqu'à Paracelse,* 200-1517. — 4° *De Paracelse à Harvey,* 1517-1628. — 5° *Depuis Harvey jusqu'à la nouvelle restauration des sciences,* 1628-1800.

Cette division me paraît pécher en plusieurs points. Outre que le savant historien n'a pas une idée très-nette des principaux mouvements de la science, et ne tient pas assez compte ni des origines homériques, ni des écoles philosophiques (pour la physiologie), ni des écoles médicales antérieures à Hippocrate, il confond le développement de la science par les sectes entre Hippocrate et Galien, et Galien lui-même qui constitue définitivement la médecine; il connaît mal ou point les intermédiaires entre Galien et les Arabes; il donne une importance trop grande aux chimistes et en particulier à Paracelse. Dans l'ensemble du développement complet de la médecine, Paracelse et le *chimisme,* comme du reste l'*anatomisme,* sont, il est vrai, les racines de la période moderne, mais des racines privées de séve faute de l'élément physiologique. La quatrième période est tout à fait factice et mal caractérisée. Enfin, la troisième et la cinquième période sont trop compréhensives; l'ouvrage de Hecker s'arrête vers la fin du xiii° siècle, à Jean Actuarius.

Trois auteurs seulement, si je ne me trompe, ont essayé d'écrire l'histoire complète de la médecine d'après les sources : deux, Le Clerc et Hecker, n'ont pas dépassé l'antiquité ; un seul, Sprengel, est arrivé au bout de sa tâche. — C'est de ces trois auteurs et de quelques monographies que dérivent presque toutes nos histoires de la médecine ; mais le guide qu'on suit le plus volontiers est Sprengel ; or, c'est incontestablement le plus mauvais, le plus infidèle, celui qui montre le plus de parti pris, et a le plus de préventions philosophiques, religieuses ou médicales. L'auteur le plus sincère, celui qui a le mieux lu, mais comme on savait lire de son temps, celui dont l'ouvrage est encore un miroir fidèle pour certaines parties de notre histoire, c'est Daniel Le Clerc. Certainement Hecker a plus de critique que Le Clerc, mais pas plus de lecture ; il est terne, sec et la naïveté n'est pas remplacée par les idées générales ; le savant professeur était plus propre à épuiser un sujet limité qu'à écrire sur l'ensemble de l'histoire. Ses *monographies* sur divers sujets de pathologie sont excellentes ; son *histoire* n'est que bonne et n'a presque rien de nouveau.

CHOULANT, 1822 (1), divise la médecine en huit époques : 1° *Époque mythique.* — 2° *Hippocrate et les sectes .* — 3° *Galien et les abréviateurs.* — 4° *Arabes et arabistes.* — 5° *Restaurateurs de la médecine grecque.* — 6° *Réformateurs, depuis Paracelse jusqu'à Harvey.* — 7° *D'Harvey à Boerhaave.* — 8° *Ecole dynamique (Boerhaave inclus) à Cuvier.*

Choulant confond, sous le nom de *période mythique*, les écoles antésocratiques ; il réunit malencontreusement les *sectes* avec Hippocrate, Galien avec les abréviateurs ; il reste dans le point de vue paracelsique et il ne caractérise aucune de ses périodes.

WINDISCHMANN, 1824 (2), se rattache de très-près à l'école de Schelling ; il subdivise avec Kieser le cycle occidental en trois

---

(1) Choulant, *Tafeln zur Geschichte der Medizin nach der Ordnung ihrer Doctrinen.* Leipzig, 1822, in-8.

(2) Windischmann, *Ueber etwas, was der Heilkunst Noth thut. Ein Versuch zur Vereinigung dieser Kunst mit der christlichen Philosophie.* Leipzig, 1824, in-8.

périodes : 1° *De Paracelse à Harvey.* — 2° *De Harvey à Brown.*
— 3° *De ce dernier à nos jours.* Il établit un parallèle entre
Paracelse et la réforme religieuse, entre Brown et la réforme
politique ; c'est un point de vue ingénieux peut-être aux yeux
d'un rêveur, mais parfaitement faux aux yeux d'un historien.

LEUPOLDT, 1825 (1), considère dans l'histoire de la médecine
deux côtés : l'*objectif*, c'est-à-dire la nature humaine, le *subjec-
tif*, c'est-à-dire l'esprit humain qui s'occupe de la santé, de la
maladie et de la guérison ; en d'autres termes, l'*objet* et le *sujet*
réunis, l'objet qui est le *substratum* de l'art, le sujet qui est la
médecine et ses systèmes. L'histoire lui apparaît comme divisée
en deux grands *jours*, l'antiquité païenne, grecque et romaine,
et l'ère moderne, entre lesquels se place le *moyen âge*, qu'il
appelle, comme tant d'autres historiens mal informés, la *nuit
historique ;* la chute de l'empire romain est le *crépuscule*, et la
Renaissance l'*aurore* du nouveau jour qui resplendit aux XVIIIe
et XIXe siècles. Le premier jour commence à Hippocrate (2) et
finit à Paracelse ; le deuxième commence par ce réformateur
et se caractérise définitivement par l'idée de la philosophie
naturelle, c'est-à-dire de celle de Schelling. — Suivant Leupoldt,
quatre sectes se sont développées dans la médecine païenne :
les *dogmatiques*, les *empiriques*, les *méthodiques* et les *pneumatiques ;* huit sectes sont nées dans la médecine chrétienne,
laquelle se divise en deux cycles distincts, séparés par le triumvirat de Boerhaave, de Stahl et de Fr. Hoffmann. Ces sectes
correspondent à celles de l'époque païenne : dans le premier
cycle, les *paracelsistes* et les *chimiatriques*, les *empiriques* et les
iatromécaniques, les *magnétistes* et les *psychiatriques ;* dans le
deuxième cycle, au contraire, les *humoristes* et les *solidistes*, les

(1) Leupoldt, *Allgemeine Geschichte der Heilkunde nach ihrer objectiven und
subjectiven Seite.* Erlangen, 1825, in-8 ; 2e éd., Berlin, 1863. — *Ueberblick der
Geschichte der Medizin zu Preu's Paracelsus.* Berlin, 1838.

(2) L'auteur, dans la première édition, néglige entièrement le temps qui précède
Hippocrate ; dans la seconde, il lui accorde une petite place et en fait même une
période ; il en admet quatre en tout : *Origines ; antiquité classique grecque et romaine ; moyen âge ; temps modernes.*

empiriques, les *browniens* et leurs successeurs, enfin les *exorcistes* (1). On voit que l'auteur, partisan du système de Schelling, se rapproche de Kieser, et qu'il mérite à peu près les mêmes reproches, auxquels il faut ajouter celui d'avoir enveloppé ses conceptions dans des expressions beaucoup trop métaphysiques et quelquefois incompréhensibles. — Dans la seconde édition, les subdivisions se rapprochent beaucoup de celles de Haeser; et l'auteur, exagérant encore le mysticisme, soumet le point de vue historique pour la médecine au point de vue chrétien.

L'ordre chronologique nous amène à un auteur que les Allemands ont appelé *le père de l'historiographie philosophique de la médecine*, à DAMEROW, 1828 (2). Il admet trois grandes époques dans la médecine *scientifique : 1° D'Hippocrate à Galien inclusivement* (3). — *2° De Galien à Paracelse.* — *3° De Paracelse à l'époque actuelle.* Dans ce système, Harvey ne sert pas même, comme dans Hecker, à marquer le point de départ d'une époque.

Voici comment l'auteur, qui appartient aussi à l'école de Schelling, s'exprime (4) : « Nous voyons dans la première pé-
« riode du passé *(d'Hippocrate jusqu'à Galien)* l'histoire de la
« médecine commencer par l'intuition pure de la nature, par le
« *grand rien de la théorie* d'où se développent les éléments uni-
« versels (Hippocrate). Ces éléments prennent dans les sectes qui
« se succèdent ou qui coexistent des formes organiques indivi-
« duelles différentes, et l'on voit paraître successivement la ma-
« tière, la forme, l'essence, l'*humidum*, le *pneuma*, le *siccum*,
« l'*esprit*, l'empirisme pur, l'empirisme rationnel, la spéculation,
« l'humorisme et le solidisme, le dynamisme. On y reconnaît
« les premiers signes, les contours généraux des systèmes, des
« fonctions et des puissances élémentaires de la nature humaine.

---

(1) Ici Quitzmann (*loc. cit.*, p. 77) met un point d'interrogation; je pourrais bien en mettre deux.

(2) Damerow, *Die Elemente der naechsten Zukunft der Medizin, u. s. w.* Berlin, 1828, in-8.

(3) Même reproche que pour Hecker.

(4) Page 61 et *passim.* Voyez aussi Quitzmann, *Philosophie der Geschichte der Medizin,* p. 79.

« Le *système de la reproduction* est indiqué dans la secte des
« dogmatiques (et des empiriques?) par la prédominance de la
« théorie des humeurs, par l'importance attachée à la bile jaune
« et noire (*foie* et *rate*), enfin par l'attraction des éléments exté-
« rieurs dans l'estomac ; le *système de l'irritabilité* dans la doc-
« trine d'Érasistrate, et comme principe de mouvement chez les
« méthodiques; le *système de la sensibilité*, enfin, par le *pneuma*
« des pneumatiques. C'est Galien qui, en réunissant, dans une
« totalité organique, ces membres épars et non développés, s'est
« efforcé d'animer cette dernière par une psyché (ψυχή) ; quoique
« matérielle, c'est l'*idée psychique ;* dans la seconde période
« (*de Galien jusqu'à Paracelse*) cet élément psychique se mani-
« feste comme médecine scolastique (*moyen âge, Paracelse*). »
   Jusqu'alors, comme nous venons de le voir, on constate seulement un développement de l'*universel ;* il ne restait donc à la
troisième période (*de Paracelse jusqu'à nos jours*) rien autre
chose qu'à développer le *particulier.* En conséquence, dans la
première division de cette période (*de Paracelse jusqu'à Stahl*),
la médecine commence par le *système abdominal,* par les vues
chimiques de Sylvius, de Borelli et même de Van Helmont. Dans
la deuxième division (*de Stahl jusqu'à Haller*), l'esprit dominant
les différents systèmes de cette division intermédiaire se manifeste comme *système thoracique de l'irritabilité ;* c'est le principe des doctrines de Stahl, de Boerhaave et de Hoffmann. « Dans
« la troisième division (*de Haller jusqu'à nos jours*), *le système*
« *de la sensibilité*, qui y prédomine au commencement (*Cullen*),
« forme le point de transition à la délivrance de la médecine
« du joug de la matière (*J. Brown*). C'est dans le temps
« présent que fleurit le règne organique de la vie par l'unité
« de la nature et de l'esprit, pénétré de l'expérience et de la
« philosophie (*école de la philosophie naturelle*). Après ce dé-
« veloppement parfait de la matière, l'*âme humaine* seule peut
« être l'élément promis de l'avenir prochain de la médecine. »
   Voilà ce que les Allemands appelaient, il y a quelques années, la
philosophie de l'histoire ! Cela a un autre nom chez les Français.
   L'esprit de système aveugle Damerow ; il s'abuse sur l'importance de Paracelse, et il fait ressortir sa division fondamentale de

la médecine plutôt d'une idée mystique que du caractère positif
qui a été imprimé à la science par les découvertes réelles, surtout par celles de la physiologie.

On ne me demandera sans doute pas de prendre au sérieux
l'*Examen des doctrines médicales* de BROUSSAIS, 1829 (1);
c'est un pamphlet et non pas un *examen vraiment critique*.
D'ailleurs, à quoi sert un ouvrage rédigé moins dans l'intérêt de
la science elle-même que dans celui d'une théorie personnelle?
Broussais aurait dû se contenter d'être un réformateur, mais il
ne devait pas se faire historien pour n'accorder que le mépris,
et je dirais presque la haine, à tout ce qui l'avait précédé. Voici
toutefois ses principales divisions :

*De la médecine avant Hippocrate. — Hippocrate. — Intro-
duction de la médecine à Rome (2). — Galien. — Ce que devient la médecine après Galien. — Paracelse. — Découverte
de la circulation (3). — Médecine mécanique, mathématique,
humorale. — Vitalisme. — Irritabilité. — Influence de Descartes et de Bacon. — Hippocratistes du dix-septième siècle. —
Naissance de l'anatomie pathologique. — Nosologistes. —
Brown.*

Ce qui suit échappe à toute coordination systématique.

On voit que Broussais morcelle plutôt qu'il ne divise philoso-
phiquement l'histoire de la médecine.

Du premier coup, HAMILTON, 1831 (4), montre sa critique en
commençant l'histoire de la médecine à Adam; cela pouvait se
tolérer encore dans Schulze, mais en plein XIXᵉ siècle, on doit
se montrer moins ambitieux, et ne pas remonter si haut :

1ʳᵉ époque, *d'Adam à Hippocrate.* — 2ᵉ, *Hippocrate et ses
successeurs.* — 3ᵉ, *De Galien jusqu'à la prise d'Alexandrie par*

---

(1) Broussais, *Examen des doctrines médicales*, etc., 3ᵉ éd. Paris, 1829-1834,
4 vol. in-8.

(2) Cela est renouvelé de Schulze, de Cabanis et de bien d'autres.

(3) Broussais ne pouvait manquer de reconnaître l'importance de ce fait.

(4) Hamilton, *The History of Medicine, Surgery and Anatomy*, etc. London,
1831, 2 vol. in-8.

les Sarrasins. — 4°, *Médecine des Arabes.* — 5°, *Médecine mo-nastique et École de Salerne.* — 6°, *Du dixième au seizième siècle.*

Depuis ce moment, l'auteur procède par siècles. On voit quel désordre règne dans cette classification; il est souvent difficile de distinguer les véritables périodes de simples coupes opérées pour la commodité de l'exposition.

C. H. Schultz, 1831 (1), suivi en grande partie par W. J. A. Werber, 1835 (2), comme la plupart des auteurs alle-mands, aime à s'envelopper dans les nuages de l'*idée;* il fait en conséquence de Paracelse le point de départ de la réfor-mation moderne, et ses deux grandes périodes répondent aux deux *cycles* de Kieser. Il est vrai, comme il le dit, que la réforme de Paracelse (3) ne fut pas un simple rétablissement de la science antique, qu'elle avait au contraire pour but d'aller au delà des limites tracées par les Grecs et de détruire la fausse croyance en la vérité absolue, unique, des anciens. Ce fut *le réveil de la force indépendante;* mais ce réveil, je ne saurais trop le répéter, était plus fait pour embarrasser le développe-ment de la médecine que pour le hâter, puisqu'il ne reposait pas sur des connaissances positives beaucoup plus avancées que celles des anciens.

Lessing, 1838 (4), sans s'occuper du développement intérieur de la science et de la raison de ce développement, s'applique à faire connaître le moment précis des découvertes et des inventions médicales, à relater les faits extérieurs; enfin il insiste sur tout

(1) Schultz, *Die homoeobiotische Medicin des Paracelsus in ihrem Gegensatze gegen die Medicin der Alten, u. s. w.* Berlin, 1831, in-8.)

(2) Weber, *Ueber Gegensatz, Wendepunkt, und Ziel der heutigen Physiologie und Medizin zur Vermittlung der Extreme besond. der Allopathie und Homoeo-pathie nach Geschichte.* Stuttgart, 1835, in-8.

(3) Schultz a caractérisé la médecine homœopathique en la représentant comme une tendance *hyperparacelsique;* il y a, en effet, un peu d'homœopathie dans les rêveries du célèbre aventurier et dans sa constante préoccupation des *spécifiques.*

(4) Lessing, *Handbuch der Geschichte der Medizin.* Berlin, 1838, in-8.

ce qui se rattache aux institutions, à l'enseignement et aux sciences accessoires ; il est donc essentiellement *pragmatique* ; il a accepté les divisions de Hecker. Pour certaines parties, notamment pour l'histoire de la médecine dans le Bas-Empire, l'ouvrage de Lessing n'est pas sans mérite ; il s'arrête vers l'an 1628, avec Harvey.

Bostock, 1835 (1), dans un précis d'ailleurs estimable, quoique fait entièrement de seconde main, s'en tient à peu près à la division purement chronologique en période ancienne, du moyen âge et moderne ; la période moderne commence pour lui avec la philosophie inductive (*école anglaise*). Bostock est Anglais !

Kuehnholtz, 1837 (2), divise l'histoire de la médecine en huit époques : 1° *Temps antérieurs à Hippocrate.* — 2° *Hippocrate.* — 3° *Médecins grecs depuis Galien jusqu'à la fondation de l'École de Montpellier* (1220). — 4° *Depuis cette fondation jusqu'à Paracelse.* — 5° *De Paracelse à Harvey.* — 6° *Depuis Harvey jusqu'au dix-huitième siècle.* — 7° *Dix-huitième siècle.* — 8° *Dix-neuvième siècle.*

Rien d'exact ni surtout rien de nouveau dans cette classification, si ce n'est l'étrange idée de prendre comme limite extrême d'une période la *fondation de l'École de Montpellier.* M. Kuehnholtz est bibliothécaire de la Faculté de médecine de Montpellier !

Quitzmann, 1837 (3), imbu des idées de Herder, de Ast et aussi de Damerow, partant de là considération du développe-

---

(1) Bostock, *Sketch of the History of Medicine*, etc. (extrait de *Cyclopædia of practical Medicine*). London, 1835, in-8.

(2) Kuehnholtz, *Cours d'histoire de la médecine et de bibliographie médicale professé en 1836.* Montpellier, 1837, in-8.

(3) Quitzmann, *Von den medicinischen Systemen in ihrer geschichtlichen Entwicklung.* München, 1837, in-4. — *Vorstudien zu einer philosophischen Geschichte der Medizin.* Karlsruhe, 1843, in-8 (inachevé). Je me suis servi avec fruit de ce volume pour l'appréciation de certaines doctrines qui m'étaient peu familières ou pour la connaissance de quelques ouvrages que je n'ai pu me procurer.

ment des organismes vivants, et en particulier des végétaux, et aboutissant à la philosophie naturelle, admet les périodes suivantes : La médecine paraît, dans la première période (*à son degré du germe*), comme une véritable *médecine théurgique*, non séparée en art et en science, ainsi qu'elle existe encore de nos jours chez les peuples de l'Orient. Dans la seconde période (*à son degré de formation*), la *médecine réaliste* de l'antiquité classique, s'élevant à une existence indépendante de la superstition, s'occupe d'abord de rassembler et de mettre en ordre les fruits de l'expérience; elle se caractérise par une observation exacte, par une conception fidèle et par un talent pratique : c'est l'*art de guérir*. La médecine réaliste prend son point de départ dans la religion (première division : *médecine mystique*), jusqu'à ce qu'Hippocrate, en rassemblant toutes les observations, fonde la théorie de l'humorisme (1), qui devient un système réaliste dans le *dogmatisme* (seconde division). Nous voyons opposé à ce dernier le *solidisme* des *méthodistes* (troisième division) qui représente, dans ce degré, l'idéalisme, par sa tendance à jeter des bases scientifiques. L'*éclectisme* de Galien (quatrième division) est le produit de l'assimilation intime et de la pénétration de ces principes. La médecine réaliste, après s'être développée de cette manière, reprit sa marche rétrograde par suite de la séparation de ses facteurs.

Dans la troisième période (*à son degré de floraison*), la *médecine idéaliste* de l'ère chrétienne est opposée à cette tendance réaliste-pratique de la médecine païenne. La médecine idéaliste, caractérisée par la prépondérance partielle de la connaissance, serait la *science de guérir*. Elle aussi commence (à la première division) par la *médecine mystique* des moines jusqu'à ce que Paracelse, en aplanissant le sol par la destruction de la médecine galénico-scolastique, prépare une forme rajeunie de cette science (2). Mais comme la science manifeste deux tendances, selon qu'elle considère l'objet dans son caractère *réaliste-égoïste* ou dans son

(1) On voit, par la lecture des philosophes anté-socratiques, qu'Hippocrate n'est point l'inventeur de cette théorie, presque aussi ancienne que la physiologie.

(2) La médecine de Paracelse est *plus mystique* et *moins compréhensible* que celle des moines.

essence *idéale-éternelle*, le *matérialisme* paraît (dans la seconde
division), et encore sous une double face, dans les écoles chimiatrique et iatro-mécanique, suivant qu'on envisage les rapports
chimiques ou mécaniques de la matière. Les *écoles dynamiques*
(troisième division) sont opposées aux écoles précédentes, jusqu'à ce que les unes et les autres, après s'être développées
dans toutes les directions et après avoir alternativement prédo-
miné, se pénètrent enfin l'une l'autre dans l'intuition et la connaissance uniquement vraie de la nature, et élèvent la science
à une organisation harmonique dans l'*idée* de la philosophie
naturelle (quatrième division).

Tout en admettant, avec Quitzmann, que l'idée du développement organique de la science doit présider à la classification des
périodes de l'histoire, je lui reprocherai, outre une prédilection
marquée pour les idées aventureuses ou systématiques et une
connaissance insuffisante de l'histoire, d'avoir pris son point
de départ en dehors de la science elle-même; il lui a fallu
forcer les analogies et les rapprochements, établir un parallélisme qui pèche trop souvent par l'inexactitude et par la
confusion. Il est vrai, la science a, comme les êtres organisés, des phases de développement, mais non pas les mêmes
phases. Les quatre degrés de croissance reconnus par l'auteur ne répondent certainement pas à la marche ascendante
de la médecine, si l'on considère les faits dans leur totalité.
Il en résulte que Quitzmann a embrassé dans un même coup
d'œil des périodes fort différentes d'aspect, et qu'il en a méconnu le vrai caractère. Ainsi, l'histoire démontre que ce n'est
pas dans la religion, mais dans l'observation des malades que la
médecine *réaliste* ou *positive* a pris son point de départ; elle
établit aussi par les monuments authentiques qui seuls méritent
notre confiance que la médecine scientifique est, pour nous du
moins, contemporaine de la médecine mythologique. Plus tard,
au début du moyen âge, la médecine *mystique des moines* et la
médecine superstitieuse des barbares jouent en quelque sorte
le même rôle que la mythologie et la sorcellerie, au berceau de
la médecine. Cette période de *conservation et de transmission*,
comme je l'ai appelée, peut bien être aussi considérée comme une

période de seconde origine, mais non pas dans le sens où le prend Quitzmann ; la médecine grecque avait déposé un germe qui, durant les bouleversements de l'empire, semble un moment s'enfouir dans les profondeurs de l'histoire, et qui bientôt reparaît plein de séve et de vie, même avant la domination des Arabes.

D'un autre côté Quitzmann a pris pour base de périodes secondaires quelques systèmes et non pas tous les systèmes ; il les a considérés, en quelque sorte, comme se succédant, tandis qu'ils coexistent. Les systèmes sont des manifestations de la force plastique exubérante de la médecine, si je puis me servir de cette expression ; ils aident quelquefois, plus souvent ils nuisent à son développement ; mais, je ne cesserai de le répéter, ils ne sont pas le développement lui-même.

Quitzmann, qui a reconnu quatre degrés de croissance dans les organismes vivants, y admet aussi quatre degrés de décroissance ; mais pour la médecine, quand il est arrivé au summum de la croissance, il est obligé de s'arrêter et de laisser le reste dans l'*avenir* ou le *devenir*. Il paraît ainsi présupposer que la science passera aussi par ces quatre degrés ; mais sur ce point nous ne pouvons pas même former de conjectures.

Friedlaender, 1838-39 (1), est assurément un des historiens les plus systématiques ; il admet avec Quitzmann que la médecine, née de la foi religieuse, comme une idée réparatrice, est fondée primitivement sur la conception de la *force médicatrice* de la nature et de l'esprit. Du reste, avant lui Windischmann (voyez page 44), Ringseis (dans ses ouvrages de pathologie), et surtout M. Henschel (2), avaient admis l'idée religieuse comme fondamentale dans l'histoire de la médecine. Pour ce dernier, le besoin, le désir du salut (*bien-être*) physique ne provient pas d'un besoin matériel, mais de la foi même. Cette manière de voir n'a pas servi à M. Henschel à systématiser tout l'ensemble de l'histoire de la médecine, mais seulement à caractériser la

(1) Friedlaender, *Vorlesungen ueber die Geschichte der Heilkunde*. Leipzig, 1838-39, 2 vol. in-8.

(2) Henschel, *Ueber den Charakter der Medizin bei den aeltesten Voelkern*. Breslau, 1835, in-8.

médecine chez les peuples les plus anciens; c'est déjà beaucoup
trop. Ce principe, plus édifiant que vrai, est la transformation
de l'axiome qui fait le fond des premières histoires de la médecine : *La médecine vient de Dieu* (*medicina ex Deo*). Moi, je
dirai, avec un auteur hippocratique : *Tout est divin et tout
est naturel.*

Voici comment s'exprime M. Friedlaender, qui ne fait guère
que paraphraser Damerow :

« La médecine de l'antiquité se caractérise par une *tendance
« vers le général*, par une observation matérielle, grandiose.
« Dans les écoles, la matière (*empirisme*), la forme (*méthodisme*)
« et l'essence (*pneumatisme*) de la vie se mirent successivement
« à la tête de la théorie; elles se réunissent chez Hippocrate et
« chez Galien: chez le premier, par l'intuition vivante de l'esprit
« de la nature; chez le second, par la réunion artistique des
« expériences et du savoir accumulés pendant le cours des ans.
« Après que le xvie siècle eut essayé de vivifier du dedans au
« dehors l'essence de la nature par un principe spirituel idéal,
« la tendance généralisatrice fut nécessairement suivie par la
« tendance *individualisante* (*vers l'individuel, le particulier*);
« en cela les sciences naturelles servirent de modèle, d'exemple
« à la médecine. D'abord ce fut le côté matériel et superficiel
« qui prévalut (*chimisme* et *mécanisme*, Sylvius et Borelli). Enfin
« la triade éminente (*le triumvirat médical du* xviiie *siècle*) des
« systèmes de Stahl, de Fr. Hoffmann et de Boerhaave, pour les-
« quels le mouvement était l'expression la plus immédiate de la
« vie, amenait un nouveau développement de la médecine qui
« passait à une conception plus nette et plus libre de la vie. »

Tout cela est très-beau, mais j'aime mieux de bons textes bien
compris et bien interprétés que les rêveries d'un cerveau mal
meublé.

« La vie du genre humain, dit HEUSINGER, 1839 (1), n'est pas
« composée d'événements, de manifestations incohérentes, mais

(1) Heusinger, *Grundriss der Encyclopaedie und Methodologie der Natur- und
Heilkunde.* Eisenach, 1839, in-8.

« c'est une loi universelle qui détermine le développement de l'hu-
« manité et de chaque peuple. De même que, pour le développe-
« ment de chaque homme individuel, *sa véritable signification*
« *ne saurait être reconnue qu'en envisageant l'ensemble de*
« *toutes ses manifestations*, de même la véritable essence de
« toute science, et par conséquent de la médecine, ne saurait se
« reconnaître que par la conception consciencieuse et exempte
« de préjugés de toutes les manifestations de sa *Genèse* et de son
« *Être*. L'histoire universelle du genre humain doit donc nous
« fournir le fil qui nous guide à travers l'histoire de la médecine
« et de ses périodes. Mais, considérant que de nombreuses divi-
« sions du peuple primitif (des *Ariens*) se sont éteintes sans être
« parvenues à un haut degré de civilisation, l'histoire de la mé-
« decine ne doit s'occuper que des peuplades de races arienne
« et caucasienne, qui ont en effet contribué à la culture de la
« science. La civilisation d'un peuple se manifeste dans sa *langue*;
« elle en est non-seulement l'expression, mais elle donne aussi
« à l'historien des éclaircissements positifs sur l'origine, la pa-
« renté et les transitions de civilisation de chaque peuple. »

De là, l'auteur établit les divisions suivantes dans l'histoire de
la médecine :

1° *Origine de la médecine en général.* — 2° *Notices sur la
médecine des Chinois et son rapport avec celle du peuple primitif (?).* — 3° *Histoire de la médecine indienne.* — 4° *Histoire
de la médecine égyptienne.* — 5° *Histoire de la médecine
grecque.* — 6° *Histoire de la médecine sémitique (Arabes).* —
7° *Histoire du développement de la médecine germanique jusqu'à Paracelse et Vésale.* — 8° *Médecine germanique jusqu'à
Kant et Napoléon (!)* — 9° *Médecine actuelle.*

Ces vues ne sauraient soutenir l'épreuve d'une critique impar-
tiale; l'auteur, ethnographe avant tout, n'a pas même abandonné
la sphère de ses études ordinaires en traitant de l'histoire de la
médecine; mais la médecine, à l'instar de toutes les autres
sciences, ne se laisse pas ainsi parquer dans des régions déterminées; elle s'étend à peu près uniformément, elle est cosmopolite par nature et ne change pas de caractère fondamental en
passant d'un pays à un autre. Dans ce système, le grand carac-

tère d'unité de la médecine occidentale disparaît entièrement, et l'auteur semble admettre que chez un même peuple les diverses époques de la science se ressemblent ; mais, toute l'histoire s'inscrit énergiquement en faux contre une pareille proposition.

Un autre vice radical de la classification de Heusinger, c'est de placer au premier plan de l'histoire la médecine orientale comme origine de notre médecine, car le peu de bonne médecine qu'a su et que sait l'Orient lui vient de l'Occident par la Grèce.

M. RAIGE-DELORME, 1839 (1), adopte une classification naturelle, simple et propre à faciliter l'exposition historique ; mais les contours des périodes ne sont pas assez nettement dessinés, et bien qu'on ait voulu tenir compte du développement intérieur de la médecine, cette classification ne représente guère que la succession de quelques événements extérieurs. De plus, l'auteur, ne s'en tenant pas au même point de vue s'appuie tantôt sur la chronologie et tantôt sur l'ethnographie.

« Nous considérerons, dit-il, la médecine : 1° dans son ori-
« gine, dans son état, chez les peuples anciens, chez ceux dont
« la civilisation a été stationnaire ou qui ne sont parvenus qu'à
« une demi-civilisation ; 2° chez les Grecs dans les commence-
« ments, puis à l'époque des premiers philosophes jusqu'à Hip-
« pocrate ; 3° à l'époque de ce fondateur de la vraie science mé-
« dicale ; 4° depuis la fondation de l'École d'Alexandrie jusqu'à
« Galien, qui a systématisé la médecine ancienne ; 5° de Galien
« à la destruction de l'empire romain et la décadence des sciences ;
« 6° chez les Arabes conservateurs de la médecine ; 7° au moyen
« âge et chez les peuples occidentaux ; 8° enfin, de la Renaissance
« à nos jours. »

KRUEGER, 1840 (2), admet cinq périodes : *1° Depuis les temps les plus reculés jusqu'à Hippocrate.* — *2° D'Hippocrate à Galien.*

---

(1) Raige-Delorme, *Dictionnaire de médecine*, 2ᵉ éd., 1839, article MÉDECINE.

(2) Krueger, *Synchronistische Tabellen zur Geschichte der Medicin.* Berlin, 1840, in-4. — Voy. aussi l'excellent *Tableau chronologique de la médecine*, par Lutgert. Leyde, 1852, grand in-folio.

—3° *De Galien à Paracelse.* — 4° *De Paracelse à Harvey.* — 5° *Depuis Harvey jusqu'à nos jours.*

Isensee, 1840 (1), a divisé l'histoire ancienne et du moyen âge en: *Période ancienne.* — *Époque grecque.* — *Moyen âge.* — *Époque romaine.* — *Époques arabico-scolastique* et *germano-réformatrice.*

Isensee suit Hegel sans le comprendre toujours suffisamment; il a, entre autres, le tort de prendre comme point de départ de ses grandes divisions la trinité classique, mais banale : *antiquité, moyen âge* et *âge moderne.* Ces trois périodes, mal définies d'ailleurs, ne concordent pas rigoureusement avec les changements radicaux opérés dans la science. De plus, je ne me lasse pas de le répéter, l'introduction de la médecine scientifique à Rome n'a pas plus d'importance dans l'antiquité que n'en aurait aujourd'hui l'introduction de la médecine française ou anglaise, soit en Algérie, soit dans quelque État d'Amérique.

Quitzmann (p. 110 suiv.) juge très-durement l'ouvrage d'Isensee; plusieurs des reproches qu'il lui adresse sont fondés, mais je ne puis souscrire à celui qu'il lui fait d'avoir comparé Paracelse à Harvey. « *Il faut,* dit-il (p. 116), *être entièrement dépourvu de tout esprit philosophique et critique pour oser mettre en parallèle Paracelse, le réformateur par excellence, et Harvey, l'auteur d'une découverte secondaire, bien qu'importante.* » Quoi ! une découverte qui change la face de la science, une découverte qui contient en germe tous les progrès futurs de la médecine, en un mot, la vérité, la réalité ne serait pas mille fois plus importante que des idées *à priori*, qui n'ont eu d'écho que dans quelques cerveaux prédisposés aux aberrations ! Paracelse a le mérite, je le reconnais volontiers, d'avoir osé regarder en face la médecine ancienne, mais son regard n'était pas de ceux qui fécondent. Supposez Paracelse sans Harvey, que fût devenue la médecine? Elle eût certainement rétrogradé de plusieurs siècles; mais admettez Harvey sans Paracelse, et dites si la science

_____

(1) Isensee, *Geschichte der Medizin und ihrer Huelfswissenschaften,* Berlin, 1840, in-8, 4 vol.

eût été arrêtée dans son essor. Que le reproche adressé à Isensee retombe donc de tout son poids sur son savant mais trop partial critique!

L'erreur des Allemands est de considérer leur compatriote Paracelse comme marquant la limite entre la médecine ancienne et la médecine nouvelle. Paracelse et Van Helmont donnent le premier assaut à la médecine grecque; à ce titre, leur nom peut servir de démarcation pour des subdivisions dans la grande période qui sépare Galien de Harvey. La chimiatrie a eu le double tort d'apparaître trop tôt et avec une allure trop mystique. Ce système n'avait presque aucun soutien véritable ni en physiologie ni en chimie, et le bien éloigné qui a pu en résulter, il l'a produit sans conscience; la vraie chimiatrie ne put reparaître que bien longtemps après Paracelse, sous la forme moderne de *chimie pathologique* et de *chimie physiologique;* encore cette nouvelle chimiatrie, qui repose sur des connaissances réelles en chimie et en physiologie, n'oserait point se présenter comme un système qui peut rendre compte de tous les faits; bien que quelques auteurs, particulièrement en Allemagne, n'aient pas craint de revenir, par une route détournée, aux rêveries paracelsiques; mais cela est un retour en arrière. C'est un sujet fort intéressant d'études que de suivre dans leur développement respectif et de comparer ensemble les systèmes médicaux qui dérivent de Paracelse ou de Van Helmont et ceux qui doivent leur origine à la découverte de la circulation.

Dans sa brillante *Introduction aux OEuvres d'Ambr. Paré* (Paris, 1840), M. MALGAIGNE a dessiné à grands traits les diverses périodes de l'histoire de la médecine. Subordonnant presque tout à la prédominance plus ou moins absolue du *principe d'autorité*, il trouve l'occasion de créer, pour l'histoire de l'Église et pour l'histoire de la médecine, un système qui ne sera, sans doute, accepté que sous bénéfice d'inventaire par les gens du métier; il montre en même temps une préférence marquée pour la Réforme comme un premier pas, quoique d'abord timide, vers le rationalisme; mais ce n'est pas là de l'histoire de la médecine.

VAN DER HOEVEN, 1842 (1), a donné une classification très-lâche et à peine formulée :

Médecine ancienne. — Médecine hippocratique. — Galien et médecine post-galénique. — Du IX⁰ siècle à la prise de Constantinople. — Médecine des Arabes et des arabistes. — Renaissance et réforme de la médecine. — Pour la suite de l'histoire, les périodes ne sont même plus indiquées.

Son livre n'est cependant pas sans utilité ; il a surtout le grand mérite d'avoir été écrit pour inspirer aux élèves le goût de l'histoire, et pour leur fournir les premières notions de cette branche de la littérature médicale.

HIRSCHEL, 1843 (2), adopte les divisions généralement suivies en Allemagne : sa première période s'étend depuis les origines jusqu'à Galien ; la seconde, de Galien à Paracelse ; la troisième, de Paracelse au temps présent. L'auteur a consacré une partie assez considérable du volume à l'Ecole médicale de Vienne et à l'état de la médecine du temps présent. Je ne puis, malheureusement, que ratifier le jugement défavorable que M. Haeser a porté sur le livre. L'auteur ne montre qu'une médiocre aptitude à écrire l'histoire, pas plus la moderne que l'ancienne, pas plus dans sa seconde que dans sa première édition.

MANFRE, 1844 (3), partage la médecine en trois époques : *Médecine primitive jusqu'à Hippocrate ; — Médecine ancienne, d'Hippocrate inclus. à Galilée ; — De Galilée aux temps modernes.* C'est une division fondée, comme pour les Allemands, sur une idée étroite de nationalité et de clocher ; encore Paracelse vaut-il mieux que Galilée pour une division de l'histoire de la médecine. Le premier volume ne contient guère que des ta-

---

(1) Van der Hoeven, *De historia medicinae liber singularis* Lugd. Batav., 1842, in-8.

(2) Hirschel, *Compendium der Geschichte der Medizin.* Dresde, 1843, in-8 ; 2⁰ édit., Vienne, 1862.

(3) Manfre, *Storia della medicina... considerata sotto il riguardo delle epoche, dei luoghi e delle sue parti e specialmente per cio che risguarda gli Italiani.* Parte I, vol. 1 (seul paru). Napoli, 1844, in-8.

bleaux chronologiques; l'histoire proprement dite s'arrête à la médecine romaine. Ouvrage de peu de valeur.

Les périodes chez HAESER, 1845 (1), sont à peu près les mêmes que celles de Hecker et établies d'après les mêmes principes. Le savant professeur admet quatre périodes: *Depuis les origines jusqu'à la constitution scientifique de lu médecine chez les Grecs par les Asclépiades* (prêtres et médecins). — Les prêtres ne sont pour rien dans cette constitution. — *Depuis les Asclépiades jusqu'à Galien* (période beaucoup trop vaste et où la science a subi trop de modifications importantes pour qu'il n'y ait pas lieu à d'autres divisions). — La troisième période s'étend *depuis Galien jusqu'aux premiers essais de réforme, vers l'an* 1500 (période qui me paraît encore trop vague). — Enfin, la *quatrième période se termine avec le temps présent.*

Hecker avait pris Paracelse, c'est-à-dire le *chimisme*, comme le pivot autour duquel tourne la réforme médicale; pour M. Haeser, c'est Vésale; mais l'*anatomisme* a exercé, du moins dans le principe, une influence peut-être encore moins directe que la chimiatrie sur la marche de la médecine, car la chimiatrie est une sorte de physiologie, et la physiologie, même la plus grossière, a toujours eu une action plus considérable que l'anatomie, bien que les progrès de l'anatomie devancent parfois et préparent ceux de la physiologie. La médecine ancienne et la médecine moderne procèdent toutes deux de la physiologie, et toutes deux, dans leur développement, se sentent de cette première origine. — Les divisions secondaires sont nombreuses; en général régulières, elles éclairent la route et facilitent les recherches. Le *Manuel* de Haeser, peu connu en France, jouit en Allemagne, en Hollande et en Italie d'une juste réputation.

M. RENOUARD, 1846 (2), a fait quelques efforts sérieux pour arriver à une détermination philosophique des périodes de l'histoire de la médecine, mais je n'oserais pas affirmer que ces

_____

(1) Haeser, *Lehrbuch der Geschichte der Medicin.* Iena, 1845, in-8; 2e éd., 185 :

(2) Renouard, *Histoire de la médecine depuis son origine jusqu'au* xixe *siècle.* Paris, 1846, 2 vol. in-8.

efforts aient été couronnés de succès. Les dénominations ne sont pas toujours justes ; les limites sont peu exactes ; enfin la connaissance des faits et des idées qui doivent servir à caractériser une période est trop souvent incomplète :

Age de fondation, divisé en quatre périodes : *Primitive* ou *d'instinct*, finissant à la ruine de Troie. — *Sacrée* ou *mystique*, finissant à la dispersion de la société pythagoricienne. — *Philosophique*, finissant à la fondation de la bibliothèque d'Alexandrie. — *Anatomique*, finissant à la mort de Galien.

Age de transition, divisé en *Période grecque*, finissant à l'incendie de la bibliothèque d'Alexandrie ; — et *Période arabique*, finissant à la Renaissance.

Age de rénovation : *Période érudite*, xve et xvie siècles. — *Réformation*, xviie et xviiie siècles.

L'*âge de fondation* est beaucoup trop prolongé ; il devrait s'arrêter à Hippocrate, qui fonde véritablement la *science ;* elle se développe ensuite théoriquement et pratiquement dans toutes les branches, jusqu'à Galien, qui la constitue définitivement.

J'admets volontiers une *période primitive* ou *d'instinct*, mais seulement par induction, puisque je ne puis rien savoir de cette période ; elle commence on ne sait quand, et déjà dans Homère il y a plus qu'une médecine d'instinct. — A proprement parler, la *période sacrée* n'existe pas, puisqu'avant comme après la dispersion de la société pythagoricienne, on retrouve les traces non douteuses d'une médecine scientifique. —Je ne reconnais pas davantage les caractères d'une *période philosophique :* quand fleurissent les écoles anté-socratiques, la médecine reste entre les mains des médecins, et n'a de rapports avec les écoles que par les doctrines physiologiques ; puis c'est précisément l'école hippocratique qui cherche à rendre la médecine encore plus indépendante de cette philosophie.

Dire que la quatrième période est *anatomique*, c'est ne représenter qu'un côté des choses, c'est ne voir la médecine que par une de ses faces ; la physiologie fait des progrès autant que l'anatomie ; la thérapeutique s'enrichit notablement ; la chirurgie reçoit de rapides accroissements, et les sectes dissidentes prennent naissance. Toute cette période est traitée avec une

inextricable confusion. M. Renouard, mû ordinairement par sa
prédilection pour les vues abstraites, procède ici par une sorte
de dissection qui démembre les unités les plus tranchées, qui
morcelle les plus grandes renommées ; cette manière de faire se
retrouve encore dans l'exposition de l'histoire moderne ; je ne
sache pas qu'aucun historien l'ait proposée avant M. Renouard.
Du reste, M. Renouard ne donne pas les raisons de ses dénominations. Cette période, dit-il, sera appelée de telle façon, et
voilà tout.

L'expression *âge de transition* me paraît mal s'appliquer
à l'espace de temps compris entre Galien et l'an 640 : il n'y
a là aucun des caractères d'une transition. Pendant ce laps de
temps, la science reste sans se dégrader sensiblement, telle à
peu près que Galien l'avait faite ; elle se conserve ou s'entretient *activement* entre les mains de quelques auteurs originaux
et des encyclopédistes. C'est même, comparée à celles qui vont
suivre, une des époques fécondes de la littérature médicale ;
la *première période* n'est d'ailleurs ni plus ni moins grecque
que celles qui l'ont précédée. Quant aux Arabes, ils jouent un
rôle de conservation pure et de transmission. Si l'on veut absolument trouver dans notre histoire une époque de transition, il
faut la chercher entre l'apparition des premiers réformateurs
et le développement des systèmes purement modernes.

M. Renouard ne tient aucun compte de la culture médicale, en
Occident, dans les premiers temps du moyen âge ; du reste,
comme on le voit, il établit les périodes d'après des événements
étrangers à la médecine. Remarquons aussi que le xve siècle
n'est pas plus exclusivement érudit que le xive, seulement l'érudition change d'objet.

La classification que M. SAUCEROTTE (1846) a proposée dans
un travail estimable (1) est trop compliquée et trop longue pour
que nous la rapportions intégralement. Il nous suffira de dire
que, frappé d'un certain parallélisme entre le développement

---

(1) Saucerotte, *Revue médicale*, janvier 1846, article reproduit dans un volume
intitulé : *L'histoire et la philosophie dans leurs rapports avec la médecine*. Paris,
1863, in-18, p. 263 et suiv.

de la philosophie et celui de la médecine, l'auteur a essayé de subordonner les époques de la seconde aux phases par lesquelles a passé la première. Ce procédé a quelque chose d'ingénieux, mais il ne faut pas le pousser trop loin, ni dépasser un pur synchronisme. On peut, toutes les fois que l'occasion s'en présente naturellement, établir ces sortes de rapprochements et faire ressortir les influences réciproques, mais on doit se garder de les reproduire en toutes circonstances, et surtout de s'en servir comme base d'une division en périodes ; car en agissant de cette façon, c'est-à-dire en commettant la faute de chercher ses points d'appui dans une science étrangère à la médecine, on sacrifie nécessairement, ou la philosophie à la médecine, ou la médecine à la philosophie ; ce dernier cas est parfois celui de M. Saucerotte ; il ne me serait pas difficile d'en donner des exemples. J'ajoute que plusieurs époques ont été imaginées ou défigurées pour obéir aux nécessités du principe posé.

Le premier volume de l'histoire de Morwitz, 1848 (1), contient l'histoire de la médecine divisée en cinq périodes : *Des origines à Hippocrate ; — D'Hippocrate inclusivement à Galien ; — De Galien à Paracelse* (c'est toujours le centre pour les Allemands); — *De Paracelse à Harvey ; — De Harvey aux temps modernes.* — Assez bon résumé de seconde main. — Le deuxième volume contient une bibliographie systématique et chronologique de la médecine fort utile.

Puccinotti, 1850 (2), qui dit très-bien de l'histoire : « Storia « impone la expositione rappresentativa dei fatti e del movimento « delle idee in mezzo ad essi », n'a pas cependant des divisions qui répondent très-exactement à ce programme ; elles sont un peu vagues ou confuses et mal caractérisées ; les voici : *Médecine orientale ; — Médecine grecque* (Homère, Hippocrate et ses successeurs) ; — *Médecine alexandrine ; — Médecine romaine ; — Moyen âge* (saints Pères, — École philosophique d'Alexandrie ;

(1) Morwitz, *Geschichte der Medizin* (faisant partie de l'*Encyclopédie des sciences médicales* de Moser). Leipzig, 1848-1849, 2 vol.

(2) Puccinotti, *Storia della medicina*. Livorno, 1850 et années suiv., 4 vol. in-8.

— *Byzantins;* — *Salernitains;* — *Médecine scolastique* (arabe-
latine) ; — XIII° et XIV° *siècles*, et ainsi par siècle jusqu'à la fin.
— Toutefois on doit reconnaître que, malgré un point de vue
trop exclusivement religieux, l'auteur a fait plus que tout autre
historien moderne des efforts louables et soutenus pour sortir de
la routine. La médecine italienne au moyen âge et à la Renaissance a été, pour notre savant et vénérable confrère, l'objet de
recherches particulières ; les documents inédits ou peu connus
publiés comme pièces justificatives ont une très-grande importance.

AUBER, 1853 (1), qui a prétendu donner en un volume une
sorte d'Encyclopédie médicale, n'a pas manqué de faire en raccourci l'histoire de la médecine, y compris, bien entendu, celle
des principaux systèmes qui ont dominé dans la suite des temps;
l'auteur ne s'est pas mis en grands frais pour l'établissement des
périodes ; il en a trois : *Origines*, où il ne voit que ténèbres ; —
Fondation (Hippocrate — jusqu'à l'École de Montpellier !) ; —
Lutte et perfectionnement, c'est-à-dire depuis Montpellier jusqu'à
nos jours. De telles divisions échappent à la critique.

WUNDERLICH, 1859 (2), qui se montre meilleur écrivain qu'historien bien informé, divise l'histoire en six sections : *Médecine
grecque;* — *Médecine romaine;* — *Médecine du moyen âge,*
— *Médecine au temps de la réforme;* — *au* XVII° *siècle;* — *au*
XVIII°; — *à la fin du* XVIII° *et au* XIX°. — L'exposition générale
est suivie de quelques appendices littéraires, biographiques ou
scientifiques ; c'est la partie la plus importante de ce livre médiocre, car elle contient des analyses, des textes et des renseignements.

Il n'y a rien de plus arbitraire et de plus confus que les divisions admises par MERYON, 1861 (3) : *Médecine primitive,* —

(1) Auber, *Traité de la science médicale.* Paris, 1853, in-8.
(2) Wunderlich, *Geschichte der Medicin.* Stuttgart, 1859, in-8.
(3) Meryon, the *History of Medicine*, vol. I (seul paru). Londres, 1861.

grecque, — romaine, arabe. — Médecine occidentale du VIIe siè-
cle au XVe. — Anatomie et jurisprudence au XVIe siècle, magie,
puissance des saints. — Paracelse et Ambroise Paré ; influence
de Ramus ! médecine et chirurgie en Angleterre au XVIe siècle.
— Ouvrage très-superficiel, où l'on trouve seulement quelques
menus renseignements sur la médecine en Angleterre.

WISE, 1867 (1), qui a voulu suivre, à ce qu'il prétend, l'ordre
chronologique et la succession des systèmes, partage l'histoire
de la médecine en cinq périodes : la *période orientale*, ou plutôt la
période indienne (2), ou encore celle de la première branche des
Aryas ; — la seconde comprend le *développement de la méde-*
cine entre les mains des Aryas occidentaux (Grecs et Romains);
— la *période de transition* ou médecine arabe (3) ; — la *période*
restaurative ou de compilation (copying), c'est-à-dire le moyen
âge occidental ; — enfin *période philosophique*, du XVe au
XVIe siècle. — Divisions en partie arbitraires, qui ne représentent
pas exactement ni l'ensemble ni la marche de la science, et auxquelles s'appliquent la plupart des remarques que j'ai déjà faites
antérieurement.

Les ouvrages de MM. BROECKX (Gand, 1837), CHINCHILLA
(Valence, 1841), MOREJON (Madrid, 1842), DE RENZI (2e édition,
Naples, 1849), étant des histoires spéciales de la médecine en
Belgique, en Espagne et en Italie, ne peuvent pas m'occuper ici.
M. Chinchilla a mis en tête de ses *Anales historicos* un précis
de l'histoire générale, qu'il divise ainsi : *Depuis les temps anté-*
historiques jusqu'à Hippocrate. — 2° D'Hippocrate à Galien.
— 3° Arabes. — 4° Restauration des sciences. — 5° Depuis cette
époque jusqu'à nos jours.
On voit que M. Chinchilla n'est pas sorti des voies battues.

(1) Wise, *Review of the History of Medicine.* London, 1867, t. I (seul paru).
(2) D'après l'état actuel de nos renseignements historiques, la médecine *scienti-*
fique indienne est beaucoup trop récente pour constituer une période primitive;
c'est dans le *Rig-Véda* qu'il faut chercher cet état primitif, qui n'est rien moins que
scientifique : j'ai essayé de le montrer dans la seconde leçon.
(3) A elle seule la médecine *arabe* ne peut pas constituer une période.

Il ressort de cet exposé que l'histoire de la médecine a suivi les mêmes errements que l'histoire politique : à la fin du xviie siècle et au commencement du xviiie, sous la plume des Le Clerc, des Schulze, l'histoire de la médecine est étroite, mais naïve et sincère; elle tient plus compte encore des *noms* que des *faits* : c'est l'histoire de la *royauté* et de la *noblesse médicales;* plus tard, à la fin du xviiie siècle, elle se laisse envahir par les préjugés les plus mesquins des *encyclopédistes* (Sprengel); le dédain pour les *siècles obscurs du monachisme* la dispense aussi de tout travail sérieux d'érudition sur ces siècles. Hecker a été à peu près le seul représentant, encore bien imparfait, de l'école historique moderne. C'est cette école qui, surtout en France, comptant pour quelque chose les *gens du tiers*, a proclamé l'utilité de l'examen de *tous* les textes et cherché les formules exactes et *complètes* du développement de la civilisation ou des progrès de l'esprit humain. Mais ce côté vraiment pragmatique et philosophique a été bientôt négligé en ce qui concerne la médecine : en France, on ne trouverait pas un médecin qui ait eu la pensée de traiter notre histoire, même en se tenant fort éloigné de tels modèles, à la façon des Guizot ou des Thierry! En Allemagne, le mysticisme, sous prétexte de philosophie transcendante, obscurcit les faits et ne laisse point de place aux idées. Du reste, la base fondamentale manque : on écrit l'histoire de seconde main; on ne remonte pas aux sources, excepté pour quelques sujets très-limités, et, particulièrement en Allemagne, pour l'étude des épidémies ou des endémies (Haeser, Hirsch).

Essayons de mieux faire, Messieurs. Ce seul effort me vaudra peut-être votre indulgence.

II

Sommaire : Origines de la médecine scientifique ; il faut les chercher, non chez les peuples orientaux, mais en Grèce et dans Homère. — De la médecine primitive chez les Indous d'après le *Rig-Véda* ; elle n'a contribué en rien au développement de la médecine grecque. — Quelle a été l'influence des temples, des écoles de philosophie et des gymnases sur les progrès de la médecine ? — Fâcheuse action de la philosophie sur la physiologie. — Actions réciproques de la physiologie, de l'anatomie et de la pathologie. — Tradition médicale suivie entre Homère et Hippocrate à travers les débris de la littérature classique.

Messieurs,

Durant l'année scolaire qui vient de s'écouler (1864-1865), j'ai eu l'honneur de faire devant vous quarante-huit leçons, et j'ai conduit l'histoire de la médecine depuis ses origines jusqu'au viiie siècle après Jésus-Christ, c'est-à-dire jusqu'à l'époque où la médecine ancienne, définitivement constituée par Galien et perfectionnée en quelques points par ses successeurs immédiats, vient de passer aux mains de peuples nouveaux qui conservent soigneusement un héritage dont l'origine remonte pour nous jusqu'à Homère. Beaucoup de broussailles ont poussé sur ce champ jadis si fertile ; quelques portions même ont été aliénées, mais on reconnaît toujours la forte empreinte du génie grec ; au milieu des plus grands bouleversements dont l'histoire ait conservé le souvenir, c'est-à-dire durant le ve, le vie et le viie siècles, la vieille médecine grecque reparaît vivante encore dans les traductions et les amplifications latines.

Après avoir parcouru une aussi longue carrière, où tant de noms, tant de faits, tant de doctrines, se sont présentés successivement à notre examen et à nos méditations, il est bon de revenir sur le sommet où nous nous sommes arrêtés, pour de là contempler la route que nous avons parcourue et en marquer brièvement les diverses étapes.

PREMIÈRE ÉPOQUE, OU ÉPOQUE THÉURGIQUE ET EMPIRIQUE.

Il semblerait naturel de commencer l'histoire des sciences
médicales par l'histoire de la médecine qui passe pour la plus
ancienne, c'est-à-dire par la médecine des Indiens et par celle
des Hébreux, de laquelle on a voulu rapprocher la médecine des
Colchiens, des Égyptiens, et parfois aussi celle des Chinois. Diverses
raisons ne permettent pas de se conformer à cet usage : il n'est
pas du tout certain que la médecine orientale (j'entends une médecine scientifique, ou tout au moins naturelle) soit plus ancienne
que la médecine grecque ; le contraire même semble établi par
des preuves qui chaque jour s'augmentent et acquièrent plus
de force ; en second lieu, la médecine orientale n'est l'origine de
rien. En effet, qui dit origine, entend un point de départ, un
germe d'où quelque chose prend naissance, se perfectionne et se
répand : or la médecine orientale, ou confinée dans des castes,
ou entravée par la théologie, le fatalisme et la superstition, n'a
exercé aucune espèce d'influence sur le développement de la
science ; elle n'a fait aucun progrès notable en vertu de ses propres forces, et même le contact plus ou moins prolongé de la
médecine grecque n'est pas devenu pour cette médecine une
cause de progrès ultérieurs et de réformes sérieuses. Il est également hors de doute que l'Institut médical d'Alexandrie ne doit
rien aux colléges des prêtres égyptiens, et presque rien aux
spécialistes qui couvraient le pays. La médecine dans la Bible
ne consiste guère qu'en préceptes symboliques d'hygiène ; et la
médecine chinoise relève en partie de celle de l'Inde, en partie
de celle de l'Occident.

Donc, tout, pour la médecine occidentale, je veux dire pour
notre médecine, procède de la Grèce comme d'une source inta-
rissable. La puissance civilisatrice, personnifiée dans le mythe
de Prométhée, commence chez les Hellènes aux extrêmes limites
de l'histoire et couvre successivement le monde entier des produits les plus vivaces et les plus féconds. En aucun temps nous
ne retrouvons cet état sauvage par lequel un médecin hippocra-

tique veut que tous les hommes aient passé avant d'arriver aux notions les plus élémentaires de la vie domestique. «Sans doute, dit l'auteur de l'*Ancienne médecine* (1), dans les premiers temps l'homme n'eut pas d'autre nourriture que celle qui suffit au bœuf, au cheval, et à tous les êtres en dehors de l'humanité, à savoir, les simples productions de la terre, les fruits, les herbes et le foin. La nourriture dont on se sert de nos jours me semble une invention qui s'est élaborée dans le long cours des ans. » Il n'y a pas de proposition qui soit plus contraire à l'histoire et à la physiologie : à la physiologie, car nous n'avons ni les dents faites pour broyer le foin, ni l'estomac construit pour le digérer ; à l'histoire, car cette espèce de sauvagerie, pire encore que celle de l'ancienne Amérique ou de l'Océanie, est tout imaginaire. Nous savons ce que valent et ce que peuvent les vrais sauvages ; jamais ils ne sortent de leur état primitif par la propre activité de leur esprit ; tous les efforts de la civilisation suffisent à peine pour leur faire franchir quelques degrés ; le fétichisme a des racines trop profondes pour que jamais une idée médicale entre et demeure dans la tête du sauvage.

D'autres auteurs, loin de rabaisser l'homme comme le fait Hippocrate, cherchent les origines de notre science dans l'intervention directe de la Divinité, et soutiennent que les premiers médecins furent des dieux ou des prêtres. De telles opinions, je n'ai pas besoin de le dire, ne rentrent pas dans le domaine de l'histoire positive.

A quoi nous servirait aussi de remonter avec Schulze (2) et Daniel Le Clerc (3) par delà le déluge pour retrouver les traces de la médecine de Tubalcaïn ? Quel attrait pourraient nous inspirer les textes de toutes provenances et de toutes dates accumulés avec une profusion stérile par Sprengel (4), pour

(1) Hippocrate, *Anc. méd.*, § 3, t. I, p. 575-77, éd. Littré. — Cf. Eschyle, *Prom.*, 442 et suiv.; éd. Dindorf. Lipsiae, 1865.

(2) Schulze, *Histor. medic. a rerum initio*, p. 1-64.

(3) Le Clerc (*Hist. de la médecine*) ne consacre pas moins de 74 pages in-4 d'un texte assez fin, à l'histoire de la médecine et de ses progrès pendant les vingt-huit premiers siècles du monde jusqu'au temps de la guerre de Troie!

(4) Sprengel, *Gesch. der Arzneikunde* (éd. Rosenbaum), t. I, p. 30-84; 111-128.

édifier ses crédules lecteurs sur la science médicale de Prométhée, d'Hercule, de Bacchus, de Mélampe, d'Aristée, du
Cabire Casmilus, du Phénicien Sydyk, du Scythe Toxaris, d'Isis,
d'Osiris, et d'autres personnages encore moins célèbres, ou sur
les vastes connaissances botaniques de Médée, d'Hécate et de
Circé? Le faux Orphée, dans ses *Argonautiques* (1), a décrit
minutieusement le jardin d'Hécate, et Sprengel (2) n'apporte pas
moins de soin à commenter cette description ; aussi Le Clerc et
Sprengel n'ont-ils plus de place pour Homère, à qui ils accordent
seulement quelques lignes.

Quand s'ouvrent les annales du monde ancien, c'est-à-dire au
moment où le vieil Homère chante les luttes héroïques de l'Occident contre l'Orient, et quand déjà ont eu lieu les deux guerres
de Thèbes et l'expédition des Argonautes, nous trouvons l'art
médical entre des mains expérimentées, non pas entre les mains
des dieux, mais entre celles des hommes (3). Au siége d'Ilion,
les Grecs ont leurs médecins, qui ne sont revêtus d'aucun caractère sacerdotal, et dont le poëte a dit qu'on doit les tenir pour
les plus utiles des humains.

On vient de le voir, les sources originales nous font complé-

(1) Vers. 914 suiv., éd. G. Hermann.

(2) Sprengel, *Geschichte der Arzneik.*, t. Ier, p. 41 suiv.

(3) Dans l'*Iliade*, Esculape n'est point un dieu, mais un simple mortel ; ses fils Podalire et Machaon ne sont aussi que des hommes. Dans l'hymne homérique *In Aescula-
pium* (Hymn. xv, vers. 1), il n'est encore qu'un héros, *médecin des maladies ;* c'est
la même désignation dans les *Orphica* (fragm. 28, vers. 12; *Frag. phil.*, p. 179, Coll.
Didot). Son nom ne se trouve pas dans la *Théogonie* d'Hésiode, et, au fragment 87
(*Catalogi*), c'est toujours un homme, malgré son origine en partie divine. — Aux
vers 1437-38 du *Philoctète* de Sophocle, Hercule promet à Philoctète de lui envoyer Esculape qui apaise les maladies; c'est encore du médecin qu'il s'agit. Mais
déjà dans Pindare (voy. les sept premiers vers de la troisième *Pythique*), l'auréole
divine commence à briller autour de la tête du disciple de Chiron.—Lobeck (*Aglao-
phamus*, pp. 309 et 312) pense que la médecine augurale et hiératique a pris surtout naissance au siècle d'Hésiode. Il est certain que déjà, dans l'*Odyssée*, la magie
exerce son empire, et qu'elle prépare les esprits à recevoir de bonne heure et favo-
rablement la médecine des temples d'Esculape; cependant, c'est dans l'*Odyssée*
(XVII, 374 suiv.) qu'on trouve le renseignement le plus précieux sur la médecine
proprement dite exercée par des laïques; et, d'autre part, je n'ai pas rencontré dans
Hésiode de traces de la médecine d'Esculape.

tement défaut pour la première période de l'histoire de la médecine grecque ; Homère est notre plus ancien témoin, les poëmes homériques constituent nos plus antiques archives. Faut-il donc renoncer à donner de cette période une idée, même incomplète, et à en retrouver quelques traits caractéristiques ? Non ! Et c'est ici que nous devons faire intervenir l'histoire de la médecine indienne, en nous plaçant toutefois à un point de vue particulier et différent de celui qui a été choisi par les autres historiens. Ce n'est pas une comparaison que nous voulons établir maintenant entre la médecine grecque et la médecine indienne, d'après des ouvrages récents, d'après la compilation de Susruta, par exemple(1) ; c'est la plus ancienne période de l'histoire de la médecine grecque que nous voulons essayer de retrouver dans la plus vieille littérature de l'Inde.

Aux âges primitifs, il n'y a pas d'autre littérature que la poésie religieuse et guerrière ; c'est là que le peuple met toute son âme, toutes ses passions, toutes ses croyances ; c'est là aussi qu'on trouve le reflet de toutes ses connaissances et le germe de la civilisation des âges subséquents. Mais « où sont les hymnes des anciens Hellènes récités par les Aèdes ? Ils avaient des chants antiques, de vieux livres sacrés ; de tout cela il n'est rien par-

---

(1) Nous reviendrons ailleurs sur cette comparaison, et nous aurons alors à discuter l'opinion des personnes qui pensent que la médecine grecque vient de la médecine indienne. Le docteur Allan Webb, résidant dans l'Inde, auteur d'un ouvrage important intitulé : *Pathologia indica*, a soutenu par de faibles ou même par de très-faux arguments cette dernière opinion dans un écrit qui a pour titre : *The historical Relations of ancient Hindu with Greek Medicine in connexion with the study of modern medical science in India*, lecture faite en juin 1850, au Collége médical de Calcutta. *The Calcutta Review*, 1850, vol. XIV, p. 541 et suiv., a donné une analyse détaillée et cependant insuffisante de ce discours. — Le savant docteur Wise, dans un ouvrage récent, et où l'on trouve une excellente analyse du système de médecine d'après Susruta (*Review of the History of Medicine*, vol. I, Londres, 1867, le seul paru jusqu'à présent), soutient la même opinion que Webb, mais comme peut le faire un orientaliste distingué et un érudit bien connu par ses travaux sur la médecine indienne. Cependant j'avoue que je ne suis pas encore convaincu.—M. Fr. Tredenlenburg, le fils du célèbre philologue, a soutenu, le 12 juin 1866, à Berlin, une thèse fort instructive qui a pour titre : *De veterum Indorum chirurgia*, 31 p. in-8, et où il incline vers l'opinion de Webb par des motifs plus raisonnables, mais que je ne crois pas mieux fondés.

venu jusqu'à nous. Quel souvenir peut-il donc nous rester de ces générations qui ne nous ont pas laissé un seul texte écrit(1)?» Heureusement le passé d'un peuple ne meurt jamais complétement; si nous ignorons ce que pensaient au moment où, quittant leur berceau (2), les diverses tribus qui furent plus tard confondues sous le nom d'Hellènes, commencèrent à couvrir l'Asie Mineure, les îles et le continent de la Grèce, c'est-à-dire bien longtemps avant Homère, nous pouvons, à l'aide du *Rig-Véda*, essayer de déterminer ce que pensaient et ce que savaient leurs proches parents, les Aryas de l'Orient, il y a près de trente-cinq siècles.

Comme rien n'est mieux démontré que l'étroite parenté des habitants des bords du Gange avec les populations helléniques; comme, dans l'histoire de toutes les fractions de la race indo-européenne, on entrevoit dès l'origine un idiome commun, et, dans la suite des temps, un même culte et les mêmes usages, on arrive, par une induction à la fois légitime et naturelle, à renouer pour un peuple les fils rompus de la tradition, en puisant dans les documents authentiques qui émanent d'un autre peuple. « A voir l'Indien tel qu'il est actuellement et avant que l'on connût les *Védas*, on devait avoir beaucoup de répugnance à considérer son existence comme une image des temps les plus anciens. Aujourd'hui, on peut admettre avec pleine confiance que nous avons réellement sous les yeux, dans l'état des Indiens à l'époque védique, un tableau extrêmement fidèle de la vie de nos ancêtres commune aux Indo-Européens (3). » Ainsi, nous sommes autorisés à chercher dans les vieux hymnes des Védas une esquisse de l'état probable de la médecine chez les Hellènes durant une partie au moins de la période qui a précédé Homère. Je dis une partie, car le plus ancien des Védas, le *Rig*, correspond à une époque beaucoup plus rapprochée de la réunion

---

(1) Fustel de Coulanges, *La cité antique*, 2ᵉ éd., Paris, 1866, p. 5.—Cf. Maury, *Relig. de la Grèce antique.* Paris, 1857, t. I, p. 237 et suiv.

(2) Compris entre la mer Caspienne, les déserts de l'Asie centrale et la chaîne de l'Indou-Koh.

(3) Weber, *Hist. de la litt. indienne,* trad. Sadous. Paris, 1859, p. 15.

des peuples indo-européens en une même contrée que l'époque dont le chantre de la ruine d'Ilion est l'héritier immédiat (1).

Puisque de très-bonne heure la négligence des hommes ou les injures du temps ont détruit les premiers monuments de la littérature grecque, nous avons essayé de tirer du *Rig-Véda*, de ces hymnes magnifiques qui célèbrent comme des divinités tantôt les forces de la nature et tantôt certains objets terrestres ou matériels, tout ce qui peut servir à nous initier aux plus anciennes connaissances de nos ancêtres dans l'art médical. Nous avons interrogé les Indous, ils nous ont répondu et ils ont porté témoignage pour leurs frères les Hellènes.

Une simple lecture du *Rig-Véda* nous a conduit aussitôt à faire deux parts dans ce recueil d'hymnes : les six premières sections contiennent évidemment les hymnes les plus anciens; les deux dernières renferment au contraire ceux qui sont relativement les plus récents, et qui ont le plus de rapports, ceux de la septième avec le *Sama-Véda* qui les reproduit à peu près entièrement, ceux de la huitième avec l'*Atharva-Véda*. C'est surtout dans ces deux dernières séries que commencent à se faire jour, comme l'a remarqué M. Max. Müller, l'anthropomorphisme et les systèmes de cosmogonie et de métaphysique.

Dans les six premières sections, la médecine est tout entière et directement entre les mains des dieux; la thérapeutique n'a pas d'autre formulaire que les invocations et les prières. On ne peut pas dire qu'il y ait des dieux spéciaux de la médecine; presque tous sont invoqués contre les maladies; néanmoins les deux Aswins, ces dieux *véridiques* et *protecteurs*, ces *merveilleux médecins*, ces cavaliers jumeaux qui mettent les ténèbres en fuite, annoncent l'aurore et président au réveil bienfaisant de la nature, semblent plus spécialement chargés des soins de la santé.

Dans le *Rig-Véda*, dans ce recueil d'hymnes qui, pour la plupart, datent de la vie pastorale des Aryas, la préoccupation des affections internes l'emporte, cela semble évident, sur l'observation des accidents dont la chirurgie se réserve le traitement. Or, c'est précisément le contraire dans l'*Iliade*, en raison de la

_____

(1) Cf. Maury, *Religion des Aryas*, p. 15, dans *Croyances et Légendes de l'antiquité*. Paris, 1863, in-8.

différence des situations et des époques, tandis qu'avec l'*Odyssée*
on se retrouve dans un milieu plutôt médical que chirurgical,
parce qu'alors la période héroïque est sur son déclin. Ces réflexions suffisent à montrer que la recherche de l'antériorité
absolue de la chirurgie ou de la médecine est vaine, un peu
oiseuse et s'appuie sur de faux principes de critique historique.
Tout se borne à savoir apprécier le caractère des documents
qu'on interroge et à en tirer des inductions sur la prédominance
relative et parfois apparente seulement de l'une ou l'autre
branche des sciences médicales. Wilson (1) nous semble confondre les époques, n'avoir pas songé au *Rig-Véda* et s'attacher
à des légendes plus récentes, quand il avance que chez les Indous la chirurgie a précédé la médecine. Au premier de ses
jours, l'homme a été également exposé aux attaques de la fièvre
et aux blessures ; de là, très-probablement, sous une forme ou
sous une autre, l'origine simultanée de la médecine et de la
chirurgie. Seulement il faut remarquer que, suivant les époques
de l'histoire, et par conséquent en raison de la diversité des compositions littéraires et des sujets qui y sont traités, c'est tantôt
la médecine, tantôt la chirurgie qui est en relief.

C'est dans une des sections les plus récentes du *Rig-Véda*
qu'on rencontre un passage qui peut se rapporter aux vrais
médecins. Le poëte, s'adressant à Soma, s'écrie, dans un hymne
qui rappelle certains mouvements de la poésie élégiaque grecque :
« Nos vœux sont variés, les œuvres des hommes sont diverses :
le charron veut du bois, *le médecin une maladie*, le prêtre des
libations (2). »

Dans la septième, et surtout dans la huitième section du *Rig-
Véda*, on voit apparaître la *magie* ou les opérations artificieuses
et trompeuses (*deceptive*, Wilson), mais non pas encore la magie
qui usurpe les droits de la médecine. Il y en a de deux sortes :
la bonne et la mauvaise ; la bonne, à laquelle président les dieux,
et qui sert à combattre la mauvaise, celle des Rackasas et des

(1) Wilson, *Recherches sur les sciences médicales et chirurgicales des Indous*,
tirées du *Magasin oriental de Calcutta*, 1823, et insérées dans le recueil de ses
Œuvres, vol. I, part. 3, p. 271.

(2) VII, v, 12 ; 1, trad. Langlois.

Souras. Mais c'est surtout dans l'*Atharva-Véda* que nous voyons la magie, ou du moins les jongleries sacerdotales (c'est-à-dire les *imprécations* et les *actes conjuratoires*, au lieu de la simple prière confiante et résignée), intervenir pour le traitement des maladies.

Nous n'avons rencontré que trois noms de maladies, celui de la *lèpre*, puis la *consomption* ou *phthisie* (*Raddjayakchma*), puis enfin, si nous ne nous trompons, une allusion allégorique à l'effusion de sang (*dournaman*) qui accompagne l'avortement. Enfin, il y a quelques passages qui se rapportent à la piqûre des serpents ou autres bêtes venimeuses, piqûre très-redoutée des Aryas, qui voient du venin partout, contre laquelle il existe plusieurs conjurations, et dont les médecins, dans les siècles postérieurs, s'attachent particulièrement à combattre les conséquences fatales. Aussi, les meilleurs médecins, comme on le voit au temps d'Alexandre, étaient ceux qui se montraient les plus habiles dans le traitement des morsures venimeuses. Peut-être pourrions-nous trouver dans cette crainte des serpents les origines reculées du serpent d'Esculape; ce qui serait un souvenir des légitimes préoccupations de nos ancêtres, car les serpents sont répandus à profusion dans l'Inde et dans les pays avoisinants (1).

Telle est la première période, ou, si l'on aime mieux, la première phase de la médecine chez les Aryas : quelques termes vagues d'anatomie; très-peu de physiologie; deux ou trois noms de maladies; nulle mention de moyens thérapeutiques; une seule allusion à un médecin; mais non plus ni dieu spécial de la médecine, ni prêtres médecins, et, par conséquent, ni temples dont on essaye de faire des cliniques, ni jongleries qui simulent un traitement. On y remarque seulement une foi pure, simple, naïve, enfantine en la puissance des agents du monde extérieur invoqués sous la personnification divine; un abandon absolu, et certainement désastreux, du malade et de la maladie, non pas aux

---

(1) La mortalité provenant, dans l'Inde, des morsures de serpents venimeux, est même plus grande qu'on ne le suppose généralement. Ainsi le docteur Shortt, de Madras, a publié un relevé dans lequel il montre qu'en 1866, il est mort jusqu'à 1890 personnes de cette cause, rien que dans la présidence de Madras.

forces bien dirigées de la nature, mais à tous les hasards du mouvement pathologique. Cette première période de l'histoire de la médecine devrait plutôt s'appeler : absence de toute médecine. Cependant ce n'est pas, tant s'en faut, l'état sauvage ; on entrevoit même, durant ces siècles sans date, quelques tentatives qui préparent à une intervention plus réelle et plus efficace de l'homme pour le traitement de ses maladies. Dans les dernières sections du *Rig-Véda*, l'invocation aux plantes prend un sens plus médical, quoique ce soit le prêtre qui fasse office de médecin et que l'action des plantes soit en quelque sorte soumise à la prière du prêtre.

La période des invocations nous conduit à la période de conjurations (1), où nous voyons apparaître l'usage superstitieux de plantes et d'autres moyens physiques plus déterminés. Las d'attendre avec patience la bienveillance secourable des divinités protectrices, les Aryas attaquent le ciel de vive force et contraignent par des charmes les dieux à leur venir en aide ; le résultat n'est pas meilleur, mais l'imagination est plus satisfaite ; on croit aux sorciers quand on ne croit guère ou qu'on croit mal en Dieu.

On objectera peut-être que ce n'est pas dans des hymnes qu'il faut chercher des documents sur l'histoire des sciences et en particulier sur l'histoire de la médecine (2), et que, par conséquent,

(1) Pour plus de détails, voyez nos *Recherches sur l'état de la médecine durant la période primitive de l'histoire des Hindous* (Paris, 1867, in-8). Voici l'indication des principaux chapitres : Dieux protecteurs de la santé. — Les médecins et la magie. — Des maladies et des pratiques médicales. — Physiologie générale ; idée de la vie. — Génération ; enfantement ; soins aux nouveau-nés. — Anatomie. — Usage superstitieux des plantes. — Conjurations.

(2) Le docteur Scohy, dans une brochure intitulée : *Introduction à l'histoire générale de la médecine ; études sur l'apparition et le caractère de la science chez les peuples primitifs du monde depuis la création jusqu'à l'ère grecque* (Bruxelles, 1867, in-8), a prétendu refaire l'histoire primitive de la médecine sans laisser « parler ni les faits » ni les textes. Il ne connaît aucune source ni de loin ni de près ; il met Quinte-Curce avec Bossuet parmi les orientalistes, et cite comme des autorités Lamé-Fleury et Lefranc ! Mais ce n'est pas seulement en Belgique que des hommes, fort intelligents d'ailleurs, perdent leur temps et le font perdre aux autres en traitant des sujets pour lesquels ils ne sont pas suffisamment préparés.

nous ne pouvons rien conclure du *Rig-Véda* touchant l'état
réel de la médecine parmi les Aryas. Sans doute nous serions
mieux renseignés si nous trouvions au début de la littérature indoue deux poëmes de nature différente, comme au début
(début relatif, bien entendu, puisque les antécédents manquent)
de la littérature hellénique. Cependant cette objection n'est pas
aussi sérieuse qu'il semble à première vue. D'abord nous n'avons
pas autre chose que des hymnes et nous devons bien nous en
contenter ; en second lieu, chez tous les peuples, la poésie populaire primitive est l'écho fidèle des connaissances de ces peuples ; en troisième lieu, les formes de la littérature correspondent
assez exactement aux formes de la civilisation, et quand un peuple
ne chante que les dieux, c'est qu'il n'a encore que les dieux pour
auxiliaires dans toutes les choses de la vie : c'est le propre des
peuples enfants et des peuples en enfance (1). Aux premières
lueurs de la civilisation, la nature étonne, charme ou épouvante,
mais on n'a pas même l'idée de la soumettre, et l'on en divinise
toutes les manifestations ; un peu plus tard, on commence à
s'apercevoir que l'homme dispose de forces qui souvent peuvent
contre-balancer avec avantage les forces du monde extérieur ;
mais presque aussitôt et presque en même temps, l'homme se
laisse à son tour maîtriser par son semblable, par les chefs ou les
rois, surtout par les ministres des dieux ; il n'a pas assez de science
pour observer avec sûreté et pour diriger ses instincts vers l'emploi naturel de sa puissance ; il rencontre alors plus de sujets de
terreur que de motifs d'admiration et de confiance ; la théologie
spontanée, naïve, devient une théologie calculée, réglementée,
où la superstition pénètre de tout côté par l'influence des
castes sacerdotales. L'action de ces castes, d'abord salutaire, naît
directement et spontanément des sentiments religieux primitifs ;
mais peu à peu elles prennent une suprématie tyrannique en
entretenant la pusillanimité de l'esprit et en étouffant les libres
efforts de la pensée.

(1) Nous reviendrons sur ce sujet à propos des *Sagas* des peuples du Nord, et
quand nous aurons à nous occuper des superstitions médicales chez les nations
abâtardies, ou dans les classes mal instruites du pouvoir et des droits de la nature
et de la science.

Cette marche de l'esprit humain, qu'il est plus facile peut-être de constater que d'expliquer, on peut la suivre pour ainsi dire pas à pas dans les *Védas ;* et même, d'une partie à l'autre du *Rig-Véda,* on observe des nuances très-sensibles et fort curieuses à étudier. Dans les hymnes qu'on tient pour les plus anciens, les Aryas ne paraissent avoir eu, en ce qui touche leurs maladies, aucun intermédiaire entre eux-mêmes et les dieux secourables ; — tandis que, dans les hymnes qui passent pour les plus récents, on rencontre, en même temps que la mention expresse des médecins, un culte plus fortement organisé, mille détails de la vie publique ou privée, des essais de cosmogonie et de doctrines philosophiques ou physiologiques (1) qui trahissent un second degré de civilisation, des formes littéraires plus travaillées et parfois moins pures ; plus tard, on entrevoit des passions plus ardentes, souvent plus mauvaises, et l'on constate l'empire de la magie ; ce qui prouve bien que les hymnes, comme les autres genres de la littérature, peuvent être le miroir où se reflète toute la vie d'un peuple.

Les différences sont si tranchées, même dans la traduction française de M. Langlois, entre les divers groupes d'hymnes du *Rig-Véda,* que je suis étonné de ne pas les voir plus expressément marquées dans l'ouvrage de Weber (2), qui avait le sanscrit à sa disposition.

L'histoire de la médecine commence pour nous, chez les Grecs, dans deux poëmes épiques ; puis, un peu plus tard, nous en trouvons quelque trace dans un poëme didactique ; mais, après Homère et après Hésiode, c'est la poésie lyrique ou la tragédie qui, durant un assez longtemps, sont, à peu près nos seules sources de renseignements ; cependant, même dans ces genres littéraires, en apparence si ingrats, nous pouvons reconnaître certains progrès en anatomie, en physiologie et en pathologie, qui nous

---

(1) Les recherches de M. Liétard tendent à établir une certaine relation entre les diverses ébauches des systèmes philosophiques et cosmogoniques avec les doctrines physiologiques chez les premiers Indous. Nous attendons avec impatience le développement et les preuves des idées ingénieuses qu'il a déjà émises à ce sujet dans ses *Lettres historiques sur la médecine chez les Indous* (Paris, 1863, in-8).

(2) Voy. *Hist. de la littérature indienne,* p. 93-99.

permettent de suivre, quoique de loin, le mouvement de la science. Il n'y a donc pas de raison de marquer une défiance absolue pour les hymnographes indous, quand nous profitons si heureusement et si légitimement des lyriques grecs.

DEUXIÈME ET TROISIÈME ÉPOQUES.

Je ne sais pas, et personne ne sait, ce qu'il y avait en Grèce avant Homère; mais ce que j'affirme, avec tous les critiques, c'est qu'Homère, le plus ancien écho de nos plus lointaines traditions, est déjà le représentant d'une civilisation et d'une culture intellectuelle assez avancées, plus avancées sans doute qu'elles ne l'étaient au temps même de la guerre de Troie. Ce que j'affirme aussi, en ce qui nous concerne particulièrement, c'est que l'*Iliade* et l'*Odyssée* renferment en germe une partie des connaissances médicales des temps postérieurs ; la nomenclature anatomique est la même que dans Hippocrate (1); il n'y a d'autre différence que celle du plus au moins; les rares vestiges de doctrines physiologiques qu'on remarque dans Homère sur l'essence de la vie, sur le rôle de l'air, sur les conditions de la formation du sang, prennent une forme plus arrêtée chez les philosophes et chez les médecins ; la chirurgie, du moins la détermination des régions dangereuses, le pronostic des blessures et quelques règles de pansement (2), reposent déjà sur des principes dont nous avons constaté plus tard le développement dans la collection hippocratique. Enfin nous pouvons désormais affirmer, contrairement à l'opinion généralement répandue, que la *médecine* avait, au temps d'Homère, une existence aussi réelle que la chirurgie (3).

Les premières assises de la médecine sont désormais posées; que maintenant interviennent les systèmes de physiologie, que

---

(1) Dans mon mémoire intitulé : *La médecine dans Homère* (Paris, 1865, in-8), on trouvera un dictionnaire des termes anatomiques qui ne comprend pas moins de cent cinquante mots. Dans Hippocrate, la nomenclature des os est presque aussi indécise que dans Homère, et plus d'une partie importante du corps n'y est pas mieux décrite.

(2) Daremberg, *Mémoire précité*, p. 59 suiv.

(3) Daremberg, *Mémoire précité*, p. 84 suiv.

les vrais médecins mettent la main à l'œuvre, alors nous verrons le monument dû tout entier aux efforts de la Grèce prendre bien vite des proportions de plus en plus régulières et vraiment imposantes.

La médecine grecque, cette médecine que nous connaissons surtout par Hippocrate et par Galien, et qui s'est répandue dans le monde entier avec la renommée de ses représentants les plus illustres, est donc un produit autochthone. C'est de la Grèce, et de nulle part ailleurs, que nous vient directement, et presque sans aucun alliage étranger, notre médecine actuelle ; c'est en vertu de ses propres forces que la médecine grecque s'est transformée et qu'elle a fait tant et de si belles conquêtes. Harvey, Bichat, Broussais, sont les héritiers légitimes d'Hippocrate, d'Hérophile, de Galien, de Bérenger de Carpi et de Vésale, comme Hippocrate est l'héritier d'Homère, comme le chantre divin de la colère d'Achille est lui-même le fils d'une civilisation antérieure que nous soupçonnons d'après celle des Indous, ou que nous connaissons seulement par ses résultats. Quels ancêtres, Messieurs, et quels quartiers de noblesse ! quel spectacle digne de respect et d'admiration que de voir ainsi le flambeau de la science passer de mains en mains depuis bientôt trois mille ans, et arriver jusqu'à nous brillant des plus vives clartés ! C'est par les reflets de l'Occident qu'à son tour l'Orient, berceau primitif de la race pélasgique, a été un moment illuminé. Ce qu'il y a eu de science médicale dans l'Inde, chez les Syriens, les Arabes ou les Juifs, vient des Grecs, et les Arabes ne nous ont rapporté, après l'invasion, que ce qu'ils avaient eux-mêmes pris aux Grecs lorsque des relations suivies se furent établies entre l'Orient et l'Occident. Pour celui qui envisage l'histoire dans son ensemble, l'étude de la médecine chez les Arabes n'est qu'un accident ; elle n'a profité en rien à l'Orient ; peut-être même a-t-elle moins aidé qu'on ne le pense au progrès de la médecine en Occident, ou du moins n'y a-t-elle pas aidé de la façon qu'on s'imagine.

La médecine grecque n'est sortie ni des temples, ni des gymnases, ni des écoles de philosophie, mais de l'*officine* des médecins. Dans Homère, la médecine est tout humaine, et jusque sur l'Olympe, Pæon, le médecin des dieux, use des moyens qui sont

familiers aux médecins de l'armée grecque. S'il est vrai qu'entre
Homère et Hippocrate on trouve des traces nombreuses d'une
médecine théurgique (1), il est également certain que la méde
cine naturelle n'a jamais été anéantie, ni même éclipsée, pas plus
qu'elle ne l'est aujourd'hui par tous les concurrents que nous
suscitent la superstition, le charlatanisme, le fluide magnétique
et les esprits; à plus forte raison n'est-on pas en droit de sou
tenir que la médecine des temples est la seule qui ait été prati
quée entre Homère et Hippocrate. C'est en fouillant les ruines
de la littérature classique que nous avons retrouvé les débris de
la médecine exercée et pratiquée par des hommes de science, et
non par les prêtres d'Esculape; Hésiode, Pindare, les comiques,
les tragiques, les lyriques, les historiens antérieurs à Hippocrate,
ont été cités devant vous, et tous ont rendu témoignage en faveur
d'une médecine laïque et scientifique (2). Nous avons, à ce propos, nettement distingué, avec Théopompe, Platon et d'autres
auteurs, les *Asclépiades* desservant le sanctuaire du dieu, des
Asclépiades médecins descendant d'Esculape par ses deux fils
Machaon et Podalire, qui n'étaient ni dieux ni prêtres; cette distinction, qui repose sur des textes inattaquables, suffirait à elle
seule pour anéantir le système de ceux qui veulent à tout prix
donner à la médecine scientifique une origine sacerdotale. Longtemps avant Hippocrate, il y a des écoles médicales laïques à Cos,
à Cnide, à Rhodes, à Crotone, à Cyrène; nous rencontrons,
comme *médecins publics* ou pensionnés, des *laïques* et non des
prêtres dans toutes les grandes villes, à Athènes, à Samos, à
Égine, et jusqu'à la cour des rois de Perse (3).

(1) L'histoire authentique de cette médecine, c'est-à-dire du charlatanisme
exercé, pour leur plus grand profit et non pour celui des malades, par les desser-
vants d'Esculape ou des autres divinités médicales, ne commence qu'assez longtemps
après Homère; mais elle prend, et cela n'a rien qui doive étonner, un très-rapide
développement. Les temples se multiplient sur le sol de la Grèce, et les médecins
trouvent partout de nombreux et redoutables concurrents : les prêtres, qui disposent
de la puissance divine; les philosophes, qui se font magiciens; la foule, qui a ses
superstitions et ses recettes.

(2) Voyez mon mémoire intitulé : *État de la médecine entre Homère et Hippocrate, d'après les poètes et les historiens grecs.* Paris, 1868, in-8.

(3) Les Asclépiades ont reçu aussi le nom de *périodeutes*, parce qu'ils allaient

C'est au temps de Platon et d'Hippocrate, quand la médecine est déjà florissante, que les gymnastes font la plus vive concurrence aux médecins en soignant les blessures, comme nos rebouteurs, et en s'ingérant dans le traitement des maladies, surtout des maladies chroniques, comme cela est encore pratiqué de nos jours par les maîtres de gymnastique; par conséquent, c'est la gymnastique qui usurpe les droits de la médecine, et non la médecine qui s'est enrichie des enseignements de la gymnastique; l'hygiène seule lui est redevable de quelques perfectionnements. C'est un auteur hippocratique qui l'affirme (1), et il faut le croire.

Nous ne devons guère plus aux philosophes anté-socratiques qu'aux prêtres d'Esculape et moins encore qu'aux gymnastes. Je tiens pour une véritable mystification d'avoir présenté ces philosophes aux lecteurs crédules comme des anatomistes et comme des médecins. A en juger par leur biographie, et surtout par les fragments qui nous restent de leurs œuvres, la médecine des philosophes consiste en jongleries; les échantillons de leur prétendu savoir anatomique, même lorsque ces philosophes s'appellent Alcmaeon, Diogène d'Apollonie, Empédocle ou Démocrite, et qu'ils s'avisent de nous donner une description de l'ensemble des vaisseaux, lorsqu'ils parlent soit des canaux (non des nerfs) des yeux, des autres sens, ou de tout le corps, soit du mécanisme de la respiration, prouvent qu'ils n'ont jamais disséqué, et que toute leur science est un produit, non de l'observation, mais de l'imagination; ils doivent être placés, à cet égard, beaucoup au-dessous d'Homère. Homère observait la nature, les philosophes l'expliquaient en fermant les yeux. Je n'ai jamais pu comprendre l'étrange prétention des historiens qui veulent à toute

---

volontiers de ville en ville pour exercer leur art. Les autres médecins ont imité cette coutume, qui s'est perpétuée, du reste, à Rome, chez les Arabes et en Occident jusqu'au xviie siècle. C'était aussi une autre coutume répandue dans l'antiquité, et particulièrement chez les Asclépiades, comme on le voit par le *Serment*, que la médecine (théorie et pratique) fût enseignée par les pères à leurs enfants, sans exclure néanmoins les étrangers.

(1) *Ancienne médecine*, § 4. Voyez aussi *Lieux dans l'homme*, 35, sur les différences de la médecine et de la gymnastique.

force faire des médecins avec des prêtres, avec des gymnastes ou avec des philosophes, quand ces historiens avaient sous la main tant de preuves de l'existence indépendante de la science et de la pratique médicales; surtout quand le raisonnement pouvait les convaincre que, pour faire de la médecine, il faut nécessairement des médecins.

L'influence des philosophes ne s'est exercée sur la médecine que par la physiologie. On retrouve dans la Collection hippocratique des témoignages positifs de cette influence; déjà Hippocrate, du moins l'auteur de l'*Ancienne médecine*, la trouvait pernicieuse et voulait, comme le dit si exactement Celse, séparer les deux domaines (1). Hippocrate soutenait que la médecine ne relève que d'elle-même; il voulait l'affranchir des hypothèses enfantées par les philosophes, dans leurs cosmogonies, et la ramener dans ses propres voies; il est vrai qu'Hippocrate substitue trop souvent les hypothèses médicales aux hypothèses philosophiques; mais la séparation n'en est pas moins réelle par l'intention, et elle montre quelle place il faut assigner, dans l'histoire de la médecine, à la philosophie anté-socratique.

Ésope disait qu'il n'y a rien de meilleur et rien de plus mauvais que la langue; j'en dirais volontiers autant de la physiologie. Il n'y a rien de meilleur qu'une bonne physiologie, ou du moins qu'une physiologie qui, reposant sur l'expérience, porte en elle-même les principes de son perfectionnement; une telle physiologie réforme la médecine et transforme la thérapeutique. Mais aussi il n'y a rien de plus désastreux, de plus contraire aux progrès de la pathologie, qu'une mauvaise physiologie, surtout qu'une physiologie *à priori*, qui chaque jour trouve en elle-même les meilleures raisons de s'enfoncer de plus en plus dans les ténèbres et d'enchaîner l'essor de la science. C'est ce que nous

_____

(1) C'est un des auteurs les plus récents de la Collection hippocratique, un déclamateur, qui a écrit: « Il faut transporter la médecine dans la philosophie et la philosophie dans la médecine, car le médecin-philosophe est égal aux dieux. » Encore ne faut-il pas prendre le change sur ce texte de la *Bienséance* (§ 5), car il s'agit surtout de la *philosophie morale*, et des qualités communes au médecin et au philosophe.

avons pu constater presque à chacune de nos leçons. En vain les observations les plus délicates et les plus difficiles se multiplient dans l'école hippocratique; en vain aussi, à Alexandrie, les recherches anatomiques les plus précises dévoilent plus d'un secret de notre structure ou de celle des animaux; les idées sont plus entêtées que les faits, la physiologie résiste si bien qu'elle plie à son usage, ou plutôt qu'elle dénature, pour les ranger sous sa loi, les découvertes de l'anatomie et les conquêtes de la pathologie. Parfois même on crée une anatomie de fantaisie pour se conformer aux exigences de la physiologie et, par suite, à celles de la pathologie.

Il y a dans la Collection hippocratique un traité qui est intitulé *Du cœur*, et où il est question de la structure et des fonctions de cet organe; c'est là que nous trouverons un de ces exemples décisifs qui prouvent combien et comment la mauvaise physiologie peut empêcher la bonne anatomie de tirer des faits les mieux observés les conséquences naturelles qui y sont contenues. L'auteur de ce traité a déterminé la forme pyramidale du cœur, logé dans une fosse du poumon comme dans un mortier; il sait que c'est un muscle très-fort dont la chair est comme feutrée; il connaît le péricarde et le liquide jaunâtre (il le compare à l'urine) qui y est contenu : si bien, dit-il, que le cœur semble s'agiter en une vessie ; — il a distingué les deux ventricules par leur ampleur, leur épaisseur, leurs positions respectives, et l'aspect de la face interne de leurs parois; il a trouvé le ventricule gauche vide de sang après la mort, tandis que l'aorte paraissait encore remplie de ce liquide « qu'elle butine dans le ventre » ; il a vu la communication de ces ventricules et des oreilles (même il ajoute que les oreilles ne se meuvent pas en même temps que les ventricules), l'orifice des vaisseaux pulmonaires et de l'aorte (qu'il appelle *fleuves de la vie*), les valvules, leur mécanisme, leurs piliers tendineux, les colonnes charnues du cœur.

Rien de plus exact que cette anatomie (1), rien de plus faux que la physiologie correspondante.

(1) N'oublions pas de signaler une des premières traces de la funeste doctrine des causes finales appliquée à l'anatomie : « Le cœur, dit notre auteur, est l'œuvre

Le liquide du péricarde, destiné à éteindre le feu du cœur, le feu inné contenu dans le ventricule gauche, est sécrété par le cœur lui-même, qui *lappe* en partie la boisson lorsqu'elle arrive au poumon par la trachée (1). Ce passage de la boisson, qui se fait peu à peu, pourquoi l'auteur y croit-il? En vertu d'une expérience qui, du reste, « ne réussit pas entre les mains du premier venu! » Vous ne le croiriez jamais si le texte n'était pas formel, explicite. Mais pourquoi a-t-il fait cette expérience? Ce n'est pas pour chercher simplement ce qui peut être, c'est pour appuyer une opinion préconçue! Or cette idée préconçue qui vicie même la méthode expérimentale, c'est que dans l'ensemble de la physiologie du traité *Du cœur*, l'eau devait nécessairement passer par le poumon, qui est naturellement froid.

Voici cette physiologie : l'air et l'eau, substances crues, ne sont pas un aliment pour l'homme, mais un remède qui atténue l'excès de chaleur du cœur et du poumon. L'eau lubrifie la trachée ; une partie revient avec l'air durant l'inspiration, l'autre va au cœur, et de là dans le péricarde : quant à l'air, il s'échappe une fois qu'il a rafraîchi, et ainsi toujours. Dans cette pressante nécessité d'éteindre l'incendie du cœur, il n'y avait, en effet, rien de mieux à faire que de verser de l'eau (2).

C'est là une physiologie sur laquelle l'anatomie n'a eu aucune bonne influence ; voici maintenant une physiologie qui a créé toute une anatomie. Elle se trouve dans un livre (*Des lieux de l'homme*) qui a, du reste, comme le traité *Du cœur*, toutes les allures cnidiennes. L'auteur établit d'abord que le corps est un cercle où il n'y a, par conséquent, ni commencement ni fin, de façon que les maladies prennent origine dans tout le corps, et

d'un artiste habile. Ayant reconnu que ce viscère serait de structure solide... et qu'il était tout entier attractif, il lui adjoignit des soufflets (*oreillettes*), comme le font les fondeurs aux fourneaux, de sorte que, par cette entremise, le cœur se procure la respiration. »

(1) La croyance au passage d'une partie de la boisson par la trachée est défendue (*Affections internes*) et attaquée (IVᵉ livre, des *Maladies*) dans des ouvrages qui font partie de la Collection hippocratique.

(2) On voit que cette idée d'une combustion dans le cœur est bien loin de la combustion de Lavoisier dans le poumon. Dans les deux théories, l'air joue justement un rôle contraire.

que chacune d'elles retentit sur toute l'économie. Il part de là pour émettre cette proposition qu'il faut connaître la structure de l'homme pour diagnostiquer les maladies. Or ces maladies consistent particulièrement en des fluxions qui, descendant de la tête, se portent tantôt ici, tantôt là. Pour se rendre compte de ces transports, on a imaginé une distribution de plusieurs paires de vaisseaux (1) qui, partant de la tête, se rendent aux diverses parties de la face, particulièrement aux organes des sens; au cou, aux épaules, le long des vertèbres jusqu'aux reins, et aux hanches; on ne sait trop d'où vient la veine cave, qui a cependant des relations avec certaines veines de la tête, et qui fournit des rameaux aux membres. Tout le système vasculaire ne fait qu'un seul réseau, et les veines s'écoulent l'une dans l'autre.

A quelques siècles de distance, Galien, pour mettre d'accord la structure embarrassante du cœur et le passage des *esprits* dans les artères, ne trouve rien de mieux que de percer la cloison qui sépare les deux ventricules! Son autorité était telle qu'il a fallu toute celle de Vésale pour détruire cette monstrueuse erreur.

Quand l'auteur des *Épidémies* rapporte des observations de fièvre rémittente, ou qu'il les résume dans un tableau symptomatologique, sans y mêler d'hypothèses physiologiques, nous reconnaissons chacun des traits de la maladie et nous admirons la sûreté et la profondeur du coup d'œil d'Hippocrate; puis, lorsqu'au contraire nous étudions les ouvrages où domine la théorie des fluxions, nous entrevoyons bien, en plus d'un passage, qu'il s'agit encore de cette même fièvre, mais elle est pour ainsi dire disloquée, et l'on n'en rencontre guère que les membres épars au milieu de toutes les explications à l'aide desquelles on cherche à se rendre compte des divers symptômes; l'unité morbide a disparu pour faire place à des états pathologiques qu'il faut péni-

---

(1) Il est dit que les vaisseaux des tempes battent; mais ces vaisseaux ne sont pas reconnus pour des artères; ils ne sont distingués des veines ni par leurs noms, ni par la description; le battement est expliqué non par la nature du contenant et du contenu, mais par le choc de deux courants sanguins qui vont à l'encontre l'un de l'autre dans ce lieu spécial. — Voyez cependant, entre autres passages, sur la distinction *anatomique* des artères et des veines, *Épid.*, II, IV, 1.

blement rapprocher les uns des autres si l'on veut leur restituer leur véritable signification.

Ce n'est pas la connaissance de la structure du cerveau, ni l'étude patiente de la distribution des nerfs qui ont conduit Galien à distinguer, mieux qu'on ne l'avait fait avant lui, des racines motrices et des racines sensitives; c'est la méthode expérimentale, c'est-à-dire la physiologie en action, qui, cette fois, s'appuyant sur des notions positives, lui ont ouvert cette voie (1). Le terrain était presque neuf : la physiologie du système nerveux absolument ignorée des très-anciens philosophes, à peine indiquée dans les hippocratistes, méconnue par Aristote, avait fait son entrée dans le monde scientifique à Alexandrie, sans le cortége des vaines hypothèses et sous le patronage de médecins qui n'étaient, sur ce point, engagés par aucun préjugé. Ainsi, l'anatomie peut préparer les voies à la physiologie, mais, seule, elle est incapable d'en redresser les erreurs, de mener à des découvertes, de dévoiler la nature des fonctions ou d'en expliquer le mécanisme.

Ces vues sur le rôle de la physiologie m'ont beaucoup servi autrefois dans la classification des périodes de l'histoire de la médecine; elles me servent chaque jour à déterminer, soit la nature, soit l'étendue des progrès de la pathologie dans la suite des siècles; à juger avec impartialité les hommes et leurs écrits, à me rendre compte de la succession et de l'enchaînement des systèmes. C'est une lumière qui n'égare jamais et qui permet toujours de retrouver son chemin au milieu de ces mille détours où se complaît l'esprit humain quand il manque la ligne droite. Je comprends « l'aridité d'un exposé didactique qui embrasse toutes les époques de la science et promène lentement l'auditeur rebelle à travers les siècles », si, dans son « exposé », le professeur se contente de mettre bout à bout les faits, les noms et les dates, sans chercher jamais à dominer son sujet ni à éclairer sa route; mais alors l'aridité est à la charge de l'historien et non pas à la charge de l'histoire.

---

(1) Voyez mon *Exposition des connaissances de Galien sur l'anatomie et la physiologie du système nerveux.* Paris, 1841, in-4.

L'histoire de la médecine échapperait donc seule aux conditions de toutes les autres histoires? Est-ce que, seule, elle perdrait à être présentée dans son ensemble? Est-ce que, seule encore, elle deviendrait à la fois moins stérile et plus attrayante, si elle était adjugée par morceaux comme les thèses de concours ou les sujets d'examen? Pourquoi donc ne conseille-t-on pas d'enseigner ainsi la pathologie, la chimie et la médecine légale? Je ne crois pas que la compétence soit plus universelle chez un professeur de pathologie interne ou de thérapeutique, que chez un professeur d'histoire; je ne pense pas davantage que l'histoire de la médecine, lors même qu'elle ne serait pas une « panacée efficace » (1) pour toutes les défectuosités de la médecine actuelle, mérite moins de considération que la pathologie.

(1) Béhier, *Leçon d'ouverture du cours de clinique médicale.* Paris, 1867, in-8, p. 21. — Nous avons vu que si l'histoire n'est pas une « panacée », elle est, du moins, un guide assez sûr à travers les méthodes et les systèmes; nous savons aussi qu'elle fournirait plus d'un enseignement positif au clinicien et au pathologiste, qui croiraient ne pas perdre tout à fait leur temps à l'étudier sérieusement.

III

Sommaire : De la place qu'Hippocrate et la Collection hippocratique occupent dans l'histoire de la médecine. — Ce que les auteurs de cette Collection ont pensé sur le médecin, la médecine, le malade et la maladie. — Ce qu'est l'anatomie dans Hippocrate.

Messieurs,

Les réflexions qui précèdent nous ramènent d'un peu loin, mais directement, à Hippocrate. Lorsqu'un médecin célèbre, M. Double, disait, au sein de l'Académie de médecine, « qu'Hippocrate *seul*, *sans antécédents*, sans rien avoir emprunté aux siècles qui l'avaient précédé, puisqu'ils n'avaient rien produit, ouvre à l'esprit la route de la vraie médecine », il était précisément de ceux qui, étudiant l'histoire par fragments, ne savent presque rien de ce qui précède et pas grand'chose de ce qui suit, de sorte qu'ils ne peuvent porter que des jugements erronés ou incomplets. Nulle part, dans la Collection hippocratique, les auteurs ne se donnent comme les premiers qui aient défriché le champ de la médecine ; presque tous, au contraire, parlent d'une médecine beaucoup plus ancienne, et quelques-uns même renvoient à des livres aujourd'hui perdus.

Jusqu'ici et dès nos premiers pas, nous avons entrevu dans le lointain, à travers mille accidents de terrain, l'œuvre hippocratique non pas comme un éclair qui tout à coup sillonne la nue, mais comme le couronnement naturel d'un édifice dont les assises se perdent, pour les Grecs, dans la nuit de l'histoire. Tous nos efforts ont tendu à rattacher le siècle d'Hippocrate aux siècles précédents et à justifier cette parole d'un médecin de Cos (1) : « La médecine est dès longtemps en possession de toutes choses, en possession d'un principe et d'une méthode qu'elle a trouvés ;

(1) *Ancienne médecine*, 2.

avec ces guides, de nombreuses et excellentes découvertes ont été faites dans le long cours des siècles..... » Hippocrate n'a pas été le point de départ de nos recherches ; au contraire il en a été le but ; le temps qui le précède a été pour nous une préparation à cette époque mémorable où tout vient concourir et aboutir en Grèce, au siècle de Périclès, le plus grand siècle peut-être dans les annales de l'esprit humain, parce qu'il est le plus complet et le moins artificiel.

Il faut n'avoir ni étudié l'histoire grecque, ni réfléchi sur les conditions du développement de la science et des lettres, ni parcouru les *Dialogues* de Platon, les *Comédies* d'Aristophane, les *Tragédies* d'Euripide, ou les fragments des comiques, pour s'imaginer que la médecine est sortie toute faite de la tête d'Hippocrate, comme Minerve tout armée du cerveau de Jupiter. Qui donc a jamais dit que Phidias avait inventé la sculpture, Socrate la philosophie et Aristote la logique ou la rhétorique ? Sans remonter plus haut que le siècle même où a paru le chef de l'école de Cos, on reconnaît bientôt, en lisant les auteurs dont je viens de rappeler les noms, qu'Hippocrate est né en un pays et à un moment où la médecine intervient dans presque toutes les circonstances importantes de la vie publique et privée, où elle sert de termes de comparaison pour toutes sortes de préceptes moraux ou de doctrines politiques. Lors même que nous n'aurions sur l'existence florissante de la médecine avant le siècle d'Hippocrate aucun témoignage, il faudrait bien encore admettre que ni Euripide, ni Aristophane, ni Socrate n'ont pu prendre dans les écrits d'Hippocrate les renseignements qu'ils nous fournissent en si grande abondance sur la médecine et sur les médecins. Hippocrate est né en 460 ; Socrate dix ans avant, en 470 (1) ; Euripide en 480 (2) ; Aristophane vers l'an 450 (3) ; il est par conséquent

(1) On n'objectera sans doute pas que nous avons les ouvrages de Platon (né en 430) et non pas ceux de Socrate ; mais le disciple n'est que l'écho de la parole du maître ; et personne ne croira que Platon ait parlé à chaque page de médecine, si Socrate n'y avait pas fait à chaque instant allusion dans ses conversations et dans son enseignement.

(2) Ses débuts sont de 455.

(3) Ses débuts paraissent dater de 431.

de dix ans seulement plus jeune qu'Hippocrate. Entre de telles limites, ni Hippocrate, quel qu'ait été son génie, n'aurait eu le temps d'inventer la médecine, surtout de lui donner tout à coup tant d'extension et tant d'autorité; ni Socrate, ni Euripide, ni même Aristophane, quelque empressement qu'on leur suppose pour une science si nouvelle, n'auraient eu non plus le loisir de s'en instruire et de s'y intéresser à tel point qu'ils en discourent comme d'un sujet d'étude familière.

Ce n'est donc pas seulement par curiosité, mais pour défendre une thèse historique que nous avons recherché avec un soin tout particulier ce que peuvent nous apprendre sur la condition du médecin et sur l'état des sciences médicales dans la société grecque, à la venue d'Hippocrate, Socrate par la bouche de Platon, Euripide, Aristophane et quelques autres auteurs de moindre conséquence. Nous avons aussi jugé le système anatomique et physiologique de Socrate d'après le *Timée*, et nous avons reconnu que ce système se rapproche beaucoup plus de ceux qui ont été imaginés par les philosophes anté-socratiques qu'il ne rappelle les théories qui dominent dans la Collection hippocratique. C'est là une preuve non équivoque que Socrate n'est pas le disciple d'Hippocrate, mais le témoin bien informé de connaissances depuis longtemps acquises.

Il est plus difficile de parler simplement d'Hippocrate que de faire écho à ces élans d'un enthousiasme de commande, qui ne manquent jamais de se produire chaque fois qu'il est question du « divin vieillard ». Ne nous laissons pas détourner du vrai chemin par la crainte, ou de manquer de déférence envers « le prince de la médecine », ou de succomber sous le poids de tous les travaux dont les écrits hippocratiques ont été l'occasion. La meilleure marque de respect qu'on puisse donner à un auteur, c'est de le lire avec assez d'attention pour le comprendre et pour découvrir ses vrais mérites; d'un autre côté, ni le nombre, ni l'importance des éditions ou commentaires ne doivent faire suspendre son propre jugement et arrêter les recherches personnelles. D'ailleurs, l'embarras est aujourd'hui moins grand qu'il ne semble au premier abord. Je l'affirme parce que je le

sais : tout, ou du moins presque tout ce qui a été écrit sur
Hippocrate entre Galien et M. Littré est une œuvre à peu près
stérile, faute de méthode, de critique, de connaissance de l'histoire et de science médicale. Cette méthode, c'est M. Littré qui
l'a trouvée ; cette critique, c'est lui qui l'a introduite ; cette histoire, c'est lui qui en a posé les bases ; cette science médicale,
ce sont les modernes qui l'ont renouvelée depuis Hippocrate
et depuis Galien.

Il est certain que, même pour ceux qui n'ont d'autre but que
de trouver « la philosophie de l'histoire », le point de départ de
toute étude sur la Collection hippocratique, qui est un assemblage de pièces évidemment disparates, doit être de classer les
écrits qui la composent. Quel que soit le système de classification
qu'on adopte ou qu'on crée, il faut passer par ce premier degré.
Ce n'est point, comme on affecte de le dire, un délassement de
philologue ; c'est le travail fondamental de l'historien.

Mais pourquoi prétendre ainsi donner le change et surprendre
la religion des auditeurs ou des lecteurs? Comment! on ose dire
qu'il n'importe pas de classer les écrits d'Hippocrate en différents
groupes! La doctrine étiologique est-elle donc identique dans le
traité *Des airs, des eaux et des lieux*, et dans l'*Ancienne médecine?* Est-ce que la pathogénie est la même dans les ouvrages
de Cnide et dans ceux de Cos? Est-ce que la nature médicatrice,
dont on fait tant d'état, se trouve dans tous les livres de la Collection? Est-ce qu'il n'y a aucun intérêt à rapprocher les notes
des ouvrages qu'elles ont servi à rédiger, et à voir ici des faits
particuliers qui deviennent là des propositions générales? Quoi!
la philosophie de l'histoire n'a rien à gagner à tout cela! Enfin,
quand vous parlez de la *doctrine d'Hippocrate*, qu'entendez-vous
par Hippocrate, et de quoi composez-vous cette doctrine? Il a
fallu la bonne volonté et le défaut absolu de critique de Galien,
pour chercher et pour trouver, à force de conciliations ou de
contradictions, dans la Collection hippocratique, une doctrine
uniforme.

En un sujet aussi compliqué, la divergence d'opinions sur les
détails n'est pas une raison de dédaigner ce problème historique : c'est, au contraire, un motif pour les hommes de bonne

volonté de chercher à mener la solution aussi près du vrai que possible. Quand la méthode est trouvée, dit un auteur hippocratique, celui de l'*Ancienne médecine*, le reste se trouve dans la suite des siècles; or, c'est précisément en suivant la méthode trouvée par M. Littré que nous avons pu, en reprenant chaque traité isolément, arriver ensemble à une classification encore plus rigoureusement naturelle que celle qui a été adoptée par mon illustre maître (1).

Quant à la vie d'Hippocrate, ne voulant point fatiguer votre attention à énumérer et à réfuter toutes les fables débitées sur la vie et les actions du médecin de Cos, je me suis contenté de vous renvoyer à l'étude détaillée que j'ai faite autrefois de cette légende (2), et je vous ai rappelé en deux mots ce que l'on sait de positif touchant ce grand homme : Il est né vers l'an 460, à Cos, où il a tenu école, au temps de la splendeur d'Athènes, dans le grand siècle de Périclès, siècle qui a produit Sophocle, Aristophane, Euripide, Thucydide, Socrate, Platon, Phidias, Polyclète, et qui était encore tout illuminé des derniers rayons de la liberté. Sa réputation est arrivée jusqu'à Socrate, qui parle de lui en maintes circonstances (3). On peut regarder comme ses écrits authentiques, le traité *Des fractures* et celui *Des luxations*, car ils

---

(1) Dès l'année 1853, dans le *Journal des Savants*, et surtout deux ans plus tard, dans mon Introduction aux *Œuvres choisies* d'Hippocrate (p. LXXII-CXIII), j'ai fait subir à la classification de M. Littré des modifications qu'il a approuvées pour la plupart; dans mes Leçons, j'ai encore introduit quelques changements réclamés par une nouvelle étude d'un texte qui ne dit jamais son dernier mot. — Aux pages VI et suiv. de la préface du IIIe vol. de son édition d'Hippocrate (Utrecht, 1859-1864), édition avec laquelle il faut désormais compter comme avec celle de M. Littré, M. le docteur Ermerins, un de nos plus habiles philologues, a résumé en un tableau le résultat de ses recherches ingénieuses ou savantes sur la classification des écrits d'Hippocrate. Malgré ma déférence pour un érudit aussi distingué, il m'est impossible d'accepter cette classification, surtout pour ce qui regarde les écrits réputés cnidiens, et pour ceux qu'on peut attribuer ou refuser en toute confiance à Hippocrate.

(2) Voyez mon Introduction aux *Œuvres choisies* d'Hippocrate, p. XXI, suiv.

(3) Une étude comparative de tous les passages où Platon parle de la médecine, des médecins et des malades, avec divers traités de la Collection hippocratique, m'a beaucoup servi à déterminer, sinon l'auteur de ces traités (une telle recherche est illusoire), du moins le temps et l'école où ils ont été rédigés.

ont en leur faveur un témoignage contemporain, celui de Ctésias et, un peu plus tard, celui de Dioclès. Combien on en voudrait savoir autant sur Homère! Du reste, Messieurs, n'est pas qui veut un héros de roman ou de légende : il faut s'appeler Homère, Alexandre, Charlemagne, Hippocrate ou saint François d'Assise; il faut vivre en un pays et dans un temps où le peuple a encore le vif sentiment des existences idéales.

La légende d'Hippocrate a commencé presque de son vivant. Elle se continue de nos jours, non plus, Messieurs, en ce qui regarde sa vie, mais, ce qui est bien plus fâcheux, en ce qui touche sa doctrine. Comme il serait beaucoup trop long de faire une étude d'après nature, c'est-à-dire d'après les textes, de la Collection hippocratique, on se crée un Hippocrate de fantaisie, un type imaginaire; on l'offre au public comme le représentant d'une doctrine que ni l'histoire ni l'observation moderne ne justifient; et, cela fait, on imprime fièrement dans un journal de médecine que M. Littré, dans ses traductions et ses interprétations, défigure Hippocrate par esprit de système!

Sans nous émouvoir de ces jugements sommaires, nous avons résolûment abordé la Collection hippocratique, en ayant soin de rassembler tout ce qui concorde dans les divers traités, et de faire ensuite autant de groupes distincts qu'il y a de physionomies caractérisées et de doctrines nettement définies. Ces groupes, pour plus de simplicité, nous les avons, ici, réduits à trois (1) : *Écrits d'Hippocrate et de l'école de Cos; Ouvrages de l'école de Cnide; Traités sur les maladies des femmes et des enfants*, qui peut-être aussi sortent de cette dernière école : encore avons-nous donné une attention spéciale à la distinction des écrits originaux d'avec les résumés (*Aphorismes*), les compilations (*Coaques*), et celle des ouvrages achevés d'avec les notes qui ont servi de matériaux pour la confection d'autres traités (2).

Quand nous connaîtrons bien Hippocrate, nous aurons la clef de la médecine jusqu'au XVIIᵉ siècle. Les systèmes qui ont un

_____

(1) Nous avons négligé volontairement quelques opuscules, ou qui sont manifestement apocryphes, ou qui ne peuvent rentrer dans un groupe régulier.

(2) Il s'agit surtout des livres II, IV, V, VI, VII, des *Épidémies*, et du livre *Des humeurs*.

moment balancé la fortune de la médecine hippocratique n'ont eu qu'un jour ; c'est toujours Hippocrate que nous voyons sans cesse à travers l'école d'Alexandrie, derrière Galien, et par Galien dans les compilations des Arabes et des arabistes. Les premières tentatives de réforme se font au nom d'Hippocrate, qu'on cherche à dégager des nuages accumulés autour de ses écrits par Galien lui-même et par tous ses successeurs.

Voilà, Messieurs, ce qui justifie les quatorze leçons que nous avons consacrées à la Collection hippocratique, et le développement que nous donnons au résumé de ces leçons. Il n'y a pas d'œuvre qui soit aussi féconde que la Collection hippocratique, pas d'œuvre dont la lecture apporte plus d'instruction, et dont on se détache plus difficilement. Pour ce qui nous reste de l'antiquité, prenez Hippocrate, prenez l'anatomie de Galien, sa physiologie, son traité *Des lieux affectés*, ajoutez-y les conquêtes de la chirurgie ; tenez compte aussi d'un emploi plus judicieux par les dogmatiques de certains moyens de traitement, et d'une connaissance plus approfondie des maladies chroniques de la part des méthodiques, vous aurez toute la science antique ; rien d'*essentiel*, rien qui change la physionomie de la science, ne se produit jusqu'au XVIIᵉ siècle.

Personne, depuis Hippocrate, n'a eu une plus haute idée de la dignité médicale ; personne n'a marqué plus de respect pour les malades (1) et plus de sollicitude pour leur guérison ou du moins pour leur soulagement et leur consolation (2) ; personne, non plus, n'a montré plus d'admiration pour les utiles découvertes, plus de soin à les perfectionner (3) ; plus de déférence pour les médecins consciencieux qui appliquent leur intelligence à toutes les parties de l'art, si faibles qu'elles soient (4) ; plus d'indulgence

(1) Voy. *Officine*, 3, *medio*: « Ne pas découvrir ni montrer aux assistants, sans nécessité, les parties qui doivent être cachées. » — Cf. *Bienséance*, 7.

(2) « Soulager, ou du moins ne pas nuire. » (*Épid.*, I, 5, et p. 419 de mon éd., le *Comm.* de Galien). — Cf. *De l'art*, 3 ; *Maladies*, I, 6. Il est dit (*Épid.*, VI, 4, 7), qu'il faut avoir des gracieusetés pour les malades, flatter leurs sens et tolérer leurs fantaisies quand elles ne font courir aucun danger. — Cf. *Préceptes*, 5, 6, 9.

(3) *Anc. méd.*, 2.

(4) *Régime dans les malad. aiguës*, 2.

pour les erreurs inséparables de toute science et de tout art, car une habileté consommée se voit rarement (1), et même, pour les bons médecins, les ressemblances amènent des méprises et des embarras (2); plus d'éloignement pour les médecins qui, tout occupés de leur fortune et de leur réputation, font étalage de leur savoir, caressent les préjugés du vulgaire, et règlent leur conduite sur le profit qu'ils en retireront (3); personne, enfin, qui ait fait preuve d'autant d'expérience et de bon jugement dans les relations journalières que la profession médicale établit entre le médecin, le malade et les gens du monde (4).

Le sentiment de la dignité médicale, la crainte d'échouer dans les entreprises de la pratique, le souci des jugements du public (5), ont été poussés si loin par les hippocratistes et les cnidiens, que dans l'une et l'autre école il est souvent interdit de se charger, soit des cures difficiles ou impossibles, soit de cer-

(1) *Anc. médec.*, 9 : « Tant que les mauvais médecins traitent des personnes affectées de maladies peu graves, où les fautes les plus grossières ne produisent pas d'accidents redoutables (ces maladies sont beaucoup plus fréquentes que les maladies dangereuses), leurs erreurs passent inaperçues du vulgaire; mais s'ils tombent sur une affection violente, dangereuse, leurs bévues et leur inhabileté se manifestent aux yeux de tous, et la punition ne se fait pas attendre. » (*Ibid.*) — Nous avons adopté la traduction de M. Littré pour tous les traités ou parties de traités que nous n'avons pas nous-même traduits.

(2) *Épid.*, VI, 8, 26.

(3) *Articul.*, 3⁵ 42, 44, 46, 70, 78; *Fract.*, 1, 30. — On lit dans le traité *Des fractures* (§ 1) : « Il ne faut pas de longues études pour remettre un bras cassé, et tout médecin en est capable; je sais cependant que certains médecins se sont fait une réputation d'habileté par le vain étalage de leurs manœuvres qui séduisent le vulgaire, mais qui devront faire une réputation d'ignorance auprès des gens du métier. Dans notre art, bien d'autres points sont jugés de la sorte. Le nouveau, dont on ignore l'utilité, est loué plus que la méthode habituelle, dont la bonté est déjà connue, et les choses étranges sont plus appréciées que les choses évidentes de soi. » — Cf. *Préceptes*, 7 et 13.

(4) « La médecine est un art qui a sa réalité, auquel on a recours dans les circonstances les plus importantes, et qu'on honore surtout dans la personne des artistes habiles et des bons praticiens. Il y en a de mauvais; mais il en est aussi qui excellent particulièrement; distinction impossible, si la médecine n'avait absolument aucune réalité, si elle n'avait rien observé en elle-même, ni rien trouvé, et si, au contraire, tous les praticiens étaient également inexpérimentés et ignorants, et si le hasard seul réglait tout ce qui concerne le soin des malades. » (*Anc. méd.*, 1.)

(5) *Articul.*, 67. — Voy. *De l'art*, 3; *Des maladies*, II, 18.

taines maladies (1) : interdictions renouvelées dans la suite des siècles, et qu'on retrouve chez les Arabes. Cela explique comment il est défendu aux médecins de tailler les calculeux : cette opération était considérée comme une œuvre compromettante et qui devait être réservée aux spécialistes. Ce passage du *Serment*, qui a mis les commentateurs à la torture, s'explique tout naturellement par la suite de l'histoire, et nous avons retrouvé, au moyen âge (par exemple, dans la *Somme médicale* de Gauthier, 1250), chez les Arabes, en particulier dans Avenzoar, la même interdiction pour les raisons que nous venons d'indiquer.

Ce n'est pas dans les temples d'Esculape ni dans les écoles de philosophie que les médecins de Cos ou de Cnide ont puisé leurs principes si fermes contre toutes les formes du charlatanisme, leur préférence si explicite en faveur de la médecine naturelle contre la médecine extra-naturelle; ce ne sont ni les prêtres ni les philosophes qui leur ont enseigné ce dédain superbe pour les applaudissements de la foule, ou cette recherche persévérante de l'utile et du vrai, ni cette appréciation judicieuse de la réalité, de la puissance de la médecine et de ses limites, ou cette merveilleuse aptitude à juger toutes les questions les plus élevées comme les plus minutieuses, que soulève la pratique (2). C'est au lit du malade qu'on acquiert tant d'éminentes qualités; c'est par une instruction régulière, par une longue méditation et par l'observation de la nature et des hommes, qu'on arrive à des conceptions si exactes, à de si nobles préceptes.

Ceux qui les premiers ont *sanctifié* l'épilepsie furent, à mon avis, dit un auteur hippocratique, ce que sont aujourd'hui les mages, les purificateurs, les charlatans, les imposteurs, ce que sont tous ceux qui se font passer pour très-pieux et pour en savoir plus que les autres. Jetant la Divinité comme un manteau et un prétexte pour abriter leur impuissance à trouver un traitement efficace, ils ont imaginé un traitement qui les met à l'abri

_____

(1) *Fract.*, 16; *Prorrh.*, II, 12; *Art.* 3 et 13; *Aff. int.*, 12; *Femmes stér.*, III, 233.

(2) *Offic.*, 4 : « Il faut s'exercer à exécuter toutes choses avec l'une ou l'autre main et avec les deux à la fois, ayant pour règle l'utilité, la convenance, la promptitude, la légèreté, l'élégance, la facilité. » Voy. aussi les §§ 6 et 10 du premier livre *Des maladies*, sur ce qui se fait bien ou de travers en médecine.

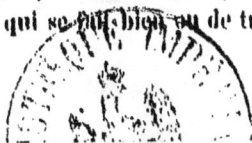

de tout reproche, et à couvert de tout événement s'il échoue (ils prescrivent, en effet, des purifications, des expiations, et défendent les bains et certains aliments qui conviennent peu aux malades), et qui les couvre de gloire, s'il réussit. Ce sont les dieux qui sont responsables de l'insuccès, et les charlatans qui tirent vanité et profit de la réussite. Le vrai médecin est celui qui sait trouver un bon traitement sans purification, sans artifices magiques, sans tout ce charlatanisme (1).

Cela n'a pas été écrit dans un temple.

Au dire de la plupart des historiens, la médecine commence à Hippocrate, et cependant il n'y a pas de pages de ses œuvres qui ne nous révèlent les misères de la profession (2), les mécomptes de la pratique, les rivalités des confrères, les tristesses, les résistances ou l'ingratitude des malades (3), et pas de pages non plus où nous ne trouvions des discussions hardies et piquantes contre les anciens ou les nouveaux médecins. Est-ce là le caractère d'une science qui n'a pas de précédents, et de savants qui n'ont pas d'aïeux? Des blâmes si énergiques et si multipliés pour le mal, des éloges si fortement motivés pour le bien, ne permettraient pas de douter d'une longue existence de la médecine avant Hippocrate, lors même que l'état si avancé de la médecine elle-même ne viendrait pas à son tour déposer en faveur de cette haute antiquité.

Tout cela ne donne-t-il pas pleine confiance dans les résultats auxquels d'autres preuves nous avaient conduits, et ne fait-il pas

(1) *Malad. sacrée*, 1 et 18. Voy. *Airs, eaux, lieux*, 22, sur les maladies *naturelles*.

(2) *Des vents*, 1 : « Parmi les arts, il en est certains qui sont pénibles à ceux qui en possèdent les secrets, mais avantageux pour ceux qui en usent; qui sont une source commune de bien-être pour le vulgaire, mais une source de peines et de maux pour ceux qui l'exercent. Au nombre de ces arts est celui que les Grecs nomment *Médecine*. Le médecin voit des choses pénibles, touche des objets repoussants, et, dans les malheurs d'autrui, il recueille des chagrins personnels; les patients, au contraire, par l'entremise de l'art, échappent aux maux les plus terribles, maladies, souffrances, peines et mort; car c'est contre tous ces maux que la médecine se montre efficace. »

(3) « Un médecin visite un fébricitant ou un blessé; il fait une prescription : le lendemain, si le malade va plus mal, on accuse le médecin ; si au contraire il va mieux, on glorifie la nature, et le médecin ne recueille point d'éloges. » (*Maladies*, I, 8.)

naître d'avance cette conviction, qu'en abordant l'étude des écrits hippocratiques, nous avons affaire à des œuvres 'vraiment médicales, avec lesquelles il faut désormais sérieusement compter?

Suivant Hippocrate (1), l'art tout entier est constitué par trois termes: la maladie, le malade, le médecin. Nous savons ce que devait être le médecin, quelle idée il se faisait de la maladie, et quels étaient ses rapports avec le malade; voyons maintenant ce qu'était la médecine.

Le début des *Aphorismes* a une majesté incomparable. Il est impossible d'imaginer des expressions à la fois plus brèves et plus saisissantes, pour peindre la grandeur de la médecine et la responsabilité du médecin: — « La vie est courte, l'art est long (2); l'occasion est prompte à s'échapper (3); l'expérience est trompeuse; le raisonnement est difficile. »

La vie est courte, l'art est long : combien ces propositions sont encore plus vraies de nos jours qu'à l'époque d'Hippocrate,

(1) *Épid.*, I, 5.

(2) Voici un commentaire peut-être cnidien sur cette proposition : « Il n'est pas possible d'apprendre vite la médecine pour la raison suivante : Aucune doctrine ne peut y acquérir de la fixité; par exemple, quelqu'un qui apprend à écrire par la méthode qu'on enseigne, sait tout; ceux qui savent, savent tous de la même manière, et cela, attendu que la même chose, faite semblablement aujourd'hui et autrefois, ne devient pas contraire à ce qu'elle était, mais elle est constamment semblable à elle-même et n'a pas besoin d'opportunité. Mais la médecine ne fait pas la même chose maintenant et l'instant d'après ; chez le même individu, elle fait des choses opposées, et ces actions sont elles-mêmes opposées l'une à l'autre. Par exemple, les purgatifs n'amènent pas toujours l'évacuation intestinale; de plus, les purgatifs ont une double action, et même ils ne se comportent pas toujours comme contraires des resserrants. » (*Lieux dans l'homme,* 41.)

(3) Autre commentaire également cnidien (*Affections,* 13) sur la troisième proposition du premier aphorisme: « Parmi les maladies, les aiguës sont, à vrai dire, celles qui tuent le plus vite le plus de monde et qui sont les plus douloureuses; elles réclament le plus de précautions et le traitement le plus rigoureux (Cf. *Aph.*, I, 6); celui qui les traite ne doit ajouter de son fait aucun mal à celui que cause la maladie, car ce mal-là est déjà bien assez grand; le médecin doit, au contraire, y apporter tout le bien qu'il peut faire. Si le médecin traite bien, mais si le malade est vaincu par la gravité de la maladie, la faute n'en est certes pas au médecin; si le médecin ne traite pas bien et s'il méconnaît le mal, et que le patient soit vaincu par la maladie, ce sera la faute du médecin. »

puisque vingt-trois siècles ont accumulé les faits, multiplié les doctrines et étendu dans tous les sens le domaine où doivent s'exercer l'observation et le raisonnement. Que de choses à apprendre, mais aussi que de choses à oublier, et quel rare discernement réclame un tel partage! Cependant on trouve encore trop long le temps exigé pour ces études, et trop de médecins, aussitôt qu'ils tiennent entre leurs mains le diplôme tant souhaité, oubliant l'aphorisme d'Hippocrate, laissent de côté les livres, recherchent la clientèle, moins pour y trouver un accroissement d'instruction solide et profitable, moins pour entretenir la culture de l'esprit, que pour effacer leurs confrères et accroître leur propre fortune. Il faut, je le sais, que le médecin vive du malade, mais je sais aussi qu'il faut que le malade ne meure pas du médecin et n'ait pas à courir la chance de sa maladie et celle non moins redoutable de l'impéritie, de l'inexpérience ou de la précipitation de son médecin.

L'occasion est prompte à s'échapper. Saisir le moment opportun est un précepte sur lequel Hippocrate revient sans cesse, tant l'ont frappé les terribles conséquences des heures perdues et l'impérieuse urgence du moment qui s'enfuit (1). Il n'est que trop facile de comprendre l'importance de ce précepte, pour peu qu'on réfléchisse à tous les désastres qu'entraînent la négligence du malade ou celle du médecin.

(1) Littré, t. IV, p. 442. Voyez aussi sur les opportunités en médecine, opportunités dont les unes sont pressantes et dont les autres consistent à choisir dans le temps le moment convenable, *Maladies*, I, 5. — Voici une raison théorique de l'urgence qu'il y a à saisir l'occasion, et par conséquent de faire de fréquentes visites: « Ce qui est dans les humeurs est instable et se change aisément par la nature et le hasard. Les choses non aperçues prennent les devants et causent la mort faute des soins nécessaires. Il est difficile de triompher de ce qui vient à la fois, plus facile de dominer ce qui se succède. » — (*Bienséance*, 13. Voy. aussi 2, où il est dit que le médecin doit être bien disposé pour saisir l'opportunité.) — On attachait une telle importance à ne pas manquer l'occasion qu'un médecin hippocratique (*Préceptes*, 4) va jusqu'à recommander à ses confrères de négliger le soin de ses honoraires, plutôt que de s'exposer à la moindre perte de temps en discutant avec le malade. « La médecine est un art où la mesure est difficile à saisir (voy. *Aph.*, I, 1); celui qui le sait a un point fixe, il comprend en même temps les réalités et les non-réalités dont la connaissance constitue la mesure en médecine. » (*Lieux dans l'homme*, 44.)

Que de fois ne pourrait-on pas écarter les coups de la mort!
que de fois du moins ne pourrait-on pas, en gravant dans sa mémoire les paroles du vieillard de Cos, ajouter quelques heures à
des jours fatalement comptés! Quelle cruelle responsabilité pour
ceux qui assistent le malade, s'ils laissent passer le moment opportun! quels remords pour un médecin si, par sa faute, il arrive
trop tard! quelle déplorable vanité de la part de ce même médecin, s'il aime à se vanter d'avoir tant de malades qu'il ne sait
comment courir aux plus pressés! et s'il arrive, comme dans les
Ménechmes de Plaute, tout effaré, disant qu'il vient de remettre
la jambe à Esculape et le bras à Apollon! Combien au contraire
est sage cette belle parole de Celse : que le meilleur praticien est
celui qui ne perd jamais de vue ses clients!

Lorsqu'on prend pour règle d'interpréter les divers passages
de la Collection hippocratique les uns par les autres, il est bien
rare que, de cette confrontation, il ne jaillisse pas des lumières
inattendues. Ainsi le début du livre des *Préceptes* (§ 1) : « Dans
le temps est l'occasion, et dans l'occasion un temps bref; la guérison se fait dans le temps, parfois aussi dans l'occasion. Celui
qui sait cela doit, pour pratiquer la médecine, s'attacher non pas
d'abord à un raisonnement probable, mais à une expérience raisonnée. » Ce début, dis-je, a beaucoup embarrassé les anciens et
les modernes commentateurs (1); tout s'éclaircit vite si l'on rapproche de cette proposition, un peu sophistique dans les formes,
la proposition si concise, mais si claire, du premier *aphorisme*,
et si l'on y ajoute les réflexions suivantes tirées des mêmes *Préceptes* : Il y a des maladies pour lesquelles le temps ne fait pas
défaut ; « il y en a d'autres qui ne présentent qu'une occasion à
peine saisissable, de telle sorte que c'est par une longue et
minutieuse observation, mais non par un raisonnement *à priori*,
qu'on peut distinguer le temps de l'occasion. Car il arrive trop
souvent que la force de la maladie ne paraît pas suffisante pour
tuer le malade, s'il ne s'y joint l'inexpérience du médecin (2). »

(1) Voyez dans les notes 1 et 2 (t. IX, p. 250-251) de M. Littré, les *gloses* que
j'ai découvertes sur ce passage, et page 200 de mes *Notices et extraits des manuscrits médicaux.*

(2) *Préceptes*, 1.

« L'affirmation en paroles est glissante et faillible ; il n'y a de
solide que ce qui s'opère par démonstration d'œuvre : c'est à
quoi il faut se tenir et s'attacher sans réserve, si l'on veut obtenir
cette aptitude facile et sûre que nous nommons *médecine*. Le
raisonnement est louable s'il prend son point de départ dans
l'occurrence et s'il conduit la déduction d'après les phénomènes.
L'intelligence qui part, non d'une direction manifeste, mais d'une
construction probable, erre souvent dans une condition sans
issue et douloureuse (1). »

Qu'en pensent nos médecins philosophes, et qu'en disent nos
médecins cliniciens ?

Hippocrate montre un sens médical exquis, lorsqu'il avance
que les bons médecins se distinguent surtout des mauvais dans
le traitement des maladies aiguës qui sont les plus meurtrières,
et de celles où l'occasion d'agir avec succès est la plus fugitive.
Le public n'est pas juge du mérite de pareilles cures, et ne comprend pas ce qu'il faut d'expérience, de sang-froid et d'à-propos
pour bien diriger le traitement de telles maladies (2). Il entend
tous les médecins parler des mêmes remèdes, et, ne sachant pas
reconnaître ni le moment opportun ni le meilleur mode d'administration, il suppose que les bons médecins n'en savent pas plus
que les mauvais, et, par conséquent, il tient la médecine pour
aussi vaine et aussi hasardeuse que la science des augures où
chacun interprète à sa fantaisie le vol des oiseaux ou le sens des
oracles (3).

L'expérience est trompeuse, le raisonnement est difficile. Il
ne faut pas avoir longtemps réfléchi sur la mobilité des actes
vitaux, sur les différences que présente une même maladie, sur
les nuances infinies des tempéraments, sur la variabilité des
milieux, sur la multitude des causes et la diversité de leurs
actions, pour apprécier toute la justesse de ces deux propositions.

Ajoutez à ces raisons que le médecin n'est pas toujours appelé
ni dans les mêmes circonstances, ni au même moment de la
maladie, de sorte que l'expérience d'hier ne peut pas servir au-

(1) *Préceptes*, 1 et 2.
(2) Voyez plus haut, p. 99, note 3, et p. 100-101.
(3) *Régime dans les maladies aiguës*, 2 et 3.

jourd'hui, à moins que le discernement le plus subtil et le plus pénétrant ne vienne corriger les dissemblances et chercher à égaliser les situations. C'est là la confirmation et le meilleur commentaire rectificatif de l'aphorisme moderne : *Ars medica tota in observationibus.*

Cela est si vrai, que les bons médecins eux-mêmes se laissent, au dire d'Hippocrate, tromper, égarer et embarrasser par les ressemblances dans les maladies, ressemblances plus apparentes que réelles (1).

Terminons par un passage du traité, probablement cnidien, *Des lieux dans l'homme* (§ 46), où la toute-puissance de la médecine est démontrée par une image saisissante :

« Il me semble que la médecine, j'entends celle qui est arrivée à ce point d'apprendre à connaître le caractère des maladies et à saisir l'occasion, est inventée tout entière ; en effet, celui qui sait ainsi la médecine n'attend rien de la fortune, mais il réussira, qu'il ait ou non la fortune avec lui (Cf. *De l'art*, 4). La médecine tout entière est fortement assise, et les plus belles découvertes dont elle peut disposer ne paraissent pas avoir besoin de la fortune, car la fortune est indépendante, ne se laisse pas commander et ne se rend pas au désir de l'homme ; la science, au contraire, se laisse commander ; elle mène à d'heureux résultats, lorsque celui qui sait veut s'en servir ; après cela, quel besoin la médecine a-t-elle de la fortune ? S'il existe des remèdes qui aient une action évidente contre les maladies, ainsi que je le pense, les remèdes n'ont rien à attendre de la fortune pour procurer la santé, puisqu'ils sont remèdes. Mais s'il est utile d'avoir le concours de la fortune quand on les administre, ils n'ont pas plus d'action pour rendre la santé que ce qui, n'étant pas remède, a pour soi la fortune. »

Dans Hippocrate, l'anatomie, qu'elle soit exacte ou d'invention, cela n'importe pas en ce moment, a une tendance pratique que j'ai cherché à mettre en relief par des exemples nombreux tirés, soit des traités de médecine, soit des traités de chirurgie. En d'autres termes, l'anatomie n'est plus une science d'occasion,

(1) *Épid.*, VI, VIII, 26.

comme dans Homère, et n'est pas encore un domaine de l'histoire naturelle ou de la biologie, comme chez les Alexandrins ou chez Galien ; ce n'est, à cette époque, qu'un instrument fort imparfait de la médecine pratique. Nous devons cependant remarquer que l'anatomie comparée n'est [pas tout à fait étrangère aux hippocratistes; on en trouve des traces à propos du cerveau, du gros intestin et du cœur (1).

C'est surtout par l'étude des fractures et des luxations que, dans Hippocrate, l'anatomie a fait des progrès (2); et comme il est assez difficile d'avoir des idées préconçues sur les os, sur la nature et sur l'étendue des mouvements, sur les modifications que ces mouvements peuvent subir en raison des accidents ou des maladies dont ils deviennent le siége, la physiologie des membres est déjà fort avancée, et l'invasion des hypothèses n'a pas altéré le résultat d'observations anatomiques très-précises. Le reste de la physiologie ne vaut guère mieux, malgré quelques notables différences, dans Hippocrate que dans les philosophes; nous la retrouverons tout à l'heure intimement unie à la pathologie générale. Loin de se réformer, cette physiologie a pris pleine et entière possession de l'erreur; mais nous lisons dans la Collection hippocratique une proposition fondamentale et qui doit faire excuser bien des fautes et bien des omissions, puisqu'elle est précisément la base de tous nos jugements pour Hippocrate et pour ses successeurs : cette proposition, c'est que la pathologie n'est rien autre chose qu'une portion de la physio-

(1) Voyez la savante et très-instructive dissertation du professeur Hirsch, de Berlin : *Commentatio historico-medica de Collectionis hippocraticae auctorum Anatomia qualis fuerit et quantum ad Pathologiam eorum valuerit.* Berol., 1864, in-4.

(2) L'anatomie des os, telle qu'elle semble apparaître tout d'un coup et en bloc, pour ainsi dire, dans Hippocrate, n'a, ce semble, d'autres antécédents que la nomenclature homérique ; mais la critique historique ne nous permet pas d'admettre un développement aussi spontané; les intermédiaires nous échappent, il est vrai, toutefois ils ont existé : ainsi on surprend l'auteur du traité *Des fractures* (1, 2, 3) en disposition de blâmer ses contemporains ou ses devanciers à cause de leurs opinions erronées sur l'anatomie des os et la structure des membres. — Voyez aussi, pour quelques points d'anatomie descriptive, pour l'anatomie dans les rapports avec les fluxions et pour la formation des parties, *Lieux dans l'homme*, 5, 6, 7, 8; le traité probablement cnidien *Des glandes* et celui *Des chairs*.

logie, et qu'il faut connaître l'homme sain et tout l'ensemble des choses pour bien traiter l'homme malade (1).

Le mot même de *nature*, appliqué à ce que nous appelons anatomie (2), montre la différence qui sépare les anciens des modernes. La connaissance du corps n'est point pour eux une question d'histoire naturelle ni une question de description, mais une question d'organisme où tout se tient : les parties, leurs fonctions et leurs maladies. Là où nous avons deux mots: *anatomie* et *physiologie*, ils n'en ont qu'un : φύσις, *nature*. Il n'y a pour l'école de Cnide, pas plus que pour l'école de Cos, ni anatomie ni physiologie pour elles-mêmes, mais une nature qui résulte de parties et de fonctions, et dont l'étude est subordonnée à celle de la pathologie interne et externe.

(1) *Anc. médec.*, 20. — Cf. *Régime*, I, 2 ; *Lieux dans l'homme*, 2.

(2) Le mot ἀνατομή, anatomie, ne se trouve même pas dans la Collection, sauf en tête d'un des traités les plus apocryphes; partout ailleurs on se sert de φύσις, *nature*.

IV

SOMMAIRE : Quel est le caractère de la pathologie générale (étiologie, sémiologie, thérapeutique) dans Hippocrate. — Dans quels écrits il faut en chercher les principes et les applications. — Ce qu'il faut penser du naturisme d'Hippocrate et du naturisme en général. — Sentiment de Galien sur ce sujet.

MESSIEURS,

On doit chercher les principes de pathologie générale de l'école de Cos dans le I⁺ livre des *Prorrhétiques*, surtout dans le *Pronostic* et peut-être dans les *Humeurs* (1) ; la pathologie spéciale dans les *Épidémies*, la thérapeutique et la diététique dans le *Régime des maladies aiguës ;* enfin, pour l'étiologie, je renverrais au traité *Des airs, des eaux et des lieux*, si je n'avais les plus grands doutes sur l'origine de cet ouvrage, où je surprends, à côté de belles observations sur l'influence des milieux et de considérations élevées sur les rapports du physique et du moral, une théorie des fluxions qui se rapproche beaucoup de celle des Cnidiens (voy. sixième leçon), sans compter une multiplicité d'espèces morbides, de nombreuses explications physiques ou physiologiques qui sont étrangères aux Hippocratistes (2).

(1) Pour peu qu'on veuille parcourir dans mon édition les *Aphorismes* et les *Coaques* (voyez pour les rapports des *Coaques* avec le *Pronostic*, p. LXXXV de mon Introduction aux *Œuvres choisies d'Hippocrate*), on se convaincra, en considérant les nombreux passages parallèles que j'ai indiqués pour presque toutes les sentences, d'après les autres traités de la Collection, que ces deux écrits doivent être rangés dans la catégorie des résumés et des compilations ; tous deux sont destinés à présenter, mais à des points de vue différents, l'ensemble de la pathologie. — Les *Aphorismes* sont *hippocratiques* dans leur ensemble, mais je crois qu'ils ont été interpolés à l'aide de divers passages tirés de livres cnidiens et d'autres sources.

(2) Il faut encore remarquer que la théorie du *causus* (espèce de la fièvre pseudo-continue) est la même dans ce traité et dans l'*Appendice au Régime dans les maladies aiguës.*

C'est dans le Ier livre des *Prorrhétiques* qu'on rencontre la plus ancienne sémiologie, et dans le livre des *Humeurs* qu'on trouve les propositions fondamentales sur les mouvements spontanés ou provoqués des liquides du corps humain, sur leur coction, sur les crises, enfin sur l'influence soit favorable, soit nuisible que les saisons antécédentes, aussi bien que les saisons actuelles, exercent dans l'organisme par l'état où elles mettent ces mêmes humeurs.

« Hippocrate se propose, dans le *Pronostic*, de discourir sur les maladies aiguës, non pas sur toutes indistinctement, mais sur celles-là seulement qui sont accompagnées de fièvre ; car il y a des maladies aiguës qui ne sont pas nécessairement accompagnées de fièvre : telles sont l'apoplexie, l'épilepsie, le tétanos. — Si l'on objectait qu'il s'est occupé aussi des maladies chroniques, puisqu'il a parlé de l'hydropisie, des empyèmes et des affections de la rate, qui sont certainement des maladies chroniques, on répondrait à cela que cette digression même montre avec quel soin il a traité des maladies aiguës ; car il n'étudie pas les maladies chroniques pour elles-mêmes, mais comme étant la suite d'un état aigu (1). » Voilà une vue générale sur le *Pronostic* qui est vraie et qu'il faut compléter par quelques autres réflexions.

Hippocrate nous découvre, dès le début du *Pronostic*, comment il a envisagé l'étude des maladies aiguës : elle consiste, pour lui, à deviner les circonstances passées (2), à pénétrer les faits présents, et, par suite, à prévoir les phénomènes à venir, dans le but de diriger le traitement avec plus de sûreté (3) : c'est ce qu'il appelle la *prévision*, la *prescience* (πρόνοια), ou, comme on

---

(1) Etienne le Philosophe, in *Progn. Hipp. Comm.*, dans les *Scholia in Hipp. et Gal.*, éd. de Dietz, t. I, p. 54 suiv. Parmi les modernes, c'est M. Ermerins qui, dans une dissertation spéciale, a le premier et le mieux montré le caractère prognostique de la pathologie d'Hippocrate.

(2) Les Hippocratistes ne dédaignent pas, quoiqu'ils y mettent beaucoup de réserve, d'interroger soit le malade, soit les assistants, pour s'éclairer sur la maladie. Voy. par ex. *Aph.* I, 1 ; *Préceptes*, 2. — Quant aux soins à donner aux malades, ils aiment mieux les confier à un élève déjà exercé qu'aux parents ou aux serviteurs.

(3) Cf. aussi *Épidémies*, I, 5.

traduit généralement, la *prognose*, qui embrassait l'étude des signes dans toute sa généralité.

Presque absolument privé des lumières fournies par l'anatomie et la physiologie normales ou pathologiques, Hippocrate considérait la maladie comme indépendante de l'organe qu'elle affecte ou des formes qu'elle revêt, et s'attachait particulièrement à en suivre la marche, le développement et la terminaison. Néanmoins, comprenant tout aussi bien que les médecins modernes la nécessité d'établir certaines règles fixes à l'aide desquelles il lui fût possible de prévoir la succession des phénomènes et l'issue définitive, et de trouver des indications certaines pour régler le traitement; mais ne pouvant arriver à tous ces résultats par la considération des symptômes propres à chaque maladie, c'est-à-dire de l'état fonctionnel et anatomico-pathologique des organes qu'il n'avait pas l'art d'interroger, il porta toute son attention vers l'étude des conditions générales de la vie, vers l'observation minutieuse et tout empirique des phénomènes morbides qui sont ordinairement considérés non pas comme des existences nouvelles, mais comme des exagérations ou des perversions des phénomènes physiologiques. L'observation de ces phénomènes morbides du présent ne pouvant être utilisée au profit du diagnostic local, lequel consiste à déterminer la nature, le siége et l'étendue de la maladie (1), elle servit uniquement et de toute nécessité à éclairer sur l'état à venir, sur la marche de la maladie, sur son plus ou moins de gravité, sur le temps et le mode de solution, et, par suite, à faire prendre telle ou telle mesure pour s'opposer aux accidents prévus ou pour les diriger. C'est là ce qui constituait en réalité le dogmatisme de l'école de Cos.

Quand un élève de l'école de Cos avait bien étudié l'urine, les selles, les sueurs, les crachats, la respiration, la matière des vo-

---

(1) N'oublions pas cependant de faire remarquer deux exceptions qui sont comme des échappées instinctives vers le diagnostic local: la respiration fréquente indique un travail morbide ou une inflammation dans les régions sus-diaphragmatiques (*Pronostic*, 5); il faut se mettre en garde, lorsqu'on examine les urines, contre l'état de la vessie, qui, malade, peut donner aux urines les caractères que ce liquide offre dans certaines affections aiguës (*ibid.*, 12).

missements ou des déjections alvines, le sommeil, les traits du visage, la manière de se coucher, les mouvements des mains, l'état de l'hypochondre, la température du corps, les dépôts critiques, peu lui importait de savoir précisément en quoi consistait le mal et quel en était le siége, le siége précis. Cependant il y avait bien quelques grandes divisions : les fièvres, les affections de poitrine en général, la pneumonie en particulier, et les empyèmes; les affections du foie, de la vessie, de l'oreille, de la tête, du pharynx. Les dernières phrases du *Pronostic* ne laissent aucun doute sur le peu d'étendue et de complication du cadre nosologique des Hippocratistes : « Ne demandez le nom d'aucune maladie qui ne se trouve pas inscrit dans ce livre ; car toutes les maladies qui se jugent dans les mêmes périodes que celles qui ont été indiquées tout à l'heure, vous les reconnaîtrez aux mêmes signes. Or, dans quelque année et dans quelque saison que ce soit, les bons signes annoncent le bien et les mauvais le mal. »

Si nous nous arrêtions, Messieurs, à ces considérations, nous n'aurions pas l'entière compréhension de la pathologie d'Hippocrate ; outre ces traits généraux qui dominent ses écrits, il y en a un particulier et qui achève de leur donner la véritable physionomie sous laquelle l'histoire doit les présenter : ce n'est pas sur toutes les maladies aiguës, mais plus particulièrement sur une certaine classe de ces maladies que portent les observations du médecin de Cos. M. Littré a *découvert* la fièvre pseudo-continue ou rémittente dans les *Épidémies* où personne ne la soupçonnait ; de mon côté j'ai appelé votre attention sur ce fait capital, que la manière dont les élèves de l'école de Cos ont envisagé la médecine résulte en grande partie de la considération à peu près exclusive du caractère spécial qui domine le règne pathologique dans le milieu où les hippocratistes ont exercé. En effet, la grande maladie de la Grèce (îles et continent), celle qui met son empreinte sur presque toutes les autres affections, c'est cette fièvre rémittente ou pseudo-continue ; il n'y a, pour ainsi dire, pas un traité (1) sorti de l'école de Cos qui n'en pro-

(1) Par exemple, on retrouve dans les *Humeurs* (voy. § 4), et dans les livres II, IV et suivants des *Épidémies*, des notes prises sur la fièvre pseudo-continue.

duise quelques-uns des traits; pas un où l'esprit de l'auteur ne soit dirigé de ce côté.

Si l'on se place à ce point de vue pour étudier le traité *Du pronostic* et celui *Du régime dans les maladies aiguës*, on est aussitôt frappé de la justesse de ces observations, on découvre dans ces deux traités un sens qui échappe nécessairement quand on veut les considérer comme nos traités ordinaires de sémiologie ou de thérapeutique, et même on peut surprendre la main des interpolateurs qui glissent çà et là, surtout dans le *Pronostic*, quelques mots disparates pour *compléter* ces traités, comme un maçon qui s'aviserait d'ajuster quelques pans de murs à l'œuvre achevée, mais incomprise, d'un habile architecte. A vrai dire, il n'y a point de traités généraux dans les écrits qui appartiennent à l'école de Cos; ce sont des cliniques ou des monographies rédigées à un point de vue particulier; or, c'est là précisément ce qui en fait la valeur et ce qui nous les rend si précieux.

Au milieu des propositions qui semblent embrasser l'universalité des maladies aiguës, vous trouvez presque toujours un regard vers la fièvre rémittente : ainsi l'auteur du *Pronostic* parle-t-il, à propos de l'abdomen, des symptômes ou des états pathologiques (hydropisie, ictère) qui semblent dépendre d'affections toutes locales, c'est encore cette fièvre qu'il a dans la pensée, car cette fièvre se complique souvent de désordres du côté de l'abdomen quand elle se prolonge, et elle devait se prolonger par suite de l'insuffisance du traitement; s'il parle de crises simples ou de dépôts critiques gangréneux, il ne faut pas juger cette question d'après la pathologie de l'Occident, mais d'après le résultat des observations sérieusement faites dans les pays chauds marécageux (1). Tout cela nous vous l'avons prouvé en examinant comparativement la clinique moderne des pays chauds avec celle des hippocratistes.

Maintenant, quelle idée doit-on se faire des livres I et III des *Épidémies?*

(1) La place qu'occupent les empyèmes et les abcès de foie dans cette pathologie générale, qui devient ainsi presque une pathologie spéciale, tient à la fréquence de ces affections dans les pays chauds.

Si l'on considère qu'Hippocrate range sous le nom d'*épidémies* les maladies annuelles produites par l'intempérie des saisons, on sera porté à regarder le mot *épidémie* comme synonyme de ce que nous entendons aujourd'hui par *constitution médicale saisonnière* pendant laquelle règnent, sur une foule d'individus, des maladies ordinaires, mais qui alors revêtent toutes un caractère général plus ou moins tranché, tandis que le nom d'*épidémie* proprement dit est réservé à une époque pendant laquelle règne une maladie accidentelle, tenant à des causes générales indépendantes des localités, sévissant sur un grand nombre d'individus à la fois, qu'elle affecte de la même manière, fidèlement représentée par chaque malade en particulier dans sa marche générale, se montrant sous une forme presque toujours identique, ordinairement grave, souvent nouvelle, ou, si c'est une maladie ordinaire, présentant un caractère spécial dont le traitement est la meilleure pierre de touche. La quatrième constitution renferme la description de maladies qui, par quelques points, se rapprochent des épidémies, telles que nous les entendons aujourd'hui, toutefois ce ne sont pas là encore de vraies épidémies.

Dans la description des constitutions, Hippocrate se contente d'être un narrateur, un historien exact et précis ; il raconte, mais il n'explique pas ; il signale la cause, mais ne recherche point la manière dont elle agit, et ne va pas, comme ailleurs, invoquer des théories humorales pour combler la lacune qui existe entre les causes et leurs effets. Dans les *Épidémies*, l'étiologie est à l'état d'observation pure et simple, et c'est précisément ce caractère qui fait le grand mérite du livre et qui le met à l'abri de toutes les attaques.

Un mot sur les *observations* achèvera de nous faire connaître les caractères de la pathologie spéciale d'Hippocrate : le but principal des *observations* qui sont rassemblées dans les *Épidémies*, c'est d'enseigner la *marche* des maladies, de faire connaître avec précision les paroxysmes et leurs périodes, les crises, que ces crises procurent la guérison ou qu'elles entraînent la mort. Aussi, dans l'énumération des symptômes, Hippocrate ne procède pas d'après un ordre rigoureux ; il ne les suit pas toujours depuis le commencement jusqu'à la terminaison ; ou plutôt ce n'est pas des *symptômes* qu'il s'occupe, mais des *signes*, c'est-à-dire des phénomènes qui portent avec eux une sorte de décision médicale ou d'enseignement pratique. Cette méthode ressort tout naturellement des principes posés vers la fin du *Pronostic*.

Le traité *Du régime des maladies aiguës* est un livre de polémique et de doctrine. La polémique est dirigée d'abord contre les Cnidiens, qui usent de trop de médicaments dans les maladies aiguës, et qui parlent en général des maladies comme en pourraient parler les gens du monde; car, se bornant à décrire minutieusement chaque symptôme, ils font une maladie de presque chacun de ces symptômes, tandis qu'ils ignorent ce que le médecin doit connaître en étudiant la maladie et non en interrogeant le malade ou les assistants; — en second lieu, contre les anciens, qui ignoraient le régime des maladies aiguës.

La partie dogmatique du livre comprend l'exposé des principes qui doivent servir à régler ce régime, et en particulier l'emploi de la ptisane, ou crème d'orge, dans les maladies aiguës, celles que les Hippocratistes ont principalement traitées par le régime, mot qui avait même dans Hippocrate un sens beaucoup plus large qu'aujourd'hui (1).

Ces principes sont d'éviter les changements brusques, de se mettre en garde contre les écarts de régime, qui entraînent surtout du danger quand le mal a déjà quelques jours de durée; enfin, de distinguer les espèces de faiblesses : l'une tient à la vacuité des vaisseaux, il faut nourrir; l'autre à une irritation, il faut faire diète.

Broussais était de beaucoup en arrière sur Hippocrate.

Le traité *Du régime* n'est qu'un fragment d'un travail plus

---

(1) L'auteur (cnidien) du traité *Des affections* (47-60) a étudié par le détail les propriétés des substances alimentaires. Les doctrines de ce traité complètent et ne contredisent pas celles du IIᵉ livre du *Régime*; mais, dans ces deux ouvrages, l'hygiène est considérée à peu près comme dans nos traités, c'est-à-dire d'une façon générale et pas du tout au point de vue restreint des Hippocratistes, c'est-à-dire au point de vue des maladies aiguës.

étendu sur la diététique et la pharmacologie des maladies aiguës (1), mais ce fragment est un modèle de raisonnement;
l'auteur y montre un sens pratique et une profondeur de vues
qui en font un des plus grands livres de l'antiquité médicale.

Dans aucun des ouvrages qui peuvent être rapportés à Hippocrate lui-même, on ne rencontre un système complet d'étiologie
rationnelle (2) ; c'est dans un traité apocryphe, mais probablement hippocratique, dans celui *De la nature de l'homme* (§ 9),
qu'on trouve une page où sont groupés les deux ordres de causes
qui paraissent avoir particulièrement attiré l'attention des Asclépiades de Cos.

« Les maladies naissent, les unes du régime, les autres de
l'air que nous introduisons en nous et qui nous fait vivre. On reconnaîtra de la manière suivante l'une et l'autre espèce de maladies: quand plusieurs individus sont attaqués en même temps
par une même maladie, il faut penser que la cause est commune, et qu'elle tient à quelque chose dont tout le monde use:
ce quelque chose, c'est l'air que nous respirons. Car il est évident
que le régime particulier de chacun ne saurait être la cause
d'une maladie qui s'étend sur les jeunes, sur les vieux, sur les
hommes et sur les femmes, sur ceux qui boivent du vin, sur
ceux qui boivent de l'eau, sur ceux qui mangent du gâteau

---

(1) Dans les temps modernes, les deux ouvrages qui rappellent le mieux ce
traité d'Hippocrate sont: l'*Hygiène thérapeutique* de Ribes, et surtout l'*Hygiène
alimentaire des malades* de M. Fonssagrives.

(2) Dans l'*Ancienne médecine*, toutes les maladies sont expliquées par le régime:
et cela paraît être aussi l'opinion de l'auteur du *Régime dans les maladies aiguës*.
Dans le IIIᵉ livre du *Régime*, les aliments et les exercices jouent également un grand
rôle dans l'étiologie. — Dans celui *Des airs*, l'auteur, très-paradoxal, les place
toutes sous l'empire de l'air, qui agit, soit dans sa totalité pour produire les pestes,
soit partiellement, en entrant dans le corps avec les aliments pour engendrer les
affections sporadiques. Il est difficile de rapporter aux mêmes auteurs des explications aussi différentes! — Il y a également, dans les §§ 22 et 23 de l'*Ancienne
médecine*, d'étranges propositions sur l'influence des organes creux et de l'air intérieur qui les remplit pour la production des maladies. Cette étiologie fantastique,
en opposition si manifeste avec le reste du traité, où tout s'enchaîne, me semble
interpolée. C'est une question à reprendre. — Je me suis expliqué un peu plus haut
(p. 107) sur le traité *Des airs, des eaux et des lieux.*

d'orge, sur ceux qui mangent du pain de froment, sur ceux qui se fatiguent beaucoup, sur ceux qui se fatiguent peu. On ne saurait donc s'en prendre au régime, puisque tant d'individus qui en suivent d'opposés sont atteints de la même maladie : il est manifeste que la cause doit en être recherchée dans l'air que nous respirons et qui, manifestement aussi, laisse échapper quelque *exhalaison de matières morbifiques qu'il contient.* Au contraire, lorsque, dans le même temps, il naît des maladies de toute espèce, il est évident que le régime est la cause individuelle de chacune d'elles, qu'il faut instituer un traitement opposé à la cause apparente de la maladie, et changer le régime (1). »

Nous ne quitterons pas la pathologie générale sans présenter quelques réflexions sur la *nature médicatrice,* ou *naturisme.*

D'abord, qu'est-ce que la nature ? Chez Hippocrate, ce mot est pris dans des sens divers :

1 Dans celui d'*organisme* (assemblage des fonctions et des organes) doué de mouvements vitaux qui s'exercent, soit pour le maintien de la santé, soit pour la production des phénomènes morbides. — Quel est le point initial de ces mouvements? Cela n'est dit clairement nulle part, et nulle part non plus je ne trouve la mention d'un *principe vital* (2). Au contraire, dans l'organisme, tout est commencement et fin, tout concourt et tout conspire ensemble. Je vois seulement qu'au traité *Des semaines* (§ 32) la vie est comparée à une flamme qui s'allume, oscille et s'éteint (3).

2° La nature est encore l'*ensemble des choses extra-humaines,* l'*univers.* De sorte que la pathologie est étudiée tantôt dans ses

---

(1) C'est dans ce traité qu'est proclamé et défendu le principe de la guérison des maladies par leurs contraires. — Quoique cette même doctrine prévale aussi dans le traité *Des lieux dans l'homme,* on y lit cependant (§ 42) une proposition sur la guérison des semblables par les semblables dont les homœopathes se sont emparés bien à tort pour appuyer leur système, car les points de vue sont fort différents.

(2) Ni dans les ὁρμῶντα (*impetum facientia;* Épid. VI, viii, 7), ni dans cette phrase des *Préceptes,* 1, phrase isdée, sans conséquence médicale, et se rapportant, au contraire, à la psychologie : « Il faut croire que la nature est mue et enseignée par les choses nombreuses et diverses, *sous l'action d'une force.* »

(3) Voy., sur la *production* de l'âme, *Épid.* VI, v, 2.

rapports avec la nature humaine, et tantôt dans ses rapports avec l'univers, ou les milieux cosmiques.

3° La nature signifie parfois le *naturel*, l'*instinct*. Les milieux agissent comme cause des maladies, ou pour l'entretien de l'organisme; l'instinct est le principe de certains actes conservateurs.

Quel est le rôle de la nature humaine, ou de l'organisme, dans la pathologie? Sur quoi se fonde tout le bruit qu'on fait à propos de la *nature médicatrice* dans Hippocrate? Sur deux textes assez obscurs, isolés, et qui ont donné lieu, dans l'antiquité, à des interprétations diverses. Voici ces deux textes :

Le premier passage est celui-ci : « *Les natures sont les médecins des maladies* (1). »

Suit une proposition qu'on a voulu présenter comme un commentaire : « *La nature trouve par elle-même, non par intelligence, et sans savoir, les voies et moyens. Exemples : clignements, offices de la langue, et autres actions de ce genre.* » Ici la nature, ce n'est pas le médecin des maladies, c'est l'instinct, c'est la spontanéité des mouvements pour un but (2) : cela est manifeste par un autre passage (3) où il est dit que *les natures n'ont, en rien, de maître pour les instruire.* — De cette notion d'histoire naturelle, ou de physique générale, à la *nature médicatrice*, il y a une différence considérable. D'ailleurs, cette proposition n'est pas propre à Hippocrate; elle se trouve déjà, presque sous la même forme, dans Épicharme. Enfin, et je ne dis pas cela pour les besoins de la cause, il semble évident que ces mots : *Les natures médecins des maladies*, sont tout simplement un titre marginal passé très-anciennement dans le texte et inscrit par un copiste qui n'aura pas plus compris que les commentateurs l'aphorisme : « La nature trouve par elle-même les voies et moyens. »

L'autre passage se lit dans le traité *De l'aliment*, § 15 : « *La nature suffit en tout, pour tous.* »

La suite du texte et le commentaire de Galien font voir que cette proposition si générale ne s'applique pas à la nature mé-

---

(1) *Épid.*, VI, v, 1.
(2) On peut remarquer une idée semblable dans *Régime*, I, 15.
(3) *Aliment*, 39.

dicatrice, mais à ce qui se fait contrairement ou conformément à la nature, c'est-à-dire avec ou sans opportunité, à temps ou à contre-temps.

De l'ensemble de la doctrine hippocratique sur le rôle de la nature, et même de deux ou trois propositions fort isolées et d'origine suspecte, il résulte tout autre chose que ce qu'on en a dit; jamais les auteurs hippocratiques n'ont prétendu que la nature suffisait à tout pour la guérison des maladies. Non-seulement ils ne l'ont jamais dit, mais ils ne l'ont pas laissé supposer. Ils appellent le médecin *desservant de l'art* et non pas *ministre de la nature* (1).

Asclépiade a prétendu dans l'antiquité, et les modernes ont répété avec lui, que la médecine d'Hippocrate était une médiation sur la mort, et qu'il n'avait pas de thérapeutique. Cela est faux. D'abord on trouve dans le *Pronostic*, dans le *Régime des maladies aiguës*, dans les *Épidémies* (surtout dans les livres réputés apocryphes), des traces manifestes d'une thérapeutique; en second lieu, on oublie que nous n'avons pas de traité vraiment hippocratique de pathologie spéciale, et que ceux que nous possédons sur la pathologie générale sont particulièrement consacrés à l'étude des symptômes, ou du pronostic, ou de l'étiologie, ou du régime proprement dit, de sorte que même n'y eût-il dans ces livres aucune mention de thérapeutique, on n'en pourrait pas conclure qu'Hippocrate restait spectateur inactif devant les malades. Dans les traités d'origine douteuse ou cnidienne, ce ne sont certes pas les médicaments et les médications qui font défaut (2).

Hippocrate dit, je ne l'ignore pas, que la nature, par ses tendances spontanées, nous indique la route à suivre pour expulser les humeurs nuisibles, mais il admet, en même temps, que la

---

(1) *Épid.*, I, 5.

(2) Voy. *Affections*, 45, sur l'utilité et la difficulté de la connaissance des médicaments; et, sur les procédés thérapeutiques, *Épid.*, VI, II, 1. — On lit dans le traité *De l'art*, 8 : « Si le mal est plus fort, *non pas que la nature*, mais que les instruments fournis par l'art ou par la nature, il ne faut pas espérer que le médecin en triomphera. » — Voyez aussi, page 99 et suiv., tout ce qui est rapporté sur la puissance de la médecine et sur l'insuffisance de la fortune.

nature se trompe et qu'il importe parfois de s'opposer à ses tendances (1). Il ajoute même qu'il ne faut ni trop se presser d'agir,
ni cesser d'agir, mais qu'on doit soutenir, aider la nature. Tout
en admettant les crises, il ne nie pas pour cela que la nature
agisse tantôt spontanément et tantôt aidée par le médecin pour
la délivrance du malade; encore reconnaît-il que, parfois, les
crises manquent, qu'elles sont incomplètes ou irrégulières.

Ce n'est pas Hippocrate qui est déraisonnable, ce sont ses in-
terprètes qui le travestissent au profit de leurs idées. Les bons
médecins croient tout ce que croit Hippocrate; cependant ils ne
croient pas à la guérison des maladies par les seuls efforts de la
nature. Quand on a étudié les effets physiologiques des médicaments et qu'on sait comment ces effets se changent en actions
thérapeutiques, il n'est plus possible de faire profession de foi de
naturisme.

Suivant les Hippocratistes, les opérations physiologiques ou
pathologiques résultent du mouvement de la vie; on n'admet
d'intervention ni extra-naturelle, ni extra-organique ; on ne reconnaît que l'action de la nature humaine, ou celle de la nature
universelle. Mais, comme la nature est inintelligente, comme elle
n'a pas de savoir, pas d'instituteur, cela est dit positivement
(voy. p. 115), on ne peut pas s'y fier, car elle fait mourir avec le
même aveuglement qu'elle fait naître et vivre.

Sans doute la nature travaille quelquefois à réparer le mal
qu'elle cause; mais elle y travaille comme conséquence d'un procès pathologique engagé et non en vue de la guérison. Ainsi
elle refait la peau divisée: cela est vrai, parce qu'une plaie est le
siége d'une transsudation plastique; mais elle refait la peau sans
se soucier des difformités que peut causer la cicatrice; et si elle

---

(1) *Humeurs*, 1 et 4. Au § 5, l'auteur recommande de considérer ce que produit
le bénéfice de la nature ou celui de l'art. — Sur la direction à donner aux dépôts
qui font fausse route, voy. *Épid.*, II, III, 8; VI, II, 7; *Pron.* 24 ; mon édit. d'Hippocrate, p. 175 et 588. — M. Bouchut, naturiste décidé, mais très-bon clinicien,
a remarqué (*Pathologie générale*, 2e éd. Paris, 1869) que la doctrine des crises doit
être interprétée dans le sens restreint qui lui est assigné ici; il pense en même
temps que cette doctrine *des crises* est aussi solidement établie que celle *des jours
critiques* est illusoire.

la refait ici, elle la défait là. Voyez plutôt les ulcères rongeants, les érosions fatales des membranes, ou même des parenchymes, au milieu d'une fièvre grave. Laissez faire la nature, elle crève l'intestin et enlève un malade en moins de quelques heures au milieu de la plus belle convalescence !

C'est vrai que la nature crée parfois une circulation collatérale ; mais c'est vrai aussi qu'elle arrête toute circulation en créant une embolie.

C'est vrai qu'elle expulse parfois les corps étrangers, et qu'elle résorbe un épanchement ; mais combien de fois elle conserve ces corps étrangers, et combien de fois elle transforme en pus l'épanchement séreux ! Un hippocratiste l'a dit : la nature fait le pour et le contre, elle est une et multiple (1).

Si parfois elle guérit un petit mal de tête par une grande épistaxis, combien de fois elle tue par une apoplexie, ou par la rupture d'un vaisseau ! Là où il faut un grand remède, elle reste inactive pour le bien, et n'agit que pour le mal ; là où le mal est sans conséquence, elle s'avise de le guérir.

Elle purge quand il ne faut pas, elle accumule les humeurs nuisibles quand il faudrait les évacuer. Suivez-la donc là où elle tend, dans une incoercible hémorrhagie, dans un vomissement incoercible, dans un choléra violent (2) !

Prenons donc la nature pour ce qu'elle est : pour une puissance aveugle qui obéit à des lois que nous ignorons en partie, mais à des lois qui s'enchaînent si bien les unes aux autres, qu'une action conduit à une autre action, tantôt bonne et tantôt funeste ; applaudissons-nous que, dans une longue suite de siècles, la réflexion, appuyée sur l'expérience, permette aux hommes de ne pas croire à la fatalité de ces lois, et leur laisse la liberté d'opposer la médecine à la nature.

Voilà la vérité sur le naturisme d'Hippocrate ; rien de plus, rien de moins. D'une doctrine sensée, qui a subi l'épreuve dé-

---

(1) *Aliment*, 17. C'est précisément dans le même traité qu'on veut trouver la nature médicatrice !

(2) On ne pourrait même pas invoquer la méthode substitutive comme preuve des tendances toujours salutaires de la nature.

cisive du temps et des hommes, on fait une doctrine ou fausse ou compromettante.

Même entre les mains de Galien, qui cependant prend à la lettre et tient pour authentique cette phrase si souvent invoquée : « La nature guérit les maladies », le *naturisme* laisse encore une grande place à l'intervention des médecins. En théorie, la nature est au premier rang; en pratique, la médecine dirige toutes ses opérations.

Voici le commentaire du médecin de Pergame sur le texte hippocratique :

« On s'imaginera peut-être que ce sentiment (*la nature guérit les maladies*) fait rejeter la médecine (1); il n'en est rien. Si quelqu'un donc disait qu'on peut éloigner la maladie par le moyen d'aliments salutaires donnés dans des moments et dans des proportions convenables, par des fomentations, des cataplasmes, des lavements, des saignées ou d'autres moyens semblables, ce ne serait pas avancer une fausseté; il serait également vrai de soutenir que les médecins guérissent et que la médecine contribue au rétablissement de la santé; mais de même qu'on peut avancer avec vérité que les médecins remédient au mal, il est également vrai de penser que la nature règle chaque chose pour la conservation de l'animal, et que c'est elle la première qui guérit, surtout quand elle se défait des humeurs nuisibles par quelque évacuation critique, par exemple par une sueur copieuse, par l'urine, par les vomissements ou les selles. Ainsi, comme la nature, le médecin et la médecine peuvent se dire également les instruments de la cure des maladies. La seule question est de savoir auquel d'entre eux on doit donner la première place, et qui l'on doit mettre dans le second rang, surtout parce que, d'autres choses qui contribuent à la guérison venant à s'ajouter, on doit assigner à chacune la place qui lui convient. Il nous plaît de dire que la nature guérit les maladies, mais on peut

(1) J'emprunte, en la modifiant un peu, la traduction abrégée de ce passage (*Comment.* V *in Epid.* VI, 1; t. XVII, p. 224-229), à M. Ravel, qui l'a inséré dans son excellente thèse intitulée : *Exposition des principes thérapeutiques de Galien* (Paris, 1849, in-4°).

prétendre avec vérité que la médecine, que le médecin, que ses aides, que l'ouverture de la veine et le flux de sang la guérissent aussi. Peut-être pourrait-on ajouter que le cuisinier qui apprête les aliments, l'artiste qui fait les instruments et celui qui prépare les remèdes, y contribuent chacun en quelque chose, puisqu'on se sert de ces artistes dans la préparation des agents thérapeutiques; cependant, dire qu'ils préparent les remèdes, ne serait pas s'exprimer avec autant de justesse et de précision que de dire qu'ils préparent les matériaux dont les médicaments sont composés; car les choses ne deviennent remèdes que par l'application faite dans le temps opportun : ainsi le vin, s'il est donné à propos, est un médicament; si, au contraire, on en fait boire au malade à contre-temps, de manière à occasionner la frénésie ou le délire, on ne peut plus l'appeler remède, mais cause de maladie. Quel est donc celui qui fait que la substance devient médicament? C'est celui qui trouve et saisit l'occasion. Et qui peut-il être si ce n'est un médecin ? Aussi le médecin est-il plus nécessaire au salut du malade que le vin qu'il ordonne, car le vin n'est utile que lorsqu'on le donne à propos et en quantité convenable; il dissipe la faiblesse. Or, le médecin connaît le temps et la manière de prescrire les remèdes, non pas seulement parce qu'il est un animal doué de raison, mais parce qu'il a appris l'art de distinguer ce qui est salutaire d'avec ce qui ne l'est point; s'il n'avait, en effet, cette connaissance qu'en qualité d'animal raisonnable, il est certain que tous les hommes seraient médecins. Il s'ensuit de là que l'art de la médecine, par sa dignité, est supérieur au médecin, puisque c'est le secours de l'art qui le met en état de dompter les maladies; et comme les instruments qu'il emploie le servent et le secondent, lui et son art, de même la médecine et le médecin servent et secondent la nature..... De là il paraît clairement combien la nature est au-dessus de tous les arts qui contribuent en quelque manière à la conservation et au rétablissement de la santé, puisque leur office consiste uniquement à lui fournir des matériaux qu'elle puisse employer, de la même façon que les autres arts subordonnés au médecin lui fournissent des matériaux. »

V

Sommaire : Exposition des principes de l'École de Cnide. — Chirurgie hippocratique. — Maladies des femmes. — Rapprochement entre la pathologie hippocratique et la pathologie moderne.

Messieurs,

C'est dans les écrits de Cos qu'on trouve *l'organisme* et *la maladie;* c'est dans les écrits des Cnidiens qu'il faut chercher *les organes* et *les maladies.* Je serai bref sur les Cnidiens (1), car il est difficile de résumer des ouvrages où domine la multitude des détails, où manquent trop souvent les vues d'ensemble. Cependant il y a une théorie, celle des fluxions, qu'il faut d'abord signaler en rappelant qu'elle est liée avec une angiologie toute d'invention (2). Indiquée seulement dans le Iᵉʳ livre *Des maladies* (I, 1), dans celui *Des affections* (18), cette théorie est exposée tout au long dans le traité *Des lieux dans l'homme;* elle sert d'explication à la plupart des nombreuses espèces de maladies qui sont décrites dans le Iᵉʳ et le IIᵉ livre *Des maladies* et dans celui *Des affections internes.* Ces maladies sont attribuées à des flux ordinairement de pituite, quelquefois de bile, plus rare-

_____

(1) Dans la préface du IIIᵉ vol. de son édit. d'Hippocrate, p. xii et suiv., M. Ermerins, résumant très-sommairement les doctrines contenues dans les écrits qui composent les divers groupes admis par lui, a divisé les ouvrages cnidiens en ouvrages contemporains d'Hippocrate et d'Euryphon, et en ouvrages récents, ou postérieurs à ces deux auteurs. L'idée me paraît juste, mais elle exigerait une démonstration que M. Ermerins indique à peine. De plus, comme je crois très-fermement, avec M. Littré, que la Collection hippocratique a été formée telle à peu près que nous la possédons, avant l'ouverture de la bibliothèque d'Alexandrie, la distance qui sépare les ouvrages anciens des plus récents n'est sans doute pas aussi grande (*multo post*) que le dit notre savant confrère, et doit être réduite à quelques années.

(2) Voy. pages 95 et 96.

ment de sang qui, partant de la tête, se portent sur diverses parties, par exemple : reins et vessie (1), poitrine (2), mâchoires et cou, hanches, ventre (3).

« Les médecins de Cnide, nous apprend Galien (4), décrivent dans les *Sentences, sept maladies de la bile;* un peu plus loin, ils ont distingué *douze maladies de la vessie ;* plus loin encore, *quatre maladies des reins.* Indépendamment des maladies de la vessie, ils ont signalé *quatre stranguries,* puis *trois tétanos, quatre ictères, trois phthisies.* Ils considéraient uniquement les variétés des corps, que beaucoup de causes modifient, et laissaient de côté la similitude des diathèses qu'observe Hippocrate, se servant, pour déterminer ces diathèses, de la méthode qui, seule, peut faire trouver le nombre des maladies. »

« Non-seulement, dit encore Galien, les médecins qui ont écrit les *Sentences cnidiennes* n'ont rien omis des accidents que les malades éprouvent, mais encore ils en ont décrit quelques-uns d'une manière beaucoup plus étendue qu'il ne convenait. Ce n'est pas l'objet de l'art de ne rien omettre des choses qui peuvent être connues, même du vulgaire. Ce n'est pas là le but du médecin, qui doit décrire tout ce qui est utile pour le traitement, de sorte qu'il lui faudra souvent ajouter certaines choses que le vulgaire ignore complétement, et en retrancher beaucoup que le vulgaire connaît, si elles ne paraissent pas devoir concourir à la fin que l'art se propose. »

Quand on ouvre les traités cnidiens qui se sont égarés dans la Collection hippocratique, on constate précisément la même manière d'envisager la pathologie, et les mêmes divisions, parfois même en plus grand nombre, et portant sur beaucoup plus de maladies (5). Il n'est donc pas étonnant de trouver à travers tant de descriptions d'heureux moyens de diagnostic (*bruit de*

---

(1) *Malad.,* II, 6.

(2) *Malad.,* II, 1, 6, 9.

(3) *Lieux dans l'homme,* 1, 9 et 10.

(4) *Comment.,* I, textes 4 et 7, *Sur le régime dans les maladies aiguës.*

(5) On peut voir, par exemple, dans le IIᵉ livre *Des maladies,* et dans les *Affections internes,* toutes les espèces de phthisies, de pneumonies, d'apoplexies, d'ictères, de maladies de la rate, des reins, d'hydropisies, d'empyèmes, d'hépatites.

frottement ou de cuir neuf, dans la pleurésie ; bruit du vinaigre qui bout, dans l'hydrothorax) ; des descriptions très-précises (*accidents dus aux pertes séminales ; angines couenneuses ou malignes ; affections scorbutiques*) ; des traitements singuliers (*porreaux pilés dans les narines de ceux qui ont perdu la parole ; infusions dans le poumon, ou du moins sur la glotte, pour provoquer par la toux l'évacuation des empyèmes*), ou rationnels (*incision des reins en cas de suppuration à la suite de calculs ; trépanation d'une côte pour évacuer les liquides épanchés dans la poitrine afin d'éviter la pénétration de l'air*), ou hardis et même téméraires (*ablation ou cautérisation des polypes ; ouvertures d'abcès de l'arrière-gorge ; trépanation pour certaines affections du cerveau*).

Chez les Cnidiens, à propos des affections de la rate et du foie, nous avons de nouveau rencontré, soit les complications de la fièvre pseudo-continue, soit des maladies idiopathiques, mais tenant directement au climat, aux régions où pratiquaient les Cnidiens à côté des Hippocratistes. Toutefois dans les ouvrages des Cnidiens, de ces médecins qui considéraient les maladies non dans leur ensemble, mais dans leurs détails, qui, en d'autres termes, tenaient pour des affections distinctes les divers états organo-pathologiques, tous les éléments qui constituent ou qui compliquent la fièvre pseudo-continue, hydropisies, ictères, phrenitis, lethargus, causus, sont présentés comme autant d'espèces morbides, de sorte que si nous n'avions que les ouvrages cnidiens, nous serions fort embarrassés pour reconstituer cette grande fièvre, ou plutôt son identité nous eût complétement échappé (1).

Hippocrate, dans le *Régime des maladies aiguës*, reproche aux Cnidiens de prodiguer les médicaments, et d'abuser du petit-lait ; il suffit, en effet, de parcourir les ouvrages que nous venons d'indiquer pour se convaincre de la justesse de ce reproche. Les formules sont très-nombreuses ; on prescrit une multitude de

---

(1) M. Ermerins (éd. d'Hipp., t. III, p. xi) pense, et, je crois, avec raison, que les Cnidiens, du moins les plus anciens, n'avaient pas l'habitude ni de donner des *observations* de maladies, ni de décrire des épidémies ; cela était opposé à leur façon de considérer la pathologie.

vomitifs et de purgatifs ; on répand à flots le petit-lait dans
le corps des malades, mais aussi bien pour les affections chroniques que pour les affections aiguës. Nous reverrons à Alexandrie cette ampleur démesurée, cette bigarrure des cadres nosologiques et cette polypharmacie un peu nauséabonde.

Enfin, il est un fait qu'il ne faut pas oublier de signaler, c'est
que plusieurs livres cnidiens, et en particulier le deuxième livre
Des maladies, ont plusieurs sentences portant sur des points
spéciaux et qui se retrouvent dans les *Aphorismes* : Exemples :
Dans l'apoplexie, si la fièvre ne survient pas, le malade succombe
dans les sept jours ; si elle survient, il guérit d'ordinaire. — Un
homme ivre pris de spasme meurt dans les trois jours si la fièvre
ne survient pas. — Si un tel parallélisme ne peut pas s'expliquer
par une tradition très-générale et répandue dans les deux écoles,
il faudra supposer, ou que les *Aphorismes* ne sont pas d'Hippocrate, et que l'auteur a puisé indistinctement dans les livres de
Cos et dans ceux de Cnide, ou qu'ils ont été interpolés. Une
nouvelle confirmation de ces doutes pourrait être également tirée
de l'examen des rapports nombreux qui existent entre la cinquième section des *Aphorismes* et les écrits sur les maladies des
femmes, écrits qui trahissent, en tant de circonstances, une
origine cnidienne.

Les livres de chirurgie, ceux qui sont consacrés aux accouchements et aux maladies des femmes, échappent, comme les
livres cnidiens, et pour les mêmes raisons, à toute espèce de
résumé. Voici toutefois quelques particularités relevées dans
divers traités (voyez aussi page 129, note 1): Faire saigner les
plaies récentes, pratique encore populaire et inutile quand il n'y
a ni venin ni poison ; — ne pas humecter ces plaies, si ce n'est
avec du vin ; — ne pas laisser le pus y séjourner ; — ramener
autant que possible les plaies rondes à une forme linéaire ; —
usage habituel des contre-ouvertures ; — un détail de mœurs :
chapitre spécial écrit en vue des plaies du dos, fréquentes chez
les esclaves par suite de la fustigation ; — les hernies ventrales
donnent lieu à plus d'incommodités (douleurs, nausées, vomissements) que les hernies inguinales ; — plaies des intestins moins

graves si elles sont petites et longitudinales que grandes et transversales.

MM. Malgaigne et Pétrequin, deux juges dont on ne saurait récuser la compétence, déclarent que les *Fractures* et les *Luxations*, traités qu'on peut regarder comme étant la suite l'un de l'autre, sont les deux plus beaux livres et les plus achevés qui soient jamais sortis de la main d'un médecin (1). Malgaigne ajoute que ces traités contiennent des faits ou des préceptes qui avaient passé inaperçus ou qu'on avait oubliés, et qui doivent désormais prendre place dans les traités de chirurgie. Ajoutons, Messieurs, pour être justes, que, si l'on a découvert tant et de si bonnes choses dans ces deux ouvrages, c'est à M. Littré qu'on le doit, car il les a fait revivre en reconstituant et en interprétant un texte qui, avant lui, était dans le plus pitoyable état.

Les préceptes suivants, relatifs aux fractures, ont surtout frappé Malgaigne en raison de leur justesse : mettre les membres dans leur position naturelle pour la coaptation et la déligation des fractures (2) ; dans une fracture compliquée de plaie, s'occuper plus de la fracture que de la plaie ; réduire la fracture le plus tôt possible après l'accident ; se tenir surtout en garde contre l'inflammation ; visiter souvent le cal et renouveler l'appareil de trois en trois jours ; comprimer plus fortement sur le siége de la fracture, doucement et uniformément pour tout le reste du membre ;

---

(1) On lit dans le traité *Des fractures* (§ 31) une proposition assez étrange : « Généralement les premiers jours engendrent dans les plaies les conditions qui les empirent, inflammation, état sordide, mouvements fébriles. Auquel, parmi les points les plus importants de la médecine, ne se rattache pas cette considération ? Ce n'est pas seulement pour les plaies, mais encore pour beaucoup d'autres maladies, *si même, on ne peut avancer que toutes les maladies sont des plaies !* » Je ne sache pas qu'une telle opinion se retrouve dans aucun autre traité ; elle isole, sous ce rapport au moins, les *Fractures* et les *Luxations* du reste de la Collection, si elle ne prévaut pas absolument, pour la question d'authenticité, contre les témoignages de Ctésias et de Dioclès de Caryste.

(2) Voyez aussi Pétrequin : *Vues nouvelles sur la chirurgie d'Hippocrate* (Anvers, 1864) ; savant mémoire où je crois cependant reconnaître que l'auteur n'a pas assez rendu justice à M. Littré, pour la détermination des poses académiques d'après Hippocrate.

ne pas ménager le nombre des attelles, mais ne pas les allonger inutilement. — Hippocrate recommande encore de ne jamais perdre de vue ni la gravité des luxations du coude, ni la facilité des récidives de la luxation *scapulo-humérale*. — On lui doit aussi une étude des plus savantes sur l'anatomie pathologique (au moins d'après les signes extérieurs) des luxations non réduites, et particulièrement de la luxation de la cuisse ; une connaissance fort avancée des effets produits sur les membres par les gibbosités, et sur la vessie par la compression de la moelle (1); une description à peu près complète des abcès par congestion. Il soutient que les luxations des vertèbres sont plus rares que les fractures ; mais il croit, contrairement à l'opinion des modernes, et en particulier de M. Richet, que les vertèbres se luxent plus souvent en avant qu'en arrière. Il n'y a, si je ne me trompe, qu'une allusion éloignée à une amputation, ou plutôt à une désarticulation, à la suite d'une gangrène effroyable causée par une trop forte compression (*Articul.*, 69).

La discussion soulevée depuis longues années sur les principes d'Hippocrate relatifs à la trépanation qu'il pratiquait très-libéralement, n'est pas encore close, quoique la majorité des chirurgiens soit aujourd'hui beaucoup plus réservée, trop réservée peut-être. Nous avons mis sous vos yeux toutes les pièces du procès, et, pour décider, nous attendons une enquête qui s'appuie sur une révision critique et historique de ces pièces (2).

Nous n'avons pas oublié non plus de vous faire pénétrer dans l'arsenal chirurgical des Hippocratistes, dans cette *boutique* qu'ils regardent comme la première source de l'instruction médicale, et nous avons énuméré et décrit les machines de réduction, les appareils de fractures, les trépans, les cautères, les crochets pour l'extraction des fœtus, les sondes pour les trajets

(1) Il a signalé aussi ce fait, qui dénote une observation attentive, que de grands désordres du côté des vertèbres, s'il n'y a pas compression de la moelle, n'entraînent presque aucun accident.

(2) Voy. Pétrequin, *Des effets croisés dans les lésions traumatiques du crâne, d'après Hippocrate et les médecins de l'antiquité* (*Gazette médicale de Paris*, 1868, nos 26, 29, 36 et 38).

fistuleux, les cathéters en S, les spatules pour étendre ou introduire les médicaments, les tiges de plomb employées comme
dilatateurs, les tiges creuses pour porter les médicaments dans
l'utérus ou au fond des plaies béantes, la sonde cannelée pour
les débridements, la sonde en cuvette pour doser les médicaments, la sonde d'étain en forme de grosse aiguille pour passer
le fil dans l'opération de la fistule, les clystères, les appareils
pour fumigations du pharynx et du vagin, les bistouris ou
couteaux de diverses formes, le phlébotome, un instrument
pointu qu'on attachait au doigt pour ouvrir les abcès qu'on supposait siéger sur l'épiglotte, les ventouses, les aiguilles triangu-
laires pour les mouchetures, les moxas, les rugines, les supposi-
toires de corne, le spéculum, les tentes de charpie. Quand nous
l'avons pu, nous avons mis les originaux ou les dessins sous vos
yeux. Nous n'avons pas négligé non plus de vous initier aux détails
de la pharmacologie, et de vous rappeler les formes sous lesquelles les médicaments étaient conservés ou administrés.

Dans l'examen des riches et volumineux traités sur les maladies des femmes et les accouchements (1), livres qui, dans leur
ensemble, dérivent de l'école de Cnide, six points principaux ont
plus particulièrement attiré notre attention :

1° Le rôle des sages-femmes, des médecins et de la patiente
dont on faisait d'avance l'instruction pour qu'elle sût se soigner
elle-même. La sage-femme a le gros de la besogne, mais le médecin intervient parfois activement, et toujours il dirige le traitement dans les cas un peu compliqués (2).

2° Les recherches si délicates de l'auteur du traité *De la génération et De la nature de l'enfant* sur l'embryon, d'après l'œuf

---

(1) Je crois qu'il y a de bonnes raisons pour ne pas considérer la *Nature de la
femme* comme un extrait ou un abrégé des *Maladies des femmes,* ainsi qu'est le
Mochlique par rapport aux *Fractures* et aux *Luxations.* On peut au contraire démontrer que les chapitres ou passages qui se lisent dans les deux traités ont été
transportés, par interpolation, de la *Nature de la femme* dans les *Maladies des femmes*
par quelqu'un qui voulait compléter ce dernier traité, exactement comme on a
cherché, si maladroitement, à compléter Soranus avec Aétius.

(2) Cependant, dans les *Maladies des femmes* (I, 62), les médecins sont repris
pour ne pas être assez instruits touchant les maladies propres aux femmes.

des oiseaux et d'après un produit d'avortement chez une cour-
tisane.

3° La confrontation des théories sur la génération avec celles
que nous avions exposées d'après les philosophes.

4° L'examen attentif de tous les accidents qui, à la suite des
accouchements, rappellent ceux de la métropéritonite puerpé-
rale.

5° Les causes de la dystocie, et les opérations qu'elle néces-
site.

6° Enfin, comme complément, nous avons donné un historique aussi complet que possible de toutes les médications locales
dirigées contre les diverses affections de l'utérus, médications
longtemps négligées et, de nos jours, reprises avec succès ; à ce
propos, nous avons fait connaître les divers procédés de fumigations et les nombreuses variétés de pessaires solides ou mous
usités dans ces temps reculés.

Dans son édition d'Hippocrate, M. Littré a ouvert des horizons nouveaux pour l'historien de la médecine, et il l'a
mis en possession d'une méthode qui seule est capable de
donner à l'histoire ce degré d'utilité pratique qu'on recherche aujourd'hui avant toutes les autres utilités, même avant
le plaisir désintéressé de l'étude. M. Littré a montré qu'on ne
saurait ni comprendre les ouvrages des anciens, ni en tirer
aucun profit (et j'entends par anciens non pas seulement Hippocrate, mais nos aïeux d'il y a cent ans), si l'on ne s'attache
pas à contrôler leurs observations et leurs doctrines par le
rapprochement des observations et des doctrines modernes ;
or, c'est précisément ce moyen de contrôle qui manquait jusqu'à une époque très-rapprochée de la nôtre, puisqu'on était
asservi aux anciens et qu'on ne pensait ni ne voyait par soi-
même. Je n'ai jamais manqué une occasion d'établir ce parallèle depuis le moment où il a été possible d'en recueillir les éléments dans la série des auteurs que nous avons étudiés ensemble.
C'est ainsi que nous avons pu, pour choisir les exemples les plus
saillants, rapprocher Hippocrate des praticiens français, anglais
ou allemands pour la fièvre pseudo-continue et pour les affections

du foie; — de M. Louis pour la phthisie aiguë; — de M. Grisolle pour la pneumonie, surtout pour l'emploi des bains dans
cette maladie; — de M. Gosselin pour une épidémie d'érysipèle
gangréneux; — de nos plus illustres chirurgiens du xviii° et du
xix° siècle, de Paris ou d'Angleterre, pour les fractures, les luxations ou certaines maladies organiques des os; — de MM. Bennet,
Nonat, Bernutz et Goupil, pour les inflammations utérines; — de
MM. Mêlier, Trousseau, Auguste Voisin, Huguier, pour l'héma-
tocèle rétro-utérine et pour le cathétérisme utérin; — de
M. Gubler et d'autres observateurs modernes pour les paralysies
consécutives aux affections aiguës, et surtout à diverses espèces
d'angines. — Enfin, la confrontation des traités les plus récents
sur les urines (en particulier ceux de Al. Becquerel, de Golding
Bird, de Lionel Beale, et l'ouvrage de Rayer *Sur les maladies des
reins*) avec divers passages du *Pronostic*, des *Épidémies*, des
Coaques, des *Aphorismes*, etc., nous ont permis de reconnaîtr´
souvent, d'une part le genre d'altération chimique des urines
d'après les seules apparences extérieures indiquées par Hippocrate, et, d'autre part, de vérifier la justesse de son diagnostic ou
de son pronostic tirés de ces observations. Nous n'avons pas étu·
dié, d'après cette méthode, moins de vingt-sept espèces d'urines,
et nous avons insisté sur les urines écumeuses, c'est-à-dire albu-
mineuses, très-reconnaissables dans divers passages, soit par elles-
mêmes, soit par le groupe de symptômes dont elles font partie.

Vous avez écouté avec intérêt ces rapprochements, toujours
instructifs et souvent inattendus; plus d'une fois aussi vous avez
pris plaisir, soit à un heureux diagnostic anatomique, médical
ou chirurgical (1), soit à une multitude d'*observations* si exactes

(1) Par exemple, un auteur hippocratique (*Épid.*, VII, 121) diagnostique une
plaie du diaphragme, parce que le malade est pris d'un rire plein de trouble; — un
autre reconnaît une affection de l'épiploon et des vertèbres au pus qui s'échappe et
à la direction du trajet fistuleux (*Épid.*, V, 26); — un troisième a indiqué l'érysipèle pharyngien comme complication de l'érysipèle externe (voy. *Coaques*, 357
suiv.); — un quatrième (*Épid.*, II, ii, 24) signale la paralysie du voile du palais
dans la paralysie faciale. — L'auteur du IIe livre des *Prorrhétiques*, un des livres les
plus précieux et les plus instructifs de la Collection, mentionne (§ 39) l'atrophie
musculaire dans les paralysies. — Dans *Affect. internes*, I, 29, on trouve une observation d'hydatides du poumon avec essai d'anatomie pathologique comparée.

et si délicates, que nous n'en avons retrouvé le double exemplaire, par conséquent la vérification, que dans nos auteurs les plus récents. Quoique, sous ce rapport, les médecins de Cnide rivalisent avec ceux de Cos, cependant nous avons reconnu, d'une façon générale, la supériorité de Cos sur Cnide ; la raison de cette supériorité, c'est que les médecins de Cos, plus cliniciens que les médecins de Cnide, se défendent un peu mieux contre la séduction des théories et des hypothèses ; ils usent avec plus de discrétion de la mauvaise physiologie traditionnelle, qu'on pouvait oublier par instants, mais qu'il était impossible de réformer, puisque rien n'était préparé pour une pareille réforme, ni dans les méthodes d'investigation, ni dans les résultats acquis. Ce qui doit même nous étonner et commander notre respect, c'est qu'avec des instruments si peu nombreux ou si imparfaits, les auteurs de la Collection hippocratique aient fait de si grandes œuvres. Les moindres ressources sont mises à profit, et les erreurs mêmes finissent par exciter à des recherches fructueuses. C'est là une preuve sans réplique de l'efficacité de la méthode d'observation partout où elle exerce son empire, car c'est au fur et à mesure que se perfectionne cette méthode que les acquisitions positives se régularisent et que les hypothèses s'évanouissent.

Une science vaine, comme quelques-uns affectent de représenter la médecine, ne procède pas ainsi ; rien n'a changé ni dans les procédés essentiels ni dans les résultats définitifs de la cabale, de la magie, du magnétisme ou du charlatanisme, depuis qu'on fait de la magie, du magnétisme, de la cabale ou du charlatanisme. Au contraire, en médecine, même dans les périodes les plus obscures, il y a un progrès d'un siècle sur un autre, et les choses ne restent pas au même point. C'est avec raison que l'auteur de l'*Ancienne médecine* (§ 2) s'écriait : « Depuis longtemps la médecine est en possession d'une méthode qui assure le présent et qui prépare l'avenir. » Voilà la vraie tradition : que ceux-là qui parlent tant de cette tradition la cherchent patiemment dans les monuments écrits, qu'ils la suivent pas à pas. En pareille matière les phrases sont stériles, les textes seuls sont féconds.

Tout en recueillant ces précieuses traces de diagnostic dans la Collection, il ne faut pas oublier que ce diagnostic se rapporte surtout à des maladies extérieures ou chirurgicales (y compris les maladies des femmes), et que le diagnostic des maladies internes reste une exception dans l'école de Cos. De leur côté, les Cnidiens, outre qu'ils recherchent bien ou mal, mais plutôt mal, les éléments de ce diagnostic, provoquent aussi par une méthode artificielle exploratrice très-ingénieuse la nature à révéler les signes à l'aide desquels on peut ici trouver une indication thérapeutique, là reconnaître l'espèce de la maladie. Ainsi on lit au § 34 des *Lieux dans l'homme* : « Quand on a affaire à une maladie qu'on ne connaît pas, on prescrit un évacuant qui ne soit pas énergique ; si l'état s'améliore, l'indication est trouvée : il faut insister sur l'atténuation ; mais si, loin de s'améliorer, l'état empire, c'est le contraire ; s'il ne convient pas d'atténuer, il conviendra de rendre le phlegme abondant. » Au IIe livre des *Maladies* (§ 61), l'auteur veut que, pour s'assurer si la poitrine est remplie de pus ou d'eau, on essaye de faire pénétrer un liquide dans le poumon ou qu'on prescrive soit une fomentation, soit une fumigation : « S'il y a de l'eau, ajoute-t-il, le pus ne suit pas, c'est-à-dire le pus ne s'échappe pas au dehors ; par cela vous reconnaîtrez donc la nature de la maladie. »

Et, chose remarquable, les mêmes préceptes se retrouvent exprimés d'une façon générale dans le traité *De l'art* (1), où l'auteur prend tant de peine pour rassembler tous les moyens qui peuvent servir à distinguer les maladies les unes des autres : « Quand la nature ne manifeste pas d'elle-même les signes et les indications, le médecin a trouvé des moyens de contrainte à l'aide desquels la nature, innocemment violentée, produit ces signes. Ainsi relâchée, elle révèle au médecin habile dans son art ce qu'il doit faire. Tantôt par l'acrimonie des aliments solides et des boissons, il force la chaleur innée à dissiper au dehors une humeur phlegmatique, afin de pouvoir distinguer quelqu'une des choses qu'avant il s'efforçait en vain de reconnaître ; tantôt, par des marches dans des chemins escarpés ou par des courses, il force la respiration de lui fournir l'indice des maladies qu'il lui appartient de révéler ; enfin, en provoquant la sueur par les

---

(1) § 12. — De pareils rapprochements ne peuvent pas être négligés pour la formation des groupes dans la Collection hippocratique.

moyens susdits, il reconnaît, à l'aide des humeurs chaudes exhalées, tout ce qu'on juge par le feu. Il arrive aussi que les matières excrétées par la vessie donnent plus de lumières sur les maladies que les matières excrétées par les chairs. »

Ne vous semble-t-il pas, Messieurs, qu'il y a plus d'intérêt et plus de profit à rechercher et à mettre en lumière les nombreuses et viriles empreintes du génie médical dans la Collection hippocratique, qu'à brûler de l'encens devant les autels du *Divin vieillard*, comme les Athéniens sacrifiaient au *Dieu inconnu*?

VI

Sommaire : Des principaux systèmes sur les causes et la nature des maladies dans la Collection hippocratique. — Tout s'explique ici par des qualités inhérentes aux humeurs. — Là par la théorie des fluxions, qui elle-même repose sur l'existence de quatre humeurs fondamentales. — Ailleurs tout vient de l'air. — Dans d'autres traités, tout procède, mais secondairement, du régime ou des milieux.

Messieurs,

Les considérations sommaires où nous venons d'entrer ne seraient pas suffisantes pour vous donner une idée exacte des principales opinions qui se font jour dans la Collection hippocratique sur la nature ou sur les causes essentielles des maladies; il y a donc lieu de compléter ces considérations en rapportant les passages où sont présentées ces opinions sous une forme ordinairement polémique (1).

Dans l'*Ancienne médecine* (2) le système des qualités inhérentes aux humeurs et des humeurs elles-mêmes, est opposé et préféré au système des qualités élémentaires : chaud, froid, sec, humide.

« Si c'est le chaud, ou le froid, ou le sec, ou l'humide qui nuit à l'homme, il faut que le médecin habile guérisse le froid par le chaud, le chaud par le froid, l'humide par le sec, le sec par l'humide. Supposons un homme d'une constitution non pas robuste, mais faible; qu'il mange du blé tel qu'il sort de l'aire, cru et sans préparation, des viandes éga-

---

(1) Je n'ai pas besoin de dire qu'on retrouve dans un grand nombre de traités de la Collection l'application de ces systèmes à la description des maladies, ou à des thèses générales; mais j'ai voulu seulement donner ici l'exposé dogmatique. C'est, du reste, au développement ou à la discussion de ces systèmes que se réduit presque toute l'histoire de la pathologie générale jusqu'au xvııe siècle.

(2) Ici et pour les autres extraits qui vont suivre, j'emprunte la traduction à M. Littré.

lement crues, et qu'il boive de l'eau. En suivant un pareil régime, il éprouvera, j'en suis sûr, des incommodités graves et
nombreuses; les douleurs le saisiront, le corps s'affaiblira,
le ventre se dérangera, et certes il ne pourra vivre longtemps.
Quel remède administrer dans de pareilles circonstances? Le
chaud ou le froid, ou le sec ou l'humide? Évidemment l'un
ou l'autre. Car si c'est l'une de ces quatre choses qui le rend
malade, *il faut y remédier par le contraire*, suivant leur propre raisonnement. Or le remède le plus sûr et le plus évident,
c'est de changer le genre de vie dont on usait, de donner du
pain au lieu de blé, des viandes cuites au lieu de viandes crues,
et du vin à boire après le repas. Avec ce changement il est impossible que le patient ne se rétablisse pas, à moins que sa constitution n'ait été profondément altérée par la durée du mauvais régime. Que dirons-nous donc? Sont-ce des substances froides qui
l'ont rendu malade, et des substances chaudes qui l'ont guéri? ou
bien est-ce le contraire? Je pense qu'on serait embarrassé de
répondre à ces questions; car est-ce le chaud, ou le froid, ou le
sec, ou l'humide que l'on ôte au pain en le fabriquant? » (§ 13.)

« Estimant que ce n'est ni du sec, ni de l'humide, ni du chaud,
ni du froid, ni d'aucune autre de ces choses que l'homme souffre
ou a besoin, mais que c'est de ce qu'il y a de plus fort dans chaque qualité et de ce qui est plus puissant que la constitution humaine, on a regardé comme nuisible ce dont cette même constitution ne pouvait triompher, et l'on a essayé de l'enlever.
Or, ce qu'il faut entendre par le plus fort, c'est, parmi les qualités douces, la plus douce; parmi les amères, la plus amère;
parmi les acides, la plus acide; en un mot, le summum de chacune. Car on a vu et qu'elles existent dans l'homme et qu'elles
nuisent à l'homme. Dans le corps, en effet, se trouvent l'amer,
le salé, le doux, l'acide, l'acerbe, l'insipide, et mille autres dont
les propriétés varient à l'infini par la quantité et par la force.
Ces choses mêlées ensemble et tempérées l'une par l'autre, ne
sont pas manifestes et ne causent pas de souffrances; mais si
l'une d'elles se sépare et s'isole du reste, alors elle devient visible
et cause de la douleur. Il en est de même des aliments qui ne
sont pas propres à l'homme et dont l'ingestion le rend malade;

chacun d'eux a une qualité qui n'a pas été tempérée, ou amère, ou salée, ou acide, ou toute autre qualité intempérée et forte; c'est pourquoi notre santé en est troublée, aussi bien que par les qualités qui s'isolent dans notre corps. » (§ 14.)

« Voyez, quand le suc amer qu'on appelle bile jaune prédomine, quelle anxiété, quelle chaleur, quelles faiblesses se manifestent. Délivré de cette bile et évacué, soit spontanément, soit par un purgatif, le malade, si l'évacuation s'est faite à propos, est débarrassé des souffrances et de la chaleur fébrile ; mais tant que ces humeurs sont en mouvement, sans coction ni mélange, la médecine n'a aucun moyen de faire cesser la douleur et la fièvre. Et quand il se développe des acidités âcres et érugineuses, quelles irritations furieuses, quelles douleurs mordantes dans les viscères et la poitrine, quelles angoisses ! Ces accidents ne prennent fin que lorsque les acidités ont été épurées, calmées, tempérées par le reste. La coction, le changement, l'atténuation et l'épaississement jusqu'à forme d'humeurs s'opèrent de plusieurs manières différentes. Aussi *les crises et le calcul des jours ont en ceci une grande puissance.* Certes il n'est rien là qui se puisse attribuer au chaud ou au froid ; car avec le chaud ou le froid il ne se ferait ni maturation ni épaississement. Que devons-nous donc y voir ? Des mélanges d'humeurs qui ont des propriétés diverses les unes par rapport aux autres, tandis que le chaud n'a, pour perdre sa chaleur, que la mixtion avec le froid, et que le froid n'est neutralisé que par le chaud. Toutes les humeurs dans le corps sont d'autant plus douces et d'autant meilleures qu'elles ont subi plus de mélanges, et l'homme se trouve en l'état le plus favorable quand tout demeure dans la coction et le repos, sans que rien manifeste une qualité prédominante. » (§ 19.)

Dans le traité *De la nature de l'homme,* l'auteur combat d'abord la théorie philosophique qui fait dépendre la constitution du corps de l'unité de composition élémentaire, théorie d'après laquelle les philosophes soutiennent qu'un des éléments (*feu, air, eau, terre*) est à la fois *le un* et *le tout* (1) ; en second lieu,

_____

(1) Que dirait notre auteur des histologistes modernes qui rapportent toutes les

il attaque une théorie médicale dont les partisans prétendent que tout l'homme est ou *sang*, ou *bile*, ou *pituite*.

Voici, à l'appui de ce résumé, les principaux passages du traité *De la nature de l'homme*.

« En opposition à ces opinions (*existence d'une substance unique*) et à d'autres très-voisines, que la plupart soutiennent, moi je dis que, si l'homme était un, jamais il ne souffrirait ; car où serait, pour cet être simple, la cause de souffrance ? Admettant même qu'il souffrît, il faudrait que le remède fût un aussi. Or, les remèdes sont multiples. Il y a en effet dans le corps beaucoup de substances qui, s'échauffant et se refroidissant, se desséchant et s'humectant l'une l'autre contre nature, produisent des maladies ; d'où il suit qu'il y a beaucoup de formes de maladies et en même temps beaucoup de traitements pour ces formes ; suivant moi, soutenir que l'homme n'est que sang et rien autre chose, oblige à montrer qu'il ne change pas de forme ni ne prend toutes sortes de qualités, et à signaler une époque, soit dans l'année, soit dans l'âge, où le sang seul paraisse existant ; car il faut bien qu'il y ait au moins une époque où cette humeur se fasse voir exclusivement. » (§ 2.)

« Le corps de l'homme a en lui sang, pituite, bile jaune et bile noire ; c'est là ce qui en constitue la nature et ce qui y crée la maladie et la santé. Il y a essentiellement santé quand ces principes sont dans un juste rapport de crase, de force et de quantité, et que le mélange en est parfait ; il y a maladie quand un de ces principes est, soit en défaut, soit en excès, ou, s'isolant dans le corps, n'est pas combiné avec tout le reste. Nécessairement, en effet, quand un de ces principes s'isole et cesse de se subordonner, non-seulement le lieu qu'il quitte s'affecte, mais celui

---

modifications organiques à celles que subit la cellule, fondement primordial de l'organisme ? — Le principe de la dualité trouve aussi un défenseur dans la Collection. On lit, en effet, au Iᵉʳ livre (§ 3) du traité *Du régime* : « Les animaux et l'homme lui-même sont composés de deux substances divergentes pour les propriétés, mais convergentes, inséparables, le feu et l'eau ; le feu donne le mouvement, l'eau l'aliment. » La prévalence, ou l'intensité des qualités de l'un ou l'autre élément sert à expliquer la diversité des tempéraments, et secondairement, des dispositions morbides.

où il s'épanche s'engorge et cause douleur et travail. Si quelque humeur flue hors du corps plus que ne le veut la surabondance, cette évacuation engendre la souffrance. Si, au contraire, c'est en dedans que se font l'évacuation, la métastase, la séparation d'avec les autres humeurs, on a fort à craindre, suivant ce qui a été dit, une double souffrance, savoir, au lieu quitté et au lieu engorgé. » (§ 4.)

« Les principes qui constituent l'homme sont : le sang, la pituite et la bile jaune et noire (1). Et d'abord, remarquons-le, dans l'usage, ces humeurs ont des noms distincts qui ne se confondent pas ; ensuite, dans la nature, les apparences n'en sont pas moins diverses ; ni la pituite ne ressemble au sang, ni le sang à la bile, ni la bile à la pituite. En effet, quelle similitude y aurait-il entre des substances qui ne présentent ni la même couleur à la vue, ni la même sensation au toucher, n'étant ni chaudes, ni froides, ni sèches, ni humides de la même manière ? Il faut donc, avec une telle dissemblance d'apparence et de propriétés, qu'elles ne soient pas identiques, s'il est vrai que le feu et l'eau ne sont pas une seule et même substance. On peut se convaincre qu'elles ne sont pas en effet identiques, mais que chacune a une vertu et une nature particulière : donnez à un homme un médicament phlegmagogue, il vomit de la bile ; de même la bile noire est évacuée, si vous administrez un médicament qui agisse sur la bile noire ; enfin, blessez quelque point du corps de manière à faire une plaie, du sang s'écoulera. Et cela se produira devant vous chaque jour et chaque nuit, l'hiver comme l'été, tant que l'homme pourra attirer en lui le souffle et le renvoyer. » (§ 5.)

« La pituite augmente chez l'homme pendant l'hiver ; car, étant la plus froide de toutes les humeurs du corps, c'est celle qui est la plus conforme à cette saison. Si vous voulez vous convaincre qu'elle est la plus froide, touchez de la pituite, de la bile et du sang, et vous trouverez que la première est plus

---

(1) C'est là un des systèmes hippocratiques qui ont le plus servi à la constitution des doctrines galéniques. Voilà pourquoi je m'y étends avec quelque complaisance. — Peu de traités ont eu une aussi grande fortune et exercé autant d'influence que celui *De la nature de l'homme*.

froide que les deux autres (1) ; cependant, elle a beaucoup de viscosité, et après la bile noire c'est l'humeur dont l'expulsion exige le plus de force; or, ce qui est expulsé avec force, s'échauffe par la violence même de l'effort; et pourtant, malgré toutes ces conditions, la pituite se montre la plus froide en vertu de sa nature propre. L'influence de l'hiver sur l'augmentation de la pituite dans le corps, vous la reconnaîtrez aux signes suivants: c'est dans cette saison qu'on crache et qu'on mouche le plus de pituite et que surviennent de préférence les leucophlegmasies et les autres maladies pituiteuses. Au printemps, la pituite conserve encore de la puissance et le sang s'accroît; le froid se relâche, les pluies arrivent, et le sang prévaut, sous l'influence de l'eau qui tombe et des journées qui s'échauffent; ce sont les conditions de l'année qui sont le plus conformes à sa nature, car le printemps est humide et chaud. Faites, en effet, attention à ces circonstances: c'est au printemps et en été qu'il y a surtout des attaques de dysenterie, que des hémorrhagies se font par les narines, et que le corps est rouge et le plus chaud. En été, le sang a encore de la force, mais la bile se met en mouvement dans le corps, et elle se fait sentir jusque dans l'automne. Le sang diminue dans cette dernière saison, qui lui est contraire, mais la bile domine dans le corps en été et en automne: vous en aurez pour preuve les vomissements spontanés de bile qui se font à cette époque, les évacuations éminemment bilieuses que provoquent les cathartiques, et aussi le caractère des fièvres et la coloration de la peau. La pituite est au minimum dans l'été, saison qui, étant sèche et chaude, lui est naturellement contraire. Le sang est au minimum en automne, saison sèche et qui déjà commence à refroidir le corps humain; mais c'est alors que la bile noire surabonde et prédomine. Quand l'hiver revient, d'une part la bile refroidie décroît, d'autre part la pituite augmente derechef par l'abondance des pluies et la longueur des nuits. Donc toutes ces humeurs existent constamment dans le corps humain; seulement elles y sont, par l'influence de

(1) En général, les humeurs sont distinguées, non comme ici, par leurs qualités physiques extérieures, mais par leurs qualités radicales; il y a un *chaud* ou un *froid* qui *n'apparaît pas*, mais qui *est*.

la saison actuelle, tantôt en plus grande, tantôt en moindre quantité, chacune selon sa proportion et selon sa nature. L'année ne manque en aucune saison d'aucun des principes, chaud, froid, sec, humide ; nul, en effet, de ces principes ne subsisterait un seul instant sans la totalité des choses existant dans ce monde, et, si un seul venait à faire défaut, tous disparaîtraient ; car, en vertu d'une seule et même nécessité, tous sont maintenus et alimentés l'un par l'autre. De même dans l'homme, s'il manquait une des humeurs congénitales, la vie ne pourrait continuer. Dans l'année règnent tantôt l'hiver, tantôt le printemps, tantôt l'été, tantôt l'automne ; semblablement dans l'homme prévalent tantôt la pituite, tantôt le sang, tantôt la bile, d'abord celle qu'on nomme jaune, puis celle qu'on nomme noire. Vous en avez la preuve la plus manifeste, en donnant à la même personne le même évacuant quatre fois dans l'année ; en hiver, le vomissement est le plus pituiteux, au printemps, le plus aqueux, en été, le plus bilieux, en automne, le plus noir. » (§ 7.)

« Nécessairement, les choses étant ainsi, les maladies accrues par l'hiver cessent en été, accrues par l'été cessent en hiver, celles du moins qui ne se terminent pas en une période de jours, genre de période dont je parlerai ailleurs (1). Les maladies engendrées au printemps, on en attendra la solution à l'automne ; les maladies automnales, le printemps en amènera forcément la guérison. Mais pour toutes celles qui dépasseront ces limites, sachez qu'elles seront annuelles (c'est-à-dire *qu'elles durent une ou plusieurs années*). Le médecin, de son côté, doit traiter les maladies en se souvenant que chacune prévaut dans le corps suivant la saison qui lui est le plus conforme. » (§ 8.)

L'auteur du traité *Des airs ou des vents* tombe indirectement sous la critique de l'auteur *De la nature de l'homme*. En souvenir, ce semble, de Diogène d'Apollonie, il prend un seul élément, l'air, pour expliquer toutes choses dans le monde et dans l'homme. Écoutez plutôt :

---

(1) Il semble que ce livre soit une dépendance du *Pronostic*. Voy. ce traité, § 20, et aussi *Aph.*, II, 23 ; *Coaques*, 123 ; *Épid.*, II, 3, 10. Cependant on n'oserait pas affirmer que les deux ouvrages viennent de la même main.

« Le corps des hommes et des autres animaux est alimenté par trois sortes d'aliments; ces aliments sont nommés vivres, boissons, souffles. Le souffle s'appelle vent dans les corps, air hors du corps. L'air est le plus puissant agent de tout et en tout; il vaut la peine d'en considérer la force. Le vent est un flux et un courant d'air; lors donc que l'air accumulé est devenu un courant violent, les arbres tombent déracinés par l'impétuosité du souffle, la mer se soulève, et des navires d'une grosseur démesurée sont lancés en haut. Telle est la puissance qu'en cela il possède. Invisible, à la vérité, pour l'œil, il est visible à la pensée; car sans lui quel effet se produirait? De quoi est-il absent, ou en quoi n'est-il pas présent? Tout l'intervalle entre la terre et le ciel est rempli de souffle. Ce souffle est la cause de l'hiver et de l'été; dense et froid dans l'hiver, dans l'été doux et tranquille. La marche même du soleil, de la lune et des astres est un effet du souffle; car le souffle est l'aliment du feu, et le feu privé du souffle ne pourrait pas vivre; de sorte que la course éternelle du soleil est entretenue par l'air, qui est léger et éternel lui-même. Évidemment aussi la mer est en communication avec le souffle; car les animaux nageurs ne pourraient pas vivre privés de cette communication, et comment l'auraient-ils autrement qu'en tirant l'air par l'eau et de l'eau? La terre est la base où l'air repose, l'air est le véhicule de la terre, et il n'est rien qui en soit vide. » (§ 3.)

« Les vents sont, dans toutes les maladies, des agents principaux; tout le reste est cause concomitante et accessoire; cela seul est cause effective, je l'ai démontré. J'avais promis de signaler l'origine des maladies, et j'ai établi que le souffle, souverain dans tout le reste, l'est aussi dans le corps des animaux. J'ai fait porter le raisonnement sur les maladies connues (*iléus, fluxions, hémoptysies, hydropisies, ruptures, apoplexies, épilepsies,* §§ 9-14), où l'hypothèse s'est montrée véritable (1). Si

(1) L'explication que l'auteur donne de la formation de l'écume dans l'épilepsie, pourra faire juger des conséquences déplorables qu'entraîne la manie de tout expliquer avec une fausse physiologie appuyée sur une mauvaise anatomie : « Ce n'est pas sans raison que l'air vient à la bouche; l'air pénétrant par les veines jugulaires, passe, il est vrai; mais, en passant, il entraîne la partie du sang la plus

j'entrais dans le détail de toutes les affections, mon discours en deviendrait plus long, mais il n'en serait ni plus exact ni plus convaincant. » (§ 15.)

On pourrait placer le traité *Des régions* ou *Des lieux dans l'homme* aux confins des livres cnidiens et des livres hippocratiques. — La pathologie dans ce traité est fondée sur ces deux principes :

1° Que dans le corps il n'y a ni commencement ni fin, attendu que la plus petite partie a tout ce que possèdent les grandes; ce qui rappelle un peu le système des homoioméries d'Anaxagore. Il en résulte que les maladies de quelque partie que ce soit retentissent sur toutes les autres. C'est la première esquisse des synergies et des sympathies.

Le second principe, c'est que les parties sèches sont plus exposées aux maladies que les humides, et que les maladies y sont plus fortes et plus tenaces. Car dans les parties humides une maladie est flottante, change de place, laisse des intermissions et n'est pas fixée. La conséquence de ce second principe, c'est qu'il faut connaître la structure de l'homme pour bien déterminer ses maladies, lesquelles consistent surtout en flux.

Suit une anatomie grossière des vaisseaux qui, partant de la tête, communiquent tous entre eux. Ces communications rendent précisément les maladies qui dépendent des veines moins tenaces que celles qui dépendent des parties fibreuses ou musculaires : la preuve en est dans le tétanos, maladie si terrible parce qu'elle tient aux parties fibreuses !

Après cela vient une théorie des fluxions, fondée sur cette anatomie des chairs et des vaisseaux (1).

Il y a deux espèces de fluxions : 1° l'une par le froid :

Les chairs se resserrent et exercent une pression sur les veines, lesquelles poussent alors les liquides vers certaines parties, là où le veut la chance.

ténue; le liquide ainsi mélangé avec l'air blanchit, car l'air apparaît dans sa pureté à travers les membranes subtiles; voilà pourquoi toutes les écumes sont blanches ! » (§ 14.)

(1) Voyez aussi sur l'anatomie des veines : *Nature de l'homme*, 11; *Épid.*, II, IV, 1; *Maladie sacrée*, 3.

2° Autre espèce, par le chaud : les chairs se dilatent, rendant les voies plus perméables ; en même temps le liquide atténué par le chaud perd sa densité et coule plus volontiers.

L'auteur énumère ensuite sept fluxions qui viennent de la tête sur les narines, les yeux, les oreilles, la poitrine, la moelle, les vertèbres et les hanches.

Cette description des sept fluxions, qui, subdivisées en espèces, forment presque toute la nosologie de l'auteur, rappelle tout à fait la méthode cnidienne.

Transcrivons maintenant la théorie des fluxions que Galien a en partie acceptée (1) :

« Les fluxions surviennent, et quand la chair est refroidie en excès et quand elle est échauffée en excès et en état de subphlegmasie (*accumulation de phlegme ou sucs blancs*). Les fluxions provenant du froid (quand c'est le froid qui les produit) se font lorsque la chair qui est dans la tête et les veines sont tendues ; les veines, vu que la chair frissonnant se contracte et exerce une action d'expulsion, expriment le liquide, les chairs contractées exercent une expulsion en sens inverse, et les cheveux se hérissent, étant pressés fortement de tout côté à la fois ; de là, tout ce qui est exprimé s'épanche là où le veut la chance. La fluxion par la chaleur se produit quand les chairs raréfiées ouvrent des voies et que le liquide échauffé est devenu plus ténu ; en effet, tout liquide échauffé perd de sa densité, et tout s'écoule dans ce qui cède ; c'est surtout quand il y a excès de phlegmasie que la fluxion s'opère ; alors, les chairs étant trop remplies, ne peuvent pas contenir tout le liquide, et ce qui ne peut être contenu s'épanche là où le veut la chance ; une fois que les conduits sont devenus coulants, la fluxion se fait sur tel ou tel lieu jusqu'à ce que les voies de la fluxion se ferment par la détuméfaction, le corps se séchant. En effet, le corps, communiquant partout avec lui-même, saisit le liquide en quelque lieu que ce soit et l'attire vers la partie qui est sèche ; et la chose n'est pas difficile, attendu que le corps est vide et détuméfié. Quand les parties inférieures sont sèches et les supérieures humides (les vaisseaux d'en haut sont plus hu-

---

(1) Elle est indiquée seulement dans la *Nature de l'homme*.

mides, car les veines sont plus nombreuses en haut qu'en bas, et les chairs de la tête ont besoin d'une moindre humidité), quand donc les parties inférieures sont sèches, la partie sèche attire l'humidité de la tête ; en même temps les voies sont ouvertes plutôt à ce qui arrive qu'à ce qui s'en va, car elles gagnent à cela, étant sèches ; de plus, les liquides vont naturellement en bas, même pour la moindre sollicitation. » (§ 9.)

Si je n'ai fait que rappeler un peu plus haut (voy. p. 113) les passages des divers traités de la Collection où les maladies sont attribuées, soit au régime, soit aux influences atmosphériques, c'est que, dans ces passages, il s'agit, non pas de la cause organique immédiate des maladies (*pathogénie*), mais des causes déterminantes, occasionnelles ou médiates, en d'autres termes, d'une question de simple étiologie. Ces deux ordres d'idées sont très-distincts dans l'*Ancienne médecine*, dans la *Nature de l'homme* et dans d'autres traités. Dans l'*Ancienne médecine*, le régime exerce son influence en altérant les qualités des humeurs, altération qui est la vraie cause pathogénique, et dans la *Nature de l'homme*, en troublant le mouvement de ces mêmes humeurs, ou en changeant la proportion. Ici la pathogénie est plutôt dynamique, là plutôt mécanique, comme aussi dans le traité *Des lieux dans l'homme*, et dans celui *Des airs*. Pour l'auteur de ce dernier écrit, le régime est causes de maladies, parce qu'en accumulant l'air ou en l'écartant de sa route, il produit, soit des distensions d'où résultent la fièvre et tous ses accidents, frissons, etc., soit des changements de courants, d'où les flux et les fluxions, soit une dilatation des pores qui laissent alors arriver l'humidité (*hydropisies*), soit enfin une perturbation radicale du sang, *régulateur de l'intelligence*, perturbation qui entraîne l'épilepsie et d'autres désordres nerveux.

Connaître bien ces divers systèmes, c'est tenir la clef de la pathogénie antique. Mais tous n'ont pas eu une égale fortune. Le *pneumatisme*, dont on trouve aussi quelque trace dans le traité *De la maladie sacrée*, à peu près oublié durant de longues années, a reparu, sous une autre forme, cinquante ans après Jésus-Christ ; la considération des qualités élémentaires des hu-

meurs occupe peut-être un peu moins de place dans la suite des
temps que celle de leur disproportion ou de leurs mouvements
désordonnés; la théorie des fluxions est, par conséquent, au
premier rang. La pathogénie de Galien est un compromis, et
précisément dans la mesure que j'indique, des théories humorales hippocratiques ou cnidiennes.

VII

Sommaire : État de la médecine après Hippocrate et avant sa transplantation de Grèce en Égypte. — Fondation de l'école médicale d'Alexandrie. — La médecine reste grecque et n'emprunte rien à la sagesse égyptienne. — Direction que prend la science entre les mains des principaux représentants de l'école d'Alexandrie, et particulièrement entre celles d'Hérophile et d'Érasistrate.

Messieurs,

Ce n'est pas sans regret ni sans le désir d'y revenir souvent que nous avons abandonné Cos et Cnide pour suivre la fortune de la médecine qui émigre de Grèce en Égypte (1). Avec Hippocrate finit la troisième période de l'histoire de la médecine, période essentiellement constitutive non-seulement pour la médecine, mais pour toutes les autres branches de la culture intellectuelle. C'est une période décisive dans les destinées du genre humain. Tous les germes du savoir des siècles futurs y sont contenus, tout en procédera désormais. Ce n'est pas une renaissance comme au temps de Charlemagne, de Léon X, de Louis XIV; c'est le mouvement spontané du génie grec, qui

(1) Albut (Clifford), *Essay on the Medicine of Greeks*, dans *British and foreign medico-chirurg. Journal*, t. XXXVII, janvier 1866, p. 170; t. XXVIII, octobre 1866, p. 483, semble s'être proposé de résumer l'histoire de la médecine jusqu'à et y compris Galien. Le premier article est particulièrement consacré à la médecine dans les temples; l'auteur n'a pas distingué les Asclépiades-prêtres des Asclépiades-médecins; il croit, mais à tort, que les *périodeutes*, ou médecins voyageurs, se rattachent à l'institut de Pythagore : cette coutume d'aller exercer de ville en ville est tout à fait indépendante du régime pythagoricien; elle remonte aux temps héroïques. En Grèce, les *artistes* étaient ambulants; on le voit déjà dans l'*Odyssée*. Le second article renferme des notices bibliographiques ou littéraires sur Hippocrate, et l'analyse du traité *Des airs, des eaux et des lieux*. C'est un travail consciencieux, mais dont il faut attendre la suite pour juger si l'auteur a fait des recherches originales.

s'épanouit dans toutes les directions et crée les meilleurs modèles et les plus beaux types en tous genres; cette fécondité première, qui ne s'est jamais rencontrée aussi puissante en aucun
temps, ne s'est non plus jamais arrêtée : ainsi, redescendant d'âge
en âge, notre XIXᵉ siècle est le fils légitime du grand siècle de
Périclès. Ce vᵉ siècle de l'ère antique est dans l'ordre de l'esprit
ce que le premier âge du monde est dans l'ordre de la matière.

QUATRIÈME ÉPOQUE.

Quand naissait Aristote(384), Hippocrate touchait à son déclin,
et après lui la médecine passait en des mains qui n'avaient pas
la force de continuer dans les mêmes proportions l'édifice commencé par les hippocratistes. Quelques médecins surgissent çà et
là, mais rien d'éminent n'apparaît aux horizons de l'histoire avant
le moment où la médecine, quittant son foyer primitif, va se raviver dans un autre milieu scientifique; là elle trouve de nouvelles excitations et la protection aussi libérale qu'éclairée des
Ptolémées, surtout de Ptolémée Lagus ou Soter, qui fit pour
Alexandrie ce que Périclès avait fait pour Athènes.

Entre Hippocrate et la réunion des médecins à Alexandrie cent
ans se passent qui seraient à peu près vides, si nous n'avions pas
à enregistrer quelques noms qui appartiennent plus encore à
l'histoire de la philosophie ou des sciences naturelles qu'à l'histoire de la médecine proprement dite : — Ctésias et Platon, contemporains d'Hippocrate, plus tard Aristote, plus tard encore
Théophraste; puis un vrai médecin, Dioclès de Caryste; puis
Praxagore et Chrysippe, les maîtres d'Hérophile et d'Érasistrate.
— Ctésias, médecin de l'école de Cnide et historien passablement
crédule, qui prend sa revanche du traité *Du régime dans les
maladies aiguës* en critiquant un procédé recommandé par Hippocrate pour la luxation de la cuisse. Platon, qui dans ses écrits
reflète les doctrines médicales du temps et complète nos renseignements sur les Asclépiades, surtout sur ceux de Cos. Aristote,
le génie fatal qui enchaîne la philosophie, les lettres, les sciences
durant tant de siècles, et dont les opinions sur les causes finales

l'ont fait ranger parmi les Pères de l'Église ; Aristote, plus grand
peut-être comme naturaliste que comme anatomiste. Théophraste,
où nous avons curieusement étudié les pratiques superstitieuses
pour la récolte des plantes salutaires. Dioclès de Caryste, dont
Pline a dit qu'il était voisin d'Hippocrate par l'âge et par la renommée ; Dioclès, qui a marqué dans ses commentaires une
respectueuse indépendance à l'égard d'Hippocrate, et qui de plus
a écrit quelques livres originaux dont il nous reste de nombreux
fragments sur l'hygiène, la pharmacologie, les causes, les cures,
les complications ou associations de maladies internes, enfin sur
l'anatomie, la chirurgie et les maladies des femmes. Praxagore
de Cos, le dernier des Asclépiades, qui s'attache à suivre et à
développer la doctrine d'Hippocrate, quoiqu'il ait écrit sur la
distinction des maladies aiguës (1). Enfin, Chrysippe de Cnide,
qui rejetait la saignée ; Chrysippe, dont les livres étaient déjà au
temps de Galien menacés d'une entière destruction, et dont les
disciples, sauf Érasistrate, n'ont guère plus de réputation que
leur maître.

Ainsi nous apercevons les radicules de la médecine dans Homère, les fortes racines dans les philosophes pour la physiologie,
et dans les médecins pour la médecine proprement dite. Le tronc
se façonne entre les mains d'Hippocrate, et ses branches finissent,
après une culture suivie, par couvrir le monde civilisé ; mais
ce tronc produit à son tour toutes sortes de rejetons, ou, si vous
me permettez de suivre ma comparaison, toutes sortes de *gour-
mands* qui auraient fini par compromettre l'existence de l'arbre
primitif, si la séve n'en avait pas été aussi puissante et si la hache
de Galien ne l'eût pas émondé.

Il s'est produit après la mort d'Hippocrate un phénomène qui
n'est pas sans analogie avec celui qui s'est passé après la mort

---

(1) On lui doit aussi des ouvrages sur le pouls, sur les humeurs, sur l'anatomie
et la physiologie ; il niait la chaleur innée, regardait la digestion comme une putréfaction ; donnait cours à cette funeste doctrine qui met l'air dans les artères et le
sang dans les veines, et, chose remarquable, considérait le cerveau comme un
épanouissement de la moelle. Il a eu des disciples distingués, Hérophile, Philo-
time, Plistonicus, Xénophon et Mnésithée. Ce dernier a laissé le premier modèle
d'une encyclopédie médicale et d'une classification des maladies.

d'Aristote. — La médecine et la philosophie, après la forte impulsion qu'elles avaient reçue, se sont lancées dans toutes sortes de directions, ont développé, étendu, modifié, mais, comme il arrive toujours après les grandes créations qui tombent dans le domaine public, affaibli les principes reçus; aux grandes écoles ont succédé les petites sectes. Pour les unes, Platon, Aristote, Hippocrate, restent les maîtres du savoir; pour les autres, la rupture est complète, et ce sont des vues nouvelles et indépendantes qui se font jour.

Toutefois, durant la période active de l'histoire de la philosophie et de la médecine, période pendant laquelle se continue la force créatrice, on ne regarde pas plus Hippocrate, que Platon et Aristote, comme un oracle; on le tient seulement pour un guide dont il est permis de discuter les opinions ou de vérifier les observations. Ainsi, à côté d'Hippocrate, il y a place encore pour la nature, tandis que plus tard, vers le XIIIᵉ siècle, entre Hippocrate, Galien, Avicenne et quelques autres Arabes, il n'y a plus que la soumission aveugle et la crainte de voir autrement que n'avaient vu ces demi-dieux.

Pendant la durée de l'école médicale d'Alexandrie, le nom d'Hippocrate est un drapeau autour duquel se livrent presque toutes les batailles, mais ce nom ne représente pas une doctrine personnelle comme pour Galien; c'est le drapeau d'une doctrine plus générale : le dogmatisme; si bien que pendant cette longue période un seul médecin est appelé *hippocratique*. Ce sont au contraire les deux premiers fondateurs de l'école d'Alexandrie, Hérophile et Érasistrate, qui, tout en partant du dogmatisme hippocratique, créent chacun une secte à leur profit; il y a des Hérophiléens et des Érasistratéens durant plusieurs siècles. Hérophile et Érasistrate se croyaient de trop grands personnages et des auteurs trop originaux pour s'enrôler sous un chef; d'autre part, Hippocrate n'avait pas encore excité cette admiration superstitieuse qui eût permis de créer une secte hippocratique à l'exclusion de toute autre. Hippocrate avait un rôle plus relevé, puisqu'il représentait l'idée la plus compréhensive, celle du dogmatisme ou du raisonnement appuyé sur l'observation; de sorte que sous son égide il y avait place pour toutes les doctrines, excepté pour une doctrine hippocratique proprement dite.

N'allez pas croire non plus que le principe d'autorité, et je parle surtout ici de la médecine, ait prévalu partout et en tout point immédiatement après la mort de Galien.

Dans l'empire de Byzance, où la culture intellectuelle décroît rapidement, par suite du malheur des temps, jusqu'au xv° siècle, la lettre tue l'esprit, encore pourrait-on signaler deux exceptions assez remarquables (1) ; mais, en Occident, soit que la forte organisation de l'empire ait maintenu pendant assez longtemps dans les écoles le goût des recherches et l'amour de l'étude, soit que plus tard l'élément barbare ait fait circuler une vie nouvelle, soit qu'un peu de hasard s'en soit mêlé, il est certain que la médecine n'était point asservie ni à Hippocrate ni à Galien ; les vieilles traductions d'auteurs hétérodoxes et l'enseignement même de l'école de Salerne à son début en portent témoignage (2) ; il en est à peu près de même pour la philosophie. Encore une fois, c'est avec les Arabes que s'efface presque toute indépendance dans l'étude des sciences ; la scolastique s'empare de la philosophie et de la médecine ; elle met Aristote et Galien avec Avicenne sur un autel. Aussi, tandis qu'au xiii° siècle, au plus fort de l'invasion arabe, l'esprit humain, dans le domaine des lettres proprement dites, recouvre presque toute sa spontanéité, il la perd à peu près complétement dans le domaine des sciences. Il n'y a pas lieu cependant d'être fort étonné de cette dissemblance, si l'on veut bien se rappeler que la science, en raison de sa nature et de ses instruments, a toujours été, quoiqu'elle semble plus cosmopolite, moins indépendante que les lettres des temps, des milieux, et surtout de l'*autorité*.

Quand la médecine arrive de Grèce en Égypte, le changement

(1) Ici nous faisons allusion au traité de médecine d'Alexandre de Tralles, et, pour une époque un peu plus rapprochée de nous, à la virulente réfutation que Siméon Seth a faite de quelques doctrines de Galien. (Voy. mes *Notices et extraits des manuscrits médicaux*, p. 229.)

(2) Au iv° siècle, pour Oribase, Galien l'emporte, il est vrai, sur tous les autres auteurs par l'excellence de sa méthode et la sûreté de ses définitions. Néanmoins le médecin de l'empereur Julien fait appel, pour la seconde édition de sa *Collection médicale*, à plus de vingt auteurs qui ne sont pas toujours de même opinion ni entre eux ni avec le médecin de Pergame.

n'est ni aussi grand ni surtout aussi brusque qu'il semble au premier abord. Nous avons vu, en étudiant les fragments qui nous restent de Dioclès et de Praxagore (1), s'ouvrir devant nous de nouvelles perspectives, et nous étions préparés aux transformations heureuses ou compromettantes, mais plus décisives, que la médecine allait subir à Alexandrie ; surtout nous avons pu constater que ses progrès ou ses écarts tenaient uniquement à son propre développement régulier et naturel. Tout est grec dans la médecine à Alexandrie : elle ne doit rien, absolument rien à la *sagesse* égyptienne, rien à l'Égypte, si n'est un milieu plus propice, des excitations plus vives et une protection plus active et plus libérale, sous le sceptre puissant des successeurs d'Alexandre, que dans la Grèce divisée et affaiblie. De même, un peu plus tard, la fille d'Esculape n'emprunte aucun vêtement étranger quand elle semble abandonner sa seconde patrie pour arriver, à la suite des vainqueurs, c'est-à-dire à la suite de ceux qui pouvaient désormais dispenser la gloire et l'argent, sur le sol de l'Italie qu'elle ne doit plus quitter, tandis que la Grèce et l'Orient devront attendre de longs jours et de nombreuses révolutions pour voir refleurir l'antique médecine.

Jusqu'ici c'est par hasard, par occasion ou par nécessité, qu'on a fait de l'anatomie ; mais, d'une part l'impulsion donnée par Aristote, d'autre part la curiosité scientifique des rois d'Égypte, enfin le mouvement naturel de l'esprit humain, changent le cours des choses. On étudie l'anatomie pour elle-même ; on *dissèque*, on compare l'homme et les animaux, et l'on cherche à se rendre compte de l'ensemble et des détails de l'organisme vivant (2); dès lors le diagnostic local se perfectionne et la chirurgie, surtout, prend de rapides accroissements. De son côté, la physiologie suit le mouvement ; on commence à faire des expériences : mais ici encore les anciennes hypothèses biologiques aveuglent les plus habiles ; les erreurs relatives à la respiration et à la circulation se perpétuent, malgré toutes les découvertes anatomiques qui

---

(1) J'ai retrouvé dans deux manuscrits grecs et je compte publier bientôt des fragments complétement inconnus de Praxagore et d'autres médecins anciens.

(2) Entre les premiers Alexandrins et les maîtres de Galien, il semble que l'anatomie ait été un peu délaissée.

devaient les ébranler et peut-être les détruire ; la raison en est simple : ces erreurs, qui ont leurs racines jusque dans Homère, tenaient à toute une théorie *à priori* sur la distribution de l'air dans le corps; sans aucune notion chimique, il était impossible de comprendre l'action vivifiante de ce fluide autrement que par un contact immédiat et universel. Quand l'anatomie eut ruiné sans retour les hypothèses d'Empédocle, de Diogène ou de Démocrite sur la distribution et le rôle des prétendus canaux aériens, la physiologie n'eut pas d'autre ressource que de prendre les artères pour leur faire jouer le rôle de ces canaux imaginaires et pour les mettre directement en rapport avec les bronches, sans oublier cependant d'attribuer une certaine part de respiration à la peau.

Les recherches entreprises sur des points encore inexplorés, et dirigées par l'esprit d'observation, conduisirent, au contraire, à des résultats que la science actuelle a confirmés en grande partie. Ainsi le cœur se trouve dépossédé de ses fonctions sensorielles en faveur du cerveau, dont Hérophile a décrit diverses parties, mais plutôt chez les animaux que chez l'homme : par exemple, la *dure-mère* et la *pie-mère*, la *choroïde*, le *rets admirable*, le *confluent des sinus de la dure-mère*, le *calamus scriptorius*, l'*infundibulum*, etc.; on entrevoit les relations de l'encéphale et de la moelle, on tient ces deux organes pour les centres du mouvement et des sensations (1). D'abord Hérophile distingue (ce qu'Aristote n'avait pas fait) les nerfs des autres tissus qui ont avec eux quelque analogie; puis Érasistrate (peut-être aussi Hérophile) va même jusqu'à reconnaître, en mêlant d'énormes erreurs à cette découverte, deux ordres de nerfs, ceux du mouvement et ceux du sentiment; cependant il existe, malgré la division opérée par Hérophile, d'après les caractères les plus extérieurs, de très-regrettables confusions, au point de vue de la structure et des fonctions, entre les nerfs et toutes les formes du tissu fibreux (2). — Hérophile nomme le *duodé-*

---

(1) Déjà Érasistrate cherchait à déterminer le degré d'intelligence par l'étude des circonvolutions du cerveau.

(2) Galien a consacré cette confusion; cependant il a fortifié par de belles expériences les vues d'Érasistrate.

num; il paraît avoir décrit les organes génitaux femelles sur des cadavres humains; il voit comme Érasistrate, mais, comme son rival, sans en reconnaître l'origine et la terminaison, les *vaisseaux lactés* remplis de chyle; enfin, il énumère dans un bon ordre la succession des divers mouvements de la respiration. Hérophile et Érasistrate poussent très-loin l'anatomie des vaisseaux, mais déjà en rattachant les veines au foie et en mettant de l'air dans les artères, on avait retardé pour de longs siècles la découverte de la circulation. Avec les progrès de l'anatomie, avec les premiers essais de physiologie expérimentale, la pathologie du cerveau se dessine, mais celle du cœur reste longtemps à l'état rudimentaire; car, c'est surtout pour cette portion de la pathologie qu'on ne peut rien ou presque rien sans l'intervention des moyens physiques de diagnostic.

Si le diagnostic anatomique a fait pour certaines maladies de notables conquêtes, la médecine s'écarte des voies qu'Hippocrate lui avait ouvertes. D'abord la polypharmacie prend des proportions si effrayantes, qu'il n'y a plus de maladie, plus de symptôme qui ne trouve un remède à son adresse; puis, ce qui est plus fâcheux, c'est qu'au lieu de recueillir des observations, on décrit des types de maladies où s'effacent à peu près entièrement les individualités morbides : il n'y a plus de grands cliniciens, mais des nosologistes; on a des cadres factices et des descriptions de fantaisie qui ne représentent aucune réalité substantielle, et cette méthode règne à peu près exclusivement jusqu'au xve siècle, où commencent les *consilia* ou *consultations.* Les médecins d'Alexandrie se montrent surtout en défaut dans l'importante question des fièvres; ils ont perdu de vue cette grande unité morbide qui se traduit par la rémittence; ils n'ont plus la notion de la fièvre pseudo-continue, qui se fractionne alors en *phrenitis, lethargus* et *causus* ou *fièvre ardente;* en d'autres termes, les formes particulières de la fièvre rémittente, si bien établies par Hippocrate dans les livres I, II, III, IV, VI et VII des *Épidémies,* deviennent des maladies spéciales; on ne comprend plus Hippocrate, soit qu'on n'exerce plus dans le même milieu que lui, soit surtout qu'on ait changé de point de vue.

La prépondérance que l'école de Cnide paraît avoir prise à Alexandrie sur l'école de Cos nous aide encore à comprendre cette transformation de la médecine : la méthode de Cnide est plus accessible et, pour ainsi dire, plus vulgaire que celle de Cos ; les particularités sont plus aisées à saisir que les généralités, lors même que ces généralités, et c'est le cas pour les Hippocratistes, proviennent moins d'une idée systématique que de la préoccupation d'un ensemble de faits bien définis ; elles sont plus dans la pratique ordinaire de la vie et plus dans les habitudes de l'esprit. Il est vrai que si Érasistrate appartenait à Cnide par son maître Chrysippe, Hérophile rappelait Cos par son maître Praxagore ; mais Hérophile est plus connu comme anatomiste et Érasistrate plus célèbre comme médecin ; en sa qualité d'anatomiste, il ne fait guère que perfectionner et appliquer les découvertes d'Hérophile. La secte d'Érasistrate est aussi plus ferme en ses principes que celle d'Hérophile (1) ; nous en avons la preuve jusqu'au temps de Galien ; l'influence d'Érasistrate se fait donc sentir à longue distance ; on peut même admettre que ses doctrines sont une préparation à celles d'Asclépiade et du méthodisme.

Dans la constitution élémentaire du corps, Érasistrate ne tient compte ni des humeurs ni des esprits. Tout consiste en une intrication de nerfs, de veines et d'artères dont il n'y a pas une partie du corps qui ne soit tissue : le sang est nourriture ; le pneuma est un auxiliaire pour les actes physiologiques ; les muscles, la pulpe cérébrale, le foie, la rate, ne sont que des parenchymes, c'est-à-dire des coagulations par extravasation de l'aliment, comme la graisse. La bile, le phlegme, ne sont pas autre chose que l'urine ; ce sont de simples excréments : les humeurs, le sang en particulier, ne rendent pas

(1) Hérophile ne recherche pas les explications ni les hypothèses sur les causes et la nature des maladies ; il appelle, comme dit Scribonius Largus, les médicaments, *les mains de Dieu* ; il a une grande confiance aux spécifiques ; aussi n'y a-t-il rien d'étonnant que l'empirisme s'échappe du sein même de la secte hérophiléenne. Le maître et les disciples se sont surtout attachés à commenter Hippocrate et à étudier les médicaments ; on compte parmi leurs écrits peu d'ouvrages originaux importants sur la médecine.

malade en s'altérant, mais en obstruant les conduits où ils s'égarent (1).

On voit, d'un autre côté, par les titres et par quelques frag-ments de certains ouvrages de Praxagore, que, très-peu de temps après Hippocrate, les médecins de Cos négligeaient déjà l'étude de l'état général pour multiplier le nombre des maladies, et parfois même pour transformer les symptômes en véritables espèces morbides. C'est probablement à cette tendance de plus en plus prononcée, et aussi à l'abus que les dogmatiques faisaient du raisonnement, enfin au développement qu'avait pris la phar-macologie, qu'est due la naissance de l'empirisme.

(1) Celse fait cette remarque : « Érasistrate, expliquant la fièvre par le passage anormal du sang dans les artères, qui ne doivent contenir que de l'air, et trouvant que ce passage a lieu lorsqu'il y a pléthore, ne saurait dire pourquoi de deux sujets également pléthoriques, l'un tombe malade, tandis que l'autre est à l'abri de tout danger; et c'est précisément ce que nous observons tous les jours. Il est permis d'en conclure que cette transfusion du sang, toute réelle qu'elle puisse être, ne survient pas uniquement dans les cas de plénitude, mais lorsqu'à la pléthore sont venues se joindre d'autres causes énoncées déjà. » (Préamb. du livre I, trad. des Etangs.)

APPENDICE

TABLEAU CHRONOLOGIQUE DES MÉDECINS ALEXANDRINS
AVEC UN SOMMAIRE DE LEURS ŒUVRES (1).

———

La période alexandrine est une des plus compliquées et des plus difficiles de l'histoire. Tous mes efforts devaient donc tendre à répandre la lumière au milieu de ce chaos que personne encore n'avait cherché à débrouiller. Dans le tableau qui suit, je me suis efforcé de marquer d'une façon régulière la succession ou la contemporanéité des auteurs, afin de faire ressortir la marche générale de la science, le caractère et le développement de chaque secte. Un très-petit nombre d'auteurs s'est montré rebelle à toute classification; pour quelques-uns je ne suis arrivé qu'à des probabilités; enfin, pour un assez grand nombre, j'ai pu agir avec toute la certitude qu'on cherche en pareille matière. Après ce premier travail, j'ai essayé de rapporter chaque auteur ou chaque série d'auteurs à des dates plus ou moins exactes. Pour dresser ce tableau, il m'a fallu partir de données très-diverses, puisque je n'avais à ma disposition que quelques dates approximatives; j'ai donc pris tour à tour en considération la succession des disciples aux maîtres, les citations des auteurs les uns par les autres, les témoignages des écrivains autres que ceux de la série, qu'ils soient ou non médecins, enfin la concordance de certains faits médicaux avec quelques faits de l'histoire politique; de toutes ces

---

(1) J'ai publié pour la première fois ce tableau en 1848; pour cette seconde édition, je l'ai augmenté et corrigé.

données, il est résulté une série régulière que j'ai pu mesurer en quelque sorte sur une échelle chronologique (1).

Comme je me suis surtout appuyé sur la succession des disciples aux maîtres, j'ai admis (ce qui du reste est un principe assez genéralement reçu) que la période d'activité qui fonde la réputation d'un homme est *en moyenne* de trente ans, entre trente et soixante ans; et que pour le disciple, cette période commence dix ans avant le déclin de celle du maître. Je n'ai dévié de cette mesure qu'en présence de dates fixes qui m'étaient fournies par les relations de l'histoire politique avec l'histoire médicale. Un exemple fera comprendre ce procédé. Entre les deux chefs de l'école médicale d'Alexandrie et Andréas, il ne se trouve aucune date même approximative; eh bien, pour rattacher ensemble ces deux jalons, pour combler l'intervalle qui sépare ces deux époques, j'ai adopté la marche suivante : Hérophile et Érasistrate étant placés entre 305 et 280 (2), les disciples commençant leur carrière indépendante dix ans avant le déclin de la période d'activité de leurs maîtres, j'ai placé Bacchius et Straton entre 290 et 260, et ainsi de suite; il en est de même pour les disciples de Philinus, etc. Dans certains cas, il ne m'a pas été possible de déterminer si les auteurs cités étaient contemporains de ceux qui les citaient, ou s'ils leur étaient antérieurs de quelque temps; je me suis décidé à les mettre dans une catégorie à part, immédiatement avant les auteurs par qui ils sont cités; en sorte qu'on pourra les rattacher à la génération qui les suit et à celle qui les précède; car, en tous ces cas, il ne paraît pas possible de remonter plus haut qu'à une génération. Quel que soit le parti qu'on adopte, la marche générale de l'histoire n'est pas notablement troublée, et l'on n'exigera sans doute pas un autre résultat avec aussi peu de renseignements.

(1) Pour la chronologie politique, je m'en suis ordinairement rapporté à Heeren.

(2) J'ai réduit, pour ces deux médecins, la période à vingt-cinq ans. Il est probable, en effet, qu'ils ne furent appelés à Alexandrie que quelque temps après l'arrivée dans cette ville de Démétrius de Phalère (308), qui donna la première impulsion au mouvement intellectuel en Égypte; d'ailleurs, pour mériter cet honneur, Hérophile et Érasistrate avaient dû jouir déjà, dans leur pays, d'une certaine renommée.

Comme moyen mnémonique et comme point de repère, j'ai mis l'histoire médicale en concordance avec l'histoire politique. Le théâtre principal de l'histoire médicale à cette époque est l'Égypte; mais cette histoire est aussi mêlée quelquefois à celle des rois de Syrie, dont l'empire était, en Orient, le plus considérable après celui des Ptolémées; j'ai donc cru devoir donner la série chronologique des rois d'Égypte et de Syrie, en la mettant, par des empiétements et des rappels successifs, en concordance avec mes époques artificielles. J'ai remplacé cette série par celle des empereurs, quand l'empire romain est resté seul debout sur les ruines du monde ancien.

J'ai placé dans la dernière colonne du tableau l'indication des principaux sujets traités par les auteurs dont on possède maintenant la liste régulière, de sorte qu'on embrasse d'un seul coup d'œil la chronologie biographique et scientifique.

Il n'est pas très-conforme, ce semble, à la chronologie de poursuivre isolément l'histoire de chacune des trois sectes, et de revenir ensuite aux médecins qui n'ont appartenu à aucune d'elles; mais cette marche m'était en quelque sorte commandée par la nécessité d'établir de l'ordre dans mon exposition, et par l'inconvénient qu'il y aurait à passer incessamment d'un sujet à un autre. C'est du reste, il me semble, le seul moyen de faire ressortir dans leur ensemble les rapports et les oppositions qui existent entre chaque secte, et de suivre ces sectes dans leur complet développement.

Il est encore une autre irrégularité que je dois justifier. Je conduis l'histoire des sectes jusqu'à Galien, qui les absorbe toutes et en tire un système uniforme; au contraire, pour l'histoire des médecins qui ne sont ni *Hérophiléens*, ni *Érasistratéens*, ni *empiriques*, et qui ne s'appellent pas non plus *dogmatiques*, je m'arrête vers quatre-vingts ou soixante-dix ans avant J. C. J'ai cru devoir agir ainsi parce que ces médecins forment une catégorie à part et qu'ils appartiennent presque tous à cette classe de spécialistes appelés *chirurgiens*: Nicandre et Crateuas ne sont pas médecins. Après eux les médecins que je pourrais appeler *indépendants*, et que je rencontre dans la suite de l'histoire jusqu'à

Galien, forment à leur tour une catégorie bien distincte ; ce ne sont plus des spécialistes, mais des médecins dans toute l'étendue du terme ; sans porter de dénomination particulière, ils représentent assez nettement le dogmatisme qui se dégage de plus en plus des discussions nées au sein des sectes diverses entre lesquelles est partagé le domaine de la science. On n'oubliera pas non plus qu'entre les mains de quelques-uns de ces médecins l'anatomie et même la physiologie reprennent l'importance qu'elles avaient perdue depuis les travaux d'Hérophile et d'Érasistrate.

Ce n'est qu'aux époques où tous les événements humains paraissent marcher de concert, où l'humanité tout entière se modifie, et quelquefois même se transforme, que la science change aussi sur tous les points et dans presque tous les sens ; alors seulement commencent et finissent les périodes dans l'histoire.

TABLEAU CHRONOLOGIQUE

DES

MÉDECINS ALEXANDRINS

ANNÉES AVANT ET APRÈS J. C.	OLYMPIADES	SÉRIE CHRONOLOGIQUE DES ROIS D'ÉGYPTE, DE SYRIE, ET DES EMPEREURS ROMAINS.	SÉRIE CHRONOLOGIQUE DES AUTEURS.	HÉROPHILÉEN
Av. J.-C. 305—280	cxviii, 4-cxxv, 1..	ÉGYPTE : Ptolémée I Lagus, 323-284 ; Ptol. II Philadelphe, 284-246. . SYRIE : Séleucus I Nicator, 312-281 ; Antiochus I Soter, 281-262.	HÉROPHILE (*a*). . . . . ÉRASISTRATE (*b*). . . . . SIMON (1). . . . . NICIAS (2).	HÉROPHILE. . . . .
			CALLIMAQUE (3). . . . . CALIANAX (4).	CALLIMAQUE. . . CALLIANAX. . .
290—260	cxxii,3-cxxx,1...	ÉGYPTE : Ptol. I ; Ptol. II. SYRIE : Sél.; Ant. I ; Ant. II Théos, 262-247.	BACCHIUS (5).	BACCHIUS. . .
			STRATON (6).	
			XÉNOPHON (7).	
			PHILINUS de Cos (8). . . . . . PTOLÉMÉE (9). . . . . CHRYSIPPE. . . . . APÉMANTE. . . . . CHARIDÈME. . . . . HERMOGÈNES. . . . . ARTÉMIDORE.. . . . . ATHÉNION. . . . . MILTIADE(10). . . . . APOLLONIUS STRATONICUS(11). SÉRAPION d'Alexandrie (12)..	
270—240	cxxvii, 3-cxxxv, 1...	ÉGYPTE : Ptol. II ; Ptol. III Évergètes, 246-221. . . SYRIE : Ant. I ; Ant. II ; Sél. II, 247-227. . . .	GLAUCIAS (13). . . . . ZEUXIS (14).	
			MANTIAS (15).	MANTIAS. . .
			CHRYSERME (16).	CHRYSERME. . .
			DÉMÉTRIUS (17).	DÉMÉTRIUS. . .
			CYDIAS (18).	CYDIAS. . .
			LYSIMAQUE.	
			MOLPIS (19). . . . . NILEUS. . . . . NYMPHODORE. . . . . PHILOXÈNE. . . . . GORGIAS. . . . . SOSTRATE. . . . . HÉRON. . . . . APOLLONIUS la Bête ou le Serpent. . . . . APOLLONIUS de Pergame. . . .	
250—220	cxxxii,3-cxl.1...	ÉGYPTE : Ptol. II ; Ptol.III; Ptol. IV Philopator, 221-204. . SYRIE : Ant. II ; Sél. II; Sél. III, 227-224 ; Ant.III le Grand, 224-187. . . .	ZÉNON (20). . . . . HÉRACLIDES de Tarente (21). HÉRACLIDES d'Erythrée (22). APOLLONIUS l'Empirique (23).	ZÉNON. . . . . HÉRACLIDES d'Er

ÉRASISTRATÉENS	EMPIRIQUES.	SECTE INDÉTERMINÉE.	INDICATION DES PRINCIPAUX SUJETS TRAITÉS PAR LES AUTEURS ÉNUMÉRÉS DANS CE TABLEAU.
Érasistrate....	....	....	Voyez notes *a*, *b*.
....	....	Simon...........	Maladies des femmes.
....	....	Nicias...........	Médecin poëte.
....	....	....	Commentateur ou glossateur d'Hippocrate.
....	....	....	Connu par sa rudesse et sa grossièreté envers les malades.
....	....	....	Avec Callimaque, mais surtout avec Bacchius, qui a joui d'un plus grand renom, commence l'histoire des commentateurs ou glossateurs d'Hippocrate. Ils sont surtout hérophiléens. B. admettait quatre espèces d'hémorrhagie : rupture, putréfaction, anastomose (débouchement des vaiss.), transsud.
Straton.........	....	....	Cité pour l'éléph. et l'épil., etc.—Proscrivait comme son maître la saignée, pour de très-futiles raisons.
Xénophon......	....	....	Noms des parties du corps ; chirurgie ; maladies des femmes.
....	Philinus......	....	Fondateur de l'empirisme.
Ptolémée...	....	....	Nie l'utilité de la paracentèse. Matière médicale.
Chrysippe.....	....	....	Sur la matière médicale et alimentaire.
Apémante.....	....	....	Contre la saignée.
Charidème....	....	....	Soutenait l'antiquité de la rage.
Hermogènes...	....	....	Sur les sectes? d'après Galien.
Artémidore...	....	....	N'admettait la nouveauté pour aucune maladie.
Athénion....	....	....	Maladies des femmes.
Miltiade...	....	....	Maladies des femmes.
Apollonius Str..	....	....	Sur les plantes, sur les luxations, les définitions médicales, la pathologie interne.
....	Sérapion.....	....	Second fondat. de l'empirisme. Pathol. int. et ext.
....	Glaucias......	....	A commenté Hippocrate, auquel il s'efforce de rapporter l'invention de l'empirisme. Avait aussi écrit sur la médecine et la chirurgie.
....	Zeuxis........	....	Avait commenté Hippocrate.
....	....	....	Connu par ses ouvrages sur la chir., la matière médicale et la pharmacologie. — A le premier réuni les formules pharmac. en un corps d'ouvrage.
....	....	....	Travaux sur la pathologie et sur le pouls. Presque tous les Hérophiléens attribuent la pulsation des artères à une cause dynamique.
....	....	....	Pathologiste. On voit que dans ses écrits la phrenitis et le lethargus ne sont plus des variétés de la fièvre continue, mais des affections spéciales. — Sur les maladies des femmes. Glossateur d'Hippocrate.
....	....	....	Commentateur ou glossateur d'Hippocrate.
....	....	Lysimaque......	A écrit contre Cydias et contre Démétrius sur l'interprétation des mots d'Hippocrate, et sur la chirurgie (fractures, luxations).
....	....	Molpis..........	Chirurgiens spécialistes (fractures, luxations).
....	....	Nileus..........	
....	....	Nymphodore.....	
....	....	Philoxène.......	
....	....	Gorgias.........	Ont écrit sur la chirurgie ; quelques-uns sont peut-être des spécialistes.
....	....	Sostrate........	
....	....	Héron..........	
....	....	Apollonius la Bête.	Sur Hippocrate. Chirurgie.
....	....	Apollonius de Perg.	Chirurgie.
....	....	....	Sur les médicaments.
....	Héraclides de T.	....	Un des plus illustres de la secte comme médecin, chirurgien et commentateur d'Hippocrate. A beaucoup écrit aussi sur les médicaments, entre autres une *Pharmacopée militaire*.
....	....	....	A écrit sur le pouls, sur Hippocrate, sur Héroph.
....	Apollonius l'emp.	....	Commentaires sur Hippocrate.

ANNÉES AVANT ET APRÈS J.-C.	OLYMPIADES	SÉRIE CHRONOLOGIQUE DES ROIS D'ÉGYPTE, DE SYRIE, ET DES EMPEREURS ROMAINS.	SÉRIE CHRONOLOGIQUE DES AUTEURS.	HÉROPHILÉENS.
Av. J.-C.			AMMONIUS (24)............	....
230—200	CXXXVII, 3–CXLV, 1..	ÉGYPTE : Ptol. III; Ptol. IV; Ptol. V Épiphanes, 204-181 SYRIE : Sél. II; Sél. III; Ant. III le Grand....	APOLLONIUS BIBLAS (25).... ANDRÉAS l'Hérophiléen (26).	ANDRÉAS....
210—180	CXLII, 3–CL, 1....	ÉGYPTE : Ptol. IV; Ptol. V; Ptol. VI Philométor, 181-145 SYRIE : Ant. III; Sél. IV, 187-176.	APOLLOPHANES (27).......	
180—150	CL, 1–CLVII, 3....	ÉGYPTE : Ptol. VI. SYRIE : Sél. IV; Ant. IV Épiphanes, 176-164; Ant. V Eupator, 164-161; Démétrius I Soter, 161-150		
150—120	CLVII, 3–CLXV, 1...	ÉGYPTE : Ptol. VI; Ptol. VII Physcon, 145-117.... SYRIE : Démét. I; Alex. Balas, 150-145; Démét. II Nicator, 145-126. — Ici s'arrête la chron. régulière; l'an 64, l'empire est réduit en province romaine.	NICANDRE (28)...........	....
100— 70	CLXX, 1–CLXXVII, 3..	ÉGYPTE : Ptol. VIII et IX, 116-81; Ptol. X, 81-73; Ptol. XI Aulètes, 73-52.	ZOPYRE (29)........... CRATEUAS (30)...........	
60— 30	CLXXX, 1–CLXXXVII, 3.	ÉGYPTE : Ptolémée XI; Ptol. XII, Cléopâtre, 52-30. Le royaume d'Égypte est réduit en province romaine........	HICÉSIUS (31)........... MÉNODORE (32)........... PASICRATES (33)......... AMYNTAS. PÉRIGÈNES. APOLLONIUS de Cittium (34). POSIDONIUS (35)........ DIOSCORIDES PHACAS (36)... ZEUXIS l'Hérophiléen (37)..	DIOSCORIDE PHACAS ZEUXIS...........
20 av. J.C. 10 ap.	CXC, 1–CXCVII, 3..	Domination d'Auguste, 30 ans avant J.-C., 14 ans après.........	APOLLONIUS MYS. ou l'Héroph.	APOLLONIUS MYS...
Apr. J.-C.			HÉRACLIDES l'Hérophiléen..	HÉRACLIDES Hérop.
1— 30	CXCV, 2–CCII, 3...	Auguste; Tibère, 14-37..	ALEXANDRE PHILALÈTHES (38).	ALEXANDRE PHIL...
20— 50	CC, 1–CCVII, 3...	Tibère; Caligula, 37-41; Claude, 41-54.....	DÉMOSTHÈNES PHILALÈTHES.. ARISTOXÈNES (39)........ GAIUS (40).............	DÉMOSTHÈNES PHIL. ARISTOXÈNES..... GAIUS...........
40— 70	CCV, 1–CCII, 3...	Claude, 41-54; Néron, 54-68; Galba, 68-69; Othon et Vitellius, 69; Vespasien, 69-79.	DIODORE (41)........	
70— 90	CCXII, 3–CCXVII, 3..	Vespasien; Titus, 79-81; Domitien, 81-96.		
90—120	CCXVII, 3–CCXXV, 1.	Domitien, 81-98; Nerva, 96-98; Trajan, 98-117; Hadrien, 117-138..	THEUDAS. MÉNODOTE (42)...........	
120—140	CCXXV, 1–CCXXX, 1.	Hadrien; Antonin, 138-161.		
140—170	CCXXX, 1–CCXXXII, 3.	Antonin; Marc-Aurèle, 161-180	LYCUS (43)........ AESCHRION............ CALLICLÈS............	

ÉRASISTRATÉENS	EMPIRIQUES.	SECTE INDÉTERMINÉE.	INDICATION. DES PRINCIPAUX SUJETS TRAITÉS PAR LES AUTEURS ÉNUMÉRÉS DANS CE TABLEAU.
. . . .	. . . .	AMMONIUS.	Sur la chirurgie. Lithotomiste.
. . . .	APOLLONIUS BIBLAS	. . . .	Sur Hippocrate et sur les médicaments.
. . . .	. . . .	. . . .	Sur les médicaments, sur les opinions d'Hérophile.
APOLLOPHANES. . .	. . . .	. . . .	Sur les médicaments et la pathologie.
. . . .	. . . .	NICANDRE.	Thériaques, alexipharmaq . . ., géorgiques; pronostics. Recueil de traitements ?
. . . .	ZOPYRE.	. . . .	Sur les médicaments. Avait écrit sur la chirurgie d'après la doctrine d'Hippocrate.
. . . .	. . . .	CRATEUAS.	Description des plantes.
HICÉSIUS.	. . . .	. . . .	Fonde à Smyrne une école d'Érasistratéens. — A écrit sur la matière alimentaire et les médicaments.
MÉNODORE.	. . . .	. . . .	A écrit sur les médicaments et sur les aliments.
. . . .	. . . .	PASICRATES.	Chirurgiens spécialistes (fractures et luxations), ou mécaniciens.
. . . .	. . . .	AMYNTAS.	
. . . .	. . . .	PÉRIGÈNES	Commentaire sur les *Articulations* d'Hippocrate.
. . . .	APOLLONIUS de Cit.	. . . .	Traités de médecine d'après Soranus.
. . . .	POSIDONIUS.	. . . .	Chirurgie.
. . . .	. . . .	. . . .	A écrit sur les plantes, et réfuté les glossateurs d'Hippocrate.
. . . .	. . . .	. . . .	A commenté Hippocrate.
. . . .	. . . .	. . . .	A écrit sur les propriétés des médicaments et donné des recettes (*Euporistes*) pour les maladies *à capite ad calcem*. Ouvrage volumineux sur la secte d'Hérophile. — Célèbre pour la préparation de l'huile de ricin.
. . . .	. . . .	. . . .	Ouvrages inconnus.
. . . .	. . . .	. . . .	Sur les sectes et probabl. sur la pathologie.
. . . .	. . . .	. . . .	Sur le pouls et sur les maladies des yeux.
. . . .	. . . .	. . . .	Sur le pouls et sur la secte d'Hérophile.
. . . .	. . . .	. . . .	Sur l'hydrophobie.
. . . .	DIODORE.	. . . .	Sur les médicaments.
. . . .	THEUDAS.	. . . .	Sur la secte empirique.
. . . .	MÉNODOTE.	. . . .	
. . . .	LYCUS.	. . . .	Anatomiste, commentateur d'Hippocrate.
. . . .	ÆSCHRION.	. . . .	Sur les médicaments.
. . . .	CALLICLÈS.	. . . .	Ouvrages inconnus.

NOTES JUSTIFICATIVES DU TABLEAU CHRONOLOGIQUE

(*a*) Pour la liste des ouvrages et pour la collection des fragments d'Hérophile, voy. Marx, *Herophilus. Ein Beitrag zur Geschichte der Medicin.* Carlsruhe, 1839, in-8.

(*b*) Un semblable travail n'ayant pas été fait sur Érasistrate, nous renvoyons à Sprengel (édit. de Rosenbaum), t. I, p. 521 et suiv., et particulièrement à la note 78 de la page 538.

(1) Simon, cité par Soranus (*Maladies des femmes*, éd. de Dietz, p. 100), peut-être comme contemporain d'Hérophile ou un peu antérieur.

(2) Nicias, condisciple d'Érasistrate et ami de Théocrite, d'après Denys d'Éphèse, dans sa *Liste des médecins* (*Schol. in Theocr.*, Arg. d'*Idyl.*, XI).

(3) Callimaque était, suivant Erotien (*Gloss. in Hippocr.*, pp. 7 et 31, édit. de Klein, Lips., 1865), de la famille ou plutôt de la *maison* d'Hérophile, d'où il suit qu'on doit le placer au même rang que les disciples immédiats de ce médecin.

(4) Callianax, cité par Bacchius, et d'après Bacchius par Zeuxis (Gal., *Comm.* IV, *in Hipp. Epid.* VI, § 9, t. XVII[b], p. 144, éd. Kuehn). C'est l'auteur le plus ancien qui porte le nom d'*hérophiléen;* on doit, en conséquence, le regarder comme disciple et non comme contemporain d'Hérophile ; car il est établi par Galien que les sectes hérophiléenne et érasistratéenne ne furent constituées et ne reçurent leur dénomination qu'après la mort d'Héropbile (Gal., *De diff. puls.*, IV, 2, t. VIII, p. 715). — Où placer l'hérophiléen Hégétor (qui est bien un nom propre, quoi qu'en pense Rosenbaum, t. I, p. 520 de son édit. de Sprengel), mentionné et blâmé trois fois à propos des luxations de la cuisse par Apollonius de Cittium, p. 34, 35 et 41 de son *Commentaire sur les Luxations d'Hippocrate ?* Peut-être au temps de Philoxène, alors que la chirurgie, d'après Celse (*Prooim. libri* VII), prit ses plus grands développements.

(5) Bacchius, contemporain de Philinus de Cos, lequel était élève (ἀκουστής) d'Hérophile (Erot., *Lib. sup. laud.*, p. 31 ;—Gal., *Introd. s. Med.*, cap. IV, t. XIV, p. 683).

(6) Straton, disciple d'Érasistrate, d'après Rufus (dans Oribase, *Collect. med.*, XLV, 28, t. IV, p. 63); élevé par Érasistrate lui-même, il l'accompagnait toujours et travaillait dans sa maison, suivant Diogène de Laërte (V, 3, 6, 61) et suivant Galien (*Adv. Erasist. Romae degentes;* 2, t. XI, p. 197).

(7) Xénophon est placé par Galien avant Apollonius de Memphis (*Introd. s. Med.*, 10, t. XIV, p. 699, 700); je le regarde donc comme contemporain de Straton. —C'est sans doute le même que citent Soranus (*l.l.*, p. 257, l. 18) et un

scholiaste d'Oribase (t. IV, p. 527, l.), qui lui attribue un traité *Des maladies externes*. En tout cas, il ne doit pas être confondu avec Xénophon de Cos, contemporain de Praxagore.

(8) PHILINUS *de Cos*, disciple d'Hérophile, est contemporain de Bacchius (voy. ce nom).

(9) PTOLÉMÉE, etc. Il est impossible, avec les données que nous possédons, de déterminer d'une manière exacte l'âge des médecins compris dans cette catégorie et qui sont tous Érasistratéens; j'ai cru cependant pouvoir leur assigner cette place par les considérations suivantes: PTOLÉMÉE est cité par Cælius Aurelianus immédiatement après Érasistrate (*Chron.*, III, 8, p. 479, éd. Almel).—Galien cite également APÉMANTE immédiatement après Érasistrate, en même temps que Straton (*Adv. Erasistr. Romae deg.*, 10, t. XI, p. 151). — Diogène de Laërte regarde CHRYSIPPE comme un élève d'Érasistrate (VII, 7, 10, 86), et l'on suppose que c'est le même auteur qui est cité par Pline en plusieurs endroits et par le scholiaste de Nicandre (*Ther.* vers 838), comme ayant écrit sur la matière médicale et alimentaire, et en particulier sur l'emploi médical du chou, légume qui a donné lieu à tant d'écrits. D'après une inscription trouvée à Smyrne, CHARIDÈME serait père d'HERMOGÈNES. D'un autre côté, il ne paraît pas que les Érasistratéens, malgré la persistance de la secte, aient beaucoup fait parler d'eux *nominativement* longtemps après la mort de leur chef. Par toutes ces raisons, qui établissent au moins des probabilités, j'ai cru pouvoir considérer ces Érasistratéens comme contemporains, soit de Straton, soit d'Apollonius de Memphis; pour marquer cette incertitude, je les ai placés dans une catégorie à part, afin qu'on puisse les rattacher à l'un ou l'autre de ces auteurs. — ATHÉNION n'est cité, avec l'épithète d'*érasistratéen*, que par Soranus (*l. l.*, p. 210; voy. Celse, V, 25, 9).

(10) MILTIADE est également cité par Soranus (*l. l.*, p. 210), à côté d'Athénion, et certainement comme érasistratéen, non comme asclépiadéen.

(11) APOLLONIUS *Stratonicus*, disciple immédiat de Straton (Gal., *De differ. puls.*,,IV, 17, t. VIII, p. 759). Cet Apollonius ne me paraît pas devoir être distingué d'Apollonius de Memphis.—L'histoire des Apollonius est restée des plus obscures, malgré les recherches de Harless (*Analecta hist. critic.*, 1816), de Bussemaker (dans son éd. du XLIVe livre d'Oribase, 1835), de Greenhill (*Dict. de biogr.* de Smith) et les miennes.

(12) SÉRAPION, successeur de Philinus de Cos (Gal., *Introd. s. Med.*, cap. IV, t. XIV, p. 683).

(13) GLAUCIAS, qui avait embrassé la doctrine de Sérapion (Celse, I, *Prooim. init.*), écrivait très-peu avant Zeuxis, Héraclides de Tarente et Héraclides d'Érythrée (Gal., *Comm.* I, *in Epid. prooim.*, t. XVII^a, p. 793-4); il a été critiqué par Zeuxis (Gal., *Comm.* II, *in Epid.* VI, § 45, t. XVII^a, p. 992). Galien le place habituellement après Bacchius. Regardant donc Glaucias comme contemporain, soit de Bacchius, soit de Zeuxis (car je ne crois pas qu'il soit possible de trouver place pour une génération entre ces deux médecins), je l'inscris dans un rang intermédiaire. — Faut-il placer ÉPICLÈS à côté de Glaucias, qu'il semble, d'après Érotien

(p. 31), avoir imité en abrégeant, *par ordre alphabétique*, le *Lexique* de Bacchius des mots obscurs d'Hippocrate ?

14) ZEUXIS l'*empirique*, distingué pour la première fois par la chronologie et par les doctrines, de Zeuxis l'*hérophiléen* (voy. plus bas), vivait après Glaucias, et par conséquent après Bacchius, comme on l'a vu plus haut ; il est antérieur à Zénon (Érot., p. 87), à Héraclides de Tarente, et sans doute il écrivait avant Ptolémée III Évergètes, ainsi que je l'ai établi par une série de rapprochements qu'il serait trop long d'énumérer ici. Je dirai seulement que Galien (*Comm.* II, *in Prorrh.*, I, § 58, t. XVI, p. 638) l'appelle *un très-ancien empirique*, et qu'il ne donne cette qualification de *très-ancien* à aucun autre empirique.

(15) MANTIAS, maître d'Héraclides de Tarente (Gal.,*Sec. loc.*,VI,9, t. XII, p. 988-9).

(16) CHRYSERME, maître d'Héraclides d'Érythrée (Gal., *De diff. puls.*, IV, 10, t. VIII, p. 743).

(17) DÉMÉTRIUS d'Attale, d'Apamée ou de Bithynie, a été critiqué par Lysimaque de Cos (Érot., p. 32), par Héraclides de Tarente (Gal., *Med. sec. gen.*, IV, 7, t. XIII, p. 722-24) ; il est donc leur contemporain ou de très-peu antérieur à eux.—Est-ce le même que Démétrius l'*épicuréen*, cité par Érotien, p. 81 ?

(18) CYDIAS a été réfuté aussi par Lysimaque de Cos (Érot., p. 32). Je range donc ces trois médecins dans une catégorie à part, comme je l'ai fait pour Glaucias et par les mêmes motifs.

(19) MOLPIS, NILEUS, NYMPHODORE étant cités par Héraclides de Tarente (Gal., *Comm.* II, *in Hipp. de Articul.*, § 40, t. XVIII^a, p. 736), je les place dans le voisinage de Démétrius. — Voici maintenant les motifs qui m'ont déterminé à ranger les quatre médecins suivants dans la même catégorie : Celse (VII, *Prooim.*) nomme ces médecins dans l'ordre que je leur ai assigné ; il nomme après eux *les deux Apollonius* (qu'on regarde comme les mêmes personnages qu'Apollonius l'*empirique* et Apollonius *Biblas*, lesquels, à leur tour, correspondent sans doute aux deux Apollonius père et fils d'Antioche et *empiriques*, nommés par Galien (*Intr. seu Med.*, 4) et Ammonius *le lithotomiste* (voy. plus bas). Comme Celse nomme ordinairement les auteurs par ordre chronologique, j'ai pensé qu'il fallait regarder PHILOXÈNE (cité par Soranus, p. 36, ou plutôt par Aétius, XVI, 43, à propos des cancers des mamelles), GORGIAS, SOSTRATE et HÉRON comme contemporains d'Apollonius l'*empirique* dont nous savons l'âge, ou du moins comme le précédant de très-peu ; je les ai donc placés dans la même catégorie que Nymphodore et les autres, puisque Apollonius est contemporain d'Héraclides de Tarente.— Je n'ai pu trouver aucune donnée sur l'âge d'APOLLONIUS *la Bête* ou *le Serpent* et d'APOLLONIUS *de Pergame*, trois noms qu'on s'accorde assez généralement à attribuer à un même personnage. Remarquons toutefois qu'Oribase cite Apollonius de Pergame pour les scarifications (*Eupor.*, I, 9 ; *Collect. med.*, VII, 19) et Apollonius la Bête pour un bandage (*Collect. med.*, XLVIII, 41), et qu'Érotien (p. 52) distingue Apollonius *la Bête* d'Apollonius *le Serpent*. Si je les ai rangés dans cette accolade, c'est qu'ils nous sont connus comme chirurgiens. Le premier est cité par Érotien (p. 31) entre Bacchius et Dioscoride Phacas ; mais lors même que cette place représen-

terait l'ordre chronologique, ce qui est probable, les limites seraient encore vagues et bien étendues.

(20) ZÉNON. Il ne me paraît pas possible de déterminer avec certitude si Zénon l'*hérophiléen* doit être distingué de Zénon *de Laodicée*, ou s'il s'agit du même personnage. Quoi qu'il en soit, Zénon l'hérophiléen est placé par Celse (V, *Prooim.*) avant Andréas, et l'on voit par Galien (*Com.* II, *in Epid.* III, § 5, t. XVII[a], p. 648) qu'il était jalousé par Héraclides de Tarente; d'où l'on doit conclure que ces deux médecins étaient contemporains.

(21) HÉRACLIDES *de Tarente*, contemporain de Zénon et disciple de Mantias, ainsi qu'on l'a vu à ces deux noms.

(22) HÉRACLIDES *d'Érythrée*, disciple de Chryserme (Gal. *De diff. puls.*, IV, 10, t. VIII, p. 743), est distingué pour la première fois d'un autre Héraclides appartenant à la même secte, et désigné par Strabon comme son contemporain et avec l'épithète d'*hérophiléen* (*Geogr.*, XIV, p. 558, 742). Galien (*Comm.* I, *in Epid.* VI, *prooim.*, t. XVII[a], p. 794) place Héraclides d'Érythrée parmi les anciens qui ont les premiers commenté les *Épidémies* d'Hippocrate, après Bacchius et Glaucias. Ailleurs (*Comm.* II, *in Epid.* III, § 14, t. XVII[a], p. 608) Galien nomme également Héraclides d'Érythrée avec Héraclides de Tarente; il me semble très-logique de tirer de cette double circonstance la conclusion que ces deux Héraclides sont à peu près contemporains.

(23) APOLLONIUS l'*empirique* vivait du temps d'Héraclides de Tarente (Celse, I, *Prooim.*, *init.*), et de Zénon, car il y a eu entre eux une discussion (Gal., *Comm.* II, *in Epid.* III, § 5, t. XVII[a], p. 648). Cet Apollonius, Glaucias, Zénon, Héraclides (peut être le plus jeune), devaient, ce me semble, se suivre de très-près par l'âge dans la contemporanéité. — Apollonius *le Vieux*, cité par Érotien (p. 52), est peut-être un des deux empiriques, le père. Quant à Apollonius de Pruse, mentionné par Soranus (p. 95), je ne saurais dire quel il est.

(24) AMMONIUS est mentionné par Celse (*loc. sup. cit.*) après Apollonius l'*empirique*; je le place donc entre cet Apollonius et Apollonius Biblas, car il peut être contemporain de l'un et de l'autre. Il est cité par Aétius et Paul pour des topiques.

(25) APOLLONIUS *Biblas* a continué la polémique engagée entre Zénon et Apollonius l'*empirique*, qu'on tient, mais sans preuves, pour son père.

(26) ANDRÉAS. Il est difficile de le distinguer d'Andréas de Caryste. Celse (V, *Prooim.*) place Andréas entre Zénon et Apollonius *Mys*; il est vraisemblable que cet ordre représente la série chronologique; seulement avec cette seule donnée Andréas flotterait dans un espace de plus de cent ans; toutefois, si l'on considère que Polybe (V, 81) nomme un Andréas comme médecin de Ptolémée *Philopator* qui régnait entre 221 et 204, si l'on se rappelle en même temps que cette date se rapporte au beau temps des hérophiléens, et à l'époque où l'on s'occupait avec ardeur de médicaments, sujet de prédilection pour Andréas, on aura de très-fortes raisons de croire qu'Andréas l'hérophiléen et celui dont parle Polybe sont le même personnage. — Mais quel est l'Andréas cité par Celse et par Oribase à propos des moyens de réduction? Faut-il le mettre près de Niléc et de Nymphodore?

(27) Apollophanes, cité par C. Aurelianus (*Acut.*, I, 33), est peut-être le même que celui qui est mentionné par Polybe (V, 56) comme médecin d'Antiochus le Grand, lequel régnait entre 222 et 186.

(28) Nicandre a dédié un de ses poëmes à Attale III, dernier roi de Pergame, qui a régné entre 138 et 133 (voy. *Vie de Nicandre*, en tête des *Scholies* sur les *Thériaques*); j'ai donc pris une moyenne, et je crois la date 150-120 très-approximative; Nicandre n'étant vraisemblablement pas médecin, on a le tort de le ranger parmi les *empiriques*.

(29) Zopyre. On voit, par un passage de Galien (*De antid.*, II, 8, p. 150, t. XIV), que Zopyre était contemporain de Mithridate, puisqu'il lui a envoyé un médicament de sa façon pour l'essayer; or, Mithridate a régné de 123 à 65 (voy. aussi Apoll. de Cittium dans *Scholia in Hipp.*, éd. Dietz, t. I, p. 2).

(30) Crateuas est contemporain de Zopyre, puisqu'il a eu également des rapports avec Mithridate; il a donné à plusieurs plantes le nom ou le surnom du roi de Pont; il lui a même dédié un livre sur les plantes. Crateuas était *rhizotome* et non médecin; c'est donc à tort qu'on le range parmi les *empiriques*. J'ai retrouvé un assez grand nombre de fragments de son ouvrage.

(31) Hicésius vivait une génération avant Strabon, ainsi que cet auteur lui-même le témoigne (I, 12, p. 245); or, Strabon a vécu entre l'an 50 avant J. C. et l'an 20 ou 30 après.—Voyez aussi Athénée, III, 33. On ne sait rien sur un de ses disciples nommé Héraclide par Diogène de Laërte, V, 94.

(32) Ménodore, ami d'Hicésius (Athénée, *Deipnosoph.*, II, 53, p. 58-59).

(33) Pasicrates. Un médecin de ce nom était frère de Ménodore, si l'on peut s'en rapporter à une vieille inscription trouvée à Ancyre et conçue en ces termes : *A Capiton, fils de Pasicrate, Pasicrate et Ménodore, ses fils.* Mais n'y a-t-il pas deux Pasicrates cités par les auteurs, et étaient-ils parents? Un Pasicrate avait commenté le *Mochlique* d'Hippocrate (Érotien, p. 12), et Oribase (*Collect. med.*, XLIX, 7, t. IV, p. 358) désigne un Pasicrate comme un *mécanicien;* il avait pour fils Aristion qui s'occupait aussi de machines.— Comme Amyntas et Périgènes sont cités ordinairement avec Pasicrates et qu'ils ont traité des mêmes sujets, je les ai mis ensemble; il n'est pas certain du reste que tous deux aient été médecins ou chirurgiens. Érotien (p. 53) appelle aussi Périgènes un *mécanicien.*

(34) Apollonius *de Cittium* était, comme il le dit (voy. son *Comment.* dans *Schol. in Hipp. et Galen.*, éd. Dietz, t. I, p. 2), disciple de Zopyre et condisciple de Posidonius; il est donc à peu près du temps d'Hicésius, qui a pu être contemporain des dernières années de Zopyre. Ptolémée à qui il a dédié son *Commentaire sur les Articulations* d'Hippocrate, est peut-être Ptolémée XI *Aulètes* (80-52 ans avant J. C.).

(35) Posidonius, disciple de Zopyre l'*empirique*, condisciple d'Apollonius de Cittium (Apoll. de Cittium, *Scholia in Hipp.*, t. I, p. 2, éd. Dietz), me semble devoir être placé à côté de ce dernier. — Il y a un Posidonius cité par Rufus, à propos de la peste (Oribase, *Coll. med.*, XLIV, 17) et qui est peut-être le même que le sciple de Zopyre. Aétius donne, sur les maladies cérébrales, de nombreux ex-

traits de Posidonius; mais si la mention d'Archigène, qui se trouve dans un de ces extraits (II, II, 12) lui appartient, la chronologie force à le distinguer de notre Posidonius.

(36) DIOSCORIDES *Phacas* vivait, au dire de Suidas, au temps de la reine Cléopâtre (52-30 ans avant J. C.); il était donc à peu près contemporain d'Apollonius de Cittium. Il faut probablement le distinguer de Dioscoride *d'Alexandrie*, et surtout de Dioscoride *le jeune*, cités par Galien dans son *Glossaire* (t. XIX, p. 105-106).

(37) ZEUXIS *hérophiléen*, contemporain de Strabon (XII, p. 244, 245), ainsi que les deux auteurs suivants APOLLONIUS MYS et HÉRACLIDES l'*hérophiléen* (Strab., XIV, p. 558 et 742).

(38) ALEXANDRE *Philalèthes* succéda à Zeuxis dans l'école de Laodicée (Strab., XII, 244, 245).

(39) DÉMOSTHÈNES et ARISTOXÈNES, disciples d'Alexandre (Galien, *De diff. puls.*, IV, 4, t. VIII, p. 717, et 10, p. 746).

(40) GAÏUS. On ne sait rien sur cet auteur; il est cité comme *hérophiléen* par C. Aurelianus (*Acut.*, III, 14, p. 225); son nom tout latin fait supposer qu'il vivait à une époque assez récente; voilà pourquoi je l'ai placé après Alexandre. Ce Gaïus ou Caïus est-il alexandrin ou bien le même que Gaïus l'*oculiste* ou le *Napolitain*, cité assez souvent par Galien dans ses traités sur les médicaments?

(41) DIODORE, nommé par Galien (*Meth. med.*, II, 7, t. X, p. 143) comme empirique, n'est cité que par Asclépiade *pharmacion* (Gal., *Sec. gen.* V, 15, t. XIII, p. 857; — *Sec. loc.* IX, 2, t. XIII, p. 237; *ibid.*, X, 3, t. XIII, p. 361), et par Criton (*Sec. loc.* V, 3, t. XII, par 834); or, cet Asclépiade, plus ancien que Criton, vivait entre 60 et 90 après J. C. Je crois en conséquence pouvoir placer Diodore entre 40 et 70 de notre ère.

(42) THEUDAS et MÉNODOTE. On voit par Sextus Empiricus, que ces médecins vivaient au temps de Trajan, qui a régné entre 98 et 117.

(43) LYCUS était disciple de QUINTUS, et condisciple de SATYRUS et de PHECIANUS, qui avaient été comme PELOPS et NUMESIANUS, les maîtres de Galien. Il paraît que Lycus était un peu plus ancien qu'eux. Peut-être devrait-on le placer entre 130 et 160. — Je suppose que Quintus lui-même était empirique, mais je manque de données positives pour l'affirmer. — Il y a aussi un Lycus de Naples, glossateur d'Hippocrate (Érotien, p. 47), et qui s'était aussi occupé de thérapeutique (Pline XX, 83). On croit, mais sans preuve, qu'il vivait dans la première moitié du Ier siècle après J. C. — AESCHRION était compatriote et maître de Galien (*Simp. med.*, XI, I, 24, t. XII, p. 356). — CALLICLÈS ne m'est connu jusqu'à présent que par son nom et par sa qualité d'empirique (Gal., *Meth. med.* II, 7, t. X, p. 142-143).

VIII

Sommaire : Les principes fondamentaux de la médecine sont mis en discussion à Alexandrie. — Naissance de l'empirisme. — Ses caractères. — Ce qu'il faut penser de cet empirisme historique et de l'empirisme en général. — Seconde migration de la médecine qui passe d'Égypte et de Grèce à Rome. — Ce qu'était la médecine à Rome avant la venue d'Asclépiade. — Origines, développements, transformation et persistance du méthodisme, doctrine qui est née sur le sol de l'Italie.

MESSIEURS,

Dans l'étude de la Collection hippocratique, nous avons vu bien des théories se produire ; nous avons assisté à l'éclosion de plusieurs systèmes de pathologie générale ; mais les médecins de Cos ou de Cnide ne différaient pas sur les premiers principes de l'art de guérir : la méthode (c'est-à-dire le raisonnement appliqué aux faits réels ou supposés) était partout la même ; c'est à Alexandrie, et dès les premiers jours de son arrivée, que la médecine se mutine et se partage en deux grandes fractions, les *dogmatiques* et les *empiriques* : ceux qui raisonnent en prenant pour base une multitude de systèmes ; ceux qui rejettent toute espèce de raisonnement.

Il y a trois espèces d'empirisme : un empirisme vulgaire, celui de tous les temps, de tous les pays, qui est exercé par les fourbes et protégé par les sots : cet empirisme-là n'est point une doctrine ; je ne veux pas le discuter, je le flétris ; — l'empirisme historique, fondé par Philinus de Cos, développé par Sérapion et que nous devons vous faire connaître rapidement ; — enfin, l'empirisme de nos jours, celui de MM. Renouard ou Trousseau, mais que nous n'avons pas à discuter ici. Toutes ces espèces d'empirisme ont cela de commun que le raisonnement est banni de la médecine, ici par ignorance et là par calcul. Le vulgaire déraisonne ou ne raisonne pas du tout; le médecin empirique raisonne de la façon la plus subtile pour prouver l'inanité des raisonnements, si bien que l'empirisme devient sans le savoir ou sans le vouloir un véritable dogmatisme.

Dans toutes les espèces d'empirisme, la médecine se réduit à une question de thérapeutique plus ou moins élevée suivant le degré de l'empirisme, comme si la thérapeutique était séparable de la pathologie. Il s'agit, une maladie étant donnée (mais donnée par les dogmatiques!), de trouver un remède qui guérisse. Pour la plupart des empiriques vulgaires, il y a un remède unique contre tous les maux; pour les empiriques d'Alexandrie, il y a autant de remèdes que de maladies, car le raisonnement étant banni de la médecine, il ne peut y avoir ni médication fondée sur les analogies des affections et sur celles des médicaments, ni groupes pathologiques, parce qu'on ne peut ni rapprocher ce qui se ressemble, ni séparer ce qui diffère, attendu qu'on se guide seulement sur les apparences extérieures, et que ces apparences, variant à l'infini, multiplient les espèces morbides; on ne tient compte ni des causes, ni des lieux affectés, ni de mille autres circonstances qui fournissent les indications et déterminent les médications; point de classification ni pour les remèdes ni pour les maladies. L'empirisme est, entre les mains des médecins, comme entre celles du vulgaire, la négation de toute pathologie et de toute thérapeutique générales. Il n'y a plus que des maladies isolées et des médicaments spécifiques avec des étiquettes correspondantes. Le cadre nosologique et les formulaires sont également sans limites, puisqu'il n'existe plus ni unité morbide ni indications rationnelles.

L'empirisme primitif, celui des peuples sauvages, n'a jamais rien produit; quoi qu'en dise Bordeu, l'empirisme des peuples civilisés, loin d'être l'origine d'un développement scientifique quelconque, est au contraire l'enfant bâtard et dénaturé de la médecine dogmatique, aux dépens de laquelle il vit. Oui, on peut admettre qu'il y a quelques remèdes précieux fournis par l'empirisme, mais jamais l'empirique n'usera judicieusement de ces remèdes; en tout cas, il n'y a pas une médecine empirique régulière. Quelque effort que fassent les médecins pour enno-

blir l'empirisme prétendu scientifique, il leur est difficile de se
retenir sur la pente glissante du charlatanisme.

Arrivons maintenant à l'empirisme de Sérapion et de Philinus, à l'empirisme alexandrin. Il y a deux sources principales
pour son histoire : Celse, qui est un juge ; Galien, qui est un
accusateur (1). Qu'il nous suffise de chercher les traits caractéristiques de l'empirisme dans ces deux écrivains.

Trois voies ont constitué l'art :

I. *Faits naturels ou d'expérience* (épistaxis, sueurs, diarrhée),
qui, en se produisant spontanément, ont entraîné soulagement ou
nuisance.

Faits du hasard ou d'observation, mais non spontanés : hémorrhagie à la suite d'un coup ; prendre dans une maladie un
breuvage ou un aliment qui ait nui ou soulagé.

Ces deux espèces d'expériences n'en font qu'une, puisqu'il n'y
a nulle intervention de médecins.

II. Partant de ces données, on essaye par expérience improvi-
sée ou *analogisme*, dans un cas semblable, le remède qui a
réussi et qui a été découvert, soit par un mouvement spontané
de la nature, soit par le hasard.

III. *Expérience imitative.* — Celle-là est le vrai fondement
de l'art ; elle consiste à essayer à diverses reprises les choses qui
ont nui ou soulagé, et qui ont été suggérées par la nature, le
hasard, ou de propos délibéré (*analogisme*). Entre la seconde et
la troisième voie la différence est, comme on voit, peu considérable, puisqu'elle ne porte que sur le *propos délibéré*.

Tout cela constitue l'*autopsie* ou l'*expérience*. Mais, d'abord,
on ne peut pas tout voir par soi-même, et alors on s'en fie aux
relations des autres : c'est l'*histoire*. Puis on peut avoir affaire à
des maladies qu'on n'a pas encore vues ou pour lesquelles le
pays où l'on exerce ne fournit pas de médicaments déjà expérimentés ; alors *on passe du semblable au semblable*, c'est-à-dire
on passe d'une maladie, ou d'un remède, ou d'une partie à une
maladie, ou à un remède, ou à une partie qui ont de l'analogie.

(1) Chose bizarre, on a mis parmi ses œuvres le traité *De subfiguratione empi-
rica*, celui-là même qu'il réfute mot pour mot.

Exemple : de l'érysipèle à l'herpès, de la pomme à la nèfle, de la jambe au bras.

L'horreur des empiriques pour le raisonnement était telle qu'ils avaient la prétention d'*observer* le traitement en même temps que la maladie ; observer un pleurétique, c'était observer la saignée qui doit le guérir : de sorte qu'au lieu de se servir du mot *indication*, ils avaient imaginé celui d'*observation sur les phénomènes*. Mais comment observaient-ils la pleurésie? Tout simplement en additionnant les symptômes, caractéristiques suivant eux; c'est ce qu'ils appelaient *concours de symptômes ;* de sorte que Galien leur reproche avec raison de faire un choix dans les symptômes, de ne pas tenir compte de tous, par conséquent de raisonner pour éliminer les uns et conserver les autres. Même avec ce secours ils couraient grand risque de se tenir aux plus grossières apparences, et jamais ils ne pouvaient faire un diagnostic différentiel, puisqu'à l'horreur du *raisonnement*, de la *recherche des choses cachées*, ils joignaient la négation absolue de l'utilité de la recherche de la nature des maladies, de leurs causes et aussi de l'étude de l'anatomie; en d'autres termes, ils agissaient à l'aveugle, à peu près comme nos empiriques actuels.

Jugé par rapport à l'antiquité, par rapport au niveau scientifique où il s'est produit, l'empirisme alexandrin est une déviation et un abaissement considérable de la médecine. — Déjà la grande médecine d'Hippocrate, celle qui consiste à reconnaître des groupes pathologiques et des médications correspondantes, avait beaucoup souffert par la prédominance de la méthode cnidienne; mais les empiriques, loin de respecter ni les groupes ni les médications, loin de rattacher, comme les Cnidiens, les affections à leurs causes, loin de les rapprocher les unes des autres à l'aide de théories même insuffisantes ou fausses, par exemple par celle des fluxions, laissent chacune de ces affections à l'état de complet isolement l'une par rapport à l'autre, et par rapport à l'organisme lui-même. La médecine empirique est exactement une dissection où l'on séparerait chaque partie, et dont on dirait pour chacune d'elles : Voilà le corps!

Avec le légitime emploi de la méthode expérimentale il n'y a plus d'empirisme possible; il n'y a plus que l'observation et l'expérience secondées par un raisonnement discret et sévère.

Heureusement l'empirisme n'a pas eu une meilleure fortune dans l'antiquité que de nos jours, et le dogmatisme même le plus outré, comme était celui de Galien, ou plus restreint, comme était celui des méthodiques, a sauvé la médecine dans les siècles de bouleversement social, en rattachant toutes les parties de cette science par un lien solide, quoique artificiel.

C'est encore aux diverses influences que je viens de signaler, et non pas, je crois, à la condition antérieure des médecins en Égypte, qu'il faut attribuer l'origine des nombreuses spécialités qui s'établirent à Alexandrie; ce qui n'a pas empêché que l'art de guérir n'ait été étudié et pratiqué dans toutes ses parties par la majorité des médecins. C'est en effet bien à tort, comme je vous l'ai démontré (1), qu'on a voulu trouver, dans un passage de Celse, le partage matériel et systématique de la médecine entre trois ordres de praticiens, dont les uns traitaient par les médicaments, les autres par le régime, et les derniers par les opérations.

Je ne voudrais pas trop médire des spécialistes ni les comparer aux empiriques; mais je crois qu'ils amoindrissent et épuisent plutôt qu'ils n'étendent et fertilisent le champ de la médecine.

Déjà l'éclat que la médecine avait jeté à Alexandrie commençait à pâlir, quand elle prit possession de Rome, dont Asclépiade, le médecin et l'ami de Cicéron, venait de lui ouvrir les portes. Là elle prit un nouvel essor, comme il arrive à un arbre qu'on arrache d'un sol fatigué pour le transporter sur une terre encore vierge.

Cette expression de sol vierge demande quelques explications, et c'est ici le lieu d'examiner rapidement ce qu'était la médecine à Rome avant la venue d'Asclépiade.

Il semble, d'après les affirmations réitérées de Pline, que Rome, « comme tant d'autres milliers de peuples », vécut assez longtemps sans médecins, mais non pas sans médecine : — sans mé-

_____

(1) Voyez plus loin, page 193, ce que je dis sur cette question à propos de Celse.

decins, si l'on entend par ce mot des hommes préparés à l'exercice de l'art par des études spéciales et formant une classe distincte; — non pas sans médecine, si l'on décore de ce nom une série de recettes plus ou moins superstitieuses, venues de divers côtés, et transmises par la voix populaire. De cet état de choses, sur la durée duquel nous allons revenir, il résulte qu'un certain nombre de connaissances empiriques se répandirent dans les familles; que les noms des maladies, des remèdes et des parties du corps s'introduisirent dans la langue commune, et plus tard dans celle des écrivains, de ceux surtout qui recherchaient les suffrages de la foule. Ajoutez à cela que même avant l'empire, et quand la médecine grecque eut pris droit de domicile dans Rome, chaque famille avait un et quelquefois plusieurs médecins attachés spécialement à son service en qualité d'esclaves.

Quel était le caractère de cette médecine domestique, et pendant combien de temps exerça-t-elle son empire exclusif? Il n'est pas inutile de le dire en peu de mots. L'empirisme et la superstition n'ont pas besoin d'une culture étrangère pour germer et pour grandir; il paraît cependant certain que même l'empirisme et la superstition romaine ne sont pas autochthones; les Étrusques envoyèrent à Rome leur déesse *Salus* et des charlatans de toute espèce; les Marses et les Sabins se dessaisirent en sa faveur de quelques-uns de ces enchanteurs si renommés qui avaient le pouvoir de bouleverser ou de rappeler la raison.

> Ergo negatum vincor ut credam miser,
> Sabella pectus increpare carmina
> Caputque Marsa dissilire nenia (1).

Cette médecine primitive profita si bien sur le sol romain, qu'elle finit par avoir un législateur et un historien.

L'historien de cette médecine, c'est Pline, dont nous parlerons tout à l'heure; le législateur, c'est le farouche Caton, cet esprit étroit et routinier, Romain du vieux parti, ennemi acharné des Grecs, et qui aurait tant applaudi à ce vers célèbre :

> Quidquid id est, timeo Danaos et dona ferentes (2).

(1) Hor., *Epod.* XVII, 26.
(2) Virg., *Æn.*, II, 49.

Il poursuivait de sa haine les médecins parce qu'ils étaient Grecs, et les Grecs parce qu'ils ne manqueraient pas d'amener avec eux des médecins. Après Carthage, Rome, suivant lui, n'avait pas d'ennemis plus redoutables que les médecins. « Les Grecs, écrivait Caton à son fils Marcus, les Grecs sont une race perverse et indocile. Croyez qu'un oracle vous parle quand je vous dis : Toutes les fois que cette nation apportera ses connaissances, elle corrompra tout. Ce sera bien pis si elle nous envoie ses médecins : ils ont juré entre eux de tuer tous les barbares à l'aide de la médecine. — Nous aussi ils nous appellent barbares. Je vous ai interdit les médecins (*interdixi de medicis*). »

Il faut que le vieux Caton soit bien naïf pour supposer que les médecins soient assez sots pour vouloir tuer les malades qui les font vivre ! Au moins si on les accusait d'entretenir la maladie pour remplir leur bourse, cela pourrait se comprendre. Mettons de la vraisemblance même dans les calomnies.

Caton détestait les médecins, mais non pas la médecine ; il a passé sa vie à médicamenter lui, les siens, ses amis, ses esclaves, son bétail ; et cela non sans succès, il faut le reconnaître : il a vécu quatre-vingt-cinq ans, et sa femme est arrivée à un âge très-avancé. Il a déposé dans plusieurs ouvrages les fruits de son expérience ; elle égalait pour le moins celle de nos plus habiles gardes-malades et des rebouteurs les plus en renom. Nous en avons d'assez nombreux spécimens dans son *Traité d'agriculture ;* et Pline, historien fanatique de cette médecine populaire, admirateur de la science de Caton, même après que Celse avait écrit son beau *Traité de médecine*, nous a conservé de nombreux extraits de livres aujourd'hui perdus.

Je voudrais croire, pour l'honneur des Romains et dans l'intérêt de leur santé, que le règne de cette médecine, où les règles de l'hygiène ne trouvent presque aucune place, n'a pas été de longue durée ; mais Pline affirme que son empire a dépassé six cents ans, c'est-à-dire qu'il a duré jusqu'à la naissance de Cicéron, et que jamais le sénat et le peuple ne se sont mieux portés. Certes, on ne saurait donner une preuve plus évidente de la force de résistance et en même temps de l'état à demi barbare d'une nation. Si les premiers Romains étaient des barbares, ils n'étaient

pas des sauvages, et il est difficile d'admettre qu'il n'y ait pas eu
de vrais médecins, attirés des pays étrangers, ou formés sur le
sol italien ; les écoles médicales de la grande Grèce étaient aux
portes de Rome ; il semble même, par les propres témoignages
de Pline, que tout ce qu'il dit de la médecine se rapporte encore
plus aux étrangers qu'aux indigènes.

Je ne puis cependant discuter historiquement avec Pline que
de quelques années. Antérieurement à l'an 535 de Rome (219 av.
J. C.), je ne trouve nulle mention, ni d'un médecin romain, ni
d'un médecin grec ayant exercé régulièrement à Rome. Denys
d'Halicarnasse dit, il est vrai, à propos d'une peste qui ravagea
Rome en 301, que les médecins ne suffisaient pas au nombre des
malades ; mais il y a peut-être dans cette mention plus de rhétorique que de vérité. Cassius Hémina, « auteur des plus anciens »,
et dont le témoignage est par conséquent d'un grand poids, rapporte, au dire de Pline lui-même « que le premier médecin qui
s'établit à Rome fut Archagathus du Péloponèse, fils de Lysa-
nias, en l'an 535. On lui accorda le droit de cité, et on lui acheta
des deniers publics une *boutique* dans le carrefour Acilien. Il fut
appelé *vulnerarius* (médecin des plaies), à cause de sa spécialité.
Sa venue fut d'abord *merveilleusement agréable*, puis sa cruauté
à couper et à brûler lui fit donner le nom de bourreau (*carnifex*),
et dégoûta de la médecine aussi bien que des médecins. »

La proscription ne peut avoir été ni aussi rigoureuse ni aussi
radicale que Pline le veut bien dire. Cet exil dont les médecins
auraient été frappés longtemps encore après Caton, au rapport
du même auteur, me paraît fort problématique. Rome fut vaincue par la Grèce qu'elle venait de subjuguer ; elle dut, malgré
elle et malgré Caton, recevoir les sciences, les lettres et les
arts, « ces dons corrupteurs ».

Les médecins furent certainement des premiers à envahir et à
occuper de vive force une ville riche, populeuse et déjà livrée
au luxe, à la débauche, à tous ces vices enfin que P. Syrus a
appelés *les nourriciers de la médecine*.

Dès le temps de Sylla, c'est-à-dire avant l'époque fixée par
Pline, nous voyons que la médecine grecque a pris définitivement possession de Rome ; on se crut même obligé d'en régler

l'exercice et de porter une loi sévère contre la négligence ou
l'impéritie des médecins, dont plusieurs commençaient à déshonorer la profession et à compromettre gravement la vie des malades. A peu près à la même époque, comme l'a remarqué
Daniel Le Clerc, Asclépiade pratiquait à Rome; il préféra le séjour de cette ville aux offres brillantes de Mithridate, se lia d'ami-
tié avec l'orateur Crassus, devint le médecin, le familier de
Cicéron, qui nomme aussi plusieurs autres médecins. Asclépiade
tint si bien un serment passablement téméraire, qu'il ne fut
jamais malade et qu'il mourut d'une chute dans un âge fort
avancé. Nous savons encore par Suétone et par Plutarque que
César avait un médecin (esclave ou de condition libre, peu importe) qui l'accompagnait dans ses expéditions; même pour
attirer et fixer à Rome les médecins et tous ceux qui enseignaient
les arts libéraux, le dictateur leur donna le droit de cité. Cette
mesure prouve que depuis longtemps on était en commerce régulier avec la médecine et avec les médecins.

S'il est vrai qu'Archagathus fut le premier médecin grec qui
vint tenter la fortune à Rome, il paraît également certain que la
brèche qu'il avait ouverte, ne se referma plus derrière lui; et dès
cette époque Pline aurait déjà pu dire : « Nous n'avons que ce
que nous méritons. Personne ne veut plus savoir ce qui est nécessaire à son propre salut. Nous nous promenons par les jambes
d'autrui..., nous ne vivons que par autrui. Les biens précieux
de la nature et les instruments de la vie sont perdus pour nous;
nous ne gardons comme à nous que nos délices. Nous périssons
sous la multitude des médecins. » Quoi qu'il en soit, les médecins, une fois établis à Rome, ne quittèrent plus la place, qui devint bientôt des plus lucratives; ils payèrent du reste leur dette
de reconnaissance à la ville éternelle, par la juste renommée
dont plusieurs d'entre eux furent entourés.

Une circonstance particulière ne contribua pas peu, dans cette
seconde migration de la médecine, à lui donner une vigoureuse
impulsion : je veux parler de la naissance du *méthodisme*, qui
suscita des luttes violentes et tint les esprits en éveil. J'ai beaucoup insisté sur le caractère et sur l'histoire de cette secte, non

que je la crois, pour le temps où elle s'est produite, préférable à
celle d'Hippocrate ou de Galien, mais pour plusieurs autres raisons que je rappelle brièvement : les origines du méthodisme
sont assez mal connues ; on n'a pas donné une exposition complète
et raisonnée de cette doctrine ; — non-seulement le temps a épar-
gné quelques-uns des ouvrages rédigés par le plus savant et le plus
sensé des médecins méthodiques, Soranus, mais les manuscrits
grecs ou latins nous ont conservé de précieux débris anonymes
de la littérature méthodique ; — dans les ouvrages de Soranus,
nous rencontrons des renseignements historiques de grande valeur et des esquisses de maladies d'une vérité saisissante ; — la
traduction, par Cælius Aurelianus, du traité *Des maladies aiguës*
et de celui *Des maladies chroniques*, corrigée, restaurée, con-
frontée avec tout ce qui reste du méthodisme, s'est, j'ose le dire,
transformée dans nos entretiens ; — grâce à des recherches d'un
ordre différent, le traité *Des maladies des femmes* a repris, en
grande partie, sa physionomie primitive, qu'il avait perdue sous
la main des copistes et des compilateurs (1) ; — un opuscule nouveau (2) est venu grossir encore le bagage littéraire du même
Soranus ; — enfin, les écrits des méthodiques ont beaucoup servi,
par l'intermédiaire des traductions latines, à l'éducation médicale
de la première période du moyen âge, de sorte que l'influence du
méthodisme s'est fait sentir plus longtemps que ne le soupçon-

---

(1) En 1844, j'ai trouvé à Bruxelles, et depuis à Florence et à Oxford, une traduction abrégée du texte de Soranus *Sur les maladies des femmes*. La seule inspection de cette traduction me prouva bien vite que le traité de Soranus, publié
par Dietz pour la première fois en 1838, ne pouvait pas représenter le texte original ; puis, en comparant ce traité avec le XVI⁰ livre d'Aétius sur le même sujet,
je n'eus pas de peine à reconnaître d'abord (la préface le démontre du reste) que
l'ordre primitif de Soranus avait été changé, en second lieu que son texte avait
été, dans le dessein de donner un ouvrage *complet* sur les maladies des femmes,
interpolé à l'aide de ce XVI⁰ livre d'Aétius : il a été plus long que difficile de démêler le texte au milieu de ces interpolations, la plupart manifestes. De son côté, en
1864, mon ami M. Ermerins, professeur à l'université de Croningue, arrivait par
une autre voie à des résultats à peu près identiques.

(2) Abrégé du traité *Des médicaments* que j'ai découvert en traduction latine
dans un très-vieux manuscrit de Bamberg. De plus j'ai recueilli et imprimé tous
les fragments déjà connus ou inédits de l'ouvrage de Soranus intitulé : *Étymologies
du nom des parties du corps humain.*

nent les historiens. J'ai mis sous vos yeux les preuves de toutes
ces assertions, et vous avez pu juger par vous-mêmes si mes découvertes à cet égard sont des illusions de mon esprit ou des témoignages authentiques fournis par les textes imprimés et manuscrits.

De même qu'Hérophile, par son aversion pour les explications
et son goût pour les médicaments, avait préparé les voies à l'empirisme, de même Asclépiade, qui se rattache indirectement
à Érasistrate (1), par la théorie de l'enclavement (2), semble avoir
mis Thémison, son disciple, sur la voie du méthodisme par cette
même théorie et par quelques-unes de ses médications *altérantes*
et *perturbatrices* (3) que les méthodiques ont cependant appliquées plutôt aux affections chroniques qu'aux maladies aiguës.

(1) Voyez plus haut, page 153, sur l'*erreur de lieu* d'Érasistrate.

(2) La stase de quelque corpuscule que ce soit, où qu'elle se fasse, et de quelque
façon qu'elle se manifeste dans les parties, trouble tout le corps et produit des maladies, la fièvre en particulier : les gros corpuscules causent la fièvre quotidienne ; les
petits, la tierce ; les plus petits, la quarte. La diarrhée tient au *concours* des atomes.
Les autres maladies étaient également expliquées par la stase des corpuscules ou
par la disproportion des pores. Asclépiade parle aussi du trouble des liquides et de
l'esprit (d'après Cælius Aurelianus), mais ce trouble n'agissait que secondairement. —
Galien, en divers endroits (*Méthode thér.*, I, 6 ; IV, 4), a marqué les différences qui
séparent la doctrine d'Asclépiade, surtout en ce qui touche la thérapeutique (on sait
que les méthodiques faisaient un fréquent usage des sangsues), de celle de Thémison.
Il ressort aussi du second des deux passages indiqués que Thémison avait surtout
changé la théorie, et Thessalus modifié la pratique ; c'est Thémison qui a inventé
le *diacode :* c'est très-probablement Thessalus qui a imaginé ces deux cycles thérapeutiques si fameux : le *résomptif*, pour préparer et nettoyer le corps (et non pour
le restaurer), et le *métasyncritique* ou *récorporatif*, pour reconstituer les pores (*méta-
poropoiesis*). Daniel Le Clerc a fait connaître assez exactement ces deux cycles.

(3) Il les avait surtout tirées des pratiques de la gymnastique (*frictions, gestation*, etc.), ou empruntées au régime, usant peu de médicaments internes, pro-
scrivant les vomitifs et les purgatifs, se laissant en cela guider moins par les bons
principes de la clinique que par réaction contre l'abus qu'on en faisait, ou pour
exercer son esprit frondeur. — Cependant il n'a pas imité Érasistrate jusqu'au
point de proscrire la saignée, et il a eu la hardiesse de donner le vin dans les fièvres
pseudo-continues ou intermittentes. Il voulait qu'on guérît *sûrement, rapidement,
agréablement*, précepte plus facile à donner qu'à suivre, et auquel Asclépiade lui-
même ne s'est guère conformé dans la pratique, au moins pour les deux derniers
points. Il faut un peu se garder de Pline et ne pas se borner à Celse pour juger
Asclépiade ; on doit surtout chercher sa méthode thérapeutique dans Cælius
Aurelianus, je veux dire dans Soranus.

Si les antécédents du méthodisme se trouvent dans Asclépiade (1), et par Asclépiade dans Érasistrate, ni la formule, ni le nom de la secte ne se lisent encore dans les écrits du médecin de Cicéron; c'est Thémison qui, dans sa vieillesse, imagina la formule et imposa le nom. — Le méthodisme comme l'asclépiadéisme sont, ne l'oubliez pas, Messieurs, des branches du dogmatisme; car si les méthodiques ne veulent pas rechercher les causes cachées, ni rien de ce qu'il y a d'incertain, cependant ils raisonnent sur la pathologie générale, puisqu'ils admettent diverses classes d'états pathologiques, le genre *relâché*, le genre *resserré*, le genre *mixte*. Qu'est-ce que le resserrement et le relâchement? qu'est-ce surtout que le mixte, et comment l'expliquer? Peut-être entendait-on l'inflammation avec flux. Certes il n'y a rien de plus conjectural, de plus caché, de plus incertain. C'est bien là un système médical, tandis que l'empirisme est la négation de tout système; et c'est bien de l'empirisme qu'on peut dire, au contraire, que c'est seulement une *méthode*, une *voie* pour arriver à la cure des maladies (2).

Peu de doctrines ont eu des phases et des fortunes plus diverses (3); il en est peu aussi que les circonstances purement extérieures aient aussi bien servies pour en perpétuer le règne, alors que tout semblait devoir la faire oublier.

Les trois principales sources pour l'histoire du méthodisme sont Celse, Galien et Soranus : Celse, qui tient exactement la balance entre les parties, et qui, dans son appréciation, montre

(1) Ou, comme dit un auteur ancien, celui de l'*Introduction ou le Médecin*, 4 : Thémison trouva dans les doctrines de son maître Asclépiade des provisions pour constituer le méthodisme. Soranus (dans Cælius Aurelianus, *Malad. chron.*, I, 4, p. 287) reproche même à Thémison d'être encore engagé dans les erreurs d'Asclépiade.

(2) Il y a cela de commun entre l'empirisme et le méthodisme, que, dans les deux camps, on repousse la recherche des causes cachées, l'anatomie, même le diagnostic local, et qu'on se laisse guider par le concours des symptômes; les empiriques ne dénomment pas ce concours, et n'admettent pas de raisonnement entre le concours et le traitement; les méthodiques l'appellent *strictum* ou *laxum* et cherchent une relation entre l'un ou l'autre de ces états et les indications.

(3) Au rapport de Galien (*Des différences du pouls*, III, 1), Magnus, disciple d'Athénée, avait écrit un livre *Sur les choses découvertes en médecine depuis Thémison :* mais on ignore s'il s'agit uniquement des innovations d'Athénée lui-même, ou, en même temps, des transformations du méthodisme.

un jugement aussi ferme que droit; Galien (1), accusateur public, qui ajoute beaucoup d'injures et des discussions dialectiques interminables au peu de renseignements nouveaux qu'il donne après Celse; enfin, Soranus, qui appartient à la secte dont il fait la gloire, mais qui juge avec indépendance et équité les adeptes ou les dissidents. C'est à lui surtout qu'on doit les détails techniques et les applications du système à la pathologie. Celse nous fait connaître le méthodisme à son origine, à son éclosion, au moment où il se dégage du système d'Asclépiade; l'auteur de l'*Introduction ou le Médecin*, peut-être Galien, résume les diverses modifications que le méthodisme a subies au sortir des mains de Thémison en arrivant entre celles de Thessalus (2), qui l'a perfectionné, ainsi que dit le texte, et qui a multiplié les *communautés* dans les maladies, communautés imaginées par Thémison (3).

(1) Voyez surtout *Contre Julien*, *Méthode thérapeutique*, *Des sectes*, *De la meilleure secte*. J'ai donné ces deux derniers ouvrages dans ma traduction des *OEuvres choisies* de Galien.

(2) Galien a de véritables emportements contre Thessalus; il lui inflige les épithètes les plus blessantes, entre autres celle d'*âne* (*Méth. thér.*, I, 3). Voici ces aménités : « On déteste, dit-il, les tyrans et même on s'en défait, parce qu'ils imposent leurs volontés; on respecte les législateurs qui dictent des lois; Thessalus n'est qu'un tyran (voy. *Méth. thér.*, I, 3), qu'il faut dénoncer au mépris et à la haine (*Méth. thér.*, II, 1, 4, 5); Thessalus s'élève un théâtre et se couronne dans ses livres ridicules (*Contre Julien*, 6). » Il paraît, du reste, à peu près certain, par Pline, par Soranus aussi bien que par Galien et par la propre dédicace de Thessalus à Néron, que le réformateur du méthodisme était fort présomptueux, passablement charlatan, et qu'il se vantait d'être le vainqueur des médecins passés et présents. Ce médecin gaucher ruinait tous les fondements de l'art; il osait (avec Asclépiade) nier qu'il y ait des médicaments *hépatiques*, *néphrétiques*, *pleurétiques* (*Médic.*, *simples*, V, 13), et qu'il existe des phlegmagogues et des cholagogues qui expulsent le phlegme ou la bile préexistants et qui ne créent pas ces humeurs (*Contre Jul.*, 8)! Presque tout le traité *De la méthode thérapeutique* est dirigé contre le méthodisme dont Thémison a fait pousser la détestable racine; doctrine absurde où la maladie n'est même pas définie (*Méth. thér.*, I, 7, 8; voy. *Contre Jul.*, 1). Dans sa haine aveugle, Galien ne craint pas de faire quelques avances aux empiriques (voy. par exemple *Méth. thér.*, I, 4), pour mieux marquer le mépris qu'il professe pour les sectateurs de Thessalus, ce prince de la folie, qui, retournant l'aphorisme d'Hippocrate : « La vie est courte, l'art est long », se vantait d'enseigner la médecine en six mois, lui qui, cependant, a écrit une multitude de livres.

(3) *Contre Julien*, 5.

Comme je ne puis ni ne veux reproduire ici tous les développements dans lesquels je suis entré pour vous faire bien comprendre les nuances parfois fugitives et les nombreuses contradictions du méthodisme, je reproduirai la traduction du passage de Celse (1) et de celui de l'*Introduction ou le Médecin*, qui concernent cette doctrine, et j'y ajouterai quelques éclaircissements ou compléments tirés de Soranus et de Galien.

Maintenant je donne la parole à Celse : « Des médecins de nos jours, jaloux de mettre en avant l'autorité de Thémison, soutiennent qu'il n'y a pas une seule cause dont la connaissance importe à la pratique (2), et qu'il suffit de saisir ce que les maladies ont de commun, c'est-à-dire *les communautés des maladies* (3). Ces conditions sont de trois genres : la première consiste dans le *resserrement*, la seconde dans le *relâchement*, et la troisième est *mixte*. En effet, tantôt les malades n'évacuent pas assez, et tantôt ils évacuent trop, ou bien leurs évacuations, insuffisantes dans telle partie, seront exagérées dans telle autre (4). Les maladies ainsi divisées peuvent être aiguës ou chroniques, devenir plus graves, rester stationnaires, ou décliner. Il faut donc, lorsqu'on a reconnu l'un de ces états, tenir le corps relâché s'il y a resserrement; s'il y a relâchement, amener l'effet contraire; et si l'affection est du genre mixte, pourvoir au mal le plus pressant. Il faut aussi varier le traitement, suivant que les maladies sont aiguës ou chroni-

(1) J'ai suivi la traduction de M. des Etangs.

(2) En principe, les méthodiques s'abstenaient de rechercher, non-seulement les causes, mais aussi le siége du mal; cependant Soranus lui-même tient bien compte des parties malades qu'il met la mélancolie dans l'estomac, et la folie dans la tête; ce qui ne l'empêche pas de reprocher à Thessalus de rechercher le siége du mal dans l'iléus.

(3) La *Méthode* est définie (Galien, *Des sectes*, 6) : la connaissance des communautés apparentes, conséquentes avec le but de la médecine et s'accordant avec lui; ou plus simplement, comme Thessalus : connaissance des communautés qui touchent à la santé et lui sont nécessaires.

(4) Il s'agit, comme on voit, non pas seulement des évacuations alvines, mais de toute espèce de flux. Suivant Galien (*Des sectes*, 9), parmi les méthodiques, les uns considèrent les flux, en excès ou en défaut; les autres, l'état même des pores relâchés ou resserrés.

ques, qu'elles sont dans leur période d'accroissement, demeurent stationnaires ou touchent à leur déclin. Pour eux, la médecine réside dans l'observation de ces préceptes, car elle n'est, d'après leur définition, qu'une certaine manière de procéder que les Grecs nomment *méthode* et dont le but est d'observer les rapports des maladies entre elles. Ces méthodistes ne veulent être confondus ni avec les dogmatiques, ni avec les empiriques ; ils se distinguent des premiers en ce qu'ils n'admettent pas que les conjectures sur les causes occultes puissent servir de base à la médecine, et se séparent des seconds parce qu'ils estiment que l'art ne doit pas être réduit à la seule expérimentation.

» Pour les disciples de Thémison, s'ils sont fidèles à leurs principes, ils méritent plus que personne le titre de dogmatiques, et quoiqu'ils n'admettent pas toutes les opinions de ces derniers, il n'est pas nécessaire de leur donner une autre dénomination, puisqu'ils sont d'accord avec eux sur ce point essentiel, que la mémoire seule est insuffisante et que le raisonnement doit intervenir. Si, au contraire, comme cela paraît être, la médecine ne reconnaît pas pour ainsi dire de préceptes immuables, les méthodistes alors se confondent avec les empiriques, d'autant plus facilement que l'homme le moins éclairé est comme eux en état de juger si la maladie dépend du resserrement ou du relâchement. Est-ce le raisonnement qui leur a fait connaître ce qui peut relâcher le corps ou le resserrer (1)? Ils sont dogmatiques. N'ont-ils pris que l'expérience pour guide? Il faudra bien qu'ils se rangent parmi les empiriques qui répudient le raisonnement. Ainsi, d'après eux, la connaissance des maladies est en dehors de l'art, et la médecine est renfermée dans la pratique : encore sont-ils inférieurs aux empiriques, car ceux-ci embrassent beaucoup de choses dans leur examen, tandis que les métho-

---

(1) Galien (*Méth. thér.*, V, 15) reproche aux sectateurs de Thessalus de saigner à tort et à travers. Ainsi, lorsqu'ils saignent pour le crachement de sang, et avec raison, ils sont en contradiction avec eux-mêmes, car l'hémoptysie est un *laxum* et la saignée est aussi un *laxum* ; ils agissent donc comme les empiriques qui saignent parce qu'ils ont vu que cela est bon ! C'est surtout à propos des indications thérapeutiques que Galien a gain de cause dans sa discussion contre les méthodiques.

diques se bornent à l'observation la plus facile et la plus vulgaire. Ils agissent comme les vétérinaires qui, ne pouvant apprendre d'animaux muets ce qui est relatif à chacun d'eux, insistent seulement sur les caractères généraux. C'est ce que font aussi les nations étrangères, qui, dans leur ignorance de toute médecine rationnelle, ne vont pas au delà de quelques données générales. Ainsi font encore les infirmiers qui, ne pouvant prescrire à chaque malade un régime convenable, les soumettent tous au régime commun. A coup sûr les anciens médecins ne négligeaient pas l'étude des communautés, mais ils allaient plus loin; et Hippocrate nous dit que pour traiter les maladies, il faut connaître les symptômes qui les rapprochent et ceux qui les séparent. Les méthodistes eux-mêmes ne sauraient maintenir leurs principes; car lors même que les maladies dépendent du resserrement ou du relâchement, elles offrent certainement des différences entre elles, et ces différences sont encore plus faciles à saisir dans les maladies par relâchement. Autre chose, en effet, est de vomir du sang ou de la bile, ou de rejeter ses aliments; d'être tourmenté par des évacuations abondantes ou par des tranchées; d'être épuisé par des sueurs ou miné par la consomption. Les humeurs peuvent aussi se jeter sur certains organes, comme les yeux et les oreilles, ou sur toute autre partie du corps sans exception. Or, le même traitement n'est pas applicable à ces affections diverses. De sorte que le principe général du relâchement se réduit en pratique à la considération d'une maladie spéciale, à laquelle il faut souvent trouver un remède particulier; car, même dans les cas semblables, les mêmes moyens n'ont pas un effet constant. Et bien qu'on ait en général des ressources assurées contre le resserrement ou le relâchement du ventre, il y a cependant des personnes sur lesquelles ces remèdes agiront d'une manière différente. Ici donc on n'a que faire d'examiner l'état général, et l'appréciation des signes particuliers est seule importante.

» Souvent aussi il suffira de connaître la cause du mal pour le guérir. C'est ce que nous avons vu faire depuis peu à Cassius (1),

---

(1) Cet auteur, qu'il faut distinguer de Cassius Félix et de Cassius l'*iatrosophiste*, est souvent cité par Galien et par Scribonius Largus à propos de compositions médicamenteuses.

un des plus habiles médecins de notre temps. Appelé chez un
malade aux prises avec la fièvre et très-altéré, et reconnaissant
que la maladie n'était venue qu'à la suite d'un état d'ivresse, il
lui fit boire aussitôt de l'eau froide; or, dès que cette eau, par
son mélange avec le vin, en eut tempéré la force, il se manifesta
du sommeil et de la sueur qui emportèrent la fièvre. En agissant
avec tant d'opportunité, ce médecin ne s'occupait pas de savoir
si le corps était resserré ou relâché, mais il se réglait sur la cause
qui avait précédé l'invasion du mal. Les méthodistes d'ailleurs
conviennent qu'il faut tenir compte des saisons et des climats;
et dans leurs discussions relatives à la manière dont les personnes
en santé doivent se conduire, ils prescrivent, dans les localités et
les saisons malsaines, d'éviter plus soigneusement le froid, la
chaleur, l'intempérance, le travail et l'abus des plaisirs; si l'on
ressent quelque malaise, ils conseillent le repos et ne veulent
pas qu'on provoque ni vomissements ni selles. Il y a certainement de la vérité dans ces préceptes, mais ici encore leurs principes généraux fléchissent devant les considérations particulières;
à moins qu'ils n'entreprennent de nous persuader que les remarques sur l'état du ciel et les époques de l'année, utiles aux hommes
bien portants, sont de nulle valeur pour les malades, tandis que
l'observation des règles est d'autant plus nécessaire à ces derniers que leur faiblesse les prédispose davantage aux influences
morbides. Ne voit-on pas ensuite les maladies affecter chez les
mêmes personnes des caractères différents, et tel qu'on traitait
vainement par des moyens convenables, être guéri souvent par
des remèdes contraires? Que de distinctions à établir aussi dans
le régime alimentaire! Je n'en veux signaler qu'un exemple. On
supporte mieux la faim dans la jeunesse que dans l'enfance,
quand l'air est épais que lorsqu'il est léger; on la supporte mieux
l'hiver que l'été, lorsqu'on ne fait habituellement qu'un repas
que lorsqu'on en fait deux, et quand on garde le repos que lorsqu'on prend de l'exercice. Enfin, il est souvent nécessaire d'accorder de bonne heure des aliments à ceux qui tolèrent plus difficilement l'abstinence. D'après ces considérations, je conclus
que si l'on ne peut tenir compte des circonstances particulières,
il faut se borner aux vues générales; mais que si l'on peut ap-

précier chacune d'elles, il faut s'y arrêter avec soin, sans oublier toutefois les caractères communs ; et c'est pour cela qu'à mérite égal il vaut mieux avoir un ami qu'un étranger pour médecin. Je reviens à mon sujet, et je pense que la médecine doit être rationnelle, en ne puisant cependant ses indications que dans les causes évidentes ; la recherche des causes occultes pouvant exercer l'esprit du médecin, mais devant être bannie de la pratique de l'art. Je pense aussi qu'il est à la fois inutile et cruel d'ouvrir des corps vivants, *mais qu'il est nécessaire à ceux qui cultivent la science de se livrer à la dissection des cadavres*, car ils doivent connaître le siége et la disposition des organes. Quant aux choses qui ne se révèlent que pendant la vie, l'expérience nous en instruira dans le pansement des blessures d'une manière plus lente, il est vrai, mais plus conforme à l'humanité. »

« Complétons maintenant l'exposé de Celse par quelques renseignements tirés de l'*Introduction ou le Médecin*.

Les méthodiques s'attachent aux communautés ou à la contemplation du semblable ; tous les états morbides particuliers sont ramenés à deux (1) : le resserré (*strictum*, στεγνόν) et le relâché (*laxum*, ῥοῶδες). Ce sont là leurs communautés qu'ils nomment *évidentes* (2) ; ils les reconnaissent aux caractères manifestes

---

(1) Galien (*Méth. thér.*, I, 3) compare la méthode dichotomique des méthodistes à celle qui consisterait à marquer la différence des animaux par l'opposition de deux caractères, qu'on pourrait multiplier à l'infini, et qui toujours ne donneraient qu'un des côtés des différences et des analogies. Il n'y aurait en tout que *deux animaux*, mais il n'y aurait pas la multitude des animaux, différenciés par leurs caractères propres. Dire qu'il y a des animaux doux et féroces, cornus et non cornus, ce n'est pas marquer la différence de tous les animaux ; dire qu'il y a des voyelles et des consonnes, ce n'est pas indiquer tous les éléments de la voix ; de même, dire qu'il y a des maladies lâches et d'autres serrées, des maladies aiguës et d'autres chroniques, ce n'est pas faire connaître la différence des maladies, ce n'est que marquer les différences premières et les plus générales ; mais il faut pousser la division jusqu'à une espèce indivisible, opération très-difficile et qui a souvent arrêté les plus grands philosophes ou naturalistes. — C'est là une réfutation excellente parce qu'elle est directe et logique.

(2) Celles aussi qu'on a appelées primitivement *communautés eu égard au régime*, ce qui était le fondement de la thérapeutique, au moins dans les maladies aiguës (voy. *Méth. thér.*, III, 4, et I, 3). D'où l'on voit que Thémison n'avait d'abord eu égard qu'aux maladies qui se guérissent par le régime. — Voyez plus loin, ce que je dis de la division de la médecine, d'après une phrase de Celse.

qui se remarquent dans le corps sans avoir besoin de sémiologie : ainsi, ils diagnostiquent le *strictum* à ce que toutes les sécrétions sont suspendues et empêchées ; le *laxum* aux phénomènes contraires. En conséquence, ils admettent deux modes
de traitement : *relâcher, resserrer;* ou s'il y a complication,
courir au plus pressant. Les communautés passives se rapportent à la maladie, les communautés actives au traitement ; il y
en a encore de temporaires relatives au début, à l'accroissement,
à l'état, au déclin (1). — Les communautés chirurgicales consistent en trois choses : 1° ôter ce qui est étranger ; or il y a deux
sortes d'étranger : ce qui est hors du corps, épine, trait et autres
choses; cela est simple, et n'exige que l'avulsion ; — ou ce qui
est dans le corps : *déplacement, épanchement, luxation, fracture;* cela indique le rétablissement dans le lieu naturel ; —
2° excès en volume, comme les tumeurs qu'il faut ouvrir ou enlever; — 3° défaut : pertes de substance congénitales ou accidentelles, ulcères, fistules ; il faut donc réparer en ramenant les parties à leur état naturel, en remplissant le vide et en suppléant à ce
qui manque (2). — Outre ces communautés chirurgicales, il y en
a une qu'on appelle *prophylactique;* elle regarde les poisons et
les venins; celle-là n'a rien à faire avec la communauté du
laxum ou du *strictum,* ni avec celle du traitement qui y convient, car elle se rapporte à des affections dont on ne sait pas
ce qu'elles sont. Il faut s'en préserver, et les guérir par des spécifiques lorsqu'on en est atteint.

Les méthodiques s'attachent à la similitude, mais dans les
choses évidentes et non dans les choses cachées, comme le font
les dogmatiques : voilà la différence essentielle ; la seconde différence, c'est qu'ils réduisent toutes les particularités au général :
les affections, les remèdes et les opportunités. Plus haut il est
cependant question des communautés temporaires! Toutefois,

(1) Il est probable, d'après Galien (*Méth. thér.*, V, 1 ; cf. IV, 4) que Thessalus
est l'inventeur des communautés secondaires rapportées par l'auteur de l'*Introduction
ou le Médecin,* et particulièrement des communautés chirurgicales. Il y avait encore
des *communautés pharmaceutiques* pour les maladies qui se traitent par les médicaments.

(2) C'est là une partie des communautés admises spécialement par Thessalus
pour les ulcères.

les méthodiques n'observent pas les choses évidentes comme les empiriques, qui isolent tous les cas loin de les généraliser; enfin les méthodiques tirent des communautés les indications thérapeutiques, mais ils ne tiennent pas compte des causes comme les dogmatiques, et ils ne se contentent pas, comme les empiriques, de l'observation sur le concours de symptômes qui cadrent avec l'expérience (1).

En étudiant les divers systèmes que nous avons vus se produire, soit à Alexandrie, soit à Rome, j'ai eu soin de vous prémunir contre les assimilations trop rigoureuses que les historiens ont voulu établir entre les systèmes anciens et les systèmes modernes. Sans doute on peut trouver certaines analogies apparentes entre les théories d'Érasistrate, ou d'Asclépiade, ou de Thémison, et celles de Boerhaave, de Brown ou de Broussais; mais comme ni l'anatomie, ni surtout la physiologie ne sont plus les mêmes, les détails sont fort dissemblables, et l'idée première repose sur des conceptions toutes différentes; autant vaudrait comparer la *pneumatose* de quelques médecins du xviii⁰ siè. cle avec le *pneumatisme* d'Athénée, que de rapprocher l'*erreur de lieu* d'Érasistrate, l'*enclavement* d'Asclépiade ou le *strictum* et le *laxum* de Thémison, de l'*irritation* de Broussais. La médecine a longtemps tourné dans le même cercle, en ce sens qu'elle a cherché à expliquer les maladies tantôt par les liquides, tantôt par les solides et tantôt par les esprits; mais à cela se bornent les analogies des systèmes, tout le reste diffère d'une époque à l'autre.

De même que la splendeur de Cos et de Cnide efface, au siècle de Périclès, toutes les autres renommées, et que plus tard l'éclat jeté par l'école médicale d'Alexandrie fait oublier tous les médecins qui en même temps pratiquaient en Grèce, de même, après la venue d'Asclépiade (2), il semble qu'on ne trouve plus de méde-

(1) Ces dernières remarques ont une analogie frappante, même pour la rédaction, avec celles de Celse. Peut-être le médecin romain et l'auteur de l'*Introduction* ont puisé à la même source.

(2) « Asclepiades multarum rerum, quas ipsi quoque secuti sumus, auctor bonus. » (Celse, IV, 9.) — « Asclepiades maximus auctor medicinae. » (Scrib. Largus, *Epist. ad Callistum.*) — «Asclepiades, inter præcipuos medicorum, si unum Hippo-

cine qu'à Rome ; c'est là, du moins, que se donnent rendez-vous
les médecins les plus savants ou les plus ambitieux ; c'est là que
s'accomplissent les destinées de notre science.

Les plus grands noms de la médecine, après ceux d'Hippocrate, d'Hérophile et d'Érasistrate, se trouvent à Rome : Asclépiade, Thémison, Celse, Soranus (?); Athénée, le chef des pneumatistes; Archigène, Rufus (2); Galien, Oribase, peut-être
avant lui Antyllus. J'y voudrais joindre encore Arétée, mais il
y a trop d'incertitudes sur la vie de ce médecin. C'est aussi à
Rome qu'a pris naissance le méthodisme, c'est-à-dire la doctrine
la plus puissante après le dogmatisme, et qui a tenu en échec la
renommée d'Hippocrate, plus tard même celle de Galien ; c'est à
Rome, enfin, que la médecine ancienne arrive à son plus haut
degré de perfection et qu'elle reçoit sa forme définitive ; jusqu'aux premiers réformateurs, elle ne gagne presque plus rien,
et j'ose ajouter qu'elle ne fait pas non plus de très-grandes pertes,
tant les anneaux de la chaîne sont restés solidement unis au
milieu des temps qui passent pour les plus troublés, les plus
barbares et les moins conservateurs.

cratem excipias, ceteris princeps. » (Apul., *Florid.*, IV, 19.) — Pline, tout en l'admi-
rant (VII, 37, 124), reconnaît (XXVI, 3, 16) que les circonstances, que certaines
mauvaises pratiques de ses confrères, à quoi on peut ajouter beaucoup d'audace,
une rare faconde (XXVI, 3, 12), et la grande quantité de ses volumineux ouvrages, lui ont beaucoup servi. — Quant à Galien, il ne manque pas une occasion
de marquer sa mauvaise humeur ou d'user d'épithètes blessantes envers Asclépiade ;
il ne saurait lui pardonner ses irrévérences à l'égard d'Hippocrate ou des autres anciens, et son mépris pour les jours critiques. — Nous pouvons tirer un double enseignement de la polémique d'Asclépiade et du jugement qu'on a porté de ce médecin
avant la venue de Galien. Il est évident qu'en attaquant surtout Hippocrate et ses
doctrines, Asclépiade nous apprend quelle était l'autorité du chef de l'école de Cos,
et en même temps les témoignages flatteurs qu'il a néanmoins recueillis prouvent
que cette autorité n'avait pas encore passé à l'état de fétichisme.

(2) Mes recherches dans les bibliothèques m'ont permis, soit d'améliorer les
traités déjà connus de Rufus, soit d'en augmenter le nombre. — Crateuas, Dioscoride, Métrodore, Soranus, Aelius Promotus, Galien, et quelques-uns des plus anciens
médecins alexandrins, sont les auteurs pour lesquels les manuscrits grecs m'ont
fourni le plus de textes inconnus ou négligés.

IX

Sommaire : De Celse et du rôle qu'il a joué dans l'histoire de la médecine. — Caractère de son ouvrage. — Il résume toute la période ancienne. — Comment il faut interpréter un passage de ce traité sur la division de la médecine. — Distinction à établir entre la pharmaceutique, la pharmacopolie et la rhizotomie. — Que Pline l'ancien doit être considéré comme un des plus précieux historiens de la médecine populaire grecque et romaine, et comme un important auxiliaire pour l'histoire de la médecine scientifique.

MESSIEURS,

Dans l'histoire de la médecine à Rome, on a beaucoup vanté Celse pour des mérites qu'il n'a pas, et l'on n'a pas reconnu ceux qui rendent l'étude de son traité si profitable pour nous. Je ne partage ni l'avis des historiens qui soutiennent que Celse était un médecin dans la véritable acception du mot, ni celui des personnes qui lui refusent absolument le titre de médecin. J'adopte une opinion intermédiaire et que je crois la seule admissible (1). — Celse était un de ces *philiatres* dont Galien fait mention, et qui, soit à Alexandrie, soit à Rome, soit même plus tard en Italie ou dans les Gaules, avaient étudié la médecine plus dans les livres qu'auprès des malades, mais avec assez de soin pour en parler pertinemment, et pour traiter eux, leur famille et leurs amis, absolument comme le faisait le vieux Caton, à la différence près d'une instruction plus solide et d'un esprit tout à fait éloigné de la superstition. Le *Traité de médecine* n'est pas l'œuvre d'un pra-

(1) L'opinion que M. des Étangs a exprimée dans l'Introduction qu'il a mise en tête de son excellente traduction de Celse me paraît être celle qui se rapproche le plus de la mienne; il admet, en effet, que Celse n'est pas seulement un compilateur, il le surprend même (pour me servir de son expression) en flagrant délit de pratique; en même temps il est porté à croire que notre auteur n'a pas exercé la médecine, en vue du profit qu'on en retire.

ticien fort occupé ni d'un simple amateur; l'inexpérience se
trahit surtout dans les chapitres consacrés à la chirurgie; on
entrevoit que Celse n'est pas un opérateur consommé et qu'il n'a
pas toujours bien compris ce qu'il traduit; dans les livres qui
regardent la médecine, l'auteur ne donne guère son avis sur
des questions compliquées, il expose bien plus qu'il ne décide (1);
c'est à propos de l'hygiène, où tout homme instruit comme
l'était Celse, pouvait avoir une opinion, qu'il parle avec le plus
d'autorité.

J'ai de plus établi, soit par la confrontation des textes, toutes
les fois qu'elle a été possible et elle l'est beaucoup plus souvent
qu'on ne le croit généralement (2), soit par une induction légitime, quand manquaient les passages parallèles, que le *Traité de
médecine* n'a presque rien d'original, et que c'est à peu près,
d'un bout à l'autre, une traduction libre du grec, entremêlée de
quelques réflexions propres au traducteur. Donc ce qui recommande surtout cet ouvrage, c'est qu'il est un résumé de la médecine et de la chirurgie des hippocratistes et des Alexandrins,
résumé très-bien fait, d'un style excellent et venu fort à point,
c'est-à-dire au moment où les derniers efforts de la période créatrice venaient d'être tentés par l'insurrection des méthodiques.
En l'absence du *Traité de médecine*, une partie de l'histoire de
l'école d'Alexandrie, surtout en ce qui regarde la chirurgie, nous
échapperait (3).

(1) Voyez-en les preuves dans Kissel, *Cornelius Celsus*. Giessen, 1844, p. 124-
125.

(2) Ainsi j'ai poursuivi cette confrontation, non pas seulement avec les ouvrages
d'Hippocrate, mais avec tous les fragments de médecins alexandrins qui nous ont
été conservés, par Soranus, par Galien, Oribase, Aétius, ou par des manuscrits
encore inédits, de sorte que j'ai pu reconnaître très-souvent les sources auxquelles
Celse a puisé. Quand tous ces emprunts ont été constatés, il ne reste pas grand'
chose à l'écrivain romain, si ce n'est le cadre, le style et l'admirable sûreté de
jugement. Pour ma part, je n'oserais jamais dire, pas plus de Celse que de Paul
d'Égine, ou de tant d'autres compilateurs plus ou moins habiles : *Il a trouvé; il a
inventé; il est le premier qui ait imaginé...*

(3) Voyez, dans le *Journal général de l'instruction publique*, année 1847, et dans
la *Gazette médicale* de la même année, mes études sur Celse, et en particulier celles
qui concernent la chirurgie (instruments, taille, autoplastie, luxations, etc.).

Celse semble avoir un faible pour l'empirisme ; cependant ses sources principales sont les auteurs orthodoxes. Celse et Galien sont pour nous la clef de voûte de l'histoire de la médecine. Celse rassemble en un solide abrégé les faits et les systèmes anciens avec impartialité, mais non pas avec indifférence ; il a le calme et la dignité du juge. Galien au contraire est un doctrinaire qui veut fondre en une seule, et à son profit, toutes les théories de l'antiquité ; aussi il expose et discute avec cette passion, souvent même avec cette injustice que donnent l'intérêt personnel et l'ardeur de la lutte.

Celse a été peu lu et peu cité jusqu'au xvᵉ siècle ; ce n'est pas lui, mais Cælius Aurelianus, c'est-à-dire le traducteur de Soranus, que Cassiodore recommande à ceux qui veulent s'instruire dans la médecine (1). Cependant, Celse n'a pas été aussi oublié qu'on le croit généralement. J'ai retrouvé d'assez longs extraits de son ouvrage dans les plus anciens manuscrits de la première période du moyen âge, notamment dans une très-vieille traduction du *Synopsis* d'Oribase (2). Si les Grecs n'ont fait presque aucune mention de Celse, c'est, non par mépris pour les Latins, qu'ils citent quelquefois, mais probablement parce qu'ils n'ont jamais pris l'encyclopédiste romain pour un médecin, et que d'ailleurs ils possédaient les originaux où lui-même avait puisé.

Je ne voudrais pas, Messieurs, abandonner Celse, un de nos guides les plus précieux avec Galien et Soranus, sans dire un mot d'une question importante touchant la division de la médecine dans l'antiquité, et soulevée par un passage du *Traité de médecine*. Cette question se rattache trop intimement à l'histoire générale de la médecine, la bonne ou la mauvaise solution qu'on en donne éclaire ou obscurcit trop manifestement cette histoire, pour que nous la négligions.

(1) Je m'en suis assuré en collationnant le manuscrit prototype du traité *De Instit. div. litt.* de Cassiodore, qui se trouve à la bibliothèque royale de Bamberg.

(2) L'édition d'Oribase, publiée à Bâle en 1529, et qui contient une partie du *Synopsis* et du livre *Ad Eunapium*, contient aussi quelques additions tirées de Celse, mais qu'on n'avait pas remarquées.

Après avoir parlé d'Hérophile et d'Érasistrate, l'écrivain romain ajoute : « Iisdemque temporibus *in tres partes medicinæ* « *diducta* (1) *est*, ut una esset *quæ victu*, altera *quæ medicamentis*, tertia *quæ manu mederetur*. Primam διαιτητικήν, secun- « dam φαρμακευτικήν, tertiam χειρουργικήν Græci nominarunt. » — « La médecine fut, vers cette époque, divisée en trois parties : « l'une traitant par le régime, la seconde par les médicaments, « la troisième avec le secours de la main. Les Grecs appelèrent « la première *diététique*, la seconde *pharmaceutique*, la troi- « sième *chirurgique*. »

Suivant Daniel Le Clerc (2), il s'agit d'une division matérielle de la médecine en trois branches, qui firent l'occupation de trois catégories de praticiens ; en d'autres termes, il y eut, sinon trois ordres, trois degrés de médecins, au moins trois espèces de gens traitant les malades. Les uns s'occupaient des affections qui réclamaient le *régime* dans toute l'étendue ancienne de ce mot ; les autres se réservaient les maladies dont le traitement consistait principalement dans l'application des moyens externes ; enfin, les opérations étaient du domaine d'une troisième classe.

Cette opinion, qui ne s'appuie même pas sur le texte de Celse rigoureusement traduit, est également partagée, au moins en partie, par Sprengel (3), par Choulant (4) et par presque tous les historiens de la médecine.

Hecker (5) professe une opinion mixte. La médecine, dit-il, fut, il est vrai, comme cela arrive dans toutes les sciences qui ont

(1) Kuehn (*De loco Celsi in praef. male intellecto*, dans *Opuscula*, t. II, p. 227 et suiv.) a établi que le mot *diducere* ne pouvait se prendre que dans le sens de *diviser, séparer, distinguer*, et non dans celui d'*augmenter*, d'*amplifier* (Cf. aussi Facciolati, *sub voce*), comme quelques auteurs, entre autres Schulze et Weber (voy. p. 203), l'ont prétendu. — Dans les *Programmes* où Kuehn examine le texte de Celse, il marque un sentiment très-voisin du mien ; seulement la critique des opinions de ses devanciers tient dans le travail du célèbre professeur de Leipzig plus de place que les arguments à l'aide desquels il veut appuyer son propre sentiment.

(2) Le Clerc, *Hist. de la méd.*, p. 334.

(3) Sprengel, *Versuch einer pragm. Geschichte der Arzneik.*, éd. Rosenbaum, tome I, p. 540.

(4) Choulant, *Tafeln zur Gesch. der Med.*, p. 2.

(5) Hecker, *Gesch. d. Heilkunde*, t. I, p. 314.

pris un grand développement, divisée en trois parties, la *diététique*, la *pharmacie* (voy. plus bas) et la *chirurgie ;* mais chacune de ces branches ne devint pas le domaine de trois classes d'hommes, seulement il résulta de ce partage que chacun, suivant la tendance de son esprit, s'attacha à l'une de ces branches plus particulièrement qu'aux autres, et contribua ainsi à leur perfectionnement.

Comme les développements dans lesquels je suis obligé d'entrer pour réfuter l'opinion tranchée de Le Clerc, serviront en même temps à démontrer l'inexactitude de la seconde proposition de Hecker, il convient de s'attaquer d'abord à l'historien de Genève ; mais, avant d'opposer le témoignage de l'histoire à cette interprétation du passage de Celse, il est nécessaire de se faire une idée nette des matières comprises dans chacune des trois branches de la médecine. Cette seule exposition contribuera déjà à montrer l'impossibilité pratique de la division matérielle admise par Le Clerc. Pour savoir à quoi nous en tenir sur ce point, nous n'avons pas besoin d'aller bien loin : le livre même de Celse, dans lequel se trouve cette phrase, objet de tant de controverses, nous fournit les renseignements désirables sur la première question, puisque toute l'économie de ce livre repose précisément sur cette division de la médecine en trois sections inégales. Indiquer le plan général du *Traité de médecine*, c'est donc résoudre en partie la difficulté.

La première section, composée de quatre livres, comprend presque toutes les maladies dites *internes*, lesquelles, suivant les anciens, ne réclamaient guère que l'emploi du régime. Dans la seconde (livres v et vi) sont rangées les maladies pour la plupart externes et qui exigent les topiques. Enfin la troisième (livres vii et viii) renferme ce que nous appelons la *médecine opératoire*, et, de plus, tout ce qui regarde le traitement des fractures et des luxations. De même que la *diététique* comprend l'étude des objets mêmes du régime, de même la *pharmaceutique* renferme, dans de certaines limites, l'étude des médicaments eux-mêmes, de leurs vertus et de leur préparation ; le livre de Celse le témoigne. Ainsi, dans les deux premières parties, il traite de la *matière de l'hygiène* et de la *matière médicale*, avant d'aborder l'histoire des maladies; et pour la *pharmaceutique*, il ne se contente pas d'indiquer la composition et l'action des topiques, il décrit aussi les préparations destinées à être prises à l'intérieur, soit contre les maladies internes, soit contre les maladies externes; et même en tête de la *pharmaceutique*, il a soin de nous dire, comme s'il voulait éviter toute fausse interprétation : «Ce qu'il importe avant « tout de savoir, c'est que toutes les parties de la médecine sont « tellement liées entre elles, qu'il est impossible de les séparer com- « plétement, et le nom qui les distingue indique seulement la pré- « dominance des méthodes; celle, par exemple, qui est fondée « sur le régime, s'adresse aussi quelquefois aux médicaments; « et celle qui s'applique principalement à combattre les maladies « par l'action de ces agents thérapeutiques, est obligée d'y join- « dre l'observation du régime dont l'utilité se fait si vivement « sentir dans toutes les affections du corps (1). »

Ces réflexions de Celse n'établissent-elles pas clairement qu'il s'agit pour lui d'une *division des maladies purement scientifique et nosologique fondée sur la thérapeutique*, division imaginée

---

(1) Livre v, Préamb., trad. de M. des Étangs. Cf. aussi le Préamb. du livre vii. — Scribonius Largus (*Composit. med.*, chap. 68, comp. 200, éd. de Rhodius, p. 109), qui a pu être contemporain des dernières années de Celse, exprime la même opinion à peu près dans les mêmes termes. Son texte prouve de plus que cette division théorique de la médecine en trois branches était une des plus répandues; mais on ne voit pas dans ce passage que les trois branches répondissent pour lui, pas plus que pour Celse, à trois classes de médecins. — Voici ce texte impor- tant : « Implicitas medicinae partes inter se et ita connexas esse constat ut nullo » modo diduci sine totius professionis detrimento possint. Ex eo intelligitur quod » neque chirurgia sine diaetetica, neque haec chirurgia (id est sine ea parte quae » medicamentorum utilium usum habet) perfici possunt : sed aliae ab aliis adju- » vantur et quasi consummantur. » — Le même auteur (*Ad. Callist. epist.*) re- marque que de son temps beaucoup de médecins, par ignorance, encore plus que par système, ou pour imiter Asclépiade, répudiaient l'emploi des médicaments, et se bornaient au régime diététique; puis il ajoute, ce qui confirme encore mon senti- ment sur le passage de Celse : « Nam primum cibis ratione aptoque tempore datis, » tentat [medicina] prodesse languentibus; deinde, si ad hos non responderit cu- » ratio, ad medicamentorum decurrit vim... post ubi ne ad haec quidem cedunt » difficultates adversae valetudinis, tum coacta, ad sectionem vel ultimo ad ustionem » devenit. » — Je n'ai pas besoin de rappeler que le recueil de recettes de Scri- bonius renferme de curieux documents pour l'histoire de la médecine populaire ou domestique.

pour soulager la mémoire et pour permettre une classification plus ou moins régulière des objets d'étude d'après leur manière d'être la plus générale, en tenant compte des empiétements réciproques ?

Mais oublions pour un instant le propre commentaire de Celse, et considérons les choses en elles-mêmes : ne vous semble-t-il pas comme à moi, Messieurs, qu'il serait déjà très-difficile de concevoir, au point de vue de la pratique, une division de la médecine telle que Le Clerc veut l'établir, surtout en ce qui touche la délimitation des deux premières parties qui se pénètrent incessamment l'une l'autre, ainsi que Celse lui-même le déclare ? Toutefois, comme les modernes eux-mêmes ont partagé la science en *médecine* et en *chirurgie* d'après des règles arbitraires, il est vrai, mais que ces deux divisions correspondent assez bien, la première à la *diététique* de Celse, et la seconde à la *pharmaceutique* et à la *chirurgie*, abstraction faite de la partie purement pharmacologique sur laquelle je reviendrai tout à l'heure, rien n'empêcherait d'une manière absolue d'admettre que la division de Celse était toute matérielle ; les réflexions du médecin romain sur les empiétements réciproques des diverses parties, et particulièrement des deux premières, ne feraient même pas obstacle à cette opinion ; car nous voyons tous les jours les chirurgiens recourir tant bien que mal à la médecine proprement dite, et les médecins, à leur tour, entrer à main armée sur le terrain des chirurgiens, si le cas l'exige, lors même que les uns et les autres n'embrassent pas ordinairement la science dans toute son étendue.

Mais en présence de l'histoire, une pareille question n'a que faire de raisonnements, de suppositions et de comparaisons. Interrogeons donc l'histoire, et voyons si, dans l'antiquité, il y a eu en réalité trois classes de médecins correspondant aux trois grandes divisions, appelées vulgairement *diététique, pharmaceutique* et *chirurgie*. Eh bien ! pas un texte ne vient, à ma connaissance, répondre par l'affirmative ; tous, au contraire, permettent de conclure dans le sens opposé. D'abord il n'y a aucun témoignage direct sur lequel on puisse s'appuyer, et Celse lui-même n'eût pas manqué de remarquer cette particularité si elle eût existé. En second lieu nous voyons, par les citations, par les

fragments qui nous font connaître les médecins de cette longue
période comprise entre Érasistrate et Celse, que tous, les plus
obscurs comme les plus illustres, aussi bien parmi les dogmatiques que parmi les empiriques, ont pratiqué en même temps les
trois branches de l'art de guérir. Pour vous en convaincre, vous
n'avez qu'à ouvrir les *Bibliothèques médicales, chirurgicales* et
botaniques de Haller, vous trouverez précisément la confirmation
de mon assertion, et cependant, chose étonnante, Haller lui-même
partage l'opinion de Le Clerc, de sorte qu'il détruit d'une main
ce qu'il cherche à édifier de l'autre ; car vous trouvez dans l'une
et l'autre bibliothèque, Mantias, Andreas de Caryste, Hicésius,
Zénon, Glaucias, Apollonius, Sérapion, Héraclide, et tant d'autres
qu'il serait trop long d'énumérer (1).

Dire avec Hecker que, par suite du partage purement scientifique de la médecine en trois branches, il est arrivé que chacun,
suivant son goût particulier, s'est plus spécialement attaché à
l'une ou à l'autre de ces branches, c'est dire trop ou ne rien dire
du tout. Dans le premier cas, c'est revenir au sentiment de
Le Clerc par une voie détournée, d'une manière moins explicite
et dans un sens moins absolu ; mais cette simple prédilection ne
ressort même pas de l'histoire, et l'on ne voit pas qu'il y ait eu,
du moins d'une façon générale, des médecins qui se soient plus
occupés de la seconde que de la première partie. On voit, au
contraire, qu'ils étudiaient avec un soin égal tout ce qui concer-
nait l'art de guérir. — Prétendre que quelques individus se sont
plus particulièrement attachés à une partie qu'à une autre, c'est,
je le répète, ne rien dire du tout, car cela ne constitue pas une
division pratique et consacrée de la médecine ; il n'y a là qu'une
tendance individuelle sans influence sur l'ensemble de la pratique.

Je tomberais moi-même dans une grave erreur si je n'admet-
tais aucune division dans l'exercice de l'art de guérir ; mais cette
division ne répond pas du tout à celle de Le Clerc, de Haller ou
de ceux qui ont partagé leur sentiment. Celse lui-même dit, dans
le préambule du livre VII, qu'après Hippocrate, la chirurgie, dis-

_____

(1) On trouvera une nouvelle confirmation de cette *universalité* des médecins
alexandrins, en consultant, pages 161 et 163, la dernière colonne du *Tableau chronologique* de ces médecins.

tinguée des autres branches de l'art de guérir, à cause de la grande, extension qu'elle avait prise, fut enseignée dans des livres spéciaux (*habere professores suos cœpit*). L'histoire nous a conservé quelques renseignements sur plusieurs de ces praticiens appelés *chirurgiens* (1); mais entre le fait de la séparation de la chirurgie (et surtout de la *chirurgie opératoire* ou *mécanique*) au profit de quelques individus, tandis que l'art de guérir était étudié et pratiqué dans toutes ses parties par la majorité des médecins, et un partage réel de la médecine en trois branches exercées par trois classes de praticiens, il y a une distance immense sur laquelle il n'est pas besoin de s'arrêter davantage. Ces *chirurgiens* sont précisément les gens qui ont été poussés par un goût particulier ou par la nécessité vers une partie de l'art de guérir plutôt que vers une autre. D'ailleurs nous voyons que ces praticiens peuvent être le plus souvent rangés dans la classe des *spécialistes* proprement dits, je devrais presque dire des *rebouteurs* ou des *mécaniciens*, classe qui n'était pas moins nombreuse dans l'antiquité que dans les temps modernes, ainsi qu'on le voit par Galien (2). Si Galien est forcé d'admettre les spécialités, il s'élève contre les spécialistes, en tant que ces *demies* ou ces *quarts* de médecins, ainsi qu'il le dit, voulaient considérer leurs *spécialités* comme des parties distinctes de la médecine, qui est *une*, quelles qu'en soient les divisions (3).

On voit, d'après ce que nous raconte le médecin de Pergame, qu'il y avait des oculistes, des opérateurs de la cataracte, des dentistes, des chirurgiens herniaires, des gens qui pratiquaient uniquement la paracentèse, la lithotomie (4), l'opération du cathété-

(1) Au rapport de Celse, dans le même passage, c'est à Philoxène (d'après le manuscrit du Vatican) que sont dus les grands développements de la chirurgie opératoire. (Voyez plus haut, p. 160 et suiv., le *Tableau chronologique*.)

(2) *L'hygiène est-elle une partie de la médecine ou de la gymnastique?* chap. 24, t. V, p. 846, suiv. — Cf. *Des parties de la médecine*, chap. 2, t. IV (*in Spuriis libris*), f° 16, éd. des Juntes.

(3) Μιᾶς τέχνης μόρια. — On voit bien par tout ce passage que, pour Galien comme pour Celse, la division de la médecine en trois parties est une division *scientifique* et non matérielle, fondée sur la diversité des moyens thérapeutiques.

(4) Voy. p. 97 et 200, note 1.

risme, qui s'occupaient des oreilles, des maladies de l'anus. Il y avait encore des médecins appelés *diététiques*, *pharmaceutiques* et même *botanistes*, parce qu'ils se servaient plus particulièrement de la diète, des médicaments composés ou des herbes pour toutes espèces de maladies. Ceci se rapporte au temps de Galien, et il s'agit bien ici d'un système thérapeutique ; il y a même des gens qui s'appelaient *donneurs de vin ou d'ellébore* (1). Ces spécialités, comme le remarque l'auteur *Des parties de la médecine*, ne pouvaient s'exercer que sur de grands théâtres ; autrement le métier n'aurait pas suffi pour faire vivre ceux qui s'y livraient. La spécialité avait revêtu toutes les formes, et l'antiquité, sous ce rapport, n'a rien à nous envier. Il y avait même des spécialistes de plus bas étage ; on trouve des médecins qui s'exercent à bien donner des clystères, à saigner les veines ou les artères (2).

Je dois faire remarquer en outre que les *chirurgiens*, du moins quelques-uns, ne se restreignaient pas seulement à la branche appelée *chirurgie* par Celse ; car on voit qu'ils s'occupaient aussi des maladies externes qu'on traitait à l'aide des médicaments (*pharmaceutique*). Philoxène lui-même en est un exemple, puisque Galien le cite souvent pour diverses formules de topiques. Ainsi cette séparation même de la chirurgie et l'extension qu'on donnait à ce mot prouvent péremptoirement que la division en trois branches était purement scientifique et n'avait pas de représentation exacte dans la pratique.

Affirmons donc, pour clore la première partie de ces remarques, que les plus grands praticiens de la période comprise entre la fondation de l'école d'Alexandrie et Celse, furent à la fois médecins et chirurgiens. La séparation de la chirurgie proprement dite et considérée dans son ensemble ne fut certainement pas aussi

(1) Je n'ai pas besoin de rappeler qu'au dire d'Hérodote, la médecine était aussi exercée en Égypte par des *spécialistes* de toute nature, ou plutôt que la médecine paraît avoir été divisée dans ce pays en de très-nombreuses spécialités, de telle sorte qu'il n'y avait pas de médecins proprement dits. A Alexandrie, c'est la médecine populaire ou de bas étage, et non la médecine scientifique, qui s'est formée sur ce modèle.

(2) Gal., *L'hygiène est-elle une partie de la méd.,* t. V, p. 850.

généralement acceptée dans l'antiquité que de nos jours ; je n'ai pas besoin d'ajouter que cette séparation, consacrée dans l'enseignement des écoles, ne repose sur aucune donnée scientifique.

Quelques historiens, entre autres Sprengel (1), tout en suivant d'une manière générale le sentiment de Le Clerc, s'en sont écartés sur un point important et ont introduit une erreur de plus dans la discussion. Nous avons vu que l'historien de Genève savait parfaitement quelles parties de la médecine comprenaient les divisions admises par Celse ; son seul tort, c'est d'avoir cru que chacune de ces divisions correspondait à une classe spéciale de praticiens. Mais le professeur de Halle commet à la fois une double faute, l'une qui lui est commune avec Le Clerc, l'autre qui lui est propre et qui consiste à croire que par *pharmaceutique* Celse entendait la *rhizotomie* ou *apothicairerie*. En regardant la *rhizotomie* ou *apothicairerie* comme répondant à ce que Celse appelle *pharmaceutique*, Sprengel commet pour ainsi dire plus d'erreurs qu'il n'écrit de mots. D'abord Celse déclare positivement dans la préface du livre v, que la *pharmaceutique* est la partie de la médecine qui combat les maladies, principalement par les médicaments. Les livres v et vi tout entiers ne sont qu'un développement de cette définition ; seulement, ainsi que je l'ai déjà fait remarquer, l'histoire des médicaments composés est jointe à la nosographie et à la thérapeutique proprement dite, comme dans la première partie la matière de l'hygiène est comprise sous le nom de *diététique*.

Comment a-t-il pu venir dans l'esprit de Sprengel que Celse ait considéré comme une partie de la médecine la *pharmacopolie* telle qu'elle était exercée dans l'antiquité? C'était un véritable métier de charlatans et de sophistiqueurs.

Sprengel aurait eu au moins une ombre de raison en regardant comme identiques la *pharmacopolie* et la *rhizotomie*, quoiqu'au fond cette identité n'existe pas, ainsi que je le démontrerai plus bas. En tout cas, la *pharmacopolie*, et la *rhizotomie* à plus

(1) Sprengel, *Geschichte der Arzn.*, p. 541.

forte raison, ne sont pas comparables à notre *apothicairerie* ou *pharmacie*. Ni l'une ni l'autre profession n'ont jamais été regardées par les anciens comme faisant partie de la médecine, pas plus que les *herboristes* d'aujourd'hui ne sont tenus pour des médecins; c'est là une invention des historiens modernes. Ce qu'il ne faut pas oublier, c'est que l'art de confectionner les remèdes n'était point dans l'antiquité séparé de la médecine, et que les médecins, du moins au temps de Celse, comme à celui d'Hippocrate, ne s'en rapportaient qu'à eux-mêmes pour la préparation et la vente des médicaments. Les matières premières leur étaient fournies en grande partie par les rhizotomes et par les pharmacopoles. L'officine du médecin servait tout à la fois aux *opérations* et à la *pharmacie*; tous les médecins se livraient aux manipulations; elles n'étaient le domaine exclusif d'aucun en particulier. Plus tard les rhizotomes et les pharmacopoles empiétèrent sur les droits des médecins, que ces derniers le permissent ou non. Encore si les pharmacopoles préparaient les médicaments, ces médicaments passaient-ils par les mains des médecins pour arriver aux malades. En un mot, les médecins ne formulaient pas une ordonnance que le pharmacopole remplissait; ils ne faisaient que s'approvisionner auprès du pharmacopole pour l'usage de leur clientèle. Quand les pharmacopoles ou même les rhizotomes délivraient immédiatement des médicaments aux malades, ils agissaient comme nos droguistes ou herboristes qui font de la médecine populaire. Les médecins mêmes qui ont écrit *ex professo* sur les médicaments s'occupaient également des autres parties de la médecine, ainsi que je l'ai établi plus haut.

Les matières premières étaient donc fournies aux médecins par deux classes d'individus qui n'ont jamais fait partie du corps médical, mais qui ont trop souvent, je le répète, empiété sur les droits des médecins : c'étaient les *rhizotomes* et les *pharmacopoles*. Les rhizotomes, encore plus éloignés des pharmaciens que les pharmacopoles, avaient pour office de recueillir les plantes, comme leur nom l'indique; ils les vendaient sur le marché, soit aux médecins, soit au public, soit enfin aux pharmacopoles eux-mêmes, qui avaient un établissement fixe et auprès desquels les médecins se fournissaient, attendu qu'ils tenaient toute espèce de drogues premières. Ils réunissaient quelquefois les fonctions de droguistes, d'herboristes, de parfumeurs et de magiciens; ce ne fut que tardivement et avec le relâchement des mœurs que les médecins leur abandonnèrent en grande partie le soin de préparer les médicaments. Plus tard même il y eut des *pharmaceutes* en titre, chargés de l'application des remèdes externes ; c'étaient des espèces d'infirmiers ou d'aides, comme étaient les aides des Asclépiades ; encore ces derniers étaient-ils pour la plupart des *élèves* qui à leur tour pouvaient devenir des maîtres : de tout temps les médecins ont eu des aides libres ou esclaves, comme on le voit par les ouvrages de Platon et d'Hippocrate.

Ainsi ni la *rhizotomie* ni la *pharmacopolie* ne furent jamais une division de la médecine ; autant vaudrait dire que la chirurgie ne comprenait que l'étude des instruments, et que la diététique n'embrassait que celle de la matière de l'hygiène.

D'ailleurs, avant les Alexandrins, du temps d'Aristophane, de Théophraste et certainement longtemps avant eux, il y avait des pharmacopoles, et jamais on n'a regardé leur art comme une division de la médecine.

Je n'en finirais pas si je voulais rapporter et surtout examiner en détail toutes les opinions plus invraisemblables les unes que les autres, émises sur cette phrase de Celse par les historiens. Je ne discuterai donc ni celle de Schulze (1) partagée par Weber (2); suivant ces deux auteurs, il s'agit du libre développement, dans toutes ses branches, de la médecine longtemps comprimée et resserrée par les Asclépiades et par les philosophes (3); —ni celle de Jacobson (4), qui prétend que Celse a entendu parler de l'enseignement et non de la pratique; idée ingénieuse, mais sans fondement; — ni celle de M. Rosenbaum : si j'ai bien compris sa pensée, il interprète le passage de Celse qui nous occupe

(1) Schulze, *Hist. med*, p. 119 suiv., pars II, cap 5.

(2) Weber, *Spec. nov. Celsi edit.*, p. 12.

(3) « La médecine, dit Weber, est une fleur dont les pétales, d'abord resserrés dans le calice, rompent cette enveloppe et s'épanouissent au soleil. »

(4) Jacobson, *De antiq. med.* Halmst., 1766, in-4°, p. 9.

d'une façon tout à fait inadmissible dans les notes ajoutées à la nouvelle édition de Sprengel. Il suppose que Celse a entendu non point deux parties de la médecine par les mots *diététique* et *pharmaceutique*, mais deux systèmes médicaux d'après lesquels toutes les maladies étaient traitées par le régime ou par les médicaments. Il allègue en preuve les Hérophiléens et les Érasistratéens; mais il est évident, et par le texte du médecin romain, et par les explications que lui-même donne en divers endroits des mots *diététique* et *pharmaceutique*, enfin par tout son livre, qu'il s'agit bien certainement de *parties* et non de *systèmes*. D'ailleurs, avec une pareille manière de voir, que faire de la chirurgie? Pour admettre l'opinion de M. Rosenbaum, il faut donner au membre de phrase où il est question de la chirurgie un tout autre sens qu'aux deux précédents; mais tous se tiennent par des liens étroits et l'ordre d'idées ne change certainement pas; il faut, de plus, admettre que, pour la chirurgie, Celse a entendu qu'il s'agissait d'une séparation d'avec le reste de la médecine, en un mot d'une partie distincte. Mais qui ne voit où conduit une pareille interprétation dont le critérium est dans l'imagination et non dans les textes?

En résumé, la division rapportée par Celse aux origines de l'école d'Alexandrie, mais plus ancienne, puisqu'elle se retrouve déjà dans Platon (1), et à quelques différences près dans le traité hippocratique *De la bienséance*, est toute scientifique (2);

(1) Voy. Galien, *Utrum medic. an gymn. sit hyg.*, t. V, p. 847. Voyez aussi, sur l'union, eu égard à la pratique, de la médecine et de la chirurgie au temps d'Hippocrate, M. Littré, *Argum. du Serment*, t. IV, p. 616-617.

(2) Le passage suivant, tiré d'un livre très-curieux attribué à Galien (*De partibus artis medicae*, 1, p. 16 (*inter libros spurios*, éd. des Juntes), me paraît venir en confirmation de cette opinion; il y a d'ailleurs, dans une partie de ce passage, une analogie singulière et tout à fait curieuse, même pour la forme, avec la phrase de Celse : « Sunt enim quidam, quos possis audire, secantes totam artem in *phar-* « *maceuticen*, et *chirurgicen* et *diaeteticen*, id est, in eam quae medicamentis, et « eam quae manuum opera, et eam quae victus ratione medetur... Nonnulli vero in « *therapeuticen*, id est in curatricem, et eam quae hygiene, id est salubris appel- « latur; alii et *prophylacticen*... inter has in prima statim partitione introducunt; « sicut quidam et *analepticen*, etc. »

c'est une classification didactique fondée sur la thérapeutique,
comme d'autres ont été établies plus tard d'après des points
de vue différents. Cette division n'a point de correspondance
dans la distinction de divers ordres de praticiens; elle s'explique très-bien par le développement de la science, par le
besoin naturel à l'homme de classer les objets de ses connaissances et de ses recherches, afin de trouver un fil conducteur et
de conserver dans sa mémoire ce que l'étude lui a appris; ajoutons enfin que c'est une grave erreur de regarder la *pharmaceutique* comme identique, soit avec la *pharmacie*, soit avec la
pharmacopolie et encore moins avec la *rhizotomie*.

Quand on écrit sur l'histoire générale de la médecine, il n'est
pas possible d'oublier Pline, ni de lui refuser une place, si petite
qu'elle soit; et certes elle n'est pas tout à fait petite. S'il est vrai que
Celse en son beau langage résume toute la médecine ancienne,
Pline, en son style énergique et concis, nous révèle presque tous
les secrets de la médecine populaire et superstitieuse; il a aussi
donné le ton et fourni la matière à tant d'ouvrages du moyen
âge, qu'il ne faut presque jamais le perdre de vue, pas plus que
Galien ou Avicenne ; enfin, la plupart des recettes actuelles que
les bonnes femmes ou les charlatans mettent effrontément en
circulation sous leurs noms, dérivent de Pline ou de quelques-
uns de ses émules du IVᵉ, du Vᵉ ou du VIᵉ siècle.

Mais là ne se borne pas encore le rôle de Pline ; il en a un
autre plus élevé et non moins important (car je tiens pour très-
importante l'histoire de la médecine populaire). L'auteur de
l'*Histoire naturelle* nous a conservé, au milieu des innombrables extraits qu'il a faits dans une multitude infinie d'ouvrages,
une foule de textes empruntés à de très-anciens médecins, et nous
a fait connaître leurs pratiques médicales, ou du moins l'emploi
qu'ils faisaient des substances tirées des trois règnes de la nature.

Dans les trop fréquents passages anonymes, on distingue assez
aisément l'origine médicale et l'origine populaire des recettes ou
des prescriptions, quand des investigations attentives au milieu
des débris de notre littérature ne nous font pas retrouver ces passages chez les auteurs conservés, chez Dioscoride, par exemple,

chez Hippocrate, et aussi parmi les fragments des Alexandrins ou
de leurs prédécesseurs immédiats. — Enlevez à Pline comme
aux autres compilateurs tout ce qu'ils ont emprunté, il ne leur
restera rien en propre; mais, en revanche, de quels trésors
l'histoire ne se trouvera-t-elle pas enrichie aux dépens de leur
érudition, et combien d'auteurs ne reprendront-ils pas ce qui
leur appartient légitimement !

C'est là, Messieurs, une des premières règles et des plus essentielles de la critique historique. Avant de croire à ceux qui vous
vantent l'originalité des compilateurs, des abréviateurs ou des
encyclopédistes, originalité à laquelle souvent eux-mêmes n'ont
pas prétendu, vérifiez les assertions, écoutez les échos de la tradition médicale, interrogez tous les textes conservés, et vous
verrez les illusions d'un esprit prévenu ou mal informé s'éva-
nouir à la lumière de ces recherches rétrospectives sur les
sources originales des travaux de seconde main.

X

Sommaire : Galien, son caractère. — Ses œuvres. — Son influence. — Ce qu'il représente dans la médecine ancienne. — Comment on doit envisager son ana· tomie descriptive et son anatomie philosophique. — Théorie des causes finales.

Messieurs,

L'œuvre de Galien (né à Pergame l'an 131 de J. C.) est le point culminant de la médecine grecque. Avant Galien, tout monte et tout converge vers un état qu'on pourrait croire définitif; après lui, tout commence à descendre et tout semble un moment se dissocier pour une ruine inévitable. Je ne saurais ni mieux résumer ma pensée sur Galien, ni la présenter sous un jour plus vrai, qu'en disant de ce grand médecin qu'il est à la fois le représentant du dogmatisme le plus exagéré et le chef de l'école expérimentale la plus avancée. — Ses raisonnements sont aussi déraisonnables que ses observations sont précises et sûres, quand il veut bien regarder la nature au lieu de faire des actes de foi, parfois un peu hypocrites, envers Hippocrate ou Aristote. Ainsi, Messieurs, s'il nous a fallu sacrifier sans miséricorde une bonne partie de la physiologie et presque toute la pathologie et la thérapeutique générales de Galien; si les excès de son imagination ou les éclats de sa vanité ont souvent attiré le sourire sur nos lèvres, nous avons, en mille occasions, admiré ses belles descriptions anatomiques, ses vues si élevées et si justes sur le diagnostic local, sa perspicacité dans le traitement de celles des maladies qu'il avait nettement déterminées.

Les écrits de Galien (1) démontreraient à eux seuls combien sont tantôt bienfaisantes, tantôt funestes, mais toujours impérieuses, les influences de la physiologie sur la pathologie, puisque tout ce qu'il y a de bon et tout ce qu'il y a de mauvais dans ces volumineux écrits provient de la bonne ou de la mauvaise physiologie. Galien aurait pu, en certaines circonstances, mieux user des instruments qu'il avait entre les mains et montrer un esprit plus indépendant ; toutefois, si nous voulons apprécier ses doctrines et mesurer ses efforts avec équité, n'oublions pas qu'il était difficile, pour ne pas dire impossible, d'aller beaucoup plus loin que lui dans le milieu scientifique où il se trouvait.

Galien, malgré son peu de courage civil ou médical, qui ne lui permettait ni de suivre l'empereur à l'armée, ni de rester à Rome durant la peste ; malgré les emportements et les injustices de sa polémique, malgré sa puérile jactance et sa fausse humilité, malgré un flux de paroles inutiles, une obstination fatigante de raisonnements qui l'ont trop souvent égaré hors de la bonne voie que lui-même avait cependant si largement ouverte par l'anatomie, la physiologie expérimentale et même par la clinique, Galien possédait presque toutes les qualités de l'esprit qui font l'homme supérieur, mais il n'avait rien de ce qui constitue l'homme de génie. D'ailleurs le ciel lui eût-il donné en partage cette flamme divine qui animait Hippocrate ou Platon, il n'eût sans doute ni découvert la circulation du sang, ni changé la théorie de la respiration, ni créé l'anatomie générale : au second siècle après Jésus-Christ, il ne pouvait être ni Harvey, ni Lavoisier, ni Bichat ; le temps n'était pas venu, la préparation

---

(1) En laissant de côté les nombreux livres ou détruits par l'incendie du temps même de Galien ou perdus depuis lui, ou faussement mis sous son nom, on compte aujourd'hui près de 100 traités qu'on regarde comme authentiques. Peu d'écrivains, à l'exception des Pères ou des Docteurs de l'Église, ont été aussi féconds. L'ampleur du bagage littéraire et une certaine enflure d'un style diffus, n'ont pas peu contribué à faire le succès de Galien auprès des Arabes ; or, il ne faut pas oublier que c'est des Arabes, bien plus que des premières écoles barbares (qui cependant connaissaient plusieurs de ses ouvrages), que vient l'autocratie de Galien en Occident, en même temps que celle d'Aristote et par la même voie.

n'était pas suffisante. Il n'y a pas de génie humain, si puissant qu'on le suppose, qui soit capable de faire quelque chose avec rien ; il n'y a pas un seul fait, un seul progrès considérable de l'histoire scientifique qui n'exige le concours d'une préparation régulière et d'un milieu favorable ; il faut que le temps et les générations successives préparent les voies et fournissent les instruments. Quelle qu'ait été la trempe de son esprit, Galien, à l'aide d'une synthèse qui rappelle les symboles religieux par son ton dogmatique et son intolérance, tient en sa main tout le passé et tout l'avenir de la médecine ; il rattache et resserre les fils de la tradition, et le faisceau est si bien assemblé, que pendant quinze siècles rien n'a pu le briser, ni les révolutions sociales, ni les bouleversements des empires, ni l'ignorance des peuples nouveaux ou l'épuisement des peuples anciens. L'unité de la science par Galien et Aristote, comme l'unité politique et religieuse de l'Occident par l'Église, ont sauvé le moyen âge. Il faut aux peuples enfants l'autorité, aux nations adultes la liberté !

CINQUIÈME ÉPOQUE.

C'est Hippocrate qui a fourni le fond du système médical de Galien, c'est Aristote qui a donné la forme. Toutes les doctrines conciliables de la Collection hippocratique, celles surtout qui semblent émaner de l'école de Cos, en représentent la trame ; tous les procédés logiques de l'*Organum* ont constitué la chaîne ; le travail de texture appartient au médecin de Pergame, et c'est déjà un beau titre de gloire. Les parties qui nous apparaissent comme les plus originales dans l'œuvre de Galien sont l'anatomie, la physiologie expérimentale et les recherches sur le diagnostic local (1). L'anatomie se présente sous deux aspects :

(1) Sans parler, bien entendu, ni de l'érudition qu'il déploie dans ses Commentaires sur Hippocrate ou dans ses autres écrits ; ni des considérations plus dialectiques toutefois que scientifiques qu'il présente sur les humeurs, les qualités, les facultés, les tempéraments, ou sur les généralités de la médecine ; ni de ses recherches, plus sérieuses, plus médicales, sur les causes et les symptômes des maladies, recherches qui agrandissent singulièrement le cadre hippocratique ; ni de ses livres très-prolixes sur le pouls et sur la respiration, où l'on rencontre cependant quelques observations ingénieuses ou vraies ; ni des nombreux détails historiques ou prati-

anatomie descriptive et anatomie philosophique. Sans doute
Galien n'est pas le premier qui ait publié un *Manuel de dissection* ou des monographies sur divers points d'anatomie, mais on
n'entrevoit pas à travers les débris de l'antiquité un ouvrage
aussi complet que les *Administrations anatomiques*, des traités
aussi exacts que ceux *Sur la dissection des muscles*, ou *des nerfs*,
ou *des vaisseaux*. Comme je ne pouvais pas répéter devant vous
l'anatomie de Galien, ni même énumérer toutes les découvertes
ou perfectionnements qu'on doit au médecin de Pergame, j'ai
voulu du moins mettre hors de doute, par de nombreux exemples, un point capital dans l'histoire de cette anatomie : c'est que
Galien n'a jamais disséqué de cadavres humains, mais seulement
des animaux. Pour cela il n'y avait d'autre voie à suivre que de
retrouver en lisant Galien et en interrogeant la nature, les
exemplaires sur lesquels il avait fait ses dissections. Cuvier
soupçonnait que Galien avait disséqué des magots, mais il
n'avait pas, que je sache, poursuivi la démonstration. J'ai répété, d'après le *Manuel des dissections* et les monographies pré-

ques qu'il fournit sur toutes les parties de l'hygiène, de la matière médicale ou de la
pharmacologie, ni des renseignements et des préceptes utiles que renferment, soit les
Commentaires sur les livres chirurgicaux d'Hippocrate, soit la *Méthode thérapeutique*,
qui est, pour une bonne partie, consacrée aux ulcères, aux plaies, aux inflammations
externes, soit enfin le traité *Sur les tumeurs*. Ce sont des questions importantes, il est
vrai, mais secondaires dans un livre de la nature de celui-ci. — J'ai signalé les points
principaux de la théorie du pouls et de la respiration dans mes éditions du *Traité
du pouls* attribué à Rufus et du *Commentaire* de Galien sur le *Timée* de Platon.
— Reste enfin sa méthode thérapeutique, fondée sur une connaissance raisonnée
et parfois expérimentale des *indications ;* comme cette partie si importante a été
bien traitée par M. Ravel, dans sa thèse déjà citée (*Exposition des principes thérapeutiques de Galien*, Paris, 1849, in-4°), j'y renvoie volontiers mes lecteurs. — Je
conseille aussi de lire un très-bon article publié par le docteur Gasquet dans *British and foreign medico-chirurg. Journal* (t. XL, octobre 1867, p. 472 et suiv.) sur
la thérapeutique spéciale de Galien. Après des considérations générales, l'auteur
s'occupe d'abord des médicaments, ou nouveaux ou abandonnés au temps de Galien, puis de l'usage qu'il faisait, soit des agents de la matière médicale, soit des
médications pharmaceutiques dans le traitement des principales maladies internes.
Il serait fort à souhaiter que l'auteur poursuivît ces études si intéressantes. —
Quant aux doctrines philosophiques de Galien, on en trouvera l'exposé dans mon
ouvrage intitulé : *La médecine, histoire et doctrines*, deuxième chapitre.

citées (1), l'ostéologie, la myologie, la névrologie et l'angiologie
de Galien sur cette espèce de singe, et j'ai reconnu que les descriptions de ces quatre grands systèmes organiques étaient ordinairement exactes, surtout pour le système osseux et musculaire ; la dissection des nerfs et surtout des vaisseaux n'a pas été
poussée très-loin : on ne possédait pas de bons moyens de préparation ; on n'avait pas imaginé les injections, et surtout ni la
physiologie, ni la pathologie ne réclamaient encore la poursuite
des petits filets nerveux ou des ramuscules vasculaires. La vérification n'a été ni aussi facile, ni aussi simple pour les viscères,
surtout pour les organes génitaux : car, d'une part, Galien a
donné la splanchnologie, non d'après un type unique, mais
d'après une sorte de compromis entre les ruminants et les car-
nassiers ; de l'autre, une étude attentive m'a convaincu, pour les
organes génitaux femelles, que les descriptions des anciens anatomistes d'Alexandrie ou même de quelques-uns de leurs prédécesseurs immédiats, avaient été faites en partie sur des cadavres de femmes, tandis que celles de Galien dérivent uniquement
de l'inspection des animaux, de telle sorte que le médecin de
Pergame, dans la persuasion où il était que les animaux reproduisent exactement l'espèce humaine, critiquait, à tort et sans les
comprendre, les assertions de Dioclès, d'Hérophile et d'autres
anatomistes. C'est, si je ne m'abuse, un résultat désormais acquis à l'histoire.

Lorsque Vésale, pour la première fois, affirma que les descriptions de Galien ne pouvaient pas s'adapter à l'homme, il s'é-
leva une tempête de réclamations. Les plus raisonnables parmi
les défenseurs intéressés de l'infaillibilité de Galien tentèrent des
efforts aussi vains que prodigieux pour faire concorder les descriptions du médecin de Pergame avec l'anatomie humaine ; les
autres, plus hardis ou plus dévots, s'en allaient haussant les
épaules de pitié devant l'arrogance de Vésale et soutenaient que
la nature avait changé depuis Galien.

(1) Je n'oublierai pas que pendant deux ans M. de Blainville m'a ouvert son labo-
ratoire au Jardin des plantes, et que M. Gratiolet m'a fourni, en y ajoutant ses
précieux conseils, tous les moyens de vérification.

«Cela dit pour l'anatomie descriptive, voyons ce qu'il faut penser de l'anatomie philosophique de Galien.

L'*Utilité des parties* est une œuvre dans laquelle Galien s'efforce de prouver que les parties du corps sont si bien construites,
et dans un tel rapport de cause à effet, c'est-à-dire dans un rapport si exact avec les fonctions qu'elles ont à remplir, qu'on ne
saurait rien imaginer de mieux.

En outre, partant du principe aristotélique, que *la nature
ne fait rien en vain*, l'auteur cherche à justifier pour tous les
organes et pour toutes leurs parties la forme et la structure
de ces organes ou de ces parties, eu égard aux fonctions auxquelles ils sont ou auxquelles il les croit destinées. Ce n'est
donc ni un traité d'anatomie, ni un traité de physiologie (1);
cela est supposé connu; mais un ouvrage dans lequel anatomie
et physiologie sont les deux voies qui conduisent à prouver la
sagesse de la nature. C'est la thèse des causes finales appliquée
à l'étude de l'organisation.

Le problème des causes finales est ainsi posé par Galien :
1° La nature ne fait rien en vain. — 2° Par conséquent on peut,
on doit même trouver *à priori* ce à quoi servent toutes choses
dans l'animal; on doit et l'on peut démontrer qu'une partie ne
peut pas être construite autrement qu'elle ne l'est. — 3° Comme
déduction logique, on arrive à constater que chaque effet est dans
une relation exacte avec sa cause; en d'autres termes, qu'il existe
un rapport nécessaire entre les fonctions et la disposition des
organes. — 4° D'où il y a lieu d'admirer la sagesse de la nature
ou de Dieu (2).

_____

(1) Nous avons vu où il fallait chercher l'anatomie descriptive ; on trouvera la
physiologie expérimentale ou théorique, d'abord dans les *Administrations anatomiques*, puis dans le traité *Du mouvement des muscles*, dans les traités *Sur le
pouls*, *Sur la respiration*, *Sur les facultés naturelles*, dans les *Dogmes d'Hippocrate
et de Platon*, dans quelques chapitres de l'*Utilité des parties*.

(2) Descartes, qui abusait des causes finales en anatomie, où il se croyait plus
sûr de ses connaissances, ou mieux, parce qu'il ne savait guère l'anatomie, a écrit,
en parlant de la physique proprement dite, cette phrase qu'il n'aurait dû oublier en aucune circonstance et qui est vraie pour toutes les sciences : « Nous ne
tirerons jamais nos considérations, à l'égard des choses naturelles, de la fin que
Dieu a pu se proposer en les faisant, parce que nous n'avons pas la prétention de

Il faut avoir toute la confiance que possédaient les anciens dans leur science logique pour poser un pareil problème, et surtout pour oser le résoudre dans tous ses détails.

Dire que *la nature ne fait rien en vain*, c'est tout simplement s'arroger le pouvoir d'en déterminer toutes les lois, d'en pénétrer tous les secrets. Assurément les modernes ont poussé fort avant la connaissance de la nature, cependant pas un des savants actuels n'oserait se charger de démontrer ce principe, ni dans sa généralité, ni dans ses particularités. Limité aux êtres organisés, aux animaux, le problème offre des difficultés si considérables et si nombreuses, que personne ne voudrait le poser de cette façon. En soi il n'y a rien de si dangereux que d'enchaîner les recherches scientifiques à un principe posé *à priori;* il arrive inévitablement que l'esprit, détourné de l'observation des faits, est entraîné vers des solutions arbitraires pour donner raison au principe. Dans le cas particulier, c'est-à-dire pour Galien, l'entreprise était encore plus dangereuse et plus vaine. Sa physiologie, qu'il a reçue de ses devanciers, est radicalement fausse dans la plupart de ses parties ; son anatomie est généralement exacte (je dis généralement, car elle est incomplète ou fausse dans plusieurs points) ; mais encore elle est exacte à la condition qu'on ne la transportera pas des animaux sur lesquels elle a été faite, à l'homme, que Galien n'a jamais disséqué (1). Or, c'est ce transport que Galien lui-même n'a cessé de faire, concluant toujours des animaux à l'homme ; c'est d'après un tel procédé qu'il a établi sa théorie des causes finales, cherchant à expliquer des fonctions humaines par des organes d'animaux qui n'y sont pas propres ; c'est sur ce fondement ruineux qu'il fait reposer sa démonstration de l'adaptation des organes aux fonctions, et

croire que nous participons à ses desseins. » — De cette proposition à se passer de Dieu, comme Pascal le reprochait à Descartes, il y a un abîme. — Voyez dans *Revue des cours littéraires* un article historique très-judicieux de M. Janet *sur les causes finales d'après Descartes* (année 1868, p. 767 et suiv.).

(1) On pourrait, sous diverses réserves, conclure de l'homme aux animaux, pour les organes qui concourent à l'accomplissement de certaines fonctions de la vie intérieure ou même de la vie de relation ; mais une telle conclusion est impossible quand il s'agit des fonctions mécaniques qui différencient justement l'homme des animaux.

subsidiairement de la sagesse du Créateur. On ne saurait rien imaginer de plus illusoire qu'un pareil système.

On peut affirmer que cette recherche aristotélico-galénique des causes finales a plus contribué qu'aucune autre cause à rendre les progrès de l'anatomie à peu près stériles pour la physiologie. Au lieu de chercher expérimentalement ce que sont les fonctions, et si ces fonctions, telles qu'il les supposait, étaient réellement expliquées par la disposition des organes, Galien accepte dans presque tous ses points la vieille physiologie comme un dogme, et il plie l'anatomie à la fois aux exigences du système physiologique et à celles du système philosophique. On en a des exemples manifestes en ce qui regarde le cerveau, le foie, le cœur, les organes génitaux, et même pour les organes dont les fonctions sont plus évidentes, le pied ou la main. Tout ce temps perdu à concilier l'inconciliable eût été certainement employé plus fructueusement par un tel homme, s'il eût porté son attention désintéressée sur les autres parties de l'anatomie et de la physiologie, comme il l'a fait pour le système nerveux.

. La sûreté des connaissances de Galien, en ce qui concerne le système nerveux, tient précisément à ce qu'il n'y avait là d'engagées que deux théories : celle d'Hippocrate, qui place le sentiment et le mouvement dans l'encéphale, et celle des hétérodoxes, qui les mettent dans le cœur. — Galien, par une soumission, heureuse cette fois, aux opinions d'Hippocrate, a embrassé la bonne doctrine, et il l'a vérifiée, étendue, propagée à l'aide des plus belles et des plus décisives expériences. Ce qui revient toujours à dire que l'anatomie est impuissante à réformer la physiologie, tant que la physiologie elle-même ne passe pas, comme l'anatomie, de l'état d'idée à l'état de fait, de l'hypothèse à l'expérimentation.

Un élément essentiel manquait encore à Galien pour démontrer ce principe, que la nature ne fait rien en vain : c'était la notion du type dans la série animale, notion sans laquelle il n'est pas possible de se rendre compte, ni de certaines dispositions qui n'existent que pour mémoire dans telle classe d'animaux, ni des modifications d'appareils avec identité de fonctions, ni de nouvelles fonctions en rapport avec de simples modifications d'organes (1), ni enfin de cette simplicité de la nature qui se sert du même pour arriver à l'autre. Car la structure des organes résulte de lois générales, et non d'une loi particulière établie spécialement pour un organe dans une espèce animale ; de sorte que, suivant une vue très-ingénieuse d'Ét. Geoffroy Saint-Hilaire, c'est l'organe directeur modifié qui détermine la fonction, laquelle à son tour réagit sur l'organe. Enfin, l'anatomie pathologique est une des sources les plus précieuses pour déterminer l'utilité des parties dans l'accomplissement d'une fonction, et Galien n'était pas très-avancé dans cette voie.

On arriverait peut-être à se rendre compte, par la structure, de l'utilité des parties dans les organes qui servent à des fonctions mécaniques ou physiques ; mais cela devient à peu près impossible pour tous les organes qui concourent à des fonctions dynamiques ou essentiellement vitales. Qui pourrait déduire les fonctions du foie, de la rate, du pancréas, du cerveau ou des nerfs, de leur structure ? Celle des poumons ou du cœur pourrait, jusqu'à un certain point, mettre sur la voie de leurs usages : eh bien ! souvenez-vous de ce que les anciens ont fait du poumon, surtout du cœur ; n'oubliez pas non plus l'étrange et longue confusion que de grossières analogies de structure ont fait établir entre le système fibreux et le système nerveux.

En réunissant toutes les connaissances, celle de l'*anatomie* et de la *physiologie* normale ou pathologique, celle des lois générales de l'organisme dans la série animale, il serait encore téméraire de reprendre à son profit le principe aristotélique.

Il n'est ni prudent ni respectueux de faire dépendre l'existence de Dieu, ou du moins la foi en sa sagesse, de cette prétendue adaptation des organes aux fonctions ; puisque ce qui était vrai hier devient faux aujourd'hui, il se trouve que *la sagesse divine est sous la dépendance de la sagesse humaine*, et, par conséquent, toujours en suspens. C'est là une preuve contingente s'il en fut jamais, et qui n'a pas plus de fixité que la science sur laquelle elle repose, et par conséquent aucune réalité substantielle.

(1) Il en est de l'anatomie comme de la formation organique des langues, où les mots n'ont de vraie existence et de vraie signification que rapprochés de leurs racines communes.

Pascal, qui se connaissait en preuves, disait de celle-ci « qu'elle « était plus propre à engendrer le mépris que la connaissance « de Dieu » (1); et quand Pascal tenait un pareil langage, il songeait à toute la somme de mal qui égale au moins la somme de bien dans l'organisme, aux yeux d'un théologien. — Pour un physiologiste, il n'y a point de mal dans l'organisme, mais des lois qui acheminent inévitablement la vie vers la mort, par le jeu même des organes et par suite de l'accomplissement des fonctions. — Création et destruction sont deux termes connexes et parallèles. C'est un fait dont on ne peut tirer d'argument ni pour ni contre la sagesse ou la bonté divines, mais pour l'existence de lois liées à l'existence même des êtres.

Dans la doctrine de Galien, qui est aussi celle d'Aristote, et qui, au grand détriment de la libre recherche dans le domaine de la physiologie, est devenue celle de l'Église, les instincts préexistent aux organes ; car le corps est l'instrument de l'âme, attendu que l'âme est cause formatrice du corps en tant que cause finale générale. Chez tous les animaux, le corps est accommodé aux facultés de l'âme; de là une diversité de parties en rapport avec la diversité des âmes. De sorte que l'âme individuelle crée les organes en raison de ses aptitudes natives, et sans qu'intervienne l'idée d'un type général dont les réalisations particulières déterminent les formes organiques, ce qui frappe, comme nous l'avons vu plus haut, de stérilité toutes les recherches sur l'adaptation des organes aux fonctions.

Anaxagore disait : *L'homme est le plus sage des animaux parce qu'il a des mains.* — Aristote, retournant la question, affirmait, et Galien le suit, que *l'homme a des mains parce qu'il est le plus sage des animaux, car la main n'est qu'un instrument.* — La conception moderne est l'opposé de la conception aristotélique; ce sont les organes modifiés d'après le type qui déterminent l'aptitude aux fonctions. Nous sommes avec Anaxagore.

Toute la partie philosophique du traité *De l'utilité des parties*

---

(1) Il y a une sorte de contradiction entre cette proposition et le reproche qu'il adresse à Descartes (voyez plus haut, p. 213). — Du reste, ce reproche nous est connu, non par Pascal lui-même, mais par sa nièce Marguerite Perrier.

est un commentaire de la doctrine aristotélicienne. — Les exemples sont très-souvent les mêmes, et il n'y a vraiment rien de très-original en cette partie du livre de Galien, si ce n'est de construire sur cette doctrine un traité complet de l'organisation. Cependant Aristote avait entrevu l'idée du type lorsqu'il dit que les oiseaux ont une petite rate, quoiqu'ils n'en aient pas besoin, parce qu'il fallait conserver le signe ; mais il ne s'y est pas arrêté plus que Platon, qui avait déjà dit : Les hommes ont des ongles parce que les animaux doivent en avoir (1). Il fallait attendre Goethe et Étienne Geoffroy-Saint-Hilaire, pour avoir la pleine possession de cette idée du type.

Le type est un fait, une loi. Mais c'est un fait anatomique et une loi naturelle, où ni la métaphysique, ni la théologie n'ont à intervenir.

Nous savons, à n'en pas douter, que les organes varient avec la diversité des fonctions, sans qu'il y ait création nouvelle et spéciale ; nous savons que l'instinct varie en raison de l'élévation des organes et des fonctions. et que chez l'homme s'ajoute un principe spécial, une âme, pour correspondre à la perfection de l'organisme et à une fin supérieure. — Mais est-ce l'idée de la fonction qui détermine l'organe, est-ce le fait de l'organe qui crée la fonction ? Ce sont là des questions qui ont à peine besoin d'être posées devant le principe plus général d'unité de composition. Laissons donc la proposition si vague et si téméraire à la fois : *La nature ne fait rien en vain*, pour y substituer celle-ci : *La nature ne fait rien qu'en vue de la réalisation partielle du type général, et en raison des milieux où vivent les animaux*, réalisation partielle à laquelle correspondent des fonctions spéciales.

Après avoir essayé de faire comprendre d'une manière générale pourquoi il faut, en biologie, se garder de la recherche des causes finales, et pourquoi Galien aurait dû s'en défendre plus qu'un autre, il est bon de prouver par quelques exemples à quoi cette recherche aboutit dans le traité *De l'utilité des parties*.

Voyons d'abord ce qui est résulté de la fausse assimilation des

(1) Voyez ma trad. de Galien, t. I, p. 122, note.

animaux à l'homme; choisissons l'exemple le plus frappant et le plus classique :

La main. — Les muscles et les tendons sont merveilleusement disposés en nombre, en forme, en force, en relations, pour remplir toutes les fonctions dont la main est chargée, donc le Créateur ne pouvait imaginer un instrument d'une plus grande perfection; rien n'y manque et l'on ne pouvait rien y ajouter : c'est le témoin le plus manifeste de la suprême sagesse. Or, voici que, toute vérification faite, c'est une main de singe, où le pouce n'est pas opposable aux autres doigts, qui est chargée d'exécuter les fonctions d'une main d'homme, où le pouce est opposable ! — Quand cela se découvre, voilà la sagesse de Dieu singulièrement compromise par la présomptueuse ignorance de Galien.

On ne manquera pas de faire cette objection : Que Galien ait mal vu les choses, cela ne change rien aux conditions essentielles du problème : aujourd'hui que nous connaissons les muscles de la main humaine, nous reconnaissons bien l'adaptation des organes aux fonctions, et nous pouvons entonner un hymne en l'honneur du Créateur. Mais voyons un peu : la main est un organe très-limité; cependant comparez les descriptions de Bichat, de Boyer, avec celle de Cruveilhier ou de Sappey; comparez l'explication des fonctions de cet organe dans ces auteurs avec celle qu'en donne M. Duchenne (de Boulogne) : ce que Bichat aurait pu présenter en preuve de la sagesse divine est une explication illusoire en présence de celle que donne M. Duchenne, et qui sera peut-être à son tour rectifiée; de telle sorte que la démonstration est tous les jours à recommencer sur de nouveaux frais : ce qui était sagesse hier est folie aujourd'hui. Donc la démonstration recule à l'infini, donc la preuve est toujours contingente et jamais directe ni positive; elle est frappée de suspicion par son énoncé même, puisque la science est constamment en progrès; donc enfin la démonstration de l'existence de Dieu est toujours au degré provisoire.

Autres exemples. — Galien, pour expliquer les mouvements du pied chez l'homme, se sert de l'anatomie du singe, pour qui cette partie du membre inférieur est un organe de préhension comme la main !

C'est en partie au *muscle peaucier*, qui n'existe pas chez l'homme, que Galien attribue la délicatesse du tact dans la main. Enfin il explique les mouvements de pronation et de supination par une articulation mobile cubito-carpienne que je constate sur le singe, mais qui n'existe pas chez les hommes.

Cependant, à côté de cela, Galien décrit avec une rare exactitude tous les muscles communs et propres des doigts, même les lombricaux, même les interosseux qu'il a découverts, le palmaire grêle, sans oublier les prolongements fibreux que l'aponévrose antibrachiale et le ligament annulaire envoient autour des fléchisseurs, ni la gaîne des longs fléchisseurs et longs extenseurs, ni la perforation du fléchisseur superficiel par le fléchisseur profond. — Vous voyez donc bien que même la perfection de l'anatomie ne peut pas révéler les secrets de la physiologie.

Pour prouver la *sagesse de la nature*, Galien veut démontrer que cette nature n'a considéré que la variété des mouvements là où il n'y avait pas à pourvoir à la solidité, et en preuve il allègue l'épaule ! Sans doute les mouvements y sont très-variés, mais de notre temps les luxations y sont aussi très-fréquentes. Peut-être que du temps de Galien, la nature, plus sage, ne permettait pas à l'humérus de se luxer ! Puis il y a des propositions naïves, comme celle-ci : Quand les articulations sont disposées de telle façon qu'il ne peut pas s'y former de mouvements, la nature ne pourvoit pas à la variété des mouvements ; puis d'autres étranges comme celle-là : La nature eût bien voulu placer la rate près des *portes* du foie, là où le résidu atrabilaire qu'attire la rate pouvait être entraîné par son propre poids, mais il n'y avait pas de place vacante, l'estomac s'étant hâté de l'occuper tout entière; un large espace restant libre au côté gauche, elle y a logé la rate ! — Plus loin on voit que le foie est divisé en lobes pour mieux embraser et échauffer l'estomac, qui à son tour doit cuire les aliments; malheureusement les lobes n'existent que chez certains animaux, alors comment la coction se fait-elle dans l'estomac humain ? Deux cents exemples de cette force n'épuiseraient pas encore la matière.

La recherche des causes finales n'est pas mise uniquement en

échec par suite d'une fausse assimilation des animaux avec
l'homme, ou par l'impossibilité radicale de déduire une fonction
de la structure de certains organes (1), mais encore par l'insuffisance des connaissances anatomiques. Aux exemples déjà
allégués incidemment, ajoutons-en deux qui achèveront de
prouver cette dernière assertion. Les os ethmoïdes ont été
percés par Galien (2), ainsi que la membrane pituitaire, pour
maintenir les communications nécessaires entre l'encéphale et
l'arrière-gorge, de sorte qu'il y a un mouvement d'inspiration et
d'expiration qui se propage au cerveau, en même temps que ce
viscère se purge de ses superfluités. Eh bien! pour détruire une
pareille opinion, il a fallu attendre jusqu'au milieu du XVIIe siècle,
même après la découverte de la circulation. Le chapitre neuf
du VIIIe livre de l'*Utilité des parties* est tout entier consacré à
démontrer la grande sagesse de la nature qui a créé deux enve-
loppes, ni une seule, ni plus de deux, pour protéger le cerveau;
car, l'encéphale et le crâne étant des substances contraires, la
nature établit entre eux les deux membranes qui forment exactement l'intermédiaire entre la dureté du crâne et la mollesse du
cerveau! Mais que fera-t-on de tout cet enthousiasme quand on
trouvera un troisième intermédiaire, l'arachnoïde? Les partisans aveugles de l'autorité nieront tout simplement l'arachnoïde,
comme on a nié la circulation et mille autres découvertes, puis
on n'en continuera pas moins à célébrer le Créateur dans ses
œuvres admirables, et Galien dans sa sublime interprétation.

Si j'ai rapporté tous ces exemples des erreurs, des méprises,
des naïvetés ou des ignorances de Galien, ce n'est pas dans le
dessein, qui serait fort ridicule chez un historien, de nuire à la
réputation du médecin de Pergame, mais dans l'intérêt même de
l'histoire. Si j'ai attaqué le dogme des causes finales, ce n'est

(1) Sans compter que, dans le désir de tout expliquer, tantôt on attribue la
création de certaines parties à des raisons tout à fait secondaires, et tantôt on ren-
verse la série naturelle de cause à effet. Ainsi, toujours, suivant Galien, le cou est
créé en vue du larynx et pour donner aux nerfs du bras une place suffisante pour
qu'ils puissent se détacher de la moelle.

(2) Voyez aussi (p. 96) ce que j'ai dit de la communication imaginée par Galien
entre les deux ventricules du cœur.

certes pas pour ébranler la croyance en Dieu, mais pour montrer qu'il ne faut pas faire dépendre la démonstration d'une telle vérité des oscillations d'une science aussi mobile qu'est la biologie (1).

Je ne voudrais pas, Messieurs, vous laisser sous ces fâcheuses impressions, ni tenir dans l'ombre une des parties'les plus intéressantes de l'œuvre de Galien ; nous quitterons donc le domaine des spéculations et des rêveries pour entrer un moment sur celui de la physiologie expérimentale, et je reprendrai, à cette occasion dans ma Thèse, quelques pages déjà anciennes.Mais il convient de rappeler, comme préliminaire indispensable, en ce qui touche le système nerveux, les théorèmes, parfois justes, souvent inacceptables, sur la distinction des nerfs en ceux du mouvement et ceux du sentiment, et de déterminer nettement jusqu'où Galien était allé dans cette distinction.

Le cerveau est le principe du sentiment et du mouvement; la moelle naît du cerveau comme un tronc de sa racine : c'est de lui qu'elle reçoit l'abondance de ses facultés; elle est comme un second centre (2), comme un autre cerveau. Aucune partie ne jouit du sentiment et du mouvement, si ce n'est par l'action des nerfs; les nerfs n'ont pas une puissance innée, ils la reçoivent du cerveau et de la moelle : ainsi la sève monte de la terre aux racines, et des racines à l'extrémité des rameaux (3).

Mais d'où vient au cerveau sa force première, sa puissance motrice et sensitive? On croit généralement que Galien la fait consister dans l'*esprit*, que le cerveau élabore pour le distribuer aux nerfs. Cette proposition se trouve bien, en effet, dans quelques-uns de ses écrits; mais ce n'est pas là sa doctrine favorite; cette doctrine est encore beaucoup plus mécanique; elle tient à celle des tempéraments; il la fonde sur l'état de mollesse ou de dureté des centres nerveux et de leurs ramifications. Ce qui est

---

(1) Dès 1841, dans ma thèse inaugurale déjà citée, je montrais quelle déplorable influence ce dogme des causes finales avait exercée sur les études de Galien.

(2) Voy. *Des lieux affect.*, VI, 7.

(3) Müller n'a pas mieux exprimé cette idée, quand il a dit : « La moelle épinière est conductrice du principe nerveux ou de ses oscillations; elle est partie constituante des organes centraux. » (*Physiol.*, t. I, p. 348-360.)

mou, dit-il, est plus facilement impressionné que ce qui est dur, et par conséquent *il sent*. Ce qui est dur, au contraire, a plus de force, et par conséquent *il meut*. Comme déduction, il admet que les sens agissent par suite de l'*altération* de leurs parties constituantes (1) : ainsi le cerveau antérieur est plus mou que le postérieur (*cervelet*), parce qu'il est véritablement le siége des sens. Le cerveau se durcit à mesure qu'il avance vers la moelle, et la moelle, à mesure qu'elle approche de sa terminaison : aussi les nerfs qui naissent de la moelle sont-ils affectés au mouvement (2), et ceux du cerveau au sentiment; mais, pour corriger cet aphorisme trop absolu, il admet que certains nerfs du crâne se durcissent pendant leur trajet, ou bien sortent des régions les plus postérieures du cerveau, afin de pouvoir servir aux mouvements des organes situés dans la tête. En dépit de cette théorie bizarre, Galien reconnaît cette fois par l'expérience que la deuxième paire (*oculo-moteur*, je suis sa classification) est motrice; que la troisième (*trifacial*) est à la fois sensitive et motrice par ses anastomoses avec la cinquième (*facial*); que le facial est un nerf moteur; que la sixième paire (*pneumogastrique, glosso-pharyngien, spinal*) est sensitive, et que la septième (*grand hypoglosse*) est motrice. Il a découvert que de la moelle naissent des nerfs spéciaux pour le sentiment de la peau du cou, de la tête et des bras (3).

D'où procède cette théorie mécanique? Tout à la fois de l'observation directe, car elle semble avoir été établie sur l'inspection des nerfs optiques et olfactifs, nerfs spéciaux d'apparence molle; et d'une idée *à priori*, comme il en est tant venu à ceux qui ont voulu chercher la cause première de ces actes mystérieux : le mouvement volontaire et le sentiment.

---

(1) Galien dit que l'oreille a été faite aérienne, pour correspondre aux sons; l'œil clair, pour recevoir la splendeur de la lumière; la langue, d'une substance molle, pour être impressionnée par les particules sapides; l'objet de l'olfaction, tenant le milieu entre l'air, l'humide et la lumière, son organe est moins léger que l'air et moins épais que l'humide.

(2) C'est pourquoi la sixième paire a été envoyée du cerveau aux viscères, quoiqu'il eût été plus expédient de la faire venir de la moelle. (*De l'usage des parties*, IX, 11.)

(3) *Des lieux affectés*, IV, **7**, et III, **14**.

Je n'ai trouvé qu'un seul texte en faveur de l'action dynamique des nerfs, c'est au traité *Des administrations anatomiques* (III, 9), où il est dit : « La puissance du nerf n'est pas en raison de sa grosseur. »

Cette théorie présente encore une autre face. Galien assimile l'action des nerfs à celle des cordes qui tirent et font mouvoir : ainsi le nerf du diaphragme vient de haut, et s'insère au centre de ce muscle, pour le soulever. Des nerfs du larynx, les uns se réfléchissent autour d'une poulie, afin d'abaisser les muscles inférieurs ; les autres agissent directement de bas en haut sur les muscles supérieurs ; ceux de l'estomac se soutiennent et s'entortillent autour de lui, afin de ne pas être déchirés par son poids quand il est surchargé d'aliments (1). Voici maintenant une doctrine mixte, mécanique et vitale (2) : Les nerfs servent à trois choses : aux mouvements, aux sensations (3), et, ce qui fait un peu double emploi, à avertir le *sensorium commune* des choses utiles ou nuisibles, de sorte qu'il perçoit la douleur et le plaisir. Cette dernière propriété ne se rattache pas à un état plus ou moins grand de dureté et de mollesse ; d'où vient-elle ? Galien ne le dit pas ici ; mais on n'a qu'à parcourir le traité *Des facultés naturelles*, pour reconnaître qu'elle répond aux facultés altératrices et attractives. C'est elle qui fait que les entrailles ne sont pas ulcérées par les excréments, que la vessie n'est pas corrodée par l'urine, que nous sentons la faim, la soif et le besoin des excrétions; c'est la force de résistance vitale, la tonicité reconnue par les modernes; c'est, comme diraient certains physiologistes, la volition intérieure et instinctive.

(1) Cette théorie se rattache évidemment à la confusion des tendons et des nerfs.

(2) *De l'usage des parties*, V, 9.

(3) A ce propos, Galien répète, comme il l'a déjà dit plusieurs fois, que tout nerf possède en même temps la vertu sensitive et la motrice, et qu'il laisse en quelque sorte échapper celle dont a besoin l'organe auquel il se rend. Ceci démontre qu'il n'avait pas une idée bien nette de la distinction des nerfs du mouvement et de ceux du sentiment, ou du moins qu'il ne l'a acquise que très-tard ; car on voit, dans le traité *Des lieux affectés*, que la pathologie l'a mis sur la voie de ce que l'anatomie, la physiologie et le raisonnement ne lui avaient pas d'abord enseigné.

PHYSIOLOGIE EXPÉRIMENTALE. — *Cerveau.* — Galien a répété
un très-grand nombre d'expériences, afin de déterminer quelles
sont les parties qui tiennent sous leur dépendance la sensibilité
et le mouvement.

Si l'on incise, ou si l'on enlève sur un animal vivant la dure-
mère qui recouvre le cerveau et le cervelet, l'animal ne perd ni
le mouvement ni le sentiment (1). Il en est de même quand on
coupe les hémisphères cérébraux sans arriver jusqu'à un ventricule : la lésion du quatrième ventricule paralyse (2) l'animal;
celle du troisième un peu moins; celle des deux antérieurs n'entraîne presque aucun trouble, surtout quand l'animal est jeune ;
le trouble est un peu plus marqué chez ceux qui sont vieux.

Quand Érasistrate, voyant un bœuf blessé entre l'occipital et
la première vertèbre devenir aussitôt immobile, attribuait ce
phénomène à la seule lésion de la membrane, il ne savait pas
que le quatrième ventricule, qui finit là, avait aussi été atteint.

Du reste, Galien ajoute : Les contusions accidentelles, ou les
lésions involontaires produites par le trépan, entraînent les
mêmes résultats. Il admettait, en outre, que, l'*esprit* se refor-
mant peu à peu, l'animal recouvrait le mouvement et la sensibilité, une fois les parois du ventricule cicatrisées (3). Au milieu
de ces propositions ou vagues ou fausses, un seul point, mais il est
important, est à retenir, c'est que les expériences de Galien ont
ruiné la vieille opinion sur le rôle physiologique des membranes.

Galien faisait ses expériences sur la moelle épinière en particulier et en public. Il se servait ordinairement de petits cochons;
il aurait préféré des singes, mais la comparaison avec l'homme
aurait pu révolter les spectateurs. Il faisait coucher l'animal sur
une table, lui liait les quatre membres et la tête avec un

(1) Les choses se passent de la même façon quand on incise seulement le névri-
lème des nerfs et les tuniques de la moelle. (*Des dogm. d'Hipp. et de Plat.*, VII, 8.)

(2) Comme Galien ne détermine rien en disant le quatrième ventricule, on
pourrait, à la rigueur, soupçonner qu'il a produit, en touchant les tubercules qua-
drijumeaux, le phénomène remarquable constaté par M. Flourens. — Notons en
passant, que Galien avait constaté que l'inflammation des nerfs et du cerveau
détermine des convulsions partielles ou générales. (*Des lieux affectés;* III, 8, 14. —
Des muscles, I, 1.)

(3) *Des dogm. d'Hipp. et de Plat.*, VII, 3.

scalpel, il divisait la peau et les muscles postvertébraux, disséquait ces parties sur les côtés, afin de mettre à nu la partie
postérieure des vertèbres. Quand il expérimentait sur un gros
animal, avant de couper la moelle, il enlevait une partie de la
région postérieure du canal rachidien. Sur un animal jeune, il
pénétrait entre deux vertèbres, et faisait la section transversale
de la moelle avec un couteau pointu de fer de Norique (1). Mais
Galien a soin d'avertir que les faces articulaires étant légèrement
obliques, le premier coup de couteau doit en suivre la direction,
et le second, diviser la moelle perpendiculairement à son axe.
Puis il ajoute : Il faut couper la moelle dans sa totalité, à moins
qu'on n'ait le dessein de la diviser seulement par la moitié.
Est-ce la moitié antérieure qu'il laisse intacte, ou l'une des
moitiés latérales? Il est présumable qu'il faut entendre ce dernier
sens, car il dit immédiatement après : Si l'on coupe la moelle longi-
tudinalement sur la ligne médiane, le sentiment et le mouvement
persistent des deux côtés; si l'on incise obliquement ou transver-
salement une des moitiés latérales, le sentiment et le mouvement sont anéantis du côté et au-dessous de la section, et l'animal
est à demi muet; il l'est tout à fait quand la division de la moelle
est complète (2). Si l'on coupe la moelle à son origine, soit entre
la première vertèbre cervicale et l'occipital, soit entre la première et la deuxième, l'animal périt aussitôt (3). Entre la troisième et la quatrième, la respiration est abolie et tout le tronc
et les membres sont immobiles et insensibles. Entre la sixième
et la septième, les six muscles supérieurs qui du cou vont au
thorax, et le diaphragme, conservent leur action. Entre la septième
et la huitième il en est de même. L'animal respire alors seulement
avec le diaphragme, comme il fait quand il n'a pas besoin de
grands efforts respiratoires; car, s'il a couru, s'il est agité par
la fièvre, ou accablé par la chaleur, le diaphragme est puissam-

---

(1) Cet instrument, *fabriqué* par Galien, ressemblait aux couteaux en forme de
pieu (*scolopomachaeres*), c'est-à-dire en forme de lancette. Le *machaere* différait
du *scalpel* en ce que ce dernier ne coupait que d'un côté, et que la pointe rabattue
formée que sur le bord tranchant.

(2) *Des admin. anat.*, VIII, 6.

(3) *Ibid.*, 8 et 9 ; cf. 5.

ment aidé par les six muscles supérieurs, par les intercostaux et par ceux de l'abdomen. Mais, continue-t-il, voici quelques faits remarquables : Après la section entre la septième et la huitième cervicale, le diaphragme seul fonctionne, bien que les muscles supérieurs restent mobiles; si alors on coupe le tronc du nerf phrénique, ou chacune de ses racines l'une après l'autre, les muscles supérieurs entrent violemment en action, et accomplissent à eux seuls l'acte respiratoire. Si l'on ne coupe que le nerf phrénique, le thorax reste immobile; si l'on se borne à trancher la moelle entre la sixième et la septième cervicale, l'animal tombe sur le côté, mais la poitrine se meut de haut en bas par le diaphragme et les muscles supérieurs. Quand c'est le diaphragme qui reste l'agent de la respiration, les flancs s'abaissent et s'élèvent alternativement. Lorsque les six muscles accomplissent seuls cet acte, ils sont aidés par ceux des épaules et de la partie supérieure du bras. En effet, si les six muscles sont paralysés, ceux des épaules viennent au secours des intercostaux ; si, au contraire, les muscles des épaules sont privés de mouvements par la section transversale de leurs fibres ou des troncs nerveux qui s'y rendent, ceux de la partie supérieure de la poitrine n'ont presque plus de force. Galien complète cette curieuse exposition en comparant, d'après la direction de leurs fibres, les muscles de l'omoplate et de l'articulation du bras aux deux séries d'intercostaux (1). C'est une idée qui rappelle celle de Blainville et de Gratiolet, sur les séries musculaires.

Complétons la relation des expériences sur le système nerveux, par l'indication des préceptes minutieux que Galien a donnés pour la section des muscles, des nerfs intercostaux et des côtes elles-mêmes, afin de constater l'influence de ces diverses parties sur la respiration et sur la voix.

Les muscles intercostaux antérieurs descendent d'arrière en avant, de la côte supérieure à l'inférieure ; les postérieurs, très-légèrement obliques dans l'autre sens, forment un X avec les premiers ; cette disposition se modifie au niveau des cartilages.

_____

(1) *Des admin. anat.,* VIII, 5.

On peut diviser isolément les muscles antérieurs, ou tout ensemble les antérieurs et les postérieurs, mais sans ouvrir la plèvre. Pour diviser les antérieurs seulement, on les détache de la côte inférieure avec des scalpels convexes sur leurs tranchants, puis on les dissèque de bas en haut, en évitant d'intéresser les nerfs et les vaisseaux logés dans la gouttière de la côte supérieure. La perte de la voix est proportionnelle au nombre de muscles intercostaux divisés. Quand la plèvre est ouverte, l'air entre et sort pendant l'inspiration et l'expiration ; l'animal est à demi muet quand l'ouverture n'existe que d'un côté ; il l'est tout à fait quand elle existe des deux ; mais si on la ferme, il recouvre la voix (1).

On va chercher les nerfs intercostaux sur les parties latérales de la colonne vertébrale ; une fois qu'on les a découverts, on passe sous eux un petit *crochet*, comme celui qui sert à l'*opération des varices* : ce crochet ne doit pas être trop mousse, pour pénétrer facilement sous le nerf, ni trop pointu, pour ne pas blesser les parties environnantes ; après avoir attiré légèrement le nerf, on remplace le crochet par le *dipyrène* ordinaire (stilet ou sonde terminée aux deux bouts par une olive), qui le maintient au niveau des bords de la plaie : alors on passe une aiguille avec un fil de lin, et l'on serre le nœud le plus près possible de la moelle. Quand on répète ces expériences en public, on ne fait pas le nœud d'avance, mais on a plusieurs aides, qui, à un signal donné, étreignent d'un seul coup tous les nerfs ; l'animal qui criait devient muet instantanément, puis crie de nouveau quand on cesse la constriction, et les spectateurs sont émerveillés de ces changements subits. Galien, qui ne craignait pas les effets de théâtre, ajoute qu'on peut varier ce spectacle attrayant : tantôt on serre un peu plus, tantôt un peu moins, tantôt tous les nerfs, tantôt un certain nombre, et la voix se modifie en proportion (2). La ligature ou la section du pneumogastrique le long du cou

---

(1) *Des admin. anat.*, VIII, 3.—Voyez aussi trois chapitres fort importants, tirés par Oribase d'un livre de Galien dont on n'avait qu'un court extrait, et où il est traité du mécanisme de la respiration et de la voix. (Oribase, *Collect. méd.*) livres incertains, chap. 42, 43, 44 ; t. III, p. 219, suiv.

(2) *Loc. cit.*, 4.

fait disparaître la voix plus complétement et plus subitement encore (1).

En exécutant ces expériences sur les nerfs, si l'on venait à blesser une veine, et surtout une artère, dont le sang s'échappe en jaillissant, il faut en achever immédiatement la section un peu obliquement ; parce que la loi commune à tous les vaisseaux ouverts, c'est que les deux bouts se rétractent chacun de son côté, et les chairs servent alors de bouchon à leur orifice béant ; mais quand il n'y a pas de chairs, la division totale n'est pas utile à grand'chose : alors, que faut-il faire ? Galien ne le dit pas ici (voy. p. 234, note 1) ; il ajoute seulement : Cet inconvénient n'a pas lieu pour les artères intercostales.

Pour couper les côtes, il prenait un animal maigre, et choisissait le moment de l'inspiration. On pourrait se servir d'un ciseau qui diviserait d'un seul coup la peau et la côte, mais on s'exposerait ainsi à pénétrer dans la poitrine si l'on frappait trop fort. Pour dénuder toute la côte des muscles et de sa membrane (le *périoste*), on se sert d'un instrument en forme de feuille de myrte, et recourbé ; on passe ensuite une spatule large entre le périoste et l'os, puis avec un ciseau dont les deux branches sont opposées, on incise la côte et on la détache, en ménageant la poitrine, les vaisseaux et les nerfs (2). Richerand a-t-il été plus habile dans sa fameuse résection de côtes ?

Après des expériences si bien menées, des préceptes si judicieux, n'a-t-on pas lieu de s'étonner que, pendant quatorze siècles, la physiologie expérimentale ait été oubliée, que même après Harvey et Haller elle n'ait pas trouvé partout une grande faveur jusqu'à ce qu'enfin, par un commun essor, les Bichat, les Magendie, les Flourens, les Longet, les Cl. Bernard, en France ; en Angleterre, les Ch. Bell ; les Burdach, les Müller, en Allemagne, eussent ramené définitivement la science à son véritable principe.

(1) *Des admin. anat.*, VIII, 5. — Il en est de même pour les nerfs laryngés récurrents (*Des lieux affect.*, I, 6).

(2) *Admin. anat.*, VIII, 7.

XI

SOMMAIRE. — Suite et fin de Galien : sa pathologie et en particulier son traité *Des lieux affectés.* — Ce que devient la médecine après Galien. — La culture scientifique se continue encore activement durant quelque temps. — Du *pneumatisme* et de la secte *épisynthétique.* — Arétée. — Des médecins compilateurs : Oribase, Aétius, Paul d'Égine. — Des routes diverses que suit la médecine après Oribase. — Médecine latine et commencements de la médecine néo-latine. — Coup d'œil sur la période suivante.

MESSIEURS,

Si de l'anatomie et de la physiologie nous passons à la pathologie, notre attention est aussitôt attirée et fixée par le traité *Des lieux affectés*, celui qui a le plus de renom, et qui, en réalité, mérite le plus sa réputation. L'économie de ce livre doit être d'abord très-nettement exposée. Galien cherche autant à reconnaître l'affection ou la diathèse que le lieu affecté ; mais, n'ayant à son service presque aucun des moyens de diagnostic qui nous permettent de pénétrer dans l'intérieur de l'organisme, et se trouvant ordinairement réduit à interroger les phénomènes extérieurs, spontanés, il constitue un diagnostic rationnel ou médiat plutôt qu'un diagnostic physique ou immédiat (1) ; il néglige même volontairement le diagnostic de toutes les maladies apparentes ; son but n'est pas de décrire les maladies, ni surtout d'en étudier tous les symptômes ; il se propose uniquement d'établir, par une méthode particulière dont il emprunte l'idée à Érasistrate, et qui repose sur des connaissances quelquefois précises d'anatomie et de physiologie, la relation qu'il croit exister entre le lieu affecté, la nature de l'affection et certains symptômes déterminés, aussi bien ceux qu'on a sous les yeux que ceux qui ont

(1) Parfois cependant il y a un vrai diagnostic direct ou local, par exemple pour déterminer avec le cathéter et le toucher la présence de la pierre ou de caillots dans la vessie. — Voy. VI, 3-4, et aussi pour diverses autres affections, I, 1.

disparu et que l'on connaît par la relation du malade ou de ceux qui l'assistent (1).

C'est un traité dogmatique bien plus qu'un traité descriptif. Les faits et les exemples particuliers ne servent qu'à la démonstration des thèses générales ; il est fondé sur cette proposition remarquable : jamais aucune fonction n'est lésée sans que la partie qui lui donne naissance, qui en est le siége, ou qui lui fournit la matière, soit affectée (2).

Il y a dans ce traité de grandes lacunes, de nombreuses répétitions et des digressions fatigantes : sous prétexte de diagnostic, Galien fait de la physiologie, et, sous prétexte de physiologie et de diagnostic, il se livre à tous les emportements de la polémique ; les hypothèses y abondent et l'anatomie pathologique y fait à peu près défaut. Tout ce que Galien peut contrôler par la physiologie expérimentale ou par l'observation directe des organes, est le plus souvent juste ; le reste est frappé de stérilité par la théorie des éléments, des humeurs et des facultés.

Quelques propositions générales suffiront à montrer dans quel système ce livre a été conçu :

1° Le diagnostic exige un homme d'une intelligence exercée dans la science des fonctions et des utilités des parties, par conséquent dans l'anatomie, car l'anatomie nous apprend entre autres choses la propriété de la substance de chaque partie (3).

(1) « Certains symptômes, dit-il, conduisent à un diagnostic parfait : ce sont ceux qui manifestent clairement la qualité propre de la substance affectée ; certains autres sont sous la dépendance d'une conjecture logique inductive. » Ailleurs : « Trois voies conduisent au diagnostic des lieux affectés : l'examen des parties du corps, celui des causes des affections, enfin la différence des symptômes (II, 1). »

(2) *Lieux affect.*, I, 2 ; voy. aussi chap. 6, et plus loin, n°s 4 et 5, sur les *affections consécutives* liées à des états pathologiques qui occupent des lieux éloignés.

(3) Bien différent, quoique non moins minutieux, est le diagnostic aux yeux des Hippocratistes : « Faire le résumé du mode de production et du point de départ ; discours multipliés, explorations détaillées ; reconnaître les concordances des symptômes entre eux, puis les discordances... jusqu'à ce qu'il résulte une concordance seule et unique. De cette façon, on vérifiera une appréciation exacte et l'on trouvera le défaut d'une appréciation vicieuse. » (*Épid.*, VI, III, 12.)

2° La connaissance des fonctions des parties ou de ce à quoi servent ces parties nous permet de découvrir le siége du mal, quand l'une de ces fonctions vient à être lésée, ou quand les parties ne servent plus à quoi elles doivent naturellement servir, car la lésion de la fonction propre est le symptôme pathognomonique de la lésion de chaque partie.

3° On n'arrive pas toujours par déduction certaine au diagnostic, mais souvent par une suite de raisonnements qui sont du genre de la conjecture logique déductive, laquelle tient le milieu entre une notion exacte et une ignorance complète.

4° Les affections locales sont de deux sortes : les unes sont constituées par une diathèse permanente ou idiopathique, les autres par une diathèse passagère sympathique (ou mieux *consécutive*) et qui tient à une autre affection, comme l'ombre tient au corps. Dans l'un et l'autre cas, il n'y en a pas moins un lieu affecté puisqu'il y a des fonctions affectées ; il cite en exemple les symptômes de suffusion dans certaines affections de l'estomac.

5° Il n'y a pas de lésion de fonctions sans lésion d'organes ; mais l'affection organique qui produit l'affection de la fonction n'a pas toujours pour siége le lieu où se passe la fonction, il faut aller chercher plus loin : par exemple, certaines altérations soit de la respiration ou de la voix, par suite de paralysie des muscles intercostaux, soit du sentiment ou du mouvement, par suite d'affection de la moelle ou du cerveau. C'est ce qu'on a appelé des affections sans matière, et ce que Galien appelle des affections par manque de la matière propre à la fonction (1).

6° D'un autre côté, comme il existe une partie propre à chacune des fonctions, la fonction doit être lésée quand la partie qui l'engendre éprouve quelque altération.

7° La persistance de la lésion fonctionnelle dépend de la persistance de la lésion organique qui est cause par rapport à la lésion fonctionnelle.

---

(1) On trouvera au chap. 6 du livre Ier des exemples de ce diagnostic à distance. — Voy. aussi III, 11, 14 (où le grand danger de l'apoplexie est rapporté à l'asphyxie); IV, 2, 7, 8-11 (diagnostic différentiel des rejets de sang) ; V, 8 (hépatite).

8° Quand on ressent une douleur très-aiguë à l'intestin, il est positif que la partie est affectée; néanmoins il est également positif qu'une évacuation subite d'une humeur particulière dissipe et la douleur et en même temps l'affection. Toutefois Galien, qui prend ici la douleur pour l'affection, va trop loin quand il en conclut que c'est l'humeur qui causait la douleur, et par conséquent l'affection.

9° Il y a deux espèces fondamentales de maladies : les maladies simples ou élémentaires, considérées en elles-mêmes et dans les tissus : l'inflammation, les dyscrasies; qu'elles soient intenses, fixes ou légères et passagères, elles n'en sont pas moins des affections; — et les maladies organiques, c'est-à-dire les maladies simples considérées dans la diversité des organes, qui changent non d'essence, mais de siége, d'étendue, d'intensité, et qui demeurent ou ne demeurent pas.

10° En même temps qu'on cherche le lieu affecté, on trouve aussi le plus souvent la nature de l'affection, et par conséquent l'indication thérapeutique, qui, à son tour, si l'on réussit, confirme le double diagnostic. — Galien en fournit des preuves nombreuses pour les affections des diverses parties des voies digestives.

11° La recherche de la nature de l'affection fait partie essentielle du diagnostic.

12° Il y a des matières excrétées, par exemple, les fausses membranes, qui sont identiques, bien qu'elles appartiennent à des affections de siége différent; il faut, par conséquent, examiner par quelles voies elles sont rendues pour établir un diagnostic différentiel sur le siége du mal (1). Mais aussi il y a des signes propres à des affections de nature et de siége déterminés. Ainsi le dégoût, les nausées, désignent une affection de l'orifice de l'estomac; — des déjections sous forme de lavures de chairs signifient atonie du foie; dans les excréments, des matières semblables à des grains de citrouille, indiquent le taenia, et par conséquent une affection des intestins. La rougeur des pommettes accompagne la pneumonie. Il y a aussi des symptômes

_____

(1) « Les lésions de la fonction indiquent seulement la partie affectée ; les différences de lésion révèlent l'affection de la partie. »

spéciaux qui révèlent des affections particulières. (Vous voyez
que nous passons du diagnostic à la symptomatologie.) Ainsi,
l'incurvation des ongles est un signe d'affection de longue durée ;
le frisson sans motif, au milieu d'une fièvre, annonce la formation
du pus.

Voici maintenant quelques remarques particulières qui, pour
les cas les plus simples, conduisent également au diagnostic local :

1° Dans les *blessures du périnée*, au premier jour, il n'y a
point de signes pathognomoniques ; mais peu de temps après
l'urine sort par la plaie ; donc il existe une blessure de la vessie.
Dans un cas observé par Galien, le malade n'avait pas d'abord
uriné et il éprouvait un grand poids.

2° La sortie d'excréments par une plaie prouve que l'intestin
a été blessé.

3° L'air qui s'échappe de la plaie indique que l'arme a pénétré
dans la cavité de la poitrine.

4° Si l'épiploon ou une anse d'intestin s'échappe, à nu, au
dehors, nul doute que le péritoine n'ait été ouvert.

5° On reconnaît les ulcères de la vessie aux lamelles qui s'é-
chappent avec les urines, et ceux des reins aux corps charnus
qu'elle entraîne également.

Autres cas d'une espèce différente, mais également simples :

1° Dans les plaies du crâne, un fungus qui apparaît prouve
que la dure-mère est lésée.

2° Dans les affections des os, le pus est d'une nature particulière.

3° Les fausses membranes expulsées par la toux prouvent que
les voies aériennes sont enflammées.

4° Il est clair aussi que ce n'est pas du côté du foie ou du
poumon qu'on dirige son attention dans les phénomènes qui
regardent l'émission des urines. — Il n'est pas moins certain
que, sans l'anatomie et sans la physiologie, on ne saurait pas
si le mal réside dans les reins, les uretères, la vessie ou le
canal urinaire. Toutefois il faut bien reconnaître avec Galien
lui-même, très-explicite sur ce point particulier, que la réten-
tion d'urine, par exemple, ou l'émission involontaire de ce

liquide peut tenir à une affection de la moelle. Elle pourrait tenir aussi à quelque tumeur développée en dehors des voies urinaires, mais sur leur trajet.

5° Il y a enfin des signes qui dépendent essentiellement et uniquement de la présence de certains corps étrangers qui ne peuvent exister que dans des parties déterminées, par exemple les calculs.

Terminons, en l'accompagnant de réflexions, par une *observation* que Galien rapporte plusieurs fois d'abord aux chapitres 1 et 9 du livre III des *Administrations anatomiques*, pour établir l'utilité de l'anatomie dans la pratique de la médecine aussi bien que de la chirurgie, puis aux livres I et III, chapîtres 6 et 14, des *Lieux affectés*, pour montrer à quelles conditions on arrive à déterminer le siége ou le point de départ des maladies. A elle seule, cette observation prouve que Galien pouvait se permettre de donner à ses confrères des leçons de diagnostic local, sans justifier toutefois, ni la dureté de ces leçons, ni la vanité de celui qui les donne.

Comme tous les doigts ne reçoivent pas le mouvement et le sentiment du même nerf, ce qu'il faut se rappeler pour diagnostiquer et traiter les diverses paralysies, il importe beaucoup de suivre avec le scalpel et de décrire les différents troncs qui parcourent les membres. Galien recommande aussi de ne pas oublier les rapports des nerfs, non plus que ceux des artères et des veines; autrement on s'expose à les atteindre tous les jours dans les opérations, ou bien à ne pas savoir d'où vient le mal quand ils sont blessés par une cause accidentelle. Il raconte, à ce propos, l'histoire d'un chirurgien téméraire qui, ayant enlevé une partie du muscle externe du bras, et voulant sottement montrer son adresse, plongea son scalpel en dedans du muscle antérieur, fit un tour de main, coupa le médian, le radial, le cubital, l'artère et la veine humérale. Étourdi par la violence de l'hémorrhagie, il n'eut que le temps de *lier les vaisseaux* ouverts (1);

_____

(1) Il y a dans Galien et dans d'autres auteurs de la même époque plusieurs textes non moins positifs sur la ligature ou la torsion des artères; je n'ai pas manqué de vous les signaler toutes les fois que l'occasion s'en est présentée.

le malade n'en perdit pas moins complétement le mouvement et la sensibilité ; furieux contre son chirurgien, il le poursuivait partout en criant : « C'est vous qui m'avez coupé les nerfs! » Galien, en confrère obligeant, ajoute : « Je me suis souvent trouvé à même de guider la main des chirurgiens mal habiles dans l'anatomie, et je les ai sauvés ainsi du déshonneur public. »

Voilà pour la chirurgie ; quant à la thèse médicale, elle est prouvée par cette fameuse cure qui fit tant de bruit dans Rome, et que Galien opéra sur un sophiste, Pausanias, affecté d'une paralysie du sentiment aux deux derniers doigts, et à la moitié du doigt du milieu. Ce sophiste eut d'abord recours aux médecins de la *troisième secte*, qu'on appelait les *méthodistes*. Ils appliquèrent force topiques émollients sur les doigts, ne voyant pas que la source du mal était à la moelle épinière, au point d'émergence du nerf. Comme leurs émollients ne servaient de rien, ils eurent recours aux astringents, ainsi qu'ils les appellent (1). « Tous ces moyens restant infructueux, et le mal augmentant, le patient me fit venir, dit Galien. Je lui demandai s'il avait reçu quelque coup ou blessure au bras ; il me répondit que non. Je dirigeai aussitôt mes recherches du côté de la moelle : j'appris alors de ce sophiste qu'il était tombé de voiture sur une pierre anguleuse, et que le coup avait porté entre les deux épaules ; qu'il avait d'abord ressenti une violente douleur, qu'elle s'était calmée pour faire place à une insensibilité qui augmentait de jour en jour. Je n'eus pas besoin de plus de renseignements : je devinai que le mal était entretenu par un reste d'inflammation de la moelle. Je transportai donc à la région dorsale les médicaments doux, et j'obtins la guérison de mon malade. »

Galien avait été, dit-il, conduit à placer le siége du mal près de la septième vertèbre cervicale, parce qu'il savait que chaque nerf naît par une origine distincte de toutes les autres, qu'il se mêle ensuite avec ceux qui sont à côté de lui, mais qu'il n'en conserve pas moins ses attributs spéciaux, et qu'enfin, au niveau de la septième vertèbre cervicale, procède le nerf (*cubital*) qui va aux deux petits doigts et à la moitié du médius, ce qui lui expliquait la

(1) Voy. Cael. Aurel., *Malad. chron.*, II, 1, *De paralysi*, où l'on recommande plutôt les excitants que les émollients.

cause de l'hémiparalysie de ces doigts. « Après la guérison du malade, il s'éleva une violente discussion entre les médecins et moi, ajoute Galien, pour savoir d'où pouvait provenir une paralysie de la sensibilité seulement. Je leur répondis d'abord, comme les anciens médecins, que le mouvement étant *actif*, il fallait beaucoup de force pour l'exécuter, et un grand mal pour l'abolir ; qu'au contraire, le sentiment étant passif, il disparaissait sous l'influence de la moindre cause (1). Ils furent très-satisfaits de ma réponse. Mais je voulus les embarrasser, et je leur demandai comment alors ils expliqueraient la perte seule du mouvement. Voyant qu'ils ne pouvaient sortir de là, je leur expliquai qu'il y a des nerfs destinés aux muscles et d'autres à la peau : quand les premiers sont affectés, le mouvement est anéanti ; quand ce sont les seconds, la sensibilité est abolie. » Galien démontre ensuite, par l'anatomie et la pathologie, qu'on peut arriver à reconnaître positivement, non-seulement quelle partie de la moelle, mais quel nerf est malade.

Ainsi Galien admettait des nerfs distincts pour le mouvement et le sentiment, mais il ne savait pas que chaque nerf, par sa double origine sur les parties antérieures et postérieures de la moelle, contient des filets destinés au sentiment et d'autres aux mouvements (découverte due à Magendie), puisqu'il dit (2) que, quand le mouvement et le sentiment sont abolis, la moelle est malade ; quand c'est l'un des deux, c'est la racine de l'une ou l'autre espèce de nerfs qui est seule affectée ; encore l'une ou l'autre paralysie peut-elle être localisée suivant le nombre des cordons atteints. Toutefois il croyait reconnaître (3) que les nerfs du sentiment viennent, les uns de la moelle, les autres des gros troncs nerveux ; mais que ces branches ont leur fonction spéciale ; en un mot, que les nerfs de la peau ne sont pas les *restes* de ceux qui se distribuent aux muscles. Galien n'avait plus qu'un pas à faire pour découvrir les usages spéciaux des racines antérieures et postérieures, et pour répondre par avance à la question de Boerhaave : *Quis dicet : hoc movet, hoc sentit ?*

(1) Voy. aussi *Des lieux affectés*, IV, 5.
(2) *Lieux affectés*, I, 6. — Voy. aussi plus haut, p. 221 et suiv.
(3) *Des lieux affectés*, IV, 7, *fine*.

Combien le médecin de Pergame aurait hâté le perfectionnement de la science, s'il avait su mettre un frein à son imagination,
s'il ne s'était pas « *laissé emporter comme un cheval indompté* »
par son goût pour les systèmes et les explications, et surtout si
ses successeurs n'avaient pas négligé le côté vraiment pratique
de ses volumineux ouvrages (1), pour s'égarer avec lui à la
poursuite de vaines théories !

Mais revenons un peu en arrière. Après la constitution du méthodisme, il s'est formé à Rome une secte fort équivoque (*secte
épisynthétique*), entrevue par Le Clerc, et sur laquelle j'ai rassemblé devant vous une série de témoignages qui prouvent, si je
ne m'abuse, que, sans s'éloigner absolument du méthodisme,
elle en diffère cependant par l'influence particulière qu'on y
accorde au *pneuma* dans la production des maladies. Athénée
d'Attalie ou de Tarse (environ 50 ans après J. C.), qu'on regarde
comme le créateur du pneumatisme, et dont la doctrine rappelle
à la fois les anciennes écoles de philosophie et le stoïcisme, admettait, outre les qualités élémentaires créatrices et motrices, un
cinquième élément, une sorte d'air igné qui pénètre, anime et
conserve toutes choses ; c'était aux altérations, aux souffrances de
cet élément qu'Athénée rapportait les causes premières des maladies. Ce célèbre médecin nous est surtout connu par ses recherches sur le pouls, qu'il considère comme un mouvement automa-
tique de dilatation du pneuma contenu dans les artères, par ses

(1) Si l'on voulait, sans être obligé de lire cinq volumes in-f° ou vingt-deux volumes
in-8°, prendre une idée en raccourci, mais parfaitement suffisante et exacte, des
opinions de Galien sur les aliments, les boissons, les influences atmosphériques, les
exercices, les émissions sanguines, les vomitifs et les purgatifs, les bains, les habitudes, les tempéraments (ce qui composait pour les anciens la matière de l'hygiène),
sur les médications topiques, sur les qualités élémentaires et thérapeutiques des
médicaments simples, sur une foule de questions de physiologie générale et spéciale, sur la structure des parties du corps, sur une notable partie de la chirurgie
et spécialement sur les tumeurs, les fractures et les luxations, on n'aurait rien de
mieux à faire qu'à étudier les chapitres de la *Collection médicale* empruntés par
Oribase au médecin de Pergame, sur ces divers sujets. Pour la pathologie spéciale
interne, on pourra recourir avec fruit à la *Synopsis*, aux *Euporistes* du même
auteur, et aussi aux *Tétrabibles* d'Aétius.

vues ingénieuses d'embryogénie et surtout par ses beaux chapitres sur l'hygiène physique et morale qu'Oribase a recueillis.
Mais, dans ces divers fragments, il serait difficile de trouver une
trace manifeste de méthodisme. C'est par une voie détournée
qu'on arrive à regarder la doctrine d'Athénée comme un syncrétisme. En effet, Magnus d'Éphèse (1), son disciple, est compté par
Galien parmi les pneumatistes ; il a sur le pouls les mêmes
opinions qu'Athénée ; Soranus dit de son côté qu'il est un des
leurs (2), preuve sans réplique qu'il appartenait aussi au méthodisme. On arrive, en rapprochant les textes, à rattacher également à ce même syncrétisme deux autres disciples d'Athénée,
Agathinus et Hérodote, surtout ce dernier, pour qui les preuves
abondent (3).

Archigène (sous Trajan) ne peut pas être rangé aussi sûrement
dans cette secte, quoiqu'il soit l'élève d'Agathinus ; c'est non pas
un syncrétiste, mais un véritable éclectique qui, lassé de cette multitude de cercles qu'on traçait successivement autour de l'esprit,
les rompt et cherche dans les débris de tous les systèmes ce
qui lui semble à la fois le plus utile et le mieux démontré. L'éclectisme est le propre des époques fatiguées, épuisées et de celles
où s'exerce la critique. Galien vante trop Archigène pour qu'il
ait eu quelque chose à redouter de sa renommée qui a pu être un
instant contemporaine de la sienne propre. Cependant on a
beaucoup à apprendre en étudiant les fragments qui nous restent de ses ouvrages, fragments plus remarquables par l'abondance des détails que par la profondeur des vues. N'oublions pas

(1) Auteur d'un ouvrage intitulé : *De ce qui a été découvert depuis Thémison.*
(2) « *Ex nostris.* » Cael. Aurel. *Maladies aiguës,* I, 10.
(3) Peut-être faut-il ranger dans la secte des Épisynthétiques, ou du moins dans
celle des Éclectiques, un médecin du nom de Philumène, dont on trouve de
nombreux extraits dans Oribase et surtout dans Aétius. Ses moyens de traitement
dérivent évidemment des doctrines méthodiques, mais son méthodisme n'est pas
parfaitement pur. On ignore l'âge de cet auteur ; les uns le placent au temps d'Athénée, et d'autres le font vivre seulement dans la première partie du IVe siècle.
Cette dernière opinion est la plus probable, car Philumène n'est cité ni par Soranus
ni par Galien. On sait maintenant par une scholie sur Oribase (t. III, p. 681, l. 11),
que Philumène avait écrit un ouvrage *Sur les maladies des femmes,* et aussi, p. 688,
l. 17-18, que le chirurgien Mégès était disciple de Thémison.

surtout qu'Archigène semble être le premier qui ait écrit un livre dogmatique sur les lieux affectés.

Arétée fait plus grande figure dans l'histoire qu'Archigène, mais sa personne est encore plus embarrassante que celle du médecin d'Apamée ; on ne sait ni le lieu ni l'époque de sa naissance, ni, ce qui est plus grave, dans quelle secte il faut le ranger. On peut admettre, avec M. Ermerins, qu'Arétée a été contemporain des dernières années de Rufus et de Soranus, car son nom n'est pas arrivé aux oreilles de Soranus ni à celles de Galien. J'ai prouvé, je crois, qu'Arétée n'est ni plus ni moins pneumatique que la plupart des auteurs de la Collection hippocratique ; il ne l'est certainement pas à la façon d'Athénée ; c'est chez les Hippocratistes qu'il a pris ses principes de pathologie générale ; c'est aux méthodistes qu'il emprunte une partie, mais une partie seulement, de ses méthodes de traitement (1) ; c'est donc, à proprement parler, un éclectique.

On répète à l'envi qu'Arétée mérite la palme sur tous ses confrères de l'antiquité pour la précision, l'exactitude et la beauté de ses descriptions nosologiques, qu'on appelle des tableaux vivants, tant il semble, après l'avoir lu, qu'on a le malade et la maladie sous les yeux ; mais il y a dans ces éloges beaucoup d'exagération, et cette exagération tient à trois causes.

On n'a pas assez comparé Arétée à ses devanciers et en particulier à l'un de ses contemporains ou prédécesseurs, à Soranus ; — on n'a pas fait sur Arétée d'études médicales assez suivies ; — on n'a pas comparé ses descriptions à celles que nous fournit la science actuelle, de sorte qu'il n'est pas placé à son vrai jour, ni au point de vue ancien ni au point de vue moderne ; en d'autres termes, on ne peut admirer Arétée sans réserve qu'à deux conditions:

(1) Ce dernier point a été déjà signalé par Daniel Le Clerc en comparant Arétée et Cælius Aurelianus. Il y a là un nouveau et curieux sujet d'études. — Il faut, du reste, savoir tirer bon parti de ces emprunts successifs des médecins les uns aux autres ; en effet, lorsque, par une longue étude de l'antiquité, on est parvenu à cette certitude qu'ils se copiaient, on est moins tenté de supposer des lacunes, et l'on est plus assuré de retrouver à peu près complète, sauf les questions de détail, la suite de la tradition médicale.

n'être pas historien, c'est-à-dire commencer l'étude d'Arétée à Arétée lui-même; — n'être pas médecin, c'est-à-dire ne pas faire servir les acquisitions présentes au jugement sur l'antiquité. La troisième cause de l'excès d'admiration tient à ceci, qu'on a confondu la beauté de la période grecque avec l'exactitude de la description médicale; la rhétorique a masqué la médecine. La phrase est si élégante, qu'on est séduit par la forme et qu'on est enclin à considérer comme ressemblant ce qui est peint sous de vives couleurs.

On ajoute qu'Arétée, n'étant qu'un observateur, ne devait pas être compris parmi les raisonneurs. Certes on ne pouvait pas avancer une proposition plus fausse. A l'aide d'un même chapitre, celui de la pleurésie, je vous ai montré que le médecin de Cappadoce était au-dessous de Soranus comme observateur, et au niveau des plus subtils dogmatiques (1).

L'historien n'a point de parti pris ni pour ni contre aucun ancien, ni pour ni contre aucun moderne; il faut lire, comparer, peser et juger avec impartialité; si l'on se trompe, que ce soit faute de lumières, mais non par prévention ou par défaut d'informations consciencieuses; rien ne doit être indifférent, mais rien non plus ne doit passionner, si ce n'est la recherche de la vérité; c'est là l'extrême limite de toute appréciation historique. Quand on embrasse l'histoire dans son ensemble, on est bien plus libre en ses jugements que si l'on s'attache à une époque, à un homme ou à un système.

SIXIÈME ÉPOQUE.

Après Galien, la période active, la période constitutive de la médecine touche à sa fin; encore quelques efforts isolés (2), et la période conservatrice commence, mais savamment, par Oribase,

---

(1) Arétée, en cela peu méthodiste, mêle beaucoup d'indications anatomiques à ses descriptions des maladies; c'est aussi dans ses écrits qu'on retrouve, pour la première fois peut-être, après Hippocrate, une bonne esquisse de la fièvre pseudo-continue. On doit signaler encore l'emploi des vésicatoires.

(2) C'est alors que nous rencontrons, parmi les auteurs originaux, les noms d'Antyllus, de Possidonius, de Philagrius. — Antyllus était médecin et chirurgien; Oribase, Aétius, Paul et Rhazès nous ont conservé un grand nombre de fragments

le médecin et l'ami de l'empereur Julien, maître et modèle des compilateurs.

Oribase a laissé trois ouvrages : un traité de médecine domestique adressé au philosophe Eunape (*Euporistes*), c'est le premier en date ; une vaste encyclopédie en soixante-douze livres (*Collection médicale* ou *Synagogues*), comprenant toutes les branches des sciences médicales, et composée avec des extraits à peu près textuels, d'abord de Galien, puis de tous les grands écrivains de l'antiquité depuis Hippocrate et Ctésias jusqu'aux contemporains d'Oribase lui-même. Il est à jamais déplorable que les deux tiers environ de cette *Collection médicale* aient succombé sous les injures du temps, car nous avons perdu à la fois les ouvrages qu'elle a contribué à faire disparaître et les fragments qu'elle nous en avait conservés. Le troisième ouvrage a pour titre : *Synopsis ;* c'est un abrégé du précédent, dédié par Oribase à son fils Eustathe. — Dans les trois ouvrages, la main de l'auteur ne paraît que pour les préfaces ou préambules ; partout ailleurs il coupe et ajuste (1).

Les *Tétrabibles* d'Aétius (milieu du VIe siècle) suppléent aux livres perdus de la *Collection médicale* d'Oribase, car ils sont tirés pour la plus grande partie, soit de cette Collection, soit des autres livres d'Oribase, soit enfin, à ce qu'il semble, directement des ouvrages que le médecin de Julien avait eus lui-même

de ses écrits relatifs à l'hygiène thérapeutique (où l'on surprend des traces manifestes de méthodisme), au manuel opératoire de la saignée, aux abcès, aux tumeurs, aux fistules, aux résections dans la continuité ou la contiguïté, aux varices, aux anévrysmes, à la réparation des pertes de substance, aux maladies des yeux, des reins et de la vessie, aux hydatides, etc. — C'est aux mêmes sources qu'on peut puiser le peu de renseignements qui nous restent sur Philagrius. Oribase a extrait de lui ce qui regarde les boissons médicamenteuses. On voit, d'après Rhazès, qu'il avait écrit sur la phthisie, le diabète, la goutte, la pierre, la surdité, qu'il attribuait à une lésion du nerf, quand rien de local n'expliquait cette affection. De Possidonius on possède encore moins de fragments ; comme ils se rapportent tous à la médecine pratique (partie perdue d'Oribase), c'est surtout Aétius qui nous les fournit.

(1) Dans notre édition d'Oribase (tomes I-V), M. Bussemaker et moi avons réuni, autant qu'il était en nous, les secours nécessaires pour la compréhension du texte, et pour fournir aux lecteurs des moyens prompts et faciles de retrouver tous les passages extraits de Galien.

à sa disposition. Dans Aétius les extraits sont plus courts et *rédi-gés;* cependant on voit, en consultant les très-anciens manuscrits des *Tétrabibles,* qu'Aétius n'a pas tout à fait effacé les traces du style des auteurs ; ce sont les copistes de la Renaissance qui ont eu, comme cela est arrivé si fréquemment, la malheureuse idée d'affaiblir toutes ces teintes originales ; j'en ai acquis la certitude par de nombreuses confrontations de manuscrits à Paris et à l'étranger. On doit remarquer encore que dans cette compilation plusieurs écrivains sont parfois mis à contribution pour un seul chapitre, ce qui n'a pas lieu chez Oribase, et de plus que l'indication des sources manque souvent.

Le *Manuel* de Paul (vers 660) est un autre abrégé plus court, plus sec encore, sans originalité, quoi qu'on en dise, et également tiré, pour la majeure partie, des livres d'Oribase. D'abrégés en abrégés, nous arrivons aux livres décharnés de Théophanes Nonnus et de Léon, dont M. Ermerins a publié une *Synopsis médicale,* et qui avait également écrit un abrégé de l'*Anatomie* de Mélétius, abrégé que j'ai fait copier dans un manuscrit de l'Escurial où personne n'en avait soupçonné l'existence (1).

En ces temps de misère et de bouleversement, on court au plus pressé, et l'on tâche de donner sous le plus petit volume possible, et dans la forme la plus accessible, les notions suffisantes pour conduire à la connaissance des maladies et pour en assurer le traitement. Nulle part cependant les études ne sont interrompues complétement ; les routes qui nous conduisent de l'ancien monde au nouveau sont difficiles à suivre et semées de ruines ; ces ruines du moins ne sont ni si complètes, ni si profondément enfoncées dans le sol qu'on ne puisse çà et là les reconnaître comme les débris des monuments du génie médical antique.

Entre l'époque où Galien achevait sa brillante carrière, et celle où s'évanouissent les dernières traces de la médecine active, c'est-

---

(1) Dans mes *Notices et extraits des manuscrits médicaux* (Paris, 1853), on trouvera d'assez nombreux renseignements sur les ouvrages anonymes ou signés des médecins byzantins. — Voyez aussi, pour plusieurs textes, Ideler, *Physici et medici graeci minores* (Berlin, 1841-1842, in-8), et Ermerins, *Anecdota medica graeca* (Leyde, 1840, in-8). C'est là que se trouve Léon.

à-dire vers la fin du v° siècle, il reste trois centres d'instruction médicale : Rome, Alexandrie, Athènes. — Rome, parce que les maîtres du monde y dominaient encore et que chacun y venait chercher fortune (1) ;—Alexandrie et Athènes, en souvenir de leur antique splendeur; Alexandrie surtout, car, suivant Ammien Marcellin, cette ville était si renommée pour ses écoles médicales, que venir d'Alexandrie tenait presque lieu de savoir, d'expérience, nous dirions aujourd'hui de diplôme. Plus tard, quand l'empire se divise entre Rome et Byzance, les médecins, les savants, les hommes de lettres retournent en grand nombre à la mère patrie et semblent chercher, sous la protection des nouveaux Césars, un refuge contre les calamités qui assiégeaient la vieille capitale. De divers points de l'Asie Mineure on voit surgir aussi quelques médecins, mais leur renommée est à peine arrivée jusqu'à nous.

Trois influences se partagent inégalement la médecine grecque après la mort de Galien jusqu'à la chute de l'empire romain :

L'influence classique, représentée, soit par Galien lui-même, soit par les auteurs hétérodoxes.

L'influence du néo-platonisme, qui se fait surtout sentir à Alexandrie.

Enfin, quoique alors très-limitée, l'influence du christianisme, qui commence à avoir pleine conscience de lui-même. On sait que la résistance des savants au christianisme fut, comme

(1) C'est précisément à Rome, d'où l'art d'Hippocrate se serait vu si longtemps exclu, que la médecine civile ou militaire a été enlacée dans des formules administratives un peu gênantes, il est vrai, pour les médecins, mais salutaires pour les armées, les flottes (voy. un bon mémoire de M. Briau, *Service de santé militaire chez les Romains*, 1866, in-8) et les populations urbaines dans les jours de ténèbres et de sang.—Les médecins publics ont reçu, dès la dictature de César, des priviléges qui les ont assimilés aux professeurs de belles-lettres et aux classes les plus élevées des citoyens. Les grandes villes avaient sept médecins publics, quatre sophistes, quatre grammairiens; dans les petites villes, il y avait cinq médecins, trois sophistes, trois grammairiens.— L'enseignement n'échappait pas non plus à la réglementation, et les écoles impériales ont, comme on sait, donné la main aux écoles palatines, qui elles-mêmes conduisent aux universités. Nous avons étudié en détail ces questions d'archéologie médicale qui sont fort intéressantes, mais qui n'ont peut-être pas aujourd'hui toute la nouveauté qu'on prétend leur accorder.

celle des paysans (*Pagani*), longue et vigoureuse ; elle était entretenue par quelques empereurs philosophes, chez qui le culte
des anciens dieux n'était guère qu'un rationalisme mal déguisé.
Aussi la médecine grecque comme la médecine latine ont-elles
conservé longtemps, plus longtemps même qu'on n'est en droit
de le supposer, la livrée du paganisme (1). L'Église a rendu de
grands services à la médecine par la protection qu'elle accordait aux études (2), mais en même temps elle a retardé les
progrès de notre science en consacrant les erreurs de la physiologie pour les faire servir à la démonstration des thèses de la
théologie ou de la casuistique. Dans l'antiquité, la médecine
scientifique est indépendante des idées religieuses, tandis que
de très-bonne heure la théologie chrétienne, en montant sur le
trône, a pris des habitudes de commandement et a prétendu
régenter même la médecine, si bien que, de nos jours encore,
les doctrines médicales passent malheureusement auprès de beaucoup de médecins pour inséparables des dogmes de la religion.

De Galien à Oribase, qui est le point de jonction entre la médecine active et la médecine conservatrice, nous avons conduit
notre histoire par deux lignes parallèles :

1° *La médecine à Rome*, où les Grecs conservent encore la
prééminence (voy. p. 240, note 2), mais où les Latins cependant
continuent à s'essayer, et, pour ainsi dire, à se mettre en mesure
de recevoir et de transmettre le fonds traditionnel. Le nom le
moins ignoré est celui du médecin-poëte Serenus Samonicus (3),
qui nous a laissé, au commencement du III° siècle (sous Cara-

(1) Entre autres preuves, je rappellerai les prières médicales païennes qu'on trouve
dans plusieurs manuscrits de médecine (en particulier d'Apuleius *Platonicus* ou
Barbarus) des IX° et X° siècles, et que j'ai lues devant vous ; j'ai même pu mettre
sous vos yeux, soit des miniatures, soit des dessins plus grossiers où sont représen-
tées des scènes d'incantation. Et, chose curieuse, une de ces prières païennes a été
christianisée dans les manuscrits récents et dans les éditions d'Apuleius.

(2) Nous avons signalé un médecin chrétien du nom d'Alexandre, et désigné sur
son tombeau par l'épithète de *pneumatique*. Mais on doute encore s'il faut interpréter ce mot au sens chrétien (*un homme spirituel*) ou au sens médical : appartenant à la secte d'Athénée.

(3) Une étude des manuscrits assez nombreux de cet auteur m'a prouvé qu'une
nouvelle édition serait tout à fait opportune.

calla, vers 212), en assez bons vers, un traité de médecine (*thé-rapeutique*) populaire (*a capite ad calcem*), tiré en partie de Pline, et dont la lecture n'est pas sans intérêt, surtout à cause du soin que prend l'auteur de distinguer la médecine des pauvres de celle des riches, distinction que nous retrouverons très-souvent recommandée dans la suite de notre histoire.

2° *La médecine à Alexandrie*, en Asie Mineure et dans la Grèce; mais là, comme il a été dit, nous n'avons rencontré que des documents épars et tout à fait insuffisants.

Entre Oribase et la médecine néo-latine, les renseignements sont un peu plus abondants, surtout pour l'Occident.

On pourrait espérer qu'en Orient, grâce, je ne dirai pas à l'influence, mais à la seule présence des empereurs à Byzance après Constantin, une sorte de résurrection va se produire; mais, bientôt envahie par la sophistique grecque ou délaissée pour les disputes théologiques, la médecine finit par de misérables compilations ou de maigres abrégés (1). Parfois même il arrive (métamorphoses singulières!) que des ouvrages empruntés aux Grecs par les Arabes sont de nouveau traduits de l'arabe en grec.

A considérer les choses superficiellement, il semble que tout devait se passer en Occident comme en Orient, car chez les Latins et chez les Barbares qui se sont convertis du même coup au christianisme et à la civilisation, nous avons trouvé, comme chez les Byzantins, des compilations, des sommes, des abrégés, des

(1) Dans la *Médecine, histoire et doctrines*, indiquant, à propos de Paul d'Égine, les causes de la perte des livres dans l'antiquité, j'ai particulièrement insisté sur la pernicieuse influence que les *encyclopédies*, les *compilations*, les *fleurs*, les *abrégés*, ont eue sur la disparition des ouvrages originaux du second ordre.—Parmi les derniers auteurs byzantins, Actuarius est celui qui écrit le plus correctement, qui compile ou abrége avec le plus de méthode et s'approprie le mieux le bien d'autrui. — Ce n'est pas seulement à la médecine humaine, mais à la médecine des animaux que les encyclopédies et les compilations ont été fatales; la *Collection vétérinaire* (dans le genre de celle d'Oribase) commandée par Léon Porphyrogénète au commencement du xe siècle, a sauvé de nombreux fragments, mais elle a probablement fait oublier et perdre en même temps plusieurs traités *ex professo*. Cette collection n'était connue jusqu'ici que par les très-mauvais et très-incomplets manuscrits qui ont servi à l'édition de Ruelle. M. Miller en a publié de précieux débris, d'après un manuscrit de Paris, et moi-même j'en ai découvert et fait copier de non moins importants dans deux anciens manuscrits, l'un de Cambridge, l'autre de Londres.

recueils de formules, et de plus des traductions en grand nombre; de sorte que les procédés d'instruction et les moyens d'étude sont à peu près les mêmes des deux côtés; mais en Occident il y a plus de puissance de travail, un ensemble d'efforts plus considérables, une conservation plus originale, une préparation plus efficace, plus soutenue, à la rénovation des sciences. En Orient, le cône va en s'effilant; en Occident, le cône va en s'élargissant. En Orient, il n'y a plus que des tentatives isolées, il n'existe point d'écoles sérieuses;   en Occident, de tous côtés on voit se former des centres d'instruction et surgir des écoles d'abord païennes puis chrétiennes, qui entretiennent le feu sacré. En Orient, les invasions brisent tous les ressorts; en Occident, elles les retrempent.

L'imprimerie a conservé quelques-uns des auteurs latins qui ont écrit sur la médecine vers la fin du IVe siècle et au Ve, et qui sont les véritables intermédiaires entre les Grecs et les Néo-Latins. Ce sont : Theodorus Priscianus, que quelques manuscrits appellent Octavius Horatianus (*Traité de pathologie et de thérapeutique en quatre livres*); Apuleius (*Médicaments tirés des herbes*), auteur païen que les manuscrits récents ont christianisé; Sextus Placitus Papyriensis (*Médicaments tirés des animaux*); Plinius Valerianus ou Plinius Secundus (*ouvrage analogue à celui de Theodorus Priscianus*); enfin, Marcellus (de Bordeaux), ou Marcellus l'empirique (1) : cinq auteurs dont les deux derniers ne doivent pas être considérés comme médecins, mais comme de simples *philiatres* (amateurs de médecine). Leurs ouvrages, à l'exception de quelques descriptions de maladies dans Theodorus et Plinius, ne contiennent guère que des recettes médicales et des formules superstitieuses prises de tous côtés. Ce sont ces écrits qui ont, avec ceux de Pline, donné le ton à la plupart des *réceptaires*

(1) J'ai retrouvé et collationné de nouveau le très-ancien manuscrit (xe siècle) sur lequel a été faite l'édition *princeps* à Bâle, en 1536, in-f°, manuscrit dont personne n'a jamais parlé. Ce manuscrit, corrigé et souvent trop rajeuni par le célèbre Cornarius, a servi de copie aux imprimeurs. La nouvelle collation que j'en ai faite, n'est pas sans importance pour les *Formules magiques* sur lesquelles Grimm et Pictet ont disserté avec tant d'érudition. — Cornarius a remarqué, mais sans préciser, que Marcellus, dans sa compilation, a beaucoup emprunté à Scribonius Largus

du moyen âge. Les chrétiens n'ont fait que transformer à leur usage, et en raison de leurs croyances, les prières ou les superstitions païennes en superstitions et en prières chrétiennes; Apulée en est une des preuves les plus frappantes et les plus curieuses.

Loin de mériter le mépris qu'on affecte envers eux, ces cinq auteurs offrent au contraire plusieurs genres d'intérêt. D'abord ils servent à caractériser l'état d'une partie de la médecine latine, de la médecine populaire, durant deux siècles environ; héritiers des Varron et des Pline, précurseurs des médecins néo-latins autant par le langage que par la nature des écrits, ils forment un des chaînons de la tradition, et contiennent quelques parcelles de l'antiquité que nous n'aurions pas sans eux. De plus, ils doivent être étudiés, soit pour les détails qu'on y trouve sur les mœurs et habitudes médicales du temps, soit pour l'histoire de certaines maladies (1). Enfin on y remarque des traces nombreuses et non équivoques de la persistance de la doctrine méthodique, point capital dans l'histoire générale de la médecine.

Ce qui rend l'étude de ces auteurs difficile, ce n'est pas tant la barbarie du langage, dont on triomphe toujours pour peu qu'on vive dans leur intimité, mais c'est l'ignorance des sources où ils ont puisé; c'est l'incertitude sur la question d'authenticité de tout ou partie des écrits, et même sur la réalité du nom mis en tête des ouvrages (2). Cette difficulté commence déjà pour l'an-

---

(1) Nous trouvons dans Plinius Valerianus une curieuse mention de la petite vérole, sous le nom de *pustellae valaticae*; or, nous savons par des témoignages plus explicites, entre autres par un *Liber therapeuticus* que j'ai découvert à Londres, et par la *Vie de saint Léger* (650), publiée par le cardinal Pitra, que ces *pustellae* sont la petite vérole, appelée en Gaule *variolae*, d'après l'auteur de la Vie de saint Léger. Le *Liber therapeuticus* du Xᵉ siècle dit: « *Papulae quas ... vocant volaticas, alii variolas, eo quod de homine in hominem transeunt* » Grégoire de Tours (milieu du VIᵉ siècle) donne une description de ces *pustulae*.

(2) D'après des documents nouveaux tirés des manuscrits, nous avons tâché de résoudre ensemble ces diverses questions. J'ai copié plusieurs manuscrits de Sextus Placitus, meilleurs et plus complets que ceux qui ont servi aux éditions. Pour Apulée, les très anciens manuscrits que j'ai copiés ou collationnés dans diverses bibliothèques (matériaux que j'ai remis en partie à leurs libris de Hollande)

tiquité, elle est de tous les instants durant le moyen âge. Avec la
médecine néo-latine, les procédés de l'histoire changent forcément : il ne s'agit plus de savoir ce qu'a fait un auteur et quel
progrès lui doit la médecine, mais presque uniquement de reconnaître quel autre auteur il a traduit, ou copié, ou abrégé ; la
science ne vit plus que d'emprunts, c'est le passé qui alimente le
présent. Sans cette constante préoccupation, il n'y a nul moyen
d'apprécier les hommes, les époques, de juger de la suite des
idées, de la nature des efforts et des résultats positifs.

La Grèce reparaît un instant en Italie et non sans éclat ; en
effet, nous y avons rencontré, et nous lui avons donné une place
d'honneur, l'*iatrosophiste* Alexandre de Tralles, qui exerçait à
Rome au temps de Justinien, surtout parmi les grands de la terre.
Médecin indépendant, il ne jure ni par Hippocrate, quoiqu'il en
vante les pratiques, ni par Galien, quoiqu'il en suive volontiers les
doctrines, et se montre peu favorable à la secte méthodique ;
souvent il parle au nom de sa propre expérience. Apprécié
par les Néo-Latins, cet auteur a été traduit avant le ixe siècle,
car nous avons à la Bibliothèque impériale un manuscrit de
cette date.

Pendant que la vieille gloire médicale de la Grèce s'éteignait
à son foyer même, et que, d'un autre côté, l'Occident, plus jaloux
d'un héritage aussi précieux, travaillait de son mieux à le défendre contre toutes les causes de destruction, un autre foyer s'al-
lumait dans l'antique Orient, soit par l'influence du christianisme
ou des sectes hétérodoxes, soit par la propagation des doctrines

---

ont transformé le texte de cet auteur et m'ont fourni toutes les formules d'incan-
tations que je signalais tout à l'heure et dont un spécimen a été publié par Schneider
en 1839, d'après un manuscrit de Breslau. — Dans un manuscrit de la Barberine
à Rome, j'ai copié de nombreuses additions et relevé des variantes pour le texte de
Theodorus Priscianus et de Plinius. — Enfin, et c'est là un des fruits les plus
inespérés de mes recherches, j'ai eu la bonne fortune de trouver, après le cardinal
Maï, de vénérable mémoire, le traité complet de Gargilius Martialis, *Sur les
plantes et leurs usages*, dont il n'avait rencontré que quelques fragments. Gargilius
Martialis, recommandé par Cassiodore, vivait vraisemblablement au iiie siècle. La
découverte de son ouvrage m'a permis de reconnaître que plusieurs auteurs du ive
et du ve siècle l'avaient pillé, mais, comme presque toujours, sans le nommer.

de l'école d'Alexandrie ; les écrits des Grecs sont lus, traduits, commentés par les Syriens ou les Juifs, et arrivent, sous cette nouvelle forme, entre les mains des Arabes, qui devaient plus tard, aidés par les Juifs, ramener le gros de la médecine grecque en Occident.

C'est une loi invariable de l'histoire, qu'il n'y a jamais, sur tous les points à la fois, d'interruption dans la marche de l'esprit humain, quelque cachés, obscurs et lents qu'en soient les mouvements ; rien n'est plus contraire à la vérité et à la logique que de supposer, comme le font la plupart des historiens, qu'entre la disparition apparente de la médecine grecque et la rénovation partielle des sciences par l'invasion pacifique des Arabes, il y a un immense désert à traverser, où l'on ne rencontre pour toute oasis que superstition et ignorance. Si les Grecs renaissaient hier à la civilisation, c'est qu'ils en avaient conservé quelques germes ; et si vers le xie siècle la médecine arabe n'eût pas trouvé le terrain préparé par la médecine néo-latine, elle n'eût pas jeté des racines plus profondes en Occident que le grain de sénevé de l'Évangile qui tombe sur le roc. Une fleur suppose une tige, une racine suppose un germe ; aussi, quand même aucun monument médical ne subsisterait entre le viie et le xiie siècle, nous aurions le droit, même le devoir de supposer une tradition quelconque. Ainsi le veut la critique historique.

Tel est, Messieurs, le résumé de nos précédents entretiens ; voici maintenant en très-peu de mots le programme de ceux que je me propose d'avoir avec vous cette année.

Nous avons suivi les migrations de la médecine grecque à Alexandrie et à Rome ; nous l'avons vue passer ensuite à peu près en même temps en Occident, dans les mains des Barbares, en Orient, dans celle des Syriens, des Juifs, et, plus tardivement, des Perses ; chemin faisant, nous avons constaté que ces divers déplacements géographiques n'avaient en rien altéré son caractère primitif. Maintenant nous allons la voir se répandre, en conservant sa même physionomie, chez les peuples nouveaux qui couvrent l'Italie, la Gaule, l'Espagne, l'Angleterre, ou qui sont restés de l'autre côté du Rhin ; nous la retrouvons jusque sur le sol de l'Afrique où elle est arrivée à la fois par Alexandrie et par Rome.

Dès lors l'enseignement et même la pratique de la médecine se trouvent partagés, mais inégalement, entre les clercs et les laïques ; nous devons écouter avec la même attention les voix qui partent des cloîtres ou des cathédrales, et la parole qui retentit dans les chaires où naguère professaient les maîtres les plus habiles des écoles romaines. C'est encore à cette époque que commencent à se fonder des institutions publiques qui prendront plus tard le nom d'*universités*. Nous avons, pour cette obscure période de l'histoire, puisé nos renseignements dans les chroniques, dans les vies de saints, dans les recueils de miracles, dans les docteurs de l'Église, dans les glossateurs même, avec autant de soin et avec non moins de profit que dans les vieux manuscrits de médecine.

Cependant un nom domine durant plusieurs siècles : c'est celui de Salerne ; nous pourrons constater que les origines de cette école fameuse se perdent dans les ombres de la première période du moyen âge, et qu'elles ne datent pas seulement de la fin du xe ou du commencement du xie siècle ; nous reformerons presque toute l'histoire de cette école, en étudiant ensemble de nombreux monuments ou négligés jusqu'ici ou tout à fait inconnus, et publiés en grande partie par MM. Henschel, de Renzi et par moi dans la *Collectio salernitana* (1852-1859).

Les premières traductions latines des auteurs médicaux arabes paraissent avoir été faites par Constantin l'Africain, ou, du moins, sous sa direction, et c'est de Salerne qu'il semble qu'elles ont commencé, mais sans bruit, à se répandre dans le reste de l'Occident ; l'avalanche est d'un siècle plus tard. Après vous avoir fait connaître les principaux auteurs arabes, et constaté ce qu'ils apportent de nouveau pour la constitution de la science, nous aurons surtout à rechercher si leur domination a été aussi générale et aussi exclusive que le prétendent les historiens. Alors nous rencontrerons les *universités*, et, au milieu des combats acharnés qu'on s'y livre, nous pourrons reconnaître les symptômes d'une véritable renaissance qui profite surtout à l'anatomie et, par conséquent, à la chirurgie, tandis que, jusqu'aux réformateurs du xvie et surtout du xviie siècle, la physiologie et, par conséquent, la médecine restent à peu près stationnaires. Depuis la chute de l'empire romain jusqu'au xvie siècle, les petites révolutions qui s'opèrent au sein de la médecine sont autant de pas qu'elle fait pour reprendre de plus en plus possession de l'héritage des Grecs. Au xvie siècle, la réaction commence de presque tous les côtés à la fois; mais, loin de faire table rase, elle épure l'antique médecine et assure le triomphe de la méthode et des principes qui ont rendu immortels le traité *Des épidémies* d'Hippocrate et le traité *Des lieux affectés* de Galien. La suite de ces leçons vous le prouvera.

Ce sont les traités de médecine qui nous fournissent les théories pathologiques et les descriptions systématiques des maladies; mais c'est aux ouvrages non médicaux que nous nous sommes adressé pour y puiser les éléments d'une histoire de la clinique médicale et chirurgicale; c'est là aussi que nous avons rencontré les renseignements les plus exacts sur l'organisation de l'enseignement et de la pratique de notre art; sur les rapports des médecins avec le pouvoir ecclésiastique ou le pouvoir civil; sur les institutions de charité, les règlements d'hygiène en temps ordinaire ou en temps d'épidémie; enfin, sur l'exercice de la médecine dans les expéditions militaires.

Dans la première et dans la seconde antiquité, nos recherches se rapportaient à des circonscriptions géographiques relativement très-limitées; mais déjà, au moyen âge, les États se multiplient, et avec eux les centres d'activité médicale. Si la doctrine et la pratique ne différaient pas sensiblement d'un pays à un autre, il y a du moins toutes sortes de nuances à signaler et un nombre infini de documents à consulter; de sorte que le tableau de l'histoire est plus chargé, et le classement des matériaux plus difficile. Nous tâcherons de ne jamais confondre ce qui appartient à l'exposition générale et ce qui rentre dans les cas particuliers.

Vous savez, Messieurs, quels principes m'ont guidé d'un bout à l'autre de cet enseignement; ils se résument en quelques

phrases : chercher la philosophie de l'histoire dans l'étude attentive et scrupuleuse des circonstances de toute nature qui favo-
risent ou entravent le développement de la science ; montrer
comment et dans quelle mesure les diverses branches qui constituent la médecine influent les unes sur les autres pour mener
à la vraie notion de la pathologie et de la thérapeutique ; par
conséquent faire servir la connaissance du passé à l'instruction
des générations présentes ; car l'utilité pratique de l'histoire se
tire à la fois des faits de détail qu'elle nous fournit en abondance et des idées générales qu'elle met en lumière et qui nous
révèlent les conditions essentielles du progrès. Voilà, Messieurs,
le seul terrain où doive et où puisse se placer l'historien,
s'il veut remplir consciencieusement et fructueusement sa
mission ; ce terrain-là je ne l'abandonnerai jamais, parce
que tous les jours il s'affermit de plus en plus sous mes pieds.
J'appartiens à l'école positive (1), et non pas à l'école mystique.

Je sais bien qu'il est plus aisé de se livrer aux aventures, de
se confier à l'imagination ou d'adopter des thèses toutes faites,
que de chercher l'histoire dans les textes authentiques et de ne
pas accepter, sans un examen scrupuleux, les assertions émises
par les autres historiens ; mais c'est un rôle qu'il n'est plus
permis de garder au xixe siècle.

Plus que personne je rends justice aux travaux antérieurs ;
personne non plus n'apprécie mieux que moi les difficultés
du sujet ; mais c'est le sentiment de ces difficultés même qui
me laisse toujours dans un profond étonnement quand je
vois aborder sans instruction suffisante, et sans savoir ni d'où
l'on vient ni où l'on va, des questions aussi ardues qu'elles
sont neuves. Il me semble que j'entends encore Euthydème
s'écriant dans les *Mémoires sur Socrate* (2) : « Athéniens, je n'ai

_____

(1) Je me suis suffisamment expliqué ailleurs (voy. mon Introduction à la *Médecine, histoire et doctrines*) sur le sens que j'attache à ce mot, pour qu'il n'y ait à
cet égard aucune équivoque. Si j'appartenais à l'*école positiviste*, au lieu d'appartenir simplement à l'*école positive*, je le dirais sans détour et je ne laisserais à
personne le soin d'interpréter ma pensée ; mais je ne veux pas non plus qu'on la
dénature.

(2) Xénoph., *Mémoires*, IV, 2, 4.

jamais rien appris de personne; j'ai toujours évité avec le plus grand soin, non-seulement de recevoir des leçons, mais même de paraître en avoir reçu : néanmoins je vais vous dire, pour le bien de la République, ce qui me vient naturellement à l'esprit. » Du moins, Euthydème finit par rougir de sa présomptueuse ignorance et se rendit à l'école de Socrate.

XII

SOMMAIRE. — Perpétuité de la tradition médicale durant la première période du moyen âge. — Développement de la médecine néo-latine par les traductions d'auteurs grecs et en particulier des auteurs méthodiques. — Origines de l'école de Salerne. — Caractères des écrits des maîtres salernitains. — Diffusion de la médecine salernitaine dans le reste de l'Occident. — Commencement de la médecine arabe. — Ses développements; à quelle époque et dans quelles circonstances elle fait invasion en Occident. — Son influence.

MESSIEURS,

Trois grands faits dominent dans l'histoire de la sixième période ou période de conservation et de dissémination : la science médicale passe des médecins, la plupart grecs, qui pullulent dans l'empire romain, aux peuples néo-latins; — les écoles naissent ou renaissent sur tous les points des royaumes nouveaux; dans beaucoup de ces écoles l'enseignement traditionnel de la médecine occupe une place spéciale, et produit des monuments nombreux et importants; — enfin l'Orient s'illumine un instant des derniers feux du génie de la Grèce, tandis que la Grèce elle-même ne produit plus que de maigres et stériles compilations. Nulle part donc, et en aucun temps, on ne saurait constater une interruption réelle, absolue, de la science ou de la pratique médicales.

Reprenons brièvement chacun de ces faits pour en montrer l'enchaînement et faire ressortir les conséquences qu'ils comportent.

Nos historiens, même ceux qui passent pour les meilleurs, s'arrêtant aux plus grossières apparences, écoutant les préventions les plus surannées, n'ayant pas même la pensée de rectifier, encore moins le désir de vérifier les vieilles allégations, ont résumé toute l'histoire de la première partie du moyen âge occi-

dental en ces deux mots : *ignorance* et *superstition;* mais c'est
à eux et non aux siècles qu'ils ont méconnus et calomniés que
ces deux mots conviennent. S'il n'y avait eu durant ces siècles
qu'ignorance et superstition, ou, pour mieux dire, si les notions
scientifiques avaient entièrement disparu, et si la pratique régulière de la médecine avait fait complétement défaut, on s'expli-
querait mal comment sur un sol ruiné les Arabes d'abord, et la
Renaissance ensuite, auraient pu répandre des germes tout nouveaux et cependant si vivaces! Les règles les plus élémentaires
du bon sens suffisaient à montrer qu'il n'y avait pas, qu'il ne
pouvait pas y avoir une lacune dans la tradition médicale. Puisque de tous côtés l'histoire montre pour les lettres, pour les
lois, pour le gouvernement, même pour les arts, que les Barbares sont les héritiers directs et immédiats des Romains, comment la science la plus utile et dont les applications sont de
tous les jours aurait-elle fait exception? Au moins fallait-il s'assurer qu'il n'existe et qu'il n'a jamais existé aucun monument
quelconque ayant quelque valeur, et appartenant à cette période
rayée par un trait de plume des annales de l'histoire! Quand on
a pris la peine de faire cette enquête, quand on a parcouru
à cet effet la plus grande partie de l'Europe et qu'on a recueilli
des milliers de textes ou rapporté des centaines de copies de
manuscrits, on a le droit d'émettre une opinion. Les résultats
de cette longue et fructueuse enquête, que j'ai commencée dès
l'année 1843, je les ai annoncés publiquement à leurs dates
successives, et, pendant la seconde année de mon cours, j'ai
consacré plus de vingt leçons à vous les faire connaître.

On sait que les médecins grecs, libres ou affranchis, avaient
dans l'empire romain, et particulièrement en Italie, sinon le
monopole, au moins une grande prépondérance, de telle sorte
que les ouvrages grecs étaient les vrais manuels des maîtres et
des disciples; cependant il est certain aussi que l'exemple donné
par Celse n'a pas été absolument perdu; des livres latins de
médecine ont été rédigés, compilés ou traduits entre le Ier et le
VIIe siècle, d'après des livres grecs; il n'est pas moins certain
que les invasions des Barbares, en Occident, ne furent pas aussi

destructives de toute étude et de tout enseignement qu'on affecte de le croire; cette thèse a été démontrée pour la littérature générale, en France, d'abord par M. Guizot, puis par Son Em. le cardinal Pitra, alors professeur au séminaire d'Autun, enfin par Ozanam; en Allemagne, par Heeren, Giesebrecht, Baehr, etc.

Dans la haute Italie, en Espagne, en Suisse, en Gaule, en Germanie, en Irlande, en Angleterre, les écoles impériales, modèles des écoles palatines des rois mérovingiens et carlovingiens, subsistèrent avec une partie de leur dotation au moins jusqu'au milieu du VII\ e \ siècle; à côté de ces deux espèces d'écoles et plus tard, au-dessus d'elles, se sont élevées les écoles exclusivement cléricales sous la direction des évêques : d'abord elles ont un caractère presque privé, puis elles deviennent des institutions publiques qui ont leur siége dans les cloîtres ou dans les églises, et qui protégent à la fois les lettres et les lettrés (1). On sait aussi que les chefs des Ostrogoths, des Visigoths ou des Lombards se sont, en plus d'une occasion, montrés les protecteurs éclairés de l'instruction publique et les admirateurs enthousiastes de la littérature et de la science classiques. Le *Code lombard* renferme plus d'un nom de médecin et plus d'une trace de l'intervention de la médecine dans la confection des lois. Quand Rome venait de subir quatre assauts, et qu'elle était, disent les historiens du temps, réduite à cinq cents habitants, le successeur de Théodoric, roi des Ostrogoths, Athalaric, prescrivait de continuer le traitement aux professeurs publics dans une lettre mémorable où, célébrant les

(1) Il semble que de bonne heure, cependant, les écoles laïques ont fait, surtout à Paris, une assez rude concurrence aux écoles cléricales. Ainsi Alain de Lille écrivait au XII\ e \ siècle : « Clerici nostri temporis potius sequuntur scholas » Antechristi quam Christi, potius dediti gulae quam glossae; potius colligunt libras » quam legunt libros; libentius imitantur Martham quam Mariam. » — De son côté, Jean de Salisbury (1110-1180) déclame aussi contre ce qu'il appelle « la tourbe » des mauvais professeurs » : « Hippocratem ostentant aut Galenum, verba proferunt » inaudita, ad omnia suos loquuntur aphorismos, et merites humanas, velut afflatas » tonitribus, sic percellunt nominibus inauditis. Creduntur omnia posse quia omnia » factitant; omnia pollicentur, hesterni pueri, magistri hodierni. » — En 1227, un moine de Cîteaux, Hélinand, nous donnait ce précieux renseignement : « Ecce » quaerunt clerici Parisius artes liberales, Aureliani auctores [classicos], Bononiae » codices, Salerni pyxides, Toleti daemones, et nusquam mores. »

bienfaits de l'étude, il s'écriait : « Si l'on paye les acteurs qui nous amusent, à plus forte raison faut-il nourrir ceux qui entretiennent la politesse des mœurs et le bien dire. »

La médecine ne fait point exception et n'est pas déshéritée ; les rois mérovingiens et carlovingiens ont leurs archiatres ; les villes ont aussi leurs médecins publics ; on distingue même les médecins des chirurgiens ; — dans les Capitulaires de 805 et de 807, Charlemagne rappelle, comme dans le *Serment* d'Hippocrate, qu'il faut être initié à la médecine dès l'enfance ; Alcuin appelle la médecine *scientia curationum ad salutem corporis inventa ;* — un manuscrit de Milan contient la preuve qu'il y avait à Ravenne, vers la fin du VIIIe siècle, des leçons publiques sur Hippocrate et sur Galien ; — à la même époque, on traduisait le *Traité de botanique médicale* d'Apuleius en anglo-saxon et l'on écrivait de pompeuses épigrammes latines en faveur de la médecine ; — au VIIIe siècle encore, à Saint-Gall, on transcrivait des manuscrits de médecine ; l'abbaye du Mont-Cassin, celle d'Einsiedeln, la bibliothèque de Berne, en renferment qui remontent aux VIIIe (peut-être VIIe), IXe, X[e] ou XIe siècles ; — le chroniqueur Richer, au Xe siècle, faisait des voyages pour rechercher les manuscrits de médecine ; il se loue surtout de ceux qu'il a trouvés à Chartres (1). Toutes les pages du Glossaire attribué à Ancileube (l'exemplaire de la Bibliothèque impériale remonte au IXe siècle) portent des traces si nombreuses d'une langue médicale florissante, que j'en ai pu extraire (ces extraits, je les ai collationnés sur les manuscrits du Vatican) un ample lexique spécial pour l'explication de nos plus anciens auteurs néo-latins, à la tête desquels on doit placer le traducteur C. Aurelianus ; j'ai également retrouvé les sources d'une partie des termes médicaux rassemblés par Isidore dans ses *Étymologies.* Ils sont pour la plupart empruntés à des écrivains méthodiques, et surtout à la *Somme médicale* d'abord anonyme et que Gariopuntus a ensuite baptisée de son nom après l'avoir remaniée.—Ozanam, M. de Renzi, et moi-même, avons relevé en grand nombre

---

(1) Nous avons vu, soit à Chartres même, soit à Paris, des manuscrits (par exemple, à Paris, les plus vieilles traductions de Dioscoride et d'Alexandre de Tralles) qui proviennent du *trésor* de la cathédrale, et que Richer a pu toucher.

de noms de médecins du VIII° au XIII° siècle, soit dans les archives de Lucques, de Crémone, de Pistoie, de Naples, de la Cava, du Mont-Cassin, soit dans les chroniques (1). Ce sont presque tous des noms de médecins laïques, ce qui prouve, pour le dire en passant, que la médecine n'était pas alors à peu près exclusivement entre les mains des clercs, ainsi qu'on l'a prétendu. C'est là encore un point que j'ai discuté devant vous, et j'ai rassemblé les preuves de toute nature pour établir péremptoirement que la médecine a été au moins partagée entre les laïques et les clercs (2), et que les anciens conciles ou synodes ont souvent mis une entrave à l'exercice de la médecine par les moines en dehors de leurs cloîtres et par les prêtres.

Nous savons positivement aussi que, dès le VI° siècle, et sans doute avant, certains ouvrages d'Hippocrate, de Galien, de Soranus ont été *traduits* en latin : c'est Cassiodore, un des instituteurs de l'Occident avec Isidore et Boèce, qui nous l'apprend. Vers cette époque, on constate l'existence de véritables ateliers de traduction, destinés à pourvoir largement aux besoins des peuples nouveaux, à qui manquait la connaissance du grec, et pour qui le latin était devenu la langue officielle, tant il était difficile à ces farouches vainqueurs de secouer le joug de la civilisation romaine et de la puissance ecclésiastique ! Nous possédons encore aujourd'hui, à Paris même, des manuscrits du VII° siècle qui renferment des traductions d'Oribase en lettres onciales, des manuscrits du IX°, où sont conservées des versions assez libres d'Hippocrate, de Galien, d'Alexandre de Tralles; enfin, d'autres manuscrits des IX°, X°, XI° et XII° siècles, existant en divers autres lieux (3), et qui contiennent une foule d'écrits

(1) Du VI° au IX° siècle, on voit assez souvent des médecins intervenir dans les grandes pestes qui désolèrent alors l'Orient et l'Occident.

(2) Ce mot avait alors à peu près le même sens qu'il a encore à Rome; il désignait toute personne attachée à l'Église, au moins temporairement, par certains vœux, et non pas seulement celles qui sont engagées irrévocablement dans les ordres sacrés.

(3) Pétersbourg, Leipzig, Breslau, Vienne, Bamberg, Heidelberg, Londres, Glasgow, Oxford, Cambridge, Bruxelles, Leyde, Turin, Venise, Rome, Florence, Ravenne, Modène, Vendôme, Laon, Montpellier, pour ne citer que les principales bibliothèques qui n'ont pas encore été nommées.

pour la plupart inconnus et dérivés évidemment de traductions
d'auteurs grecs; entre autres, la *Somme médicale*, où il est
impossible de méconnaître les traces multipliées de la doctrine
méthodique. De sorte que, dans toutes ces vastes régions qui furent autrefois l'empire romain, et qui sont devenues des royaumes
barbares, jamais il n'a manqué ni de médecins, ni de médecine,
ni d'enseignement médical. Cette proposition est surabondamment démontrée de deux côtés à la fois : par les manuscrits
médicaux et par les textes historiques. Ainsi, de quelque côté
que nous nous tournions durant les temps barbares, nous rencontrons toujours et partout la médecine, les médecins et les
écoles médicales.

C'est pour avoir méconnu l'existence de l'enseignement médical et des livres médicaux durant la première période du moyen
âge, qu'on s'est mépris sur le caractère de l'école de Salerne,
qu'on a cherché à cette école des origines précises, et qu'on l'a
considérée comme une exception. Le vif éclat que Salerne a jeté
de bonne heure, et qu'elle a conservé si longtemps, pouvait, il
est vrai, éblouir les historiens et détourner leur attention des
autres centres d'instruction médicale ; mais alors on ne comprend pas, ni que ces historiens se soient laissé égarer à ce point
d'avoir proposé ou accepté les explications plus étranges, plus
invraisemblables les unes que les autres sur les débuts de cette
école fameuse, ni surtout qu'ils aient eu assez peu de souci de
sa véritable réputation pour n'être pas allés à la recherche des
ouvrages rédigés par les maîtres salernitains (1).

Ce ne sont ni les Arabes, ni les Juifs, ni Constantin, ni les
princes lombards, ni les moines bénédictins, ni Charlemagne,
ni même une société composée d'un Juif, d'un Arabe, d'un Grec
et d'un Latin, qui ont fondé l'école de Salerne! Reproduire les
arguments qui combattent victorieusement ces ridicules alléga-

(1) Voyez, soit dans mon Introduction à l'*École de Salerne* (texte donné d'après
celui de M. de Renzi; traduction en vers de M. Maux Saint-Marc, Paris, 1859),
soit dans la *Médecine, histoire et doctrines* (p. 123 et suiv., et p. 460 et suiv.), la
liste des écrits salernitains découverts par M. Henschel et par moi, et publiés aux
frais de M. de Renzi, ainsi que l'historique de ces découvertes.

tions, ce serait refaire ici une partie du cours : rappelons seulement que des *médecins salernitains* sont cités en 846; que, de très-bonne heure, on voit figurer dans les documents diplomatiques, ou dans les ouvrages médicaux, des médecins laïques et des médecins clercs; que les femmes-médecins tiennent également un rang distingué; enfin, que les textes relatifs à l'*école* ou à la *ville médicale* de Salerne et à ses maîtres remontent au milieu du x⁰ siècle (1); sa réputation est même plus ancienne, et elle ne tenait pas seulement à la douceur du climat, à la pureté du ciel, à la splendeur de la mer, mais encore à la science et au talent des médecins. Évidemment Salerne n'était plus seulement, comme au temps d'Horace, une station pour l'hivernage; elle était devenue un centre d'études et d'enseignement, d'abord privé et officieux, puis bientôt collectif et officiel. Il faut avouer humblement, j'aimerais mieux dire hardiment, qu'on ne sait rien de positif, eu égard au temps et aux circonstances, pas plus sur les commencements de l'école de Salerne que sur ceux de presque toutes les autres écoles. Aucune de ces écoles ne surgit à jour fixe ou dans une circonstance déterminée; c'est une œuvre du temps, et le résultat du concours successif d'un grand nombre de personnes et d'événements : au moment où le nom et la renommée d'une école entrent dans le domaine de l'histoire, les traces authentiques des premières origines sont déjà effacées. Ces créations sont le produit naturel et presque spontané du milieu médical que nous trouvons partout si productif au moyen âge, en dépit de l'*ignorance* et de la *superstition*.

Posé comme il doit être posé, même pour ne pas le résoudre entièrement, le problème des *origines* de l'école de Salerne est un judicieux emploi de la critique, et presque tout le mérite en revient à M. de Renzi; mais il y avait encore un service non moins important à rendre à l'histoire de l'école de Salerne, et,

---

(1) On a pensé (de Renzi, p. 371 de sa *Storia documentata*, etc.) que l'apparition rapide de la langue romane en Gaule a été chez nous une cause d'infériorité médicale : mais d'abord la langue vulgaire n'était pas, comme on le dit, répandue au viii⁰ siècle; d'autre part, la langue latine, parlée ou écrite, a été en usage en Gaule, parmi les lettrés, aussi longtemps qu'en Italie. Quand des Italiens sont venus en France, parlant latin, tout le monde les comprenait.

par conséquent, à l'histoire générale, c'était de tirer parti des documents salernitains mis nouvellement au jour, d'un côté, pour compléter le tableau de l'enseignement et de la pratique de la médecine au moyen âge ; de l'autre, pour restituer à Salerne ses véritables titres de gloire, ignorés, et même, s'il faut tout dire, frappés par avance d'un mépris de convention. Il était jusqu'ici difficile, ou mieux impossible, de savoir ce que signifient, à la fin du XIIᵉ siècle, au XIIIᵉ et au XIVᵉ, toutes les citations des ouvrages salernitains. D'où venaient-elles ? Salerne ne nous avait donc pas légué seulement son code d'hygiène en vers ? Ces médecins, qui de France, d'Angleterre ou de Germanie, vont s'instruire dans la *civitas hippocratica*, qui les y attire ? Est-ce la belle vue, est-ce le bon air ? Non, assurément ; ce sont les leçons des maîtres, et certainement aussi les visites au lit du malade. C'est bien, en effet, par ce côté des études médicales que Salerne mérite le beau surnom de *civitas hippocratica;* c'est à Salerne que nous retrouvons pour la première fois, après la grande antiquité, les cliniques et les recueils d'*observations* dans la *Practica* d'Archimathaeus. Nous savons aussi que l'anatomie y était démontrée, au moins une fois chaque année, sur des cochons, à défaut de singes ; et même, dans ces *lectures sur l'anatomie*, on trouve une mention des *chylifères* observés sur des cochons, et le germe des découvertes de Fallope sur l'ovaire ; les vaisseaux du foie reçoivent déjà l'épithète de *capillaires*.

Les ouvrages salernitains entrent à peu près pour moitié, avec les plus anciennes traductions et compilations néo-latines, dans l'enseignement médical de l'Italie, de la Gaule, de l'Angleterre, de l'Allemagne et même de l'Espagne ; cela déjà limite la part d'action qu'on a attribuée aux Arabes, car, jusqu'au milieu du XIIᵉ siècle (la voix de Constantin, sur la fin du XIᵉ, est une voix isolée et presque sans écho) (1), la médecine salernitaine, comme

(1) Voyez mes *Notices et extraits des manuscrits médic.*, etc., p. 77 et suiv., sur les traductions et les vols de Constantin. — Dans le XXXVIIᵉ vol. des *Archives* de Virchow, 1868 (tirage à part, même année), M. Steinschneider, orientaliste distingué, a publié un mémoire fort savant intitulé : *Constantinus Africanus, und seire arabische Quellei*, dans lequel il confirme, pour le *Viatique*, les conclusions auxquelles nous sommes arrivés, M. Dugast et moi, contre Constantin.

la médecine du reste de l'Occident, reste *néo-latine*, ou, pour préciser davantage, *gréco-latine*; j'en ai mis également toutes les preuves sous vos yeux.

Les maîtres salernitains n'ont pas eu entre leurs mains d'autres manuels que des livres rédigés aux dépens des ouvrages grecs et remaniés à diverses reprises, ou quelques-uns de ces ouvrages eux-mêmes traduits en latin ; cependant ils sont les représentants de la tradition et non les esclaves de l'autorité : il y a parmi eux des systèmes opposés, et avant le règne à peu près exclusif de l'humorisme, on trouve à Salerne, surtout dans les ouvrages de Petrocellus, de Gariopuntus, de Bartholomaeus, même de Cophon, des traces évidentes, nombreuses, quoique fortuites, du méthodisme. L'omnipotence de Galien se fait sentir un peu plus tardivement; dans les trois ou quatre premiers siècles du moyen âge, la *Somme médicale*, tirée en partie de Soranus et l'une des grandes sources du méthodisme d'*occasion* chez les Néo-Latins, domine comme livre officiel.

On peut donc distinguer deux périodes dans la littérature médicale de Salerne : la première, représentée surtout par Gariopuntus, procède des traductions néo-latines, où dominent celles des auteurs méthodiques; dans la seconde période (XI° siècle et les deux premiers tiers du XII°), l'humorisme prend en grande partie le dessus avec Trotula, Cophon, les Platearius, Bartholomaeus, Ferrarius, Archimathaeus. Ces auteurs, qui parlent assez souvent en leur propre nom, n'ont pas encore les Arabes (1), mais les traductions de Galien (j'ai compté 16 ouvrages), d'Hippocrate (*Aphorismes, Pronostics, Epidémies*), d'Alexandre de Tralles, de Paul, traductions faites sans doute du VII° au XI° siècle; j'ai retrouvé toutes ces traductions.

C'est avec les mêmes ouvrages que commence l'enseignement à Paris et à Montpellier, deux écoles de même date environ (2). Les Arabes les envahissent promptement, lorsqu'ils

(1) Peut-être ont-ils eu quelques échos de l'Orient par les médecins juifs. (Voyez plus loin, p. 277, note 1.)

(2) Voyez pour Montpellier un texte (1137 environ) mis en lumière par Jaffé (p. 17 de sa dissertation intitulée : *De arte medica saeculi* XII, Berol., 1853, in-8).

prennent d'assaut toute l'Europe civilisée avec leur littérature, après en avoir ravagé par leurs armes la partie méridionale. L'invasion arabe date des traductions de Gérard (1160), et la prise de possession définitive n'a lieu qu'au XIIIᵉ siècle. Cependant en 1308, à Montpellier, comme on le voit par une bulle, ce ne sont pas les Arabes eux-mêmes, mais les traductions d'Hippocrate et de Galien faites sur l'arabe qui tiennent la plus grande place dans l'enseignement. Quand nous voyons les écoles devenir des institutions publiques dont l'autorité civile ou l'Église se sont emparées, et qu'elles ont décorées du titre d'*universités*, il n'y a plus ni originalité dans les études, ni spontanéité dans les mouvements. Les règlements, l'esprit rétrograde, la routine et les Arabes ont tout engourdi pour deux longs siècles.

Le poëme intitulé : *Schola salernitana* ou *Flos medicinae*, ou *Regimen sanitatis*, n'était pas mieux connu que tout le reste de la littérature de l'école de Salerne. Que le *Flos medicinae* ait été primitivement une consultation adressée à quelque grand personnage, cela est fort douteux, malgré le premier vers dont la rédaction n'a aucune authenticité; mais ce qui ne l'est guère, c'est que ce poëme a été composé à Salerne, où nous trouvons un goût prononcé pour la poésie didactique. Les écrits salernitains sont parsemés de vers : à Salerne, on a mis également en vers la médecine, la chirurgie, la saignée, les maladies des femmes, et jusqu'à l'anatomie (1) ; il est donc naturel qu'on n'y ait pas oublié l'hygiène. L'auteur de la *Schola salernitana* est inconnu ; nous n'avons même plus le texte primitif ; les copistes des manuscrits l'ont horriblement interpolé ou gâté. Les éditeurs (hélas ! j'ai le regret d'avoir un peu contribué, malgré moi, à cette œuvre détestable), les éditeurs ont renchéri sur les ma-

---

M. Ravel a, le premier, fait connaître ce texte en France, dans la *Revue thérapeutique du Midi* (Montp., 1855). Un acte de 1213 désigne les *professeurs en médecine* à Paris ; c'est seulement à partir de 1344 qu'on a une suite non interrompue de documents, rassemblés par M. Jourdain dans son *Histoire de l'Université de Paris*.

(1) Nous avons publié ces différents poëmes dans la *Collectio salernitana*, mentionnée plus haut, page 250. Voy. aussi page 259 note 1.

nuscrits ; dans le désir vraiment impardonnable de donner un *Traité complet*, ils ont ajouté au poëme d'immenses lambeaux disparates et qui ne tiennent ensemble ni par le temps, ni par la nationalité, ni par le sujet, ni même par les opinions. Le plus ancien texte, celui auquel nous devons remonter, faute d'un manuscrit authentique, est celui d'Arnaud de Villeneuve (1) ; nos informations rigoureuses ne vont pas au delà. Ainsi, la *Schola salernitana*, qui n'a pas plus de dignité qu'aucun des autres poëmes salernitains, replacée dans son jour et dans son milieu, n'est plus un phénomène isolé, elle se rattache à d'autres compositions analogues, ou nouvellement découvertes ou déjà publiées, mais non étudiées, et qui sont également anonymes pour la plupart. C'est un cycle de poésie (ou, pour être moins ambitieux, de *versification*) médicale qui vient s'ajouter aux grandes productions en prose que nous devons aux maîtres ou docteurs de Salerne (2), et dont plusieurs sont aussi privées d'un nom d'auteur.

Encore un mot, et je termine ce que j'avais à dire ici (3) sur Salerne, sur cette ville si essentiellement médicale :

A Salerne, de très-bonne heure, les hospices se multiplient ou prennent de nouveaux développements ; le plus ancien hôpital ou hospice dont il soit fait mention remonte à l'an 820 ; sous les premiers Angevins (1266-1380), ils deviennent florissants et reçoivent des dotations considérables : les uns étaient destinés par leurs fondateurs aux pauvres et aux étrangers, les autres aux

(1) Remarquez que Gilles ne cite ni Constantin, ni le *Regimen sanitatis*. — Si nous voulions, en nous limitant, bien entendu, au texte d'Arnaud de Villeneuve, rechercher avec quelques détails les sources du *Regimen sanitatis*, nous n'aurions pas de peine à les trouver chez Hippocrate et chez Galien (car, dans le texte d'Arnaud, il n'y a rien encore qui trahisse l'influence des Arabes), et ce qui manquerait dans ces deux auteurs nous serait immédiatement fourni par Dioscoride et par Pline. A côté des préceptes que donne la science la plus autorisée, on y trouve les règles d'hygiène domestique dictées par l'expérience la plus vulgaire, et qui sont de tous les temps comme de tous les pays.

(2) Ce titre de *docteur* apparaît peut-être pour la première fois au XIIᵉ siècle.

(3) Voyez sur certaines particularités de la pratique et des habitudes des médecins salernitains : *La médecine, hist. et doctrines*, p. 147 et suiv.

enfants trouvés, aux dames qui voulaient se préserver des dangers du monde, enfin aux malades qui y étaient logés et soignés. Les chevaliers de Jérusalem, les frères Célestins, les frères de la Croix et d'autres congrégations dirigeaient ces hôpitaux.

On voit aussi à cette époque plusieurs médecins militaires sortir de Salerne et suivre les armées avec une commission du gouvernement; — des médecins spécialistes patentés pour traiter les plaies, les hernies et les yeux, exercent en ville et dans les environs; — on rencontre aussi la mention de diplômes particuliers pour les femmes, ce qui ne doit point étonner dans la patrie de Trotula(1); — les médecins de cour sont nombreux et obtiennent de grands priviléges; — les traitements des maîtres ou professeurs sont réglés; on voit que pour quelques-uns il s'élevait à douze onces d'or par an; — on trouve encore plusieurs médecins-prêtres à la fois chargés de l'enseignement médical et revêtus des hautes dignités ecclésiastiques; — enfin il y a des sages-femmes jurées, surtout pour les grandes dames de Salerne et de Naples.

C'est au milieu du XII° siècle que maître Gérard, de Crémone, popularise les livres arabes par des traductions, et que ces livres se substituent définitivement aux ouvrages grécolatins; l'école de Salerne perd son autonomie, mais non pas encore son importance et sa réputation.

Frédéric II donne une nouvelle impulsion aux sciences et aux lettres; il réunit les différentes écoles en une seule université, et publie divers règlements de grande importance (2).

Frédéric prescrit trois ans d'études philosophiques et litté-

(1) Trotula a écrit beaucoup de livres; mais elle n'est très-probablement pas l'auteur de celui qu'on lui attribue. Vers la fin du XV° siècle, Costanza ou Costanzella Calenda, renommée même à la cour par sa beauté et par sa science, est qualifiée de *docteur-médecin*; Abella avait écrit *Sur l'atrabile* et *Sur la génération*; Mercuriade s'occupait de chirurgie autant que de médecine: on le voit par le titre de ses ouvrages, aujourd'hui perdus; enfin Rébecca, issue de cette célèbre famille des Guarna qui était alliée aux rois normands, avait rédigé divers opuscules *Sur les fièvres*, *Sur les urines* et *Sur l'embryon*.

(2) Plus tard, il détruisit lui-même en partie son œuvre de rénovation pour Salerne, en créant à Naples, dans une capitale, un institut tout semblable à celui de Salerne, qu'il dota richement et auquel il accorda des priviléges exceptionnels.

raires, avant de se présenter à l'école de médecine ; les études
théoriques médicales doivent durer au moins cinq ans ; il y a de
plus un an de stage chez un praticien expérimenté, ce qui semblerait prouver qu'il n'y avait pas de *clinique* dans les hôpitaux,
mais seulement en ville ; la chirurgie fait partie de la médecine ;
cependant tout médecin qui doit exercer la chirurgie consacrera
un an à l'*anatomie humaine* et à la pratique des opérations ; nul
ne peut exercer, s'il n'a été reçu dans la forme consacrée par les
membres du collége de Salerne, et si ses lettres testimoniales n'ont
été revêtues de l'approbation de l'empereur ou de son délégué ;
des peines sévères, la confiscation des biens mobiliers, la prison
même, sont édictées contre tout délinquant. Le texte des leçons
faites par les maîtres sera pris dans les livres *authentiques* (autorisés), ceux d'Hippocrate et de Galien. Les honoraires sont tarifés
pour la ville et pour les environs : le médecin recevra un demi-
tarenus(1) par jour, s'il ne sort ni de la ville ni du château ;
trois *tareni* par jour s'il va à la campagne et s'il est hébergé par
le malade ; quatre *tareni* s'il n'est pas défrayé ; les visites sont
fixées à deux par jour et une pour la nuit, à la réquisition du
malade. Les pauvres sont toujours soignés gratuitement. Les
droguistes (*stationarii*) et les apothicaires (*confectionarii*) sont
placés sous la surveillance des médecins, qui ne devront jamais
faire de marché avec eux, ni mettre des fonds dans leurs entreprises, ni tenir d'officine pour leur propre compte. Ceux qui
vendent ou qui confectionnent les drogues prêtent serment de
se conformer au Codex ; leur nombre est limité ; il n'y en a que
dans certaines villes déterminées ; les prix sont réglés suivant
que les substances médicamenteuses pourront ou non se conserver pendant un an dans la boutique. Deux inspecteurs impé-
riaux sont particulièrement chargés, avec les maîtres de Salerne,
de veiller à l'exacte préparation des électuaires et des sirops.
Les règlements d'hygiène publique et de police médicale, surtout
en ce qui concerne les maladies contagieuses, la vente des poisons, des philtres amoureux et d'autres charmes, sont promul-
gués avec une grande solennité.

(1) Le *tarenus* était une petite monnaie d'or équivalant à 20 grains ou 2 carlins.

Une fois que nous avons vu le terrain en Occident s'affermir sous nos pas, nous avons porté nos regards du côté de l'Orient, où le flambeau des sciences et des lettres venait de se raviver en quittant l'empire usé de Byzance.

Les violences de la politique, les persécutions religieuses, plus encore, peut-être, que les invasions sanglantes des Barbares, avaient dispersé les lettrés, les savants et leurs livres. La littérature scientifique grecque, au moment de la venue de Mahomet, était exilée en Perse, chez les juifs et parmi les chrétiens nestoriens ou jacobites. Presque tous les ouvrages de science, c'est-à-dire les ouvrages les plus immédiatement utiles, médecine, astronomie, mathématiques, etc., avaient été traduits en syriaque, en hébreu, en persan, avant de passer de ces langues dans l'idiome arabe. Il est aujourd'hui généralement admis, d'après les recherches de M. Renan et de quelques autres érudits, que ce sont surtout les Syriens qui ont traduit *directement du grec*, tandis que les autres peuples orientaux ont, à leur tour, traduit ordinairement du syriaque. Les Arabes, loin de contredire la règle, la confirment sur presque tous les points : quand un ouvrage est traduit directement du grec en arabe, la traduction est l'œuvre d'un étranger, et d'un étranger de race chrétienne; les Arabes, qui n'ont jamais su le grec, se contentent généralement du métier de réviseurs pour le style des traductions (1). De plus, la médecine scientifique n'a jamais été, chez les Arabes, qu'une médecine d'emprunt; elle n'a servi de rien non-seulement aux Arabes, mais à tous les musulmans. La médecine grecque, qui avait pénétré en Perse et en Syrie bien avant que

(1) Les traductions dérivées du persan, de l'hébreu ou du syriaque, sont pour la plupart également dues à des mains étrangères, juives ou chrétiennes. Les traductions du syriaque en arabe sont en général les premières en date; un peu plus tard, les kalifes ont fait rechercher les originaux grecs pour qu'ils fussent traduits directement en arabe. C'est encore par les Persans que les Arabes ont eu connaissance des livres médicaux indiens. — Voyez Wenrich, *De auctorum graecorum versionibus et commentariis syriacis, arabicis, armeniacis, persicisque* (Lipsiae, 1842, in-8). On remarquera que, parmi les nombreux auteurs médicaux dont les traductions sont indiquées par Wenrich, on ne voit figurer aucun écrivain méthodique. Ainsi la fortune du méthodisme a été bien différente en Orient et en Occident.

d'arriver aux Arabes, n'y fut pas moins stérile, puisque ces deux pays ne semblent avoir servi que transitoirement, soit d'entrepôts pour les traductions préparatoires aux traductions arabes, soit de pépinière pour les médecins du kalifat d'Orient (1). Valets ou secrétaires des Arabes, les Perses, les Syriens, même les Juifs, ne pouvaient exercer aucune influence décisive sur la direction des études; la porte était partout, en Orient, fermée à tout progrès, une fois qu'on eut épuisé la veine étrangère.

Pour diverses raisons qu'il n'est pas nécessaire de rappeler ici, le véritable Arabe, le guerrier ou le pasteur, est resté fidèle à ses *toubibs* , c'est-à-dire à ses jongleurs, rebouteurs ou magiciens (2). Il est vrai que, durant la splendeur de la domination des Arabes, les souverains ou les grands personnages avaient des médecins attachés à leur personne, mais c'était plutôt pour en exiger des miracles que pour leur demander des cures naturelles; encore aujourd'hui, en Algérie, ce sont les *toubibs* qui ont gardé la confiance du peuple. La foi mahométane a *toléré* l'étude de la médecine et la pratique médicale, même elle a souffert que de grandes faveurs (chèrement achetées par la perte de la liberté et souvent de l'honneur) fussent accordées aux médecins : mais la loi n'a pas *sanctionné* ces hardiesses pour les *croyants;* aussi les médecins réputés arabes sont, *pour la plupart,* des médecins d'origine étrangère qui ont embrassé, au moins en apparence, la religion du prophète (3).

Ces réserves porteraient à croire que la culture intellectuelle

(1) Il y aurait, si je ne me trompe, un sujet de recherches nouvelles sur la fortune de la médecine scientifique (j'entends toujours la médecine d'importation, ou d'emprunt), dans la partie reculée de l'Orient après que la domination ou l'influence musulmane s'y fut établie.

(2) Vous avez pu apprécier ce qu'était autrefois et ce qu'est maintenant cette médecine de charlatans ou d'illuminés chez les Arabes proprement dits, et même chez presque toutes les populations musulmanes, par quelques fragments du *Coran,* par le précieux ouvrage de M. Caussin de Perceval sur les Arabes avant Mahomet; par la *Médecine du Prophète;* par l'ouvrage de M. Bertherand : *La médecine et l'hygiène des Arabes;* enfin par le *Voyage* de Palgrave *dans l'Arabie centrale.*

(3) Il y a eu chez les Arabes des médecins amateurs ou *philiatres,* comme autrefois à Alexandrie et à Rome; mais on rencontre peu de médecins, *professeurs* ou *praticiens,* parmi les descendants d'Ismaël, surtout en Orient et dans les premiers siècles de l'hégire.

a été fort négligée chez les Arabes. Or, c'est précisément le contraire qui a eu lieu. En dépit des proscriptions du Coran contre l'étude des lettres classiques, par suite même des exigences de la loi pour l'éducation théologique des enfants, et en raison de la pente naturelle de l'esprit vers le fruit défendu, l'instruction profane, mais une instruction presque exclusivement nationale et littéraire, avait fait parmi les Arabes des progrès aussi rapides que l'instruction religieuse. La curiosité était éveillée à ce point, que les Arabes s'étaient pris de passion pour toute espèce de professeur, pour toute espèce de leçon, et pour les livres de tout genre (1), mais, généralement, sans tirer de ces études d'autre profit qu'une satisfaction purement égoïste, et surtout sans les faire servir à des *applications pratiques.*

Les anciennes académies du kalifat d'Orient étaient surtout théologiques ou grammaticales; il n'en était pas de même pour celles du kalifat d'Occident (Maures d'Espagne), où l'on remarque plus de liberté d'esprit, un plus grand développement de la science et moins de crainte, chez les savants d'origine arabe, de se déshonorer par les œuvres médicales (2). On compte six médecins à l'académie de Cordoue, dont Abulcasis; six à celle de Grenade; deux à Tolède; à Séville, Avenzoar et Averrhoes (qui venait de Cordoue); trois à Valence; deux à Almeira; enfin, Ibn-Beithar à Malaga. Il y avait aussi, dans ces diverses académies,

---

(1) Voyez, par exemple, l'excellent mémoire de Haneberg : *Écoles et enseignement chez les Arabes,* publié à Berlin, en allemand, en 1850, in-4, et l'*Histoire des académies arabes,* par Wüstenfeld (Goettingue, 1837, in-8). — Au rapport d'Abul-Féda, dans ses *Annales,* un savant avait accumulé tant de livres en sa maison, que sa femme, ne pouvant le corriger de cette passion, ne crut pas pouvoir trouver de meilleur remède que d'étouffer son mari durant son sommeil sous un monceau d'in-folios. Douce mort pour un bibliophile !.... Je suis sûr qu'au milieu du cauchemar qui accompagna son dernier soupir, le savant tout joyeux crut presser ses chers livres sur son cœur !—Les grands seigneurs eux-mêmes recherchaient les livres, car, suivant Ibn-Kallikan, un vizir ne voyageait jamais sans être accompagné de trente chameaux chargés de volumes. Wüstenfeld et Quatremère citent plusieurs bibliothèques; chaque Académie en possédait au moins une.

(2) Voyez le mémoire de Middeldorpf *Sur les institutions littéraires des Arabes d'Espagne.* Goettingue, 1810. — Beaucoup de médecins du khalifat d'Occident (on en connaît environ 80) ont une origine étrangère.

beaucoup de bibliothèques publiques ou privées, toutes remplies des plus précieux manuscrits qu'on copiait sur place ou qu'on recevait en grand nombre d'Orient (1). La bibliothèque de Cordoue, ouverte en 915, renfermait 600 000 manuscrits, dont le catalogue formait 44 volumes ! Aussi l'Espagne arabe attira-t-elle de bonne heure les Occidentaux.

En nous plaçant dans ce milieu créé de toutes pièces, doué néanmoins, comme on voit, d'une certaine activité, nous avons reconnu et suivi les voies par lesquelles la médecine est arrivée parmi les Arabes (2). Nous savons maintenant comment elle a pu être un moment respectée, et prendre, même dans les académies et à la cour des princes, un certain développement. Cependant c'est par un grand abus de langage qu'on dit : *la médecine arabe*, puisque c'est presque toujours la médecine grecque que nous trouvons enseignée ou pratiquée par des étrangers dans l'un ou l'autre kalifat, celui d'Orient et celui d'Occident.

On ne peut faire que des divisions factices dans l'histoire de la médecine chez les Arabes, puisqu'il n'y a pas dans cette médecine de mouvements caractérisés par les progrès de la science. Pour le kalifat d'Orient, j'ai admis deux divisions : de l'an 1 de l'hégire à l'an 250 environ, et de cette année 250 (milieu du IXe siècle) jusqu'à l'an 750 (XIVe siècle). Les médecins qui sont compris dans la première partie de la première période ne sont connus que par leur biographie; il n'en reste rien : du moins, s'ils ont écrit, leurs œuvres sont perdues ou sont encore cachées dans les manuscrits; même de l'an 1 à l'an 150, on ne trouve pas de médecins proprement dits, mais des espèces de rebou-

---

(1) Dans le désir d'exalter sa patrie, l'auteur d'une histoire de la médecine espagnole, Morejon, semble avoir oublié complétement que le kalifat d'Orient a été en grande partie le pourvoyeur du kalifat d'Occident.

(2) Les premiers médecins qui ont pratiqué parmi les Arabes, un peu dans le peuple et surtout chez les grands, s'étaient formés en Perse, où de très-bonne heure (déjà du temps de Chosroès) on avait établi des hôpitaux et des écoles. Ces médecins, au milieu desquels brille particulièrement la famille des Bachtischua, étaient les plus recherchés. Mais bientôt les épiciers, les droguistes et les barbiers, en se faisant médecins, finirent par compromettre entièrement la profession.

teurs, des barbiers, des astrologues, en un mot toujours des *toubibs*. On peut signaler quelques rares traducteurs et de prétendus philosophes; je trouve aussi mentionnés un *Traité des herbes médicamenteuses* et des *Fundamenta medicinae*. Durant la période conquérante, les Ommiades ne s'occupent guère à protéger les sciences.

La seconde partie de la première période commence avec les Abbassides. Non-seulement les princes, mais les particuliers ont dès lors des savants à gages pour l'ornement de leur maison et le plaisir de la conversation ; des familles médicales juives ou chrétiennes (celles des Bachtischua, des Honein, des Mésué, des Sinan, des Sérapion, des Taifuri) commencent à s'établir parmi les Arabes et ont des ateliers de traductions. On compte environ soixante-dix noms médicaux de l'an 150 à l'an 250 : des Arabes, mais en très-petit nombre (ce sont surtout des astrologues et des naturalistes), des Égyptiens, des Indiens, des Juifs; tandis que les Syriens chrétiens et les Persans chrétiens ou païens figurent pour plus de la moitié parmi les médecins dont la nationalité est déterminée.

Pour achever l'esquisse de cette physionomie générale des médecins et de la médecine chez les Arabes durant cette première période, ajoutons quelques mots sur leurs écrits, du moins sur les titres de ces écrits, car c'est à peu près tout ce qui nous reste jusqu'à présent des ouvrages des médecins de cette époque (1). Un des titres qui se rencontrent le plus souvent, c'est celui de *Pandectes* ou *Collection médicale*. On peut admettre, malgré le peu de renseignements que nous possédons, que c'étaient des *compendium* de médecine tirés de divers auteurs, avec ou sans l'addition du nom de ces auteurs; 2° des ouvrages d'hygiène traitant particulièrement des aliments, de la boisson; 3° des ouvrages sur la génération; 4° sur le pouls, les urines, la saignée, sans oublier les songes ; 5° un peu plus tard, sur les maladies des yeux; 6° un grand nombre d'écrits sur la matière médicale, ainsi qu'on peut le voir par les savantes

---

(1) Mais nous possédons en manuscrits plusieurs des *traductions* d'Honein et d'autres auteurs.

recherches de M. Meyer, de Kœnigsberg, dans son *Histoire de la botanique;* 7° comme corollaire, les poisons. Au milieu de tout cela, nous ne voyons pas de chirurgie; il n'y a d'autres spécialistes que les oculistes. Les médecins paraissent avoir laissé la petite et la grande chirurgie aux barbiers et rebouteurs.

La seconde période (250-750 de l'hégire), qui comprend, comme on voit, 500 ans, peut, à son tour, se subdiviser de 250 à 600 et de 600 à 750. Les traducteurs abondent (1) : par conséquent, les grandes œuvres médicales anciennes se produisent au grand jour, et, à leur tour, donnent lieu à des compilations, à des encyclopédies plus ou moins savantes et qui sont signées par les Mésué, les Rhazès, les Sérapion, les Isaac, les Ali Abbas, les Avicenne, et par toute la phalange des médecins du kalifat d'Occident (2). Il est possible d'établir quelques groupes dans ces ouvrages presque tout entiers de seconde main. Ainsi Johannitius représente, quoique en raccourci, la pathologie générale, qu'on peut compléter avec Avicenne et Isaac; elle est dialectique et galénique, à quelques exceptions près. La pathologie spéciale est traitée par Isaac, Ali Abbas, Avicenne ; Mésué a écrit sur la thérapeutique; les Sérapion ont écrit sur la matière médicale; Elminthar, Isaac, Maimonides, sur l'hygiène ; Abulcasis sur la chirurgie. Il faut chercher l'anatomie, la physiologie surtout, dans Avicenne et aussi dans Isaac ou dans Ali Abbas. Il y a encore les abréviateurs et les auteurs de traités généraux, ou de sommes, ou d'encyclopédies, comme Rhazès, Abulcasis lui-même, Averrhoes, Avenzhoar, et les spécialistes, par exemple Jesu-Ali pour les maladies des yeux.

C'est seulement à dater de cette époque que nous possédons des monuments littéraires nombreux et importants; beaucoup ont été traduits en latin, il en reste encore beaucoup plus à tra-

---

(1) L'office de traducteur, surtout celui de réviseur de traductions, était une spécialité dont on ne sortait guère ; quelques-uns des traducteurs, plus ambitieux et plus capables, ont cependant mis à profit leur propre traduction pour faire des ouvrages de leur façon. Témoin Honein, en latin Johannitius.

(2) C'est à partir de l'an de Jésus-Christ 756 que les Ommiades gouvernent pour leur propre compte le kalifat d'Occident, appelé aussi *kalifat de Cordoue,* qui en était la capitale, ou *kalifat des Ommiades.*

duire : mais ce qui est traduit suffit à exercer notre courage, sinon à nous donner une pleine connaissance de la littérature médicale arabe. Si les ouvrages grecs trouvent peu ou point de traducteurs en langue moderne, qui donc se chargera de traduire les médecins arabes, juifs, syriaques ou persans? Cependant quelle riche moisson on pourrait faire encore, au profit de l'antiquité, dans ces champs à peine explorés!

L'analyse que nous avons faite devant vous des ouvrages arabes de médecine (1) vous a prouvé que dans les compilations, dans les commentaires ou dans les traités d'une forme plus originale, c'est la médecine grecque qui domine (2); quelques exemples décisifs ont établi, de plus, qu'on pouvait combler en partie les lacunes de la médecine grecque par l'étude attentive des monuments de la médecine orientale, puisque les Arabes ont eu à leur disposition un nombre assez considérable d'écrits qui depuis longtemps ont disparu pour nous. Aussi c'est un grand malheur pour notre histoire que les auteurs arabes, syriaques, juifs, persans, ou soient si mal publiés (le plus souvent dans des traductions informes), ou restent enfouis dans les bibliothèques.

Si à cette importance tout historique qu'ont les médecins arabes, nous ajoutons quelques détails de mœurs, quelques pratiques spéciales en médecine ou en chirurgie, quelques remèdes

(1) Dans cette exposition, nous avons toujours tâché de concilier un certain ordre des matières (anatomie, physiologie, pathologie, thérapeutique, hygiène), avec l'ordre chronologique. Pour la biographie et la bibliographie, nous avons suivi Wüztenfeld et Hammer Purgstall, qui ont traduit ou abrégé les ouvrages originaux des historiens, annalistes, biographes ou bibliographes arabes.

(2) On s'en va répétant, par exemple, que la chirurgie d'Abulcasis est infiniment plus originale que sa médecine. Qu'en sait-on? qui a pris la peine de confronter chapitre par chapitre, ligne par ligne, cette chirurgie avec celle de Paul d'Égine? J'ai pris cette peine, et j'ai reconnu que, sur les 190 chapitres qui forment l'ouvrage d'Abulcasis, il y en a, outre les chapitres sur la cautérisation, à peine 30 qui ne sont pas une traduction ou un remaniement de ceux du VIe livre de Paul, traduit lui-même antérieurement en arabe. Je mets à part les chapitres sur la cautérisation qu'Abulcasis a probablement empruntés en grande partie à la chirurgie nationale des toubibs, et j'ai pu déterminer ou soupçonner la provenance de la plus grande partie des 33 chapitres non représentés dans Paul. — Le Continent de Rhazès est une compilation, une encyclopédie, comme celle d'Oribase, mais où les textes ont subi d'assez grands changements de rédaction. — On ne peut faire un pas dans le Canon

nouveaux, une flore médicale plus riche, la description de la variole et de la rougeole (mentionnées seulement en Occident), et des discussions théoriques sur les propriétés de certains médicaments, ou sur certains points de la physiologie et de la pathologie, discussions qui oscillaient entre Hippocrate, Aristote et Galien, nous aurons fait connaître les vrais mérites et la nouveauté des ouvrages de ces médecins; or, ce sont justement ces mérites-là, et surtout le premier de tous (la conservation de la médecine grecque), qu'on prend le moins de soin de relever, sans doute pour avoir mal lu les Grecs et peu lu les Arabes.

A part de sages préceptes d'hygiène (encore s'appliquent-ils à des cas très-particuliers) de la législation mosaïque, et divers textes sur les accouchements, ou sur le respect qu'on doit au médecin à cause de la *nécessité*, la médecine dans la Bible ne devait pas nous arrêter longtemps; mais nous avons recherché et nous avons trouvé des traces plus manifestes et plus nombreuses d'une médecine nationale dans la traduction latine des *Talmud*, dont nous avons rassemblé un très-grand nombre de passages en nous servant, pour les interpréter, des savants commentaires de Wunderbar. En ce qui regarde spécialement les accouchements, nous avons usé d'une dissertation fort érudite de

---

d'Avicenne ou dans les ouvrages d'Isaac, d'Ali Abbas, sans y rencontrer Galien. La botanique médicale d'Ibn-Beithar est composée d'après les mêmes principes que la *Collection médicale* d'Oribase. M. le docteur Leclerc, qui s'est si longtemps et si fructueusement occupé de cet auteur, n'y a trouvé qu'un nombre comparativement restreint d'observations originales.—Avenzohar, né près de Séville, et mort en cette ville l'an 1162, paraît avoir travaillé d'après des sources en partie perdues; c'est ce qui donne de l'intérêt à son *Théisir*, un des livres les plus curieux de la littérature arabe. L'auteur, qui a eu pour principal maître son père, dont il rapporte les opinions et les traitements, est en même temps l'écho des *anciens médecins*, qu'il appelle à chaque ligne en témoignage sous la formule : *Dicunt medici*. Avenzohar semble donner quelquefois les résultats de ses propres observations; il nous instruit aussi sur une foule de détails de la pratique médicale et des mœurs du temps. On voit, par ses déclarations assez fréquentes, que la chirurgie était alors peu florissante.— Quand une société d'arabisants fort au courant de la médecine ancienne voudra bien examiner à la loupe les ouvrages arabes, elle rendra un service au moins aussi grand à la médecine grecque qu'à la médecine arabe.

M. Israels, et de celle plus ancienne de David Mansfeld (1). Dans les Talmud, la médecine est un peu plus indépendante que dans la Bible, car tout en admettant que les maladies viennent de Dieu, on a des théories pour les expliquer et des remèdes pour les guérir; quant aux accouchements, c'est la question religieuse et civile qui leur donne une aussi grande importance et une place si étendue dans les Talmud.

Plus on étudie la médecine des peuples orientaux, des Sémites comme des Aryens, plus on reste convaincu qu'il n'y a dans le monde ancien qu'un seul peuple qui ait possédé le privilége et la puissance de l'esprit scientifique, un seul qui, par ses propres forces, soit arrivé à tirer la médecine de son état primitif, qui l'ait fait passer de la main de tout le monde dans celle des savants, et cela très-promptement : c'est le peuple grec, ce peuple privilégié qui a éclairé le monde entier. Il n'y a rien, dans le domaine de la philosophie et des sciences, qui ne vienne directement des Grecs; c'est par les Grecs que les Indiens, les Perses, les Arabes ont été instruits dans les sciences naturelles et médicales, comme les Romains l'avaient été quelques siècles plus tôt; c'est par les Grecs aussi que les Juifs ont pris part à la grande culture intellectuelle comme traducteurs et compilateurs.

Le fait de l'infériorité scientifique de l'Orient est évident quand on étudie les textes, et frappant quand on compare ce qu'était la médecine chez tous les peuples de la terre, excepté chez les Grecs. En suivant cette lumière qui éclaire l'histoire et empêche de chercher la science médicale là où elle n'a jamais existé, combien de déceptions on s'épargne, que d'erreurs on évite !

Non-seulement il n'y a que les Grecs dans l'antiquité qui aient été en possession de la médecine; non-seulement on doit les tenir pour les instituteurs de tous les autres peuples, mais, à l'exception des races latines ou indo-germaniques, qui sont en Occident les plus proches parents des Grecs, l'Orient tout entier

_____

(1) Wunderbar, *Biblisch-talmudische Medicin*. Riga, 1850-1860. — Israels, *Collectanea gynæcologica e Talmude Babyl.* Groningæ, 1845. — Mansfeld, *Ueber das Alter des Bauch und Gebaermutterschnittens an Lebenden;* 2e édit. Braunschweig, 1825.

et toujours s'est montré réfractaire à la vraie médecine. Aujourd'hui encore les Orientaux attendent des miracles des *toubibs*, et ils en demandent aux médecins européens; les musulmans suivent, pour la plupart, la *médecine du Prophète*, comme beaucoup de Juifs allemands ou espagnols se conforment à la *médecine de Salomon*. C'est en vain qu'aux jours les plus brillants de l'empire des Arabes, Rhazès, dans son livre à Almansor, tonne contre les charlatans et qu'il dévoile toutes leurs dangereuses et mensongères pratiques; l'éclat de sa voix n'est pas arrivé jusqu'au peuple, et même il s'est brisé contre les murailles des palais.

Les choses se sont passées autrement chez les Occidentaux; instruits par les Romains, les Ibères, les Celtes, les Germains, n'ont pas tardé à s'adonner aux sciences. Chez eux, sans doute, la médecine populaire a trouvé de trop nombreux adhérents, mais elle n'a jamais réussi à supprimer la médecine scientifique : dans les siècles les plus barbares ou les plus agités, on voit surgir des œuvres importantes. D'un autre côté, quelques entraves que l'Église ait mises trop souvent à l'émancipation de l'esprit, elle a plutôt cherché à diriger les sciences dans le sens de ses doctrines et des textes de l'Écriture qu'à briser les ressorts de la pensée et à suspendre le mouvement des études. Elle comprimait, mais elle n'étouffait pas; jamais, non plus, le fatalisme, le plus mortel ennemi de la médecine, n'a régné en Occident. Chez les Orientaux, les savants, ordinairement à gages, n'étaient bien vus que des grands, qui en tiraient vanité et agrément; chez les Barbares et au moyen âge ils étaient bien vus de tout le monde. Des deux côtés, chez les Arabes comme chez les Germains, la médecine était une science d'emprunt; mais, chez les uns, il n'y avait pas cette force assimilatrice qui dominait chez les autres. La vie scientifique manquait en Orient et abondait en Occident.

XIII

Sommaire. — État de la médecine en Occident, au moment de la venue des livres arabes. — Des différentes écoles médicales à cette époque. — Caractères des écrits médicaux et chirurgicaux des xiii⁰ et xiv⁰ siècles. — Des voies diverses où s'engage la médecine : médecine populaire, médecine scientifique. — Les encyclopédistes.

MESSIEURS,

Le moyen âge, encore plus maladroit qu'ignorant, s'est pris d'enthousiasme pour une médecine de quatrième main (1) dont il ne comprenait pas l'importance réelle, quand il avait en sa possession toutes sortes de livres moins chargés que les livres arabes de ces discussions scolastiques qui ont si fort compromis la méthode d'observation (2), moins embarrassés par des théories physiologiques, aussi vaines que subtiles, quand Salerne lui avait légué des démonstrations anatomiques prescrites surtout en vue de la chirurgie, mais dont la médecine profitait également, des institutions cliniques qui ont donné naissance aux recueils d'*observations*, et plus de cinquante ouvrages qui représentent l'ensemble des connaissances médicales. Le moyen âge avait en outre, et sans compter Celse, des traductions de Dioscoride,

---

(1) Ce sont surtout les Juifs qui ont travaillé à répandre la littérature arabe en Occident, ou du moins qui en ont inspiré le goût. Voyez, à ce sujet, les recherches très-érudites publiées par M. Steinschneider (cf. p. 264, note), dans les *Archives* de Virchow, t. XXXVII, et tirées à part (1868). — Les Juifs ont été longtemps fort recherchés comme médecins et comme traducteurs.

(2) La scolastique, on peut le dire pour sa défense, a maintenu le lien qui rattachait les sciences les unes aux autres, ou leurs diverses parties ; de plus, elle a entretenu, par un exercice journalier, l'instrument de la dialectique qui devait plus tard servir aux faits positifs comme il avait servi aux idées préconçues.

de Soranus, d'Oribase, de Paul d'Égine, d'Alexandre de Tralles, de Galien, d'Hippocrate etc., faites sur le grec, en mauvais style, je l'accorde, mais encore compréhensibles. On jette à ses pieds ces précieux instruments de travail ; au lieu de choisir dans la littérature médicale arabe ce qui pouvait compléter et expliquer les anciens, on se laisse séduire par une masse qui avait plus de superficie que de profondeur, on ouvre toutes les portes, on accepte tout de toutes mains ; l'esprit s'affaisse, perd son ressort, le feu s'éteint sous ce monceau de bois mort, et l'on voit s'établir pour de longs jours la domination de l'Aristote et du Galien arabes. Les chirurgiens seuls, aux XIIe, XIIIe et XIVe siècles, échappent presque partout à cette torpeur universelle ; au XVIIe siècle, nous les voyons également se distinguer de la tourbe des Purgons et se rendre dignes de la *régence*, tandis que nos *docteurs* ne l'étaient pas de la *maîtrise*. On en pourrait donner deux raisons : la première, c'est que les chirurgiens, au moyen âge comme au XVIIe siècle, mal vus des médecins, ont conservé leur rang à force de luttes et de travail, luttes et travail qui maintiennent l'esprit en éveil ; la seconde, c'est que dans l'exercice de la chirurgie, l'activité des sens est constamment et rigoureusement requise pour le diagnostic et pour la thérapeutique, de sorte que les chirurgiens sont restés, comme à leur insu, en possession de la méthode d'observation, quand les médecins n'usaient guère que de la méthode dialectique. C'est un fait que je constate historiquement, et non pas un privilège que j'accorde à la chirurgie ; car aujourd'hui il n'y a plus, à cet égard, aucune distinction entre ces deux sections des sciences médicales : les disciples de Laennec usent autant de leurs sens que les élèves de Dupuytren.

Ce qu'il y a de vraiment étrange dans l'enthousiasme aveugle, irréfléchi, avec lequel furent accueillies les traductions des auteurs arabes, c'est qu'au moment même où les livres arabes envahissaient l'Europe, l'Occident en armes se précipitait contre les sectateurs du Prophète. Du reste, les croisades ne furent pas plus favorables au développement de la science médicale que ne l'avait été la multitude des traductions ou compilations arabes ; on rapporta d'Orient plus de reliques fausses que de manuscrits authentiques, et plus de maladies nouvelles que de remèdes jadis inconnus.

Avec les Arabes nous sommes revenus en Occident vers la fin du XII⁰ siècle; après une assez longue absence, nous avons trouvé ici les ruines des édifices anciens, et là les fondements des édifices nouveaux. Pendant que Salerne subissait l'action du temps et que les écoles irlandaises ou celles de Saint-Gall et de Ravenne perdaient de leur antique renommée, Naples, Padoue, Bologne (1), Montpellier, Paris, Oxford, Cambridge, puis Valence, puis Salamanque, et un peu plus tard Vienne, attiraient les écoliers et entretenaient des professeurs parmi lesquels on distingue ceux de la médecine.

Les écoles italiennes et les écoles françaises sont au premier rang. A cette époque la France ne doit rien à l'Italie pour la médecine; les deux nations étaient au même niveau, ayant puisé aux mêmes sources; mais, par suite de circonstances extérieures et d'une organisation médicale vicieuse, nous sommes Italiens pour la chirurgie. Bien que Lanfranc nous ait ouvert la porte des écoles de la haute Italie, nous avons néanmoins conservé pendant assez longtemps une certaine infériorité à cause de notre répulsion systématique pour l'anatomie.

Ici se place naturellement une remarque qui blesserait peut-être notre orgueil national si l'histoire ne mettait pas la vérité absolue au-dessus des rivalités de frontières. La France n'est pas, chronologiquement, à la tête des autres nations par ces découvertes qui ont transformé la médecine, soit en exerçant une influence notable sur le progrès des idées scientifiques, soit en donnant plus de sûreté à la pratique; c'est même la France qui s'est montrée le plus longtemps routinière jusqu'au moment où le flot d'idées qui agita la fin du XVIII⁰ siècle vint tout changer de face. A dater de cette époque, elle a donné l'impulsion; avant, elle la recevait de toutes parts, mais elle y résistait éner-

(1) On cite en cette ville, au XII⁰ siècle, 31 médecins praticiens ou professeurs; au XIII⁰ siècle, 47. En Ligurie, on compte 6 médecins au XII⁰ siècle, et au XIII⁰ 17, dont un *chirurgus phlebotomator*, et un *magister chirurgiae*. En Italie, comme autrefois en Grèce, la médecine se transmettait volontiers du père aux enfants.

giquement; l'inertie était sa plus grande force. Ainsi l'histoire rencontre les réformateurs de l'anatomie descriptive, et les créateurs de l'anatomie de texture d'abord en Italie, puis dans les Pays-Bas et dans les royaumes du Nord. — C'est un Anglais qui découvre la circulation, découverte préparée par d'autres étrangers; — c'est un Italien, Aselli, qui rappelle l'attention sur les vaisseaux chylifères, entrevus à Alexandrie, vus à Salerne. — Jenner, qui a vaincu la variole; Charles Bell, qui, par la physiologie, a renouvelé la pathologie du système nerveux, sont des Anglais. — C'est un Allemand qui invente la percussion. — La chirurgie plastique, négligée depuis Celse et Héliodore, et l'anatomie pathologique, nous viennent en partie de l'Italie, par Branca et la famille Bojano ou Vineo, par Tagliacozza et par l'immortel Morgagni. — Les plus rudes attaques contre les anciens principes de la thérapeutique partent de Paracelse, un Suisse, et de Van Helmont, un Flamand (si toutefois nous devons regretter de n'avoir pas donné le jour à ces deux personnages). — Le grand promoteur de la physiologie expérimentale est un Bernois, Haller. — La *clinique* faisait de brillants débuts en Allemagne quand l'école de Paris ne songeait pas encore à la création de ce fécond enseignement. — Mais si nous sommes venus les seconds, nous avons bien vite donné raison au proverbe de l'Évangile : nous avons Ambroise Paré et la ligature immédiate des artères substituée à la ligature médiate qu'on ne pratiquait même plus; Pecquet et la découverte du canal thoracique; Lavoisier et les prémices de la théorie chimique de la respiration; l'Académie de chirurgie, la Société royale de médecine, qui répandent au loin les vrais principes; puis Bichat avec l'histologie, Laennec avec l'auscultation, Broussais avec la ruine définitive de l'ancien humorisme et la préparation aux doctrines de la physiologie pathologique; enfin la thérapeutique nous doit l'ipécacuanha et le sulfate de quinine.

Après cette petite digression faite en l'honneur de l'histoire générale, sinon tout à fait en l'honneur de la France, revenons aux XIII° et XIV° siècles, et tâchons de caractériser brièvement ces deux siècles si obscurs, et qui semblent avoir eu bien peu d'attraits pour les historiens, tant ils les ont négligés. Malgré les lacunes qu'on remarque, au premier abord, dans l'histoire littéraire de la période que nous étudions, l'isolement des œuvres médicales des XIII° et XIV° siècles est plus apparent que réel.

Au XIII° siècle, on peut très-directement rattacher les écoles médico-chirurgicales italiennes et françaises à l'école de Salerne : en Italie, les chirurgiens Hugues, Brunus, Roland, Lanfranc, sont les héritiers de Roger (1). En dépit des liens qui unissent scientifiquement la haute Italie à Salerne, les rivalités deviennent bientôt très-vives entre ces deux portions de la Péninsule. Roland est le champion de Salerne ; Théodoric, fils de Hugues, se constitue le défenseur de Bologne. Roland s'était vanté d'avoir réséqué une portion du poumon hernié, Théodoric soutient qu'il n'avait fait qu'assister à l'opération faite par Hugues ; et, à son tour, lui se vante d'avoir guéri une plaie pénétrante du dos mal traitée par les Salernitains.

Roger, comme plus tard Guillaume de Salicet et d'autres, a composé des ouvrages sur la chirurgie et sur la médecine. Mais dès la fin du XIII° siècle, la chirurgie était généralement séparée de la médecine ; il y a plusieurs auteurs en chirurgie qui n'ont rien écrit en médecine.

Roger n'a pas usé d'Abulcasis, mais de Paul, qui a été copié lui-même en grande partie par Abulcasis. J'ai montré, du reste, que beaucoup de chapitres de Roger ne sont pas représentés ni dans Paul ni dans Abulcasis. Roger connaît la ligature des artères et use souvent de la suture ; comme la plupart des chirurgiens ses contemporains et de ceux qui sont venus après lui, il a toute la hardiesse que procure l'ignorance du danger, et toute l'impéritie que donnent le manque d'une grande pratique et le défaut de connaissances précises en anatomie, car on n'avait pas encore dépassé les dissections de Çophon, ni modifié les mauvaises théories médicales.

Les leçons de nos professeurs en médecine de Paris ou de Montpellier ressemblent aux leçons des professeurs de Salerne,

(1) Voyez, sur l'origine salernitaine de Roger, page 349 et suiv. de la savante *Storia documentata della scuola medica di Salerno*, par M. le docteur de Renzi.

et, sauf quelques noms arabes de plus, les écrits authentiques de nos écoles sont les mêmes qu'à Salerne ; enfin, à de très-légères différences près, J. de Saint-Amand, Richard, Gilbert, Bernard de Gordon, les deux Arnaud, Pierre d'Espagne (Jean XXII), sont les continuateurs de Bartholomaeus, de Cophon, de Maurus et des autres maîtres salernitains (1).

Le trait d'union entre les anciennes et les nouvelles écoles est peut-être le médecin de Philippe-Auguste (1180-1223), Gilles de Corbeil (2), qui connaît très-bien Salerne et Montpellier et les apprécie non sans une critique assez mordante ; il met en vers ce que les Salernitains avaient dit en prose, ce que les peuples germaniques vont à leur tour répéter jusqu'à ce que le fonds commun soit augmenté. Gilles est le lien médical entre le XIIᵉ et le XIIIᵉ siècle, comme Lanfranc est le lien chirurgical entre le XIIIᵉ et le XIVᵉ.

Au rapport de Lanfranc lui-même en sa préface, il y avait de son temps, en France, une grande curiosité scientifique (3) : pendant son séjour à Lyon, on le prie d'écrire un livre de chirurgie ; c'est alors qu'il compose sa *Chirurgia parva*. Arrivé à

(1) On pourrait croire qu'au XIIIᵉ siècle l'enseignement médical, qui devient moins individuel, subit aussi quelques changements dans sa forme par l'influence de la philosophie scolastique ou aristotélicienne ; mais, pour peu qu'on soit familier avec les ouvrages médicaux plus anciens que la scolastique, on y remarque une méthode dialectique et un langage qui devance pour ainsi dire celui des philosophes ; le ton vient même assez directement de Galien, si aristotélique en ses allures. Cela est évident par les leçons de l'école de Ravenne du VIIIᵉ au IXᵉ siècle, et même plus tard par celles de l'école de Salerne. Les subtilités qu'a engendrées la querelle des réalistes et des nominalistes n'ont eu presque aucun retentissement dans les écoles médicales ; seulement la médecine a profité, comme tout le reste, du réveil de l'esprit par un usage plus régulier de la logique.

(2) On possédait de cet auteur son *Traité du pouls*, un autre *Sur les urines*, un troisième *Sur les médicaments*, enfin une satire contre les prélats de son temps (*Yerapicra ad purgandos praelatos*). J'ai retrouvé à Oxford une partie de son *Traité de médecine*, également en vers, et le reste m'a été tout dernièrement fourni par un manuscrit de Londres.

(3) Au temps de Guy de Chauliac, la foule des étudiants était telle à Paris, qu'une procession avait sa queue aux Mathurins et sa tête à Saint-Denis ! En laissant de côté ce qu'on doit à l'exagération, il n'en reste pas moins une preuve évidente de l'affluence des lettrés à Paris.

Paris, il est entouré, recherché ; le doyen, Jean de Passavant, et plusieurs vaillants bacheliers (1) le pressent de faire un cours sur la chirurgie, de décrire dans un livre les opérations, et de donner le résultat de son expérience. Cet ouvrage, la *Grande chirurgie*, était achevé en 1296. De cela, nous pouvons tirer les conclusions suivantes :

1° Qu'en France, et en particulier à Paris, les esprits étaient bien préparés et cultivés, puisque la venue d'un étranger en renom mettait toute la Faculté de médecine en si grand et si favorable émoi.

2° La chirurgie n'était peut-être pas la partie la plus cultivée, puisque, de tous côtés, on presse Lanfranc d'écrire sur ce sujet : du moins il le dit, et même il se plaint que la chirurgie soit en triste état, à cause de l'*invasion des laïques* (2).

Andry, dans ses notes manuscrites sur le pamphlet de Quesnay (3), remarque, avec beaucoup de raison, que les clercs-médecins ou chirurgiens faisaient souvent faire les opérations par des *ouvriers ;* j'en ai trouvé une preuve dans Lanfranc lui-même. De là est résultée la formation d'un corps de chirurgiens d'un

(1) Lanfranc a pu voir aussi Jean Pitard, sur lequel nous avons un témoignage positif qui remonte à 1292 (le dernier se rapporte à l'année 1326), et Henri de Mandeville, médecin de Philippe le Bel, qui régna de 1285 à 1314. C'est notre confrère M. Chéreau qui a arraché Pitard à la légende pour le rendre à l'histoire, et qui nous a donné une bonne monographie sur Henri de Mandeville.

(2) Dans l'antiquité, la chirurgie, héritage direct des temps héroïques, était tenue pour très-noble ; on avait alors un grand souci de la conservation des blessés, tandis qu'on faisait moins état d'un homme malade qui ne répondait plus à l'idéal divin, artistique et guerrier. La chirurgie a conservé en Grèce cette dignité que la médecine n'a pas tardé à partager ; en Italie, au contraire, la *gravitas romana* a semblé longtemps incompatible avec l'exercice de la médecine, surtout avec celui de la chirurgie. Au moyen âge, et plus particulièrement en France, les *clercs* finirent par accaparer presque toute la médecine ; mais se considérant comme les seuls lettrés et comme de trop grands personnages, ils abandonnèrent la partie manuelle et même plus tard la partie théorique de la chirurgie aux *laïques* ou *gens ignares*, qui bientôt prirent leur revanche.

(3) J'ai copié ces notes sur les marges d'un exemplaire des *Recherches... sur la chirurgie en France.* Cet exemplaire, placé dans la *Réserve* de la Bibliothèque impériale, n'avait été utilisé par personne.

rang inférieur et l'habitude du public de s'y adresser : toutefois, on voit par Guy de Chauliac, fort bien renseigné sur l'état de la chirurgie de son temps, c'est-à-dire environ 70 ans après Lanfranc, que ces *opérateurs*, comme il les nomme, n'étaient pas tout à fait étrangers aux connaissances médicales.

3° Puisque Lanfranc était appelé à faire un cours aux médecins, cela prouve que si la chirurgie n'était pas bien florissante, du moins elle n'était pas bannie de la Faculté de médecine, comme cela eut lieu plus tard.

Pour les chirurgiens du XIIIᵉ siècle, Guy de Chauliac avait mieux vu que nos historiens modernes : suivant lui, Brunus (1) a copié Abulcasis, Avicenne et un peu Galien ; Théodoric a pillé Brunus en ses livres et Hugues en sa pratique ; Guillaume de Salicet est «un plus vaillant homme », plus original ; Lanfranc a beaucoup pris à Guillaume. Guy divise toute la chirurgie d'alors en cinq sectes, eu égard à la thérapeutique :

1° Roger et Roland et les Quatre maîtres (2) : — *les humides*, d'après l'aphorisme d'Hippocrate : *Les laxes bons, les cruds mauvais.*

2° Hugues, Brun (3) et Théodoric : *Dessèchent avec le vin*, se fondant sur le dire de Galien : *Le sec approche plus du sain.*

(1) Toutes vérifications faites, Brunus n'était pas aussi savant qu'on le dit ; il tire, en effet, ses chapitres généraux d'Avicenne, d'Ali Abbas ou de Galien par les traductions latines faites sur l'arabe, et les chapitres spéciaux d'Abulcasis.

(2) J'ai découvert à la bibliothèque Mazarine et publié pour la première fois en 1854, dans la *Collectio salernitana*, les *Gloses* des Quatre maîtres sur la *Chirurgie* de Roger et de Roland ; dans une introduction, j'ai relevé les passages des Quatre maîtres cités par Guy et toutes les particularités de leurs commentaires. M. Puccinotti a aussi imprimé en 1865 le même commentaire d'après un manuscrit italien ; mais le texte me paraît un peu abrégé et remanié, comme est celui des manuscrits de Munich, d'Oxford ou de Londres que j'ai collationnés. Les historiens français, même parisiens, de la chirurgie avaient souvent parlé des Quatre maîtres ; ils déploraient la perte de leurs Gloses, et pas un d'eux n'a songé, soit à ouvrir nos catalogues, soit à aller chercher les manuscrits qu'on savait exister en Angleterre.

(3) Hugues de Lucques traitait les blessures avec le vin, les étoupes et un bandage : ce n'est donc pas Brunus, qui écrivait à peu près au moment où mourut Hugues, qui a imaginé cette méthode ; ce n'est pas non plus Hugues, car elle est indiquée dans Roger et décrite par un hippocratiste, au moins pour le vin.

3° Guillaume et Lanfranc : *tiennent le milieu*, et usent d'emplâtres desséchants, mais doux, s'appuyant encore sur Galien.

4° Gendarmes, chevaliers teutoniques : emploient les conjurations, les breuvages, les huiles, la laine, les feuilles de choux, pour toutes les plaies, se fondant sur ce que *Dieu donne vertu aux paroles, aux herbes, aux pierres*.

5° Femmes et idiots (*idiotae*, le populaire) qui s'en rapportent aux saints, se fondant sur cela : « *Dieu me l'a donné, Dieu me l'a ôté.* »

Voulez-vous une preuve des précautions qu'il faut prendre pour étudier un auteur de cette époque, et combien on doit se défier du *je* ou du *moi*? Voici quelques-uns des nombreux exemples que j'ai mis sous vos yeux.

Dans le traitement de la fracture de la clavicule (I, 19, 2), Brunus dit : *Operatio mea est*. Eh bien, ouvrez Abulcasis au livre III, chapitre 5°, et vous trouverez que l'*operatio mea* est celle du médecin arabe qui, lui-même, l'a empruntée *textuellement* au médecin grec Paul, lequel l'a empruntée de quelque autre chirurgien (1).

Haller, dans sa *Bibliothèque chirurgicale*, donne comme une particularité de la chirurgie de Brunus, que, dans la putréfaction ou corrosion des membres par ulcère gangréneux, il faut amputer ; mais c'est le précepte d'Abulcasis, de Paul, de Galien et de bien d'autres ! C'est dans Avicenne et dans Rhazès *Ad Almansorem* qu'on trouve la guérison radicale de la hernie par la cautérisation jusqu'à l'os de la région inguinale, et non dans Brunus, comme semble le croire le même Haller. Si l'on avait lu à la fois Abulcasis et Brunus, on n'eût pas dit que c'était Brunus qui avait le premier renoncé aux moyens violents pour la réduction de l'humérus, car ses procédés ne sont ni plus ni moins violents que ceux de Paul et d'Abulcasis, attendu que les trois chapitres sont identiques, et que dans tous les trois il s'agit de la main, du talon et de l'échelle.

Comment peut-on attribuer à Brunus l'excision des vaisseaux

---

(1) Quand Brunus écrit *Sapientes dixerunt*, cela doit s'entendre d'Abulcasis tout simplement.

variqueux de l'œil, quand cela se trouve tout au long dans Abulcasis, qui l'a emprunté à Jesu Ali. Il n'y a peut-être pas une ligne originale dans toute l'ophthalmologie de Brunus.

Une remarque générale à faire sur la chirurgie de Brunus et des autres auteurs de cette époque, c'est que cette chirurgie semble plus complète pour le traitement topique que les livres de Paul et d'Abulcasis. Mais cette infériorité de Paul et d'Abulcasis est relative, parce que la chirurgie dans Paul et dans Abulcasis ne forme qu'un livre de traités qui embrassent toute la médecine et où le traitement topique est compris dans d'autres livres sous la rubrique *pharmaceutique*. Toutes ces chirurgies, du reste, sauf celle de Guillaume de Salicet, sont des compilations et non des cliniques; on voit, à lire la description des procédés, qu'ils n'ont presque jamais été mis en pratique; que c'est à peu près uniquement un travail de cabinet.

Au XIII° siècle, vers 1250, nous trouvons en France plusieurs médecins sur lesquels M. Littré (1) a fait des recherches toutes nouvelles et d'un grand intérêt. Ces recherches nous prouvent qu'en notre pays la médecine n'était pas à cette époque aussi délaissée qu'on le dit; elles nous apprennent très-manifestement aussi que la domination arabe n'est pas encore exclusive, que les Salernitains sont tenus en grand honneur et continuent à faire autorité. Jean de Saint-Amand, prévôt des chanoines de Mons et maître en médecine, a commenté ou abrégé un grand nombre de livres d'Hippocrate et de Galien (*abbreviationes* et *concordantiae*) : dans ses livres de matière médicale les Grecs et les Salernitains tiennent plus de place que les Arabes. Dans les écrits des deux Richard, le Parisien et l'Anglais, qui ont traité divers sujets, dans le *Laurier* ou *Pratique* de Gilbert l'Anglais, qui a exercé et peut-être professé en France, la balance est tenue à peu près également entre les Grecs, les Arabes et les Salernitains. Gérard, qui cite presque exclusivement les Arabes, doit être certainement plus récent, car les citations sont une pierre de touche pour la chronologie; quant à Gautier, il

(1) Voyez le tome XXI de l'*Histoire littéraire de la France*.

suit Gilles de Corbeil pour le pouls et les urines, et dans sa
Somme, qu'il a rédigée surtout en vue des signes que fournissent les urines, il ne nomme après Gilles que des auteurs arabes,
et Constantin.

Tandis qu'en Italie la médecine était divisée, d'après les doctrines philosophiques, en deux camps, représentés au centre par
Bologne (école galénique de la tradition), au nord par Padoue
(école averrhoïstique du progrès) (1), en France il y avait accord
tacite entre les médecins pour prendre aux Grecs et aux Arabes
tout ce qui semblait bon, sans trop s'occuper des questions fort
secondaires d'orthodoxie, quand il s'agit de médecine. C'est le
caractère des écrits que nous venons de signaler et de bien d'autres. Mais ce qu'il y a de commun dans toutes les sectes, en France
comme à l'étranger, c'est la croyance en l'astrologie; nous la
retrouvons partout. Cependant il y avait un certain choix dans
les pratiques extra-scientifiques. Ainsi un des auteurs de cette
époque les plus superstitieux, et qui ne dédaignait pas l'astrologie, Bernard de Gordon (il commença à enseigner au troisième tiers du XIII° siècle), dit qu'il ne faut pas avoir trop confiance aux alchimistes, «quia modus chimicus in multis est utilis
« in medicina, in aliis vero est ita tristabilis, quod in ejus via
« infinitissimi perierunt. »

La médecine populaire côtoie de bien près la médecine scientifique. De tout temps et en tout pays a existé la médecine populaire, mais il semble que jamais elle n'ait pris tant de développement et tant d'autorité que dans la période qui nous occupe.
Elle s'étale dans l'église, dans le cloître, dans le palais des
grands, dans les étuves des baigneurs, dans la boutique des barbiers ; et c'est aussi dans ces derniers établissements que commence à prendre ses ébats la petite chirurgie qui avait aussi ses
représentants chez les Romains.

Au temps de l'école de Salerne, on rencontre des traces assez
nombreuses de médecine superstitieuse dans la médecine scientifique, mais il n'y a, pour ainsi dire, pas assez de médecine

---

(1) Voyez plus loin, pages 293, 294.

populaire pour que les deux domaines soient déjà séparés ; tandis qu'aux xiie et xiiie siècles la médecine superstitieuse et populaire, ayant en quelque sorte ses écoles et ses livres à part, use à son profit de la médecine scientifique.

Elle procède directement ou indirectement de Pline, et des ouvrages dont nous avons signalé l'existence du ive au xe siècle, Plinius Valerianus, Apuleius, Marcellus, etc., enrichis de toutes les rêveries du cloître, de toutes les erreurs des hexamérons, des bestiaires, des réceptaires et même des sagas allemands.

Un fait assez singulier, c'est que l'une et l'autre médecine ont eu à cette époque leur littérature en vers et en prose. En vers, pour la littérature populaire, Maurus, Marbode, quelques bestiaires ; pour la littérature scientifique, les poëmes salernitains, Gilles de Corbeil. C'était tout un cycle poétique, comme j'ai déjà eu occasion de vous le dire.— En prose, pour la littérature populaire : Kiranides, Hildegarde, plus tard le petit Albert, d'autres bestiaires ; pour la littérature scientifique, une série d'ouvrages néo-latins, salernitains et de tout pays.

Si l'Église a semé beaucoup d'ivraie dans le champ de la médecine, elle y a fait aussi germer de temps en temps le bon grain.

On sait que déjà au xiiie siècle la plupart des médecins étaient clercs, parfois même engagés dans les ordres ; ceux-là rentrent dans la catégorie des vrais médecins. Puis on remarque à cette époque une classe particulière d'ecclésiastiques ou de simples lettrés qui n'étaient point médecins de profession, mais qui, cependant, s'étant occupés de sciences physiques, ont étudié la physiologie, l'anatomie, quelquefois même la pathologie. Cela n'est pas de la médecine populaire, mais de la médecine savante faite au point de vue du dogmatisme théologique, toujours étroit en matière de science. En général, ces auteurs sont des encyclopédistes. C'est au commencement du xiiie siècle que nous trouvons Albert le Grand, saint Thomas ; plus tard Brunetto Latini et Vincent de Beauvais. Ce sont les successeurs, mais avec plus d'étendue d'esprit et plus de savoir, des Isidore, des Bède, des Rhabanus : ils écrivent des encyclopédies et non des vocabulaires ; ils ont, s'il se peut, moins d'originalité que nos auteurs médicaux, mais ils rendent service à l'histoire par leurs résumés, et ils aident à fixer les limites de certaines époques; ils sont d'ailleurs souvent l'écho de livres perdus ou de doctrines que déjà le temps avait obscurcies. C'est donc en réalité un troisième courant que nous avons dû suivre pour rattacher tous les fils épars de cette longue tradition.

J'ai lu beaucoup de choses sur Albert le Grand, mais rien ne m'a pleinement satisfait, pas même ce que j'en ai écrit moi-même (1), quoique j'y aie, je crois, indiqué la vraie méthode pour bien étudier Albert, en prouvant par quelques exemples que c'est un compilateur, et que le seul intérêt qu'offrent ses œuvres, c'est d'en rechercher les sources; mais je n'ai fait qu'effleurer ce sujet. — Plus je reviens vers Albert, plus je suis persuadé qu'il faudrait, comme on a essayé déjà de le faire pour Vincent.de Beauvais, pénétrer dans les détails; on y gagnerait beaucoup pour l'histoire littéraire des temps antérieurs, ou même des contemporains que l'évêque de Ratisbonne a mis à contribution (2). Il serait curieux de voir précisément de quel Aristote Albert s'est servi, quels traités il a connus, quel usage il en a fait et ce qu'il y a entremêlé; quel est son Pline, quel est son Solin, quels auteurs néo-latins, salernitains ou arabes il a dépouillés. Un savant allemand, M. Charles Jessen, a essayé, après feu le professeur Meyer, ce travail de confrontation pour les sept livres du *Traité sur les végétaux* (3). Dans cette édition remarquable, beaucoup de choses sont ainsi restituées à leurs sources primitives; mais, passée sur un crible plus fin encore, l'œuvre d'Albert serait de nouveau allégée au profit des Grecs, des Arabes et des auteurs de la première période du moyen âge.

Pris à vol d'oiseau, le XIII° siècle est une première renaissance

(1) Voyez la *Médecine, histoire et doctrines*, p. 172, suiv.

(2) Je ne comprends pas comment on a osé écrire que le *Traité des animaux*, d'Albert, était supérieur à celui d'Aristote: oui, il est supérieur si l'on admet que ce soit une marque de supériorité d'avoir ajouté à Aristote, Avicenne, les bestiaires, les hexamérons, des discussions dialectiques et quelques observations particulières !

(3) *Alberti Magni de vegetabilibus libri VII, editionem criticam ab Ern. Meyero coeptam absolvit Carol. Jessen.* Berol., 1867, in-8.

pour les lettres et pour les arts ; c'est même, sur ces deux chefs, la vraie renaissance nationale dans presque toute l'Europe civilisée : mais pour les sciences (et le xive siècle n'en diffère pas à cet égard), c'est une époque de transition, époque assez pauvre en documents et indécise en ses allures; car elle vit d'abord aux dépens des Salernitains, puis des traductions des auteurs grecs, puis enfin elle se courbe sous le joug de la médecine arabe. Cependant, rassemblant les noms, les faits et les textes, nous avons pu constater que la médecine a suivi trois routes, sinon toujours nettement séparées, au moins reconnaissables : la médecine théorique et pratique ; — la médecine populaire et superstitieuse; — la médecine des amateurs ou des encyclopédistes. Les envahissements de l'empirisme, l'omnipotence des saints, l'intervention de la théologie ou de la philosophie pure dans les doctrines, la réglementation à outrance par le pouvoir civil et par le pouvoir ecclésiastique, en venant s'ajouter à l'autorité des Arabes, sont autant de lourdes entraves dont les esprits les plus actifs et les plus puissants de cette époque ne se débarrassent pas aisément. C'est dans l'anatomie et dans la chirurgie que la médecine trouve un point d'appui pour franchir ces temps mauvais et arriver, sans de trop fortes avaries, au milieu du xive siècle, où commence à circuler une séve un peu plus vigoureuse et qui finira par mettre en pleine végétation tous les germes de l'âge moderne. Cependant le xiiie siècle n'est pas si dépourvu d'intérêt qu'on n'ait à y signaler aucun progrès : l'administration intervient par des réglements d'hygiène publique (voyez, par exemple, les *Statuts* de la ville de Sienne en 1240); l'habitude des consultations entre médecins se répand, les hôpitaux s'ouvrent pour les malades et non plus seulement pour les infirmes ou les pauvres; il y a des médecins publics pour les communes, des médecins chargés de suivre les armées, et d'honnêtes praticiens (1) qui font

(1) Au premier rang il faut placer Thaddæus de Florence, le dialecticien subtil, l'éminent professeur, le clinicien zélé qui fit école et inaugura la précieuse littérature des *Consultations médicales*. M. Puccinotti, dans son *Histoire de la médecine*, nous a révélé de curieuses particularités sur la vie et les ouvrages de ce médecin. Seulement, il n'a pas vu que son *Régime de santé* n'est guère qu'une paraphrase en prose des vers de la *Schola salernitana*.

un heureux contraste avec les médiocrités qui abondaient en ce siècle. « Vêtus d'habits précieux, les médecins font la chasse aux clients à travers les rues; servants de la philosophie, ils lui subordonnent la thérapeutique; en procurant le bonheur et la santé, ils peuvent se vanter et se réjouir d'être les ministres du Seigneur. » C'est ainsi que nous les représente un bon bourgeois de Senlis du commencement du xiv° siècle, au retour d'une excursion qu'il venait de faire à Paris.

XIV

SOMMAIRE. — Des divers groupes en lesquels on peut diviser les écrivains médicaux du xɪvᵉ siècle. — On insiste sur Pierre d'Abano, sur les *Pratiques médicales*, sur les chirurgiens et les spécialistes, en particulier sur Brunus, Guy de Chauliac, Jean d'Ardern et Benevenutus Grassus. — Résumé du xɪvᵉ siècle. — Considérations générales sur les deux siècles suivants.

MESSIEURS,

Le xɪv° siècle offre à notre étude environ vingt personnages que nous avons groupés d'après l'ordre des principaux sujets qu'ils ont traités.

Premier groupe : *les lexiques médicaux.* Il y en a beaucoup au moyen âge, chez les Néo-Latins, à Salerne durant la première période, un peu partout durant la seconde. Ceux de la première période sont restés pour la plupart manuscrits (1); j'en ai copié ou extrait plusieurs. Parmi ceux de la seconde période, il en faut signaler deux qui sont imprimés : la *Clavis sanationis* de Simon de Gênes (1270-1303), et les *Pandectes* de Matthaeus Sylvaticus qui florissait vers 1317. Les termes grecs, latins, arabes et de basse latinité relatifs à la matière médicale y dominent; ils sont accompagnés d'explications tirées d'auteurs peu ou pas connus. Simon de Gênes est un des premiers qui aient entrepris de voyager en l'honneur de la botanique; sa préface est curieuse par les détails qu'il donne sur les livres qu'on lisait à son époque; avec cette préface, celle d'Ali Abbas, et une précieuse *Bibliographie* par Richard de Furnival (le manuscrit existe à la bibliothèque de la Sorbonne), on a une liste incomplète sans doute, néanmoins fort instructive, des livres recherchés par les Arabes et

(1) J'ai copié sur deux manuscrits de Paris et M. de Renzi a publié dans la *Collectio salernitana* un vocabulaire de matière médicale connu sous le nom d'*Alfita*, du mot par lequel il commence dans les manuscrits.

par les médecins de l'Occident; j'ai retrouvé et copié beaucoup
de ces livres; quelques-uns cependant ont échappé jusqu'ici à
mes recherches, par exemple la traduction du traité de Démo-
sthène sur les maladies des yeux, dont Aétius contient des extraits.

Le deuxième groupe comprend d'abord le *Conciliator* de
Pierre d'Abano (1). Cet ouvrage est divisé en deux parties, une
théorique et une pratique. La théorique contient des *quaesita* sur
la médecine en général, sur les éléments, les tempéraments, les
humeurs, les membres, les propriétés naturelles, l'hygiène, la
maladie en général, les fièvres, les maladies en particulier, les
crises. — La partie pratique renferme une foule de questions
sur divers sujets spéciaux de pathologie, de thérapeutique,
d'hygiène et même de physiologie. Bien entendu, ce ne sont pas
tous les sujets de médecine qui sont traités dans ce livre, mais
ceux-là surtout qui attiraient le plus l'attention au XIVᵉ siècle, de
sorte que le *Conciliator*, où la philosophie physique est constamment mêlée à la physiologie, donne un tableau des opinions
opposées ou convergentes qui passionnaient alors les écoles. A
ce titre il mérite toute notre attention; il est clair qu'en un
temps où l'on ne savait ni physique, ni météorologie, ni anatomie, ni physiologie, ni même de médecine positive, on devait
poser de bizarres questions et y répondre d'une manière non
moins étrange. En effet, la bizarrerie et l'étrangeté ne manquent
pas dans le *Conciliator*. On y trouve des questions comme celles-
ci : Si le feu est chaud ou non; si la nuque est plus chaude que
le cerveau, ou non; s'il y a un membre principal; si les nerfs
viennent du cœur ou du cerveau (question à laquelle on répond
par la dialectique sans anatomie!); si la forme spécifique est
substance ou accident; si la fièvre est une chaleur; si un cautère vaut mieux en or qu'en argent; si l'humide radical peut
être réparé. Mais à côté de cela il y a toutes sortes de questions
ou curieuses ou pratiques, telles qu'on en trouve tant dans Galien,
et qui ne permettent pas de considérer le *Conciliator* comme un
livre plus méprisable qu'aucun de ceux du moyen âge, ou même
que plusieurs de l'antiquité.

_____

(1) A qui on doit aussi, entre autres ouvrages, un traité *Des venins*.

Quoique personne ne comprenne mieux que moi l'ennui que cause et le peu de profit que rapporte la lecture de tels livres, j'ose dire que mon vénérable et très-docte confrère M. Puccinotti se montre ici plus ami de l'orthodoxie que de la justice, en appelant Pierre d'Abano « le dispensateur de la semence empestée des Arabes » (1). Il est vrai que Pierre était averrhoïste, ce qui signifie (c'est fort exagéré) mécréant ou libre penseur. On ne saurait nier (mais est-ce un grand reproche à lui faire?) que Pierre d'Abano a contribué plus que personne à introduire dans les écoles de la haute Italie (Pierre était professeur à Padoue), en opposition à celles du centre (surtout Bologne), des doctrines plus libérales, par une discussion sinon lumineuse, au moins pressante et érudite, de tous les problèmes de la science d'alors. Quoi qu'il en soit, Pierre a été jugé assez libre penseur pour qu'on ait commencé son procès; l'instruction n'a été suspendue que par sa mort, mais l'inquisition s'est vengée sur ses os, qu'elle a livrés aux flammes.

A côté du *Conciliator* rangeons la *Summa* de Thomas de Garbo, que Pétrarque comptait parmi ses amis, et qu'il appelle le médecin le plus renommé de son temps; mais il faut croire qu'il valait mieux par sa pratique que par ses ouvrages; car sa *Somme*, écrite dans le même genre que le *Conciliator*, lui est inférieure par la dialectique, l'érudition et l'abondance ou la variété des sujets.

A ces deux noms il faut ajouter celui d'Arnaud de Villeneuve, qui s'est particulièrement attaché aux questions générales de physiologie et de médecine, et qui les a traitées en un style diffus et sous la forme scolastique dont Galien avait déjà donné le fâcheux modèle.

(1) Un grand développement a été donné à la littérature arabe, d'abord par Frédéric Ier (Barberousse, 1152-1190; le grand traducteur, Gérard de Crémone, en Italie, et non de Carmone, en Espagne, est de 1114-1180 environ), puis par son successeur Frédéric II (1197-1250). — C'était alors le seul moyen que ces empereurs pouvaient imaginer pour s'opposer à ce qu'ils considéraient comme des empiétements de l'Église sur le libre développement scientifique et littéraire; de là la mauvaise réputation des Arabes philosophes, et en particulier d'Averrhoès, qui les résume tous.

Troisième groupe : les auteurs de *Pratiques médicales* :
Arnaud de Naples, Bernard de Gordon, Jean de Gaddesden,
Guillaume de Varignana, François de Piémont.

Astruc avait entrevu et M. de Renzi a prouvé que le *Breviarium medicinae* n'appartient pas à Arnaud de Villeneuve, mais
à un Arnaud de Naples qui florissait vers le commencement du
XIV° siècle. Ce *Breviarium*, qui a subi diverses additions suivant
les éditions, contient les détails les plus curieux sur les pratiques et les superstitions médicales en Italie. Arnaud dit que les
médecins de Paris sont plus théoriciens, et ceux de Salerne meilleurs praticiens ; il prétend, non sans raison, qu'Avicenne a été
le corrupteur de la médecine latine.

Le *Lilium medicinae* de Bernard de Gordon est de 1305 (1). Il
y a peu d'ouvrages qui soient plus divertissants par toutes les
recettes étranges, les prescriptions saugrenues et les superstitions comiques ; on ne peut guère lui comparer que la *Rosa* de
Jean de Gaddesden.

La *Pratique* de Guillaume de Varignana ne consiste guère
qu'en recettes. — Bertruccius, qui n'a presque rien de son propre
fonds, suit le plan d'Avicenne, puis met à contribution Hippocrate,
Galien, Rhazès, Avicenne lui-même et Mésué (2). Il tient la médecine pour le premier des arts en raison de l'argent qu'on y gagne,
des amitiés qu'on s'y fait et de la parfaite félicité qu'elle procure à l'âme ; il recommande, à l'exemple d'Hippocrate, de
laisser un élève auprès des malades. — La *Pratique* de François
de Piémont, qui est une espèce de supplément à Mésué, semble
l'œuvre d'un médecin assez répandu dans la clientèle, et mérite
d'être consultée pour le nombre d'auteurs qui y sont cités. —
Dans tous ces ouvrages on recommande de grandes précautions
contre les rapprochements impurs ; on y peut signaler plus d'une
trace d'affections vénériennes primitives ou secondaires. C'est là,
avec quelques renseignements sur les méthodes de traitement

(1) Les lunettes sont formellement indiquées dans Bernard de Gordon.

(2) Malgaigne, dans son esquisse de l'histoire de la chirurgie avant A. Paré, ne
dit rien de Nic. Bertruccius comme chirurgien : cependant cet auteur a traité de la
chirurgie ; il décrit la sonde percée de part en part et munie, à l'intérieur, d'une
tige de fer, d'un gros fil ou de laine.

parfois rationnelles, souvent barbares, le profit le plus net que l'on retire de la lecture de ces livres.

Les Salernitains sont encore mis dans ces ouvrages assez largement à contribution, et l'on y retrouve la division de la médecine en celle des pauvres et celle des riches; enfin le texte est tout parsemé de vers, suivant la mode salernitaine, malgré la prépondérance des Arabes.

Le quatrième groupe renferme des ouvrages *Sur la conservation de la santé et le traitement des malades par le régime* : le *Dictionnaire* de Vitalis de Furno, le *Commentaire* d'Arnaud de Villeneuve sur l'école de Salerne, et l'*Aggregator* de Jac. de Dondis. Vitalis a l'eau-de-vie en grande estime dans certaines affections, par exemple dans l'essoufflement, pourvu qu'on n'en abuse pas; et, notez cela au XIV° siècle, il la recommande pour conserver la viande, la rendre digestible. — Jac. de Dondis appartient à l'école averrhoïstique de Padoue ; son livre contient la matière médicale, la thérapeutique générale et spéciale en six livres.

Le cinquième groupe renferme les traités ou commentaires sur les fièvres de Galeatius de Sancta-Sophia et de Thomas de Garbo.

Dans le sixième, je range les *Consilia*, ou *observations médicales*, et particulièrement celles de Gentilis de Foligno (1), un des plus célèbres disciples de Thaddaeus.

Il y a aussi quelques spécialités qui constituent un huitième groupe, par exemple la peste et les eaux minérales.

Le neuvième groupe est réservé à la chirurgie représentée en Italie par Dinus dans son Commentaire scolastique sur Avicenne (2), en France par Guy de Chauliac, en Angleterre par Jean d'Ardern.

---

(1) Gentilis s'occupe plutôt des remèdes et décrit très-brièvement les maladies. J'y note deux cas d'amaigrissement progressif, une folie causée par la joie, l'usage des vésicatoires, une description de l'épidémie de Pérouse et de Gênes (1348-1349), des remèdes ridicules contre les hernies. Gentilis paraît avoir en tretenu ses élèves des malades qu'il soignait ou pour lesquels il donnait des consultations.

(2) Si je n'ai pas fait une classe à part pour les commentaires sur les ouvrages des Grecs ou des Arabes, c'est que la plupart des écrits dont je viens de rappeler les titres et d'indiquer sommairement le contenu, ne sont guère que des commentaires, et que les commentaires publiés expressément sous ce titre rentrent dans l'un ou l'autre des neuf groupes.

On a épuisé sur Guy de Chauliac toutes les formules d'éloge (1).
Je dirai, quant à moi, très-simplement ce que j'en pense, après
avoir enlevé à sa propre gloire toute celle qu'il doit aux larges
emprunts qu'il a faits et que lui-même avoue avec une entière
franchise ; car il est loin de se surfaire. Isolé au xive siècle, Guy
de Chauliac est hors de proportion ; mais, au milieu de ses
contemporains et surtout de ses devanciers, il se trouve dans la
vraie perspective. Guy nous apparaît comme un chirurgien surtout érudit, cependant expert, sans être très-hardi (2). Ce qu'il
a inventé de nouveau se réduit en partie à une bonne méthode
d'exposition, à prendre le juste milieu entre tous les excès : la
pusillanimité ou la témérité ; à choisir le meilleur en toute chose;
c'est presque le même portrait que celui d'Ambroise Paré au
xvie siècle, mais avec moins d'originalité. Il n'est pas plus, mais
non pas moins superstitieux que ses confrères ; écho de la chirurgie italienne, quand il abandonne Guillaume de Salicet, c'est
pour se trouver avec Lanfranc, et quand il quitte Lanfranc,
c'est pour se ranger du parti de Guillaume. Ainsi, tandis qu'au
xive siècle toute l'Europe est, pour la littérature, tributaire de
la France, pour les sciences, et en particulier pour la médecine,
la France est tributaire de l'Italie et même de l'Espagne arabe.
Dans l'histoire de l'Espagne aux xiiie et xive siècles on ne rencontre guère, en dehors des Arabes, que des noms volés aux Italiens et aux Français. Les historiens de la médecine espagnole,
par exemple Morejon, ressemblent trop souvent à certains oiseaux
qui prennent les petits des autres quand ils ne peuvent point en
avoir par eux-mêmes (3).

(1) Depuis quelque temps on s'est beaucoup occupé de Guy de Chauliac, cependant on n'a apporté presque aucun document nouveau sur sa vie, qui est peu
connue ; les archives locales en fourniraient sans doute. Il ne faut pas oublier de
remarquer que Guy était clerc. Il commença la rédaction de sa *Chirurgie* en 1363.

(2) La trousse de Guy se composait de ciseaux, pinces, éprouvette, rasoirs, lancettes, aiguilles et de cinq onguents : *basilicum* pour mûrir, *apostolicum* pour
mondifier, *blanc* pour consolider, *doré* pour incarner, *dialthaea* pour adoucir.

(3) Quoique nous ayons pour cette époque peu de notions sur l'état de la médecine en Angleterre et en Allemagne, on doit supposer que cette science n'y était pas
absolument négligée, puisque nous voyons tout à coup surgir de ces pays des ou-

Au temps de **Guy**, il y avait deux doctrines très-opposées relativement aux plaies de la tête. Suivant l'une, toutes les plaies
devaient être traitées par rugine et trépan pour donner issue
aux liquides qui s'amassent sous le crâne : les Grecs, les Arabes,
les maîtres de Salerne, presque tous ceux de Bologne, étaient de
cet avis. Suivant l'autre, adoptée par les Padouans, les Anglais et
les Français, on procédait en incarnant, consolidant et donnant
des breuvages pour empêcher la sanie. Quelques partisans d'un
juste milieu (Théodoric, Lanfranc et Henri de Mandeville) commencent par les emplâtres, et trépanent, s'il y a lieu, au bout de
quatre ou cinq jours. Lanfranc ne trépanait qu'en deux cas : dé-
pression de l'os, enfoncement des pointes. Dans sa jeunesse, Guy
était en grande perplexité devant des opinions si opposées; plus
tard, il s'est décidé à ne trépaner que dans les vastes contusions
avec fractures pour enlever les fragments.

Toutefois Guy montre parfois une certaine indépendance : ainsi,
à propos des apostèmes des mamelles, avec Galien, et contrairement à l'opinion de Lanfranc, il déclare n'avoir pas vérifié l'exactitude de l'aphorisme 40 de la V° section d'Hippocrate : « Un afflux
de sang aux mamelles présage la manie. » Au contraire, Lanfranc
raconte l'histoire d'une dame qui avait un abcès chaud à la
mamelle; lui, conseillait des calmants et des adoucissants; un
chirurgien laïque insistait sur les maturatifs; Lanfranc prédit la
manie. On n'y voulut pas croire, mais la manie se déclara; la
mort survint le troisième jour, et le pronostic de Lanfranc fut
exalté : aussi notre chirurgien semble tout heureux que la mort
soit venue lui donner raison.

Guy recommande d'ouvrir très-promptement les abcès de la
marge de l'anus.

Pour les plaies pénétrantes de poitrine, Roger, Roland,
Brunus, Guillaume de Salicet, Lanfranc, les veulent toutes maintenir ouvertes, afin que les matières retenues n'aillent pas au
cœur et aux autres parties nobles pour tuer le malade. Théo-

vrages considérables ; mais au xiv° siècle le travail a été si obscur et si peu original,
que nous avons perdu les traces historiques palpables. Quant à l'Espagne, elle est
submergée par le flot de la médecine arabe et juive; mais, en se retirant, ce flot
laisse un limon fécondant pour l'avenir.

doric et Henri de Mandeville commandent qu'on les ferme pour
que la chaleur et l'esprit vital ne s'exhalent pas trop. Guy, qui
ne suit ni les uns ni les autres, les maintient fermées quand il
n'y a pas d'épanchement, et ouvertes quand il y a épanchement.
Il ajoute que les plaies peuvent pénétrer et causer épanchement
avec ou sans lésion des membres intérieurs.

Au xive siècle, les barbiers sont surveillés par les chirurgiens,
et les chirurgiens cherchent eux-mêmes à s'affranchir du joug
des facultés de médecine (1). Cependant on voit bien par Guy
de Chauliac que les rebouteurs conservent la spécialité des fractures et des luxations. La pratique des amputations reste détestable; de telle sorte que la chirurgie s'agrandit moins peut-être
encore par la nouveauté des pratiques que par le bon jugement
et la sûreté de l'érudition. Nous avons un témoin de l'état de la
chirurgie en France peu après Lanfranc : c'est encore Guy de
Chauliac, qui achevait sa propre *Chirurgie*, moins de soixante-
dix ans après l'époque où Lanfranc publiait la sienne. Dans ce
traité, Guy donne une assez longue liste de chirurgiens et de médecins qui vivaient à Paris ou en province; et le jugement qu'en
porte Guy n'est pas fait pour modifier le nôtre : il leur reproche
de se suivre tous comme des grues.

Les historiens, les biographes, parlent du chirurgien anglais Jean d'Ardern sans l'avoir jamais lu (2), et d'après
Freind (3), qui lui-même ne le connaissait que par un très-petit
extrait de sa *Pratique sur la fistule à l'anus*, publiée en 1588,
et encore dans une traduction anglaise devenue si rare, que je
ne l'ai vue qu'au Musée britannique. Plus entreprenant que mes

(1) C'est seulement en 1311, sous Philippe le Bel, et non en 1260, sous saint
Louis, que Pitard commença à organiser la compagnie des chirurgiens; dès 1254
les chirurgiens avaient réclamé des examinateurs pour rivaliser avec la Faculté et se
défendre des barbiers.

(2) Quelques-uns des historiens modernes de la chirurgie gémissent de n'avoir pas
vu ni Ardern, ni avant lui les Quatre maîtres; mais personne n'a songé à les aller
chercher. Pour les Quatre maîtres, j'ai indiqué plus haut le chemin; pour Jean
d'Ardern, il ne s'agissait que d'aller à Oxford et à Londres.

(3) W. Beckett a aussi donné quelques notices sur ce chirurgien à propos des
écoulements uréthraux.

devanciers, je suis allé en Angleterre chercher les manuscrits d'Ardern, et je les ai copiés intégralement. Le plus important, le plus complet, et, à ce qu'il me semble, le plus correct, est celui du collège de Saint-Jean à Oxford.

De la vie d'Ardern on ne sait rien, sinon qu'il exerçait la chirurgie à Newmark en 1349, année de la peste, qu'il est venu à Londres en 1370, et qu'il a pratiqué en France, sans doute à la suite des armées anglaises. Son ouvrage est rempli de mots et de synonymes français. Il cite plusieurs ouvrages français ou italiens.

Sa *Pratique* est un ouvrage où manquent la méthode et l'ordre, mais où abondent les observations personnelles; à vrai dire, c'est une suite de petites monographies sur divers sujets de chirurgie, avec une foule de dessins très-curieux d'instruments ou d'opérations que j'ai pris soin de calquer. Ardern n'oublie pas non plus les recettes superstitieuses et la description des médicaments simples ou composés.

Son ouvrage débute par la *tortura oris*, qu'il faut traiter en agissant sur l'origine des nerfs. Pour les ulcères rongeants, il employait avec succès les onguents où entraient des sels arsenicaux, et en particulier le réalgar; mais il se plaint de quelques fâcheux résultats causés sans doute par l'absorption du poison.

Pour combattre la paralysie, il faisait chauffer un four, le remplissait de fiente qu'il recouvrait de linge, et y faisait coucher son malade. Il rapporte le cas d'une femme qui avait perdu complétement l'usage de ses bras et qui le recouvra par ce moyen.

Il se vante beaucoup des perfectionnements qu'il a apportés aux clystères, des services merveilleux qu'ils lui ont rendus et de l'argent qu'ils lui ont rapporté dans la cure de la passion iliaque et des calculs rénaux. Son invention consiste à percer la canule au bout et non pas sur les côtés, comme elle l'était de son temps, et à rendre la vessie plus solide et plus puissante en la tannant avec du sel marin.

Il a aussi des seringues particulières pour la vessie, contre l'ardeur d'urine, ou *chaudepisse*, car c'est ainsi qu'il la nomme.

Après cela vient un long régime contre le calcul vésical. Pour repousser la pierre engagée dans le canal, il se sert d'une sonde d'argent ou de laiton « qu'on trouve dans toutes les bonnes villes chez les orfévres ou fabricants d'épingles pour la tête des femmes ». Quand la pierre est engagée de façon à ne pas sortir, on incise le pénis avec une lancette, et l'on ne doit pas s'épouvanter si, après la suture, l'urine s'échappe d'abord par la plaie, attendu que cette plaie se cicatrise très-vite. — Je n'ai pas besoin d'ajouter que ce procédé n'est pas entièrement neuf.

Il fait un grand éloge du lait de femme pour les maladies des yeux.

A propos de la fistule à l'anus, il cite les noms des plus illustres seigneurs du temps et des gens de toute condition; il a bien soin de dire qu'il a toujours préludé à l'opération en convenant d'un bon prix (1), et que tous les autres médecins avaient abandonné les malades qui se sont confiés à lui, ajoutant que Dieu révèle souvent aux humbles ce qu'il refuse aux savants.

A ce qu'il prétend, personne en Angleterre ne savait guérir cette maladie, pas même un frère du pays de Galles, qui se vantait, mais bien à tort, d'en triompher (2); même à ce propos, il met l'expérience fort au-dessus du plus beau raisonnement, entremêlant le tout des plus magnifiques préceptes sur les devoirs des médecins.

Les instruments pour opérer la fistule sont un *sequere-me* ou *stilet;* un *acus rostrata*, espèce de bistouri en forme de faux avec manche d'argent; un *tendiculum* qui servait à serrer graduellement le fil appelé *frenum Caesaris*.

L'invention de Jean d'Ardern consiste donc, non pas en un procédé, mais en un instrument nouveau, le *tendiculum*, auquel il avait recours, soit qu'il se contentât de la ligature, soit qu'il y joignît la section avec le bistouri.

Parmi les auteurs que cite Guy de Chauliac et qui sont à peu près ses contemporains, on remarque un certain Benevenutus

(1) 100 marcs et une rente de 100 sols; en tout cas, jamais moins de cent sous d'or, attendu « qu'il ne faut pas compter sur la reconnaissance des malades, mais seulement sur les honoraires ».

(2) Il ne révèle son secret (en 1370) que parce qu'il est vieux et qu'il en a tiré de très-beaux bénéfices.

(ou Bienvenu) qui a écrit sur les maladies des yeux. Malgaigne n'a connu cet auteur et son livre que par une traduction française manuscrite, abrégée et incomplète. Le livre imprimé existe cependant à la Bibliothèque impériale (1), où je l'ai lu, : il est sans date et d'environ 1474 d'après Panzer ; le nom de l'auteur est Benevenutus Grassus Hierosolimitanus ; il paraît appartenir à la nation juive, avoir exercé aussi à Salerne (2) et à Montpellier.

Sa préface est des plus emphatiques et des plus vaniteuses ; il offre à l'univers entier un livre qui *illumine tout le corps*, et qui traite d'un sujet que personne avant lui n'avait manié pratiquement et scientifiquement. Malgré les ridicules prétentions de l'auteur et ses fanfaronnades, tout n'est pas nouveau dans son livre : plus d'un moyen de traitement se lit dans les Salernitains, dans Jesu Ali ou dans Abulcasis ; néanmoins j'y ai relevé et j'ai signalé une foule de particularités dignes d'être connues. — Il y a notamment, parmi les espèces de cataracte, la deuxième que je recommande à mon savant confrère M. Sichel (3), comme répondant au glaucome ; la couleur de l'œil, la soudaineté de la *descente* du mal, son incurabilité et d'autres signes ne me semblent guère laisser de doute sur ce diagnostic.

Si, au xive siècle, la médecine ne sort pas des vieilles ornières, si la chirurgie, tout en conservant, en France comme en Italie, le caractère clinique qu'elle avait repris à Salerne, ne fait pas de notables progrès, surtout pour les opérations, l'anatomie, du moins, commence à entrer dans de nouvelles et meilleures voies. Au début du xiiie siècle, une ordonnance royale avait prescrit, à Salerne, la dissection d'un cadavre, substitué aux cochons sur lesquels on faisait, avant ce temps, les démonstrations anatomiques. Le 7 mars 1308 parut une autre ordonnance, qui entre dans plus de détails et accorde plus de cadavres ; or, c'est justement à cette époque que florissait Mundinus, ce médecin

(1) J'ai vu deux mss. complets à la bibliothèque du Vatican.

(2) Il parle de sa pratique dans la Pouille, et rapporte plusieurs termes du patois napolitain.

(3) Ceci était écrit quand la mort est venue frapper ce savant ophthalmologiste dont on n'invoquait jamais en vain ni l'érudition ni l'obligeance.

célèbre que cinq villes d'Italie se disputent (1), comme autrefois la Grèce pour Homère. Mundinus n'est pas le premier qui, à Bologne (où il professait l'anatomie), ait étudié des cadavres humains en 1315; dès 1302, nous voyons que Guillaume de Varignana, assisté de physiciens et de médecins-chirurgiens, a pratiqué des autopsies à l'effet de découvrir un poison, et qu'il fit connaître en même temps l'état des parties internes. Dans cette même ville (et non à Milan, comme on l'a dit), Guillaume de Salicet, avant Guillaume de Varignana, ouvre aussi des cadavres et note un engorgement sanguin du poumon. Vers le milieu du XIII⁰ siècle, Thaddaeus fait allusion à des dissections; et plus tard Bertruccius les mentionne positivement. Il y avait donc, en Italie, un courant d'opinion scientifique en faveur de l'anatomie humaine qui triompha peu à peu des préjugés, et força la main à l'autorité ecclésiastique et à l'autorité civile. Malheureusement, en France, les résistances furent plus longues, plus opiniâtres, et, dans son *Histoire des anciennes écoles de Paris*, notre savant confrère, M. Chereau, nous fait assister au spectacle de toutes les tribulations que les médecins firent endurer aux chirurgiens pour crime de dissection sur des cadavres. C'est en 1376 seulement qu'à Montpellier un premier triomphe est obtenu, et l'Espagne, encore plus arriérée, attend jusqu'au milieu du XVI⁰ siècle. Il y a lieu de croire que les miniatures qui accompagnent l'*Anatomie* de Henri de Mandeville, et qui représentent l'intérieur des cavités humaines, ont été dessinées de fantaisie.

Les préjugés du vulgaire sont encore moins enracinés que ne sont vivaces les routines des savants (2). Ainsi Mundinus suit les divisions du Salernitain Copho, qui avait disséqué des cochons; il ne profite guère de ce que la nature lui offre à contempler pour le foie, pour le cœur, pour le cerveau ou le poumon; il la délaisse trop souvent pour suivre Galien ou les Arabes : je vous en ai mis les preuves nombreuses sous les yeux, même pour les or-

(1) Les témoignages les plus authentiques sont en faveur de Bologne. Il mourut en 1326.

(2) Le gros de l'anatomie du XIV⁰ siècle est arabico-galénique. Les chirurgiens, Guy lui-même, qui ne paraît pas avoir disséqué de cadavres humains, ne font pas exception.

ganes génitaux femelles; car, bien qu'il ait anatomisé au moins deux femmes en 1315, l'une en janvier, l'autre en mars (1), il décrit ces organes d'après les animaux et comme le médecin de Pergame. Le commentateur de Mundinus, Bérenger de Carpi, a corrigé beaucoup de ces erreurs, mais avec une trop respectueuse déférence, et pas assez de connaissances positives.

Le XIVᵉ siècle est un résultat, puisqu'il a tenu entre ses mains toute la médecine gréco-arabe; c'est aussi un acheminement, puisque, dès les premières années de ce siècle, à la sollicitation du roi Robert, Nicolas de Reggio introduisait de nouveaux livres de Galien traduits directement du grec en un meilleur style que n'était celui des traductions arabes; — puisqu'en anatomie on commence à disséquer des cadavres humains; — puisqu'en médecine on a des *consultations*, et qu'en chirurgie interviennent parfois des méthodes rationnelles et des observations bien faites; et qu'enfin dans ces trois directions il y a quelques élans d'indépendance à l'égard des Arabes, et quelquefois à l'égard de Galien lui-même (2); — ce qui n'empêche pas que le populaire et les savants sont au même niveau pour la croyance aux superstitions.

On peut, négligeant les divisions secondaires, partager toute l'histoire des sciences médicales en trois grandes périodes, qui correspondent aux trois degrés principaux du développement de la médecine : période de formation et d'accroissement; — période de conservation, de dissémination, mais en même temps d'affaiblissement; — période de régénération et de reconstitution par une prise de possession lente, mais continue, décisive, des principes scientifiques, et par la prépondérance toujours croissante de la méthode d'observation (3).

(1) Voy. Haeser, *Lehrbuch der Gesch. der Medic.*, p. 334. — Les textes de Mundinus sont très-clairs, quoi qu'en dise Mich. Medici (page 22 de son savant *Compendio storico della scuola anatom. di Bologna*, Bol., 1857, in-4°).

(2) Au XIIIᵉ siècle, Thaddaeus et son école critiquent Galien et les Arabes; les averrhoïstes attaquent les orthodoxes; au XIVᵉ, Pierre d'Abano tâche de concilier les opinions contraires; avant lui on ne s'apercevait même pas des contradictions.

(3) Cette méthode, pratiquée par les Hippocratistes, par les médecins alexandrins, par Galien, même par quelques-uns de ses successeurs immédiats, à peu près com-

Il y a quatre moments principaux dans l'histoire de l'humanité : le siècle de Périclès, qui donne à la pensée son plus brillant essor et son plus noble vêtement; — la venue du christianisme, qui délivre les âmes; — le xvıᵉ siècle, qui affranchit les esprits; — le xvııᵉ, qui émancipe les peuples. Pour nous, Messieurs, c'est du siècle de Périclès, par Hippocrate, du xvıᵉ siècle, par Vésale, surtout du xvııᵉ, par Harvey, que datent nos grands jours. Ce ne sont ni les extravagances de Paracelse, ni les témérités de Van Helmont, ni les autres révoltes aventureuses et intempestives contre le galénisme qui ont sauvé la médecine ; c'est, dans l'ordre des temps, par l'anatomie d'abord, puis par la physiologie, enfin par la clinique, qu'elle a été régénérée et transformée, maintenant elle repose sur des bases solides, puisque ces bases sont les principes mêmes de la méthode scientifique. Il serait difficile aujourd'hui d'imaginer, du moins de faire prévaloir un système médical *à priori*, avec la prétention de ranger toutes les maladies sous une formule commune, comme au temps de Sylvius, de Boerhaave, d'Hoffmann, de Brown ou même de Broussais. Je n'approuve pas tout ce qui se fait en médecine aujourd'hui ; mais ce que j'approuve sans réserve, c'est la méthode qui préside à toutes les recherches, parce que cette méthode trouvera en elle-même les moyens de corriger les erreurs, ou de modérer l'ardeur des conclusions.

La réforme de la médecine a eu deux mobiles qui, tous deux, sont le produit d'une réaction légitime et opportune : réaction contre la littérature arabe au profit de la vieille littérature classique, à peu près oubliée ; réaction contre le principe d'autorité qui dominait dans les plus hautes régions de l'intelligence, imposé non pas seulement par les Arabes, mais par tout ce qui gouvernait, enseignait, dirigeait. Une circonstance accidentelle détermina la première réaction : la prise de Constantinople et par suite la dispersion des Grecs ; l'érudition grecque réveille et avive l'érudition latine : toutes deux, favorisées par la découverte de l'imprimerie, livrent de rudes assauts à une littérature bâ-

plétement abandonnée dans l'empire de Byzance, retrouve une faveur passagère chez les Arabes, mais bien plutôt pour l'histoire naturelle que pour la médecine, et n'est jamais ni complétement ni partout oubliée en Occident.

tarde et assoupissante, à la littérature arabe. C'était un pas
timide, mal assuré, mais enfin c'était un premier pas vers une
pensée plus libre, vers des recherches plus indépendantes; c'était
aussi un retour marqué vers les beaux modèles. Toutefois
l'érudition, qui pouvait changer l'état des lettres, ne suffisait pas
à modifier sensiblement le domaine des sciences, et bientôt
même l'érudition tendit à remplacer la tyrannie des Arabes par
le despotisme des Grecs. Ce ne sont pas les textes, ce sont les
faits qui créent les sciences, et la critique historique ne pouvait
parvenir dès ses débuts, et sans terme de comparaison, à dégager
de fausses explications ou de commentaires oiseux les faits bien
observés par les anciens. On avait un fardeau de moins, cependant on ne pouvait faire un pas de plus; il fallut qu'une autre
impulsion parallèle, non fortuite cette fois, vînt soutenir et diriger les tentatives de l'érudition.

Dès le milieu du xv° siècle, l'Europe se trouve à l'étroit; l'esprit ne peut plus s'enfermer dans les vieilles formules; le désir
de savoir est universel; de tous côtés on est en quête de quelque
chose; on néglige son repos, on expose sa vie: le spectacle des
croisades se renouvelle dans des limites plus restreintes et pour
un but tout différent : on cherche des mondes inconnus et des
sciences ignorées; même on ose déjà soulever le voile qui défend le sanctuaire! Au milieu de cette ardeur inouïe, de cet en-
traînement général et de ces découvertes calculées ou imprévues,
qui chaque jour enflammaient la curiosité, la médecine ne devait
pas rester stationnaire; les savants qui ne pouvaient ou qui ne
voulaient pas aller chercher aux Grandes-Indes quelque plante
nouvelle, se rendaient à l'amphithéâtre ou recueillaient des *observations* : on ouvrit des cadavres, on examina des malades; puis
on conçut des doutes sur la physiologie et sur l'anatomie des
Grecs; on détruisit quelques erreurs matérielles; en un mot, on
sembla vouloir s'essayer à la méthode expérimentale qui, un
moment, au xiii° siècle, avait été remise en honneur, mais
prématurément, par le moine franciscain Roger Bacon.

La fin du xv° siècle est à la fois un *sommaire* et une *préface*.
Averrhoès est célébré par Dante pour avoir écrit le *Grand*

Commentaire sur les livres d'Aristote; le xve siècle se recommande à l'attention de l'historien pour avoir fait le *Grand Commentaire* sur Avicenne (1). Tout ce que la théorie a *imaginé*, tout ce que la pratique a *observé*, est venu se grouper autour de ce texte. Voilà comment le xve siècle est un *sommaire;* c'est en même temps une *préface*, puisque, dès ses premières années, ce siècle, s'engageant dans des sentiers qui n'étaient presque plus fréquentés, publie des *consultations*, et laisse entrevoir l'étude de la nature derrière l'interprétation des textes. Une des préoccupations du xvie siècle a été justement d'écarter le poids des formidables gloses qui écrasaient la lettre, tuaient l'esprit et masquaient les perspectives nouvellement ouvertes.

Au début du xvie siècle, nous rencontrons les *érudits* et les *critiques* : éditeurs, traducteurs, commentateurs enthousiastes des auteurs grecs, Cornarius, Nic. Leonicenus, Gonthier d'Andernach, Houllier, Fuchs, Gorrée, Duret, Foes, Mercurialis, Champier, Montanus, Vallesius, J.-B. Sylvaticus, les Estienne et bien d'autres; puis se développe la phalange des anatomistes, qui tantôt déterrent les cadavres, où tantôt se disputent ceux que l'autorité accorde par faveur, et sur lesquels il fallait voir en quelques jours tous les organes et toutes les parties. Vésale, plus heureux que les Mundinus, les Gabriel de Zerbi, les Hundt, les Achillini, les Bérenger de Carpi, les Massa, les Sylvius (2), avait un bon théâtre anatomique, et put répéter ses observations sur plusieurs sujets. Les noms de ses émules, Fallope, Ingrassias, Eustachius, Colombus, Arantius, Varole et d'autres, se rattachent à d'importantes découvertes anatomiques. Quoique l'école de Paris se soit particulièrement distinguée par sa soumission aux dogmes de Galien et par sa résistance aux acquisitions si précieuses faites par l'anatomie et par la physiologie, elle n'a pu arrêter ce double courant; elle a même fini par s'y laisser en-

(1) Sans négliger les autres auteurs arabes, surtout le ixe livre du traité de Rhazès *Ad Almansorem.*

(2) Voyez Chéreau, *Les anciennes écoles de médecine de la rue de la Bûcherie* (Paris, 1866, p. 15 et suiv.). — Dans les premiers temps de l'anatomie humaine, comme je l'ai répété bien souvent, on *ouvrait* les cadavres, mais on ne *disséquait* pas.

traîner et par professer les *nouveautés*. C'était, on en conviendra, un bien dur sacrifice après les spirituelles boutades et les violentes invectives de Guy Patin ; mais les écoles, pas plus que les digues, ne peuvent résister aux torrents impétueux : on a beau faire le procès à l'anatomie humaine, à la circulation, à l'antimoine, au quinquina, à la pathologie générale, à la physiologie pathologique, à l'histologie, tout cela pénètre de gré ou de force : les anciens maugréent, les jeunes applaudissent.

En même temps que l'anatomie faisait des progrès et que la physiologie essayait, mais un peu en aveugle, ses forces avec Michel Servet, avec Columbus ou Césalpin, la clinique trouvait (et cela par la suite logique des faits) d'habiles représentants dans la personne de Benivenius (dont je vous ai fait connaître une série d'*observations* nouvellement publiées par M. Puccinotti), de Benedictus, de Fracastor, de Thaddaeus Dunus, de Massa, de Septalius, de Brassavola, de Fernel, de Baillou, de Forestus, de F. Plater, de Schenck von Grafenberg, etc. Voilà pour la médecine ; pour la chirurgie, comment ne pas esquisser, au moins, l'histoire du collége de Saint-Côme, de ses membres et de leurs luttes contre l'École et les barbiers ? comment aussi ne pas s'arrêter avec complaisance devant les noms de Vigo, de Marianus Sanctus, de Maggi, de Fabrice d'Acquapendente, de Tagliacozza, d'André Alcazar, de Gersdorff, de Würtz, de Paré, des Colot, de Tagault, de Franco, de Roeslin ? Nous ne pouvions laisser de côté non plus, ni l'examen des premières descriptions de la syphilis, ni celle de la suette anglaise et de quelques autres maladies épidémiques qui ravageaient le monde et dont la description remplit tant de volumes, ni les discussions sur le lieu de la saignée, ni les nouvelles doctrines sur le pouls, ni même l'*Uroscopie*, ou si l'on aime mieux, l'*Uromancie*, ni enfin les rêveries astrologiques.

L'histoire de la médecine en France au XVII° siècle se lit presque tout entière dans Molière et dans le *Journal de la santé du roi Louis XIV ;* nous avons tâché cependant de retrouver quelques-uns de nos titres de noblesse submergés dans ce bourbier de sang et d'humeurs peccantes qui débordent sous la main homicide des Purgon et des Diafoirus du grand siècle. L'histoire de la médecine à l'étranger, où naissent et meurent tant de systèmes, et toute l'histoire de l'anatomie, de la chirurgie, de la physiologie, même en France, nous ont consolé du triste spectacle donné par nos médecins.

Au premier abord, le xviiie siècle ne paraît pas différer sensiblement du xviie ; on y pourrait remarquer les mêmes contrastes : mouvements en avant et déviations étranges ; cependant il n'est pas malaisé d'y voir un progrès sur le xviie : des systèmes nouveaux surgissent qui ne valent guère mieux que les anciens ; mais comme Haller est beaucoup plus physiologiste que Hoffmann et que Stahl, son système de l'irritabilité est, en certains sens, plus près de la vérité que le dynamisme mécanique, surtout que le vitalisme dont on fait tant de bruit en ce moment. D'ailleurs on peut juger l'arbre par les fruits : Boerhaave et Hoffmann sont sans écho ; leurs théories aboutissent à une interminable logomachie ; la doctrine de Stahl n'a jamais donné un résultat scientifique, tandis que Haller conduit à Brown, Brown à Bichat, Bichat à Broussais, c'est-à-dire au plus ample développement de l'anatomie, et surtout de la physiologie pathologique. Puis n'oublions pas que le xviiie siècle est le siècle où la théorie chimique de la respiration essaye de compléter la découverte de la circulation (1). Au xviiie siècle, toutes les erreurs qui survivent n'équivalent pas à toutes les erreurs qui succombent.

Certaines formes brillantes du pouvoir absolu peuvent se concilier avec l'éclat des lettres ; les grands siècles littéraires en portent presque tous témoignage : la beauté du langage devient pour l'écrivain une compensation à l'asservissement de la pensée, mais jamais la pleine prospérité des sciences n'a pu s'accommoder de la soumission aveugle à quelque autorité que ce soit, pas plus à celle de l'État qu'à celle de l'Église. Voilà, Messieurs, ce qui explique comment et pourquoi ces deux siècles, le xviie siècle et le xviiie, ont, dans l'histoire de la médecine, en France, un rôle si dissemblable.

Telle est, Messieurs, l'esquisse du tableau dont je me propose de déployer successivement les diverses parties sous vos yeux. Si j'entre dans plus de détails que je n'ai eu jusqu'ici coutume

_____

(1) Le xixe siècle a pour apanages l'appareil nerveux et le foie.

de le faire; si je cherche à vous peindre les hommes en même temps que les événements scientifiques dont ils sont les héros, c'est que ces hommes font une grande figure et que ces événements tiennent une grande place dans notre histoire.

Plus nous nous rapprochons du temps actuel, plus aussi nous trouvons d'intérêt et de profit dans une exposition qui replace sans cesse sous nos yeux les essais fructueux des réformateurs de la médecine; nous saisissons mieux aussi les rapports de filiation; et, quoiqu'ils ne manquent pas pour les périodes les plus anciennes, puisque le mouvement est continu et qu'un échelon nous porte vers un autre, il est néanmoins plus aisé d'apercevoir ces rapports au moment où nous sommes parvenus. Entre Vésale ou Harvey et Bichat, entre les cliniciens du XVIe ou du XVIIe siècle et les cliniciens modernes, le rapprochement se fait avec moins d'efforts pour les esprits peu habitués aux spéculations historiques qu'avec les écoles hippocratiques, avec celle d'Alexandrie, avec Galien, surtout avec le moyen âge si mal apprécié.

Je puis, en terminant cette leçon, me rendre au moins ce témoignage, que je n'ai pas un instant dévié de mon plan primitif et que j'ai toujours eu présentes à l'esprit les deux thèses dont j'ai fait, dès le début de ce cours, la base de mon enseignement. J'ai d'abord voulu montrer la perpétuité de la médecine depuis ses origines, aussi bien entre Homère et Hippocrate qu'entre le VIe et le XVe siècle de notre ère, et constater que, malgré certaines oscillations souvent voisines de la chute, la science médicale, dans l'une ou l'autre de ses parties, a fait un pas en avant presque au bout de chaque siècle, même au bout des siècles les plus obscurs ou les plus troublés; — en second lieu, tous mes efforts ont tendu à prouver que les vrais progrès de la médecine, ceux qui transforment à la fois la pathologie générale et la thérapeutique scientifique, tiennent à peu près uniquement aux progrès de la physiologie. Je crois que, par la démonstration de ces deux thèses, on rend un égal service à l'histoire et à la pathologie.

XV

Sommaire. — Fin de la période conservatrice. — Sérieuses tentatives de réformes. — D'abord on abandonne les Arabes pour revenir aux Grecs, puis on ose mettre en discussion l'autorité des Grecs eux-mêmes. — Le xv° siècle est le dernier des siècles conservateurs. — Il nous offre un sujet tout particulier d'études, les *consultations médicales*. — Au xvi° siècle l'esprit commence à s'émanciper par l'érudition, il s'enhardit encore par l'étude de l'anatomie; les *observations* succédant aux *consultations*, il n'y a plus qu'à attendre les grandes découvertes de la physiologie pour que l'ère nouvelle succède à l'ère ancienne. — Vaines et dangereuses tentatives de Paracelse. — De quelques maladies particulières au xvi° siècle. — Esquisse de l'histoire des xvii° et xviii° siècles.

Messieurs,

Cette leçon est un *résumé* et un *programme* : le résumé du cours de l'année scolaire 1866-1867 (xv° et xvi° siècles), le programme de celui que je vais avoir l'honneur de faire devant vous durant la présente année. Par le résumé, le professeur renoue la chaîne des temps, marque le point de départ, ravive les souvenirs de son ancien auditoire, et dispose les nouveaux assistants à mieux comprendre la suite du développement historique. Comme il n'y a ni un personnage ni un fait isolé dans l'histoire, celui qui ne sait rien ni des tenants ni des aboutissants est incapable de connaître exactement, d'apprécier et de mettre à sa véritable place quelque auteur et quelque événement que ce soit. A son tour, le programme indique le but vers lequel on se dirige, fixe les grandes lignes du sujet qu'on va traiter, appelle l'attention, provoque les recherches sur les points les plus controversés ou les plus obscurs, de telle façon que l'auditeur, ainsi averti, entre d'avance en communication avec le professeur et peut au besoin lui venir en aide.

Au début de cet enseignement, et d'après un plan levé à vol d'oiseau, j'avais partagé l'histoire des sciences médicales en trois années : l'antiquité; — le moyen âge, la renaissance et le

XVIᵉ siècle; — le XVIIᵉ et le XVIIIᵉ siècle; mais nous entrons aujourd'hui dans la quatrième année, je touche seulement au XVIIᵉ siècle, et j'ai à peine l'espoir d'arriver jusqu'à la fin du XVIIIᵉ. Est-ce donc ma faute si l'abondance des matières, si votre attention soutenue, si votre désir marqué de ne pas effleurer les questions, si enfin la nouveauté et l'intérêt de l'histoire de la médecine, au moyen âge et à la renaissance, m'ont attardé plus longtemps que je ne pouvais le prévoir?

Je suis donc, Messieurs, tout excusé à vos yeux; je ne vous ferai même pas l'injure de réclamer aujourd'hui votre indulgence pour les détails où je dois entrer cette année à propos des deux siècles qui nous restent à parcourir; ce serait supposer que vous en méconnaissez l'importance et que vous ignorez combien sont grands les développements qu'a pris alors la littérature médicale. Au moment où venaient de se rompre l'unité de l'empire et l'unité de l'Église, notre littérature perdait également la sienne : si la langue latine domine encore au XVIIᵉ siècle, si la parole des anciens conserve son prestige, il n'en est pas moins vrai qu'on écrit beaucoup dans les langues modernes, que la division du travail se dessine de plus en plus, que chaque pays a ses auteurs, ses livres, ses systèmes, ses écoles, enfin que l'observation de la nature reprend chaque jour quelques-uns de ses droits. Après avoir navigué sur une mer fermée, nous entrons à pleines voiles dans un océan à peu près sans limites, et tout parsemé d'îles où nous devons relâcher, ne fût-ce que pour un instant.

Mais ne devançons pas les temps, retournons sur nos pas, ou plutôt regardons en arrière pour mesurer le chemin déjà fait, avant de chercher de nouvelles contrées.

Avec la fin de l'année 1865, nous sommes arrivés au VIᵉ siècle de notre ère, c'est-à-dire à la transformation de la médecine gréco-latine en médecine néo-latine. L'année 1866 a été tout entière consacrée à la période comprise entre les premières années du VIIIᵉ siècle et les dernières du XIVᵉ. Dès le Xᵉ siècle, la médecine néo-latine est graduellement remplacée par la médecine salernitaine qui rayonne dans toute l'Europe lettrée, et qui est fille des vieilles traductions d'Hippocrate, de Galien et d'autres auteurs

grecs.—Le XII° siècle est à moitié salernitain et à moitié arabe ;
au XIII°, l'arabisme prend le dessus, cependant on cite assez souvent les Salernitains. Au XIV°, les Arabes sont maîtres de toutes
les positions ; on ne connaît même plus les Grecs que par l'intermédiaire des traductions arabes ; Galien travesti et Aristote défiguré se partagent le monde.

Le premier soin d'un voyageur bien avisé, en entrant dans une
ville qui lui est inconnue, est de monter sur les plus hauts som-
mets afin d'embrasser d'un coup d'œil le panorama de la cité et
de ses environs ; de même, quand un professeur aborde l'étude
d'une période nouvelle, il doit, prenant son auditoire par la
main, le conduire sur les hauteurs de cette période afin d'en
mesurer ensemble l'étendue et la profondeur ; les horizons et les
divers étages ou escarpements sont déterminés par la multitude
et la diversité des livres qui se lisent ou se produisent pendant une époque. C'est en jetant d'abord un coup d'œil général
sur ces ouvrages, puis en les classant par groupes naturels, eu
égard à leurs affinités, qu'on peut, même sans entrer dans aucun
détail, trouver les traits caractéristiques d'une période de l'histoire des sciences. Essayons ce procédé pour donner la formule
du XV° siècle.

Ce siècle est actif et cependant stérile : actif pour la médecine
comme pour toutes les autres branches des connaissances humaines, puisqu'il produit beaucoup de livres ; stérile puisqu'on
n'y peut signaler presque aucun véritable progrès scientifique.
Prouvons en premier lieu que le XV° siècle est actif, nous verrons
ensuite pourquoi, en quoi et jusqu'où il est réellement stérile. Les
copistes d'abord, puis les imprimeurs qui se sont répandus en
quelques années dans presque toutes les grandes villes, multiplient les exemplaires. Les auteurs sont également plus nombreux qu'aux siècles précédents. Le dépouillement du *Reperto-
rium bibliographicum* de Hain conduit aux résultats suivants :
on possède environ huit cents incunables pour les sciences
médicales, c'est-à-dire huit cents ouvrages imprimés avant l'an
1500. — Ces incunables peuvent se diviser en trois catégories :
les ouvrages anciens, les ouvrages du moyen âge, et ceux qui

ont été rédigés pendant le xv° siècle lui-même. Il est curieux de voir, en décomposant les chiffres de ces trois catégories, quels auteurs antérieurs au xv° siècle, quels de leurs écrits avaient le plus de vogue, et aussi quels sujets les écrivains de ce même xv° siècle traitaient de préférence.

Parmi les ouvrages anciens (je comprends sous cette rubrique les Grecs, les Latins et les Arabes), Hippocrate figure seulement huit fois, et encore pour de petits traités : *Aphorismes; Pronostic; Lettre sur la folie à Démocrite; Des songes; De la nature de l'homme; Serment; Loi; Art;* — Galien, une fois pour ses *OEuvres*, six fois pour divers ouvrages : la *Thérapeutique* (en grec); les *Lieux affectés;* les *Tempéraments;* le *Petit Art;* l'*Introduction;* — de Dioscoride, il n'y a qu'une édition grecque et une édition latine; — de Paul d'Égine, une seule édition latine que je n'ai jamais vue et dont j'ignore le contenu; c'est peut-être le livre sur l'hygiène.

Si les Grecs sont à ce point négligés, Celse du moins sauve l'honneur des Latins, car il a été imprimé cinq fois, quatre fois dans sa langue originale, une fois en traduction italienne. Mais, en revanche, quelle profusion d'Arabes! Surtout quelle prédilection pour les ouvrages de recettes et de matière médicale, pour ceux aussi qui résument la médecine, la chirurgie, l'hygiène et la matière médicale! Isaac, Ali Abbas, Averrhoès, n'ont chacun qu'une édition; Avenzohar en a trois, tandis qu'on en compte six pour le *Bréviaire* et la *Matière médicale* de Sérapion; quatorze pour l'*Antidotaire*, le *Formulaire*, le *Mémorial thérapeutique* de Mésué; une édition du vaste *Continent* de Rhazès, et onze de ses *Opuscules;* puis, ce qui ne surprendra personne, d'Avicenne, du « prince des médecins arabes », on ne possède pas moins de dix-huit éditions, quatorze du *Canon*, et quatre pour d'autres ouvrages! Nous ne sommes plus habitués à des *Manuels* de cette taille.

Des Salernitains, on ne connaît guère que l'*Antidotaire* de Nicolaus *Praepositus* ou *Salernitanus (quatre éditions);* la *Pratique*, les *Gloses* et la *Matière médicale (Circa instans)* de Platearius *(quatre);* à quoi il faut ajouter plus de vingt éditions de l'*École de Salerne*, plus de trente des *Secrets* du petit Albert, des *Herbiers* en grand nombre, quelques Macer Floridus, Gilles de Corbeil (*trois*), Arnaud de Villeneuve sous toutes les formes.

Dans la foule des auteurs du moyen âge, on distingue la *Rose* de Jean de Gaddesden (*une édition*); le *Lis* de Bernard de Gordon (*huit*, dont une en français, l'autre en espagnol); les *Aréoles* ou le *Parterre* de Jean de Saint-Amand, auquel on adjoignit, quelques années plus tard, le *Laurier* de Gilbert l'Anglais; le *Clarificateur* de Jean de Tornamire; les *Commentaires* de Thaddaeus; les *Secrets* de Guillaume de Varignana; le *Trésor des pauvres* de Jean XXII (Pierre d'Espagne, — *six*, dont quatre en italien); l'*Aggregator*, ou le *Promptuarium medicinae* de Jac. de Dondis; les *Pandectes* de Matthaeus Sylvaticus (*onze*); la *Clef* de Simon de Gênes (*trois*; — ce sont deux *Dictionnaires* des termes de médecine et de matière médicale). Chez les érudits, ou les riches, on rencontre encore les *Conseils*, les *Commentaires* et autres ouvrages de Gentilis de Foligno (*dix-neuf*); les *Commentaires* et les *Gloses* de notre Jacques des Parts, l'*Élucidateur* et la *Somme* des deux Garbo, les volumineux *Sermones* de Nicolaus Falcutius, les *Conseils* de Montagnana, le *Conciliateur* de Pierre d'Abano, ainsi que son traité *Des vénins* (*quinze*). Les anatomistes, Mundinus (*sept*); les *chirurgiens* arabes (Abulcasis) ou arabistes (français et italiens), Lanfranc, Guy de Chauliac, Guillaume de Salicet, Theodoricus, Brunus, Roger et Roland, réunis ou imprimés séparément, ne sont pas non plus oubliés. Il y a enfin deux ouvrages, ou plutôt deux recueils qui ont joui d'une trop grande réputation pour qu'ils soient passés sous silence : le *Fascicule de médecine* (1), publié par Jean de Ketham (*trois*), et surtout l'*Articella* (*six*), où sont rassemblés, outre divers opuscules sur les urines et le pouls, les ouvrages d'Hippocrate et de Galien

_____

(1) La composition de ce *Fascicule* (comme celle de l'*Articella*) varie un peu suivant les éditions. C'est un recueil d'opuscules écrits par divers auteurs, et qui représentait en abrégé l'ensemble des sciences médico-chirurgicales. J'ai reconnu, ce qui avait, ce me semble, échappé à nos bibliographes, que les deux ouvrage excessivement rares et intitulés : l'un, *Epilogo en medicina y en cirurgia conveniente ala salud* (1495), l'autre, *Libro de medicina llamado Compendio de la salud humana* (1516), sont des traductions espagnoles du *Fasciculus medicinae* avec quelques légères modifications.

qui étaient alors en circulation, quelques parties d'Avicenne, de Rhazès et même des *Fleurettes* cueillies dans le jardin de Celse (1).

La composition d'une bibliothèque médicale au xve siècle est donc fort simple, si l'on ne tient compte que des livres imprimés: les Grecs n'y figurent guère que pour mémoire; les Latins n'y sont représentés que par Celse; les Arabes et leurs commentateurs, imitateurs ou disciples serviles, y abondent; les Salernitains n'y sont admis que pour les ouvrages de recettes. Il est vrai que dans les deux premiers tiers du xve siècle il n'y avait que des manuscrits, et qu'au troisième tiers, c'est-à-dire aux débuts de l'imprimerie, les manuscrits étaient mêlés aux imprimés. Mais nous pouvons affirmer, après avoir examiné et décrit avec soin les manuscrits médicaux latins du xve siècle conservés dans les principales bibliothèques de l'Europe, que la proportion entre les imprimés et les manuscrits reste sensiblement la même. Ce sont, en général, les ouvrages ou les auteurs qui ont été le plus souvent imprimés avant l'an 1500 qui étaient aussi le plus copiés de l'an 1400 vers l'an 1470 ; ce sont ceux-là encore qu'on a continué à multiplier en manuscrits même après que des exemplaires imprimés étaient entrés dans la circulation. Les manuscrits français du xve siècle que j'ai vus et copiés ou analysés à Paris, dans diverses bibliothèques des départements, en Angleterre, à Rome, à Venise, à Turin, en Allemagne, contiennent des traductions de médecins salernitains, de chirurgiens italiens, d'ouvrages sur l'hygiène tirés des Arabes, des Herbiers, des recettes, et de mauvais vers.

S'il est curieux de pénétrer dans la bibliothèque d'un médecin

(1) Un point important à noter en passant, c'est qu'au xve siècle, les lieux où l'on a imprimé le plus de livres, et en particulier le plus de livres de médecine, ne sont pas toujours des centres littéraires, mais des officines commerciales. Par exemple, on lit beaucoup à Paris et à Padoue, et l'on y imprime peu. Un petit nombre de livres médicaux sort de Bologne ou de Bâle, qui devinrent plus tard si célèbres par leurs imprimeries, surtout Bâle, en même temps qu'elles perdaient de leur renommée littéraire. Lyon, Leipzig, figurent à peine pour les incunables, tandis que nous en trouvons huit à Naples, et une multitude à Venise, ville plus commerciale que lettrée. Ajoutons encore ce détail : au premier rang brille l'Italie, puis vient la France ; l'Allemagne occupe le troisième rang, mais de loin ; l'Espagne est à peu près dans l'ombre, et l'Angleterre ne produit rien ou presque rien.

du xv⁰ siècle pour voir ce qui s'y trouve, il n'est pas moins instructif de constater les lacunes qu'on y remarque au premier coup d'œil. Parmi les Grecs, notre confrère ne connaît ni Arétée, ni Aétius, ni même le *Traité des médicaments* de Nicolaus Myrepsus, ni Soranus, ni Oribase, ni Paul d'Égine (1), qu'on avait cependant plusieurs fois traduit dans la première période du moyen âge; sans les *Gloses* de Jacques des Parts, il allait oublier Alexandre de Tralles. Il ignore complétement les productions de la médecine néo-latine; on ne les copie plus, on ne les imprime pas davantage. Gariopontus, si célèbre autrefois, ne revoit le jour que dans les premières années du siècle érudit par excellence, je veux dire du xvi⁰ siècle. Les vieux Salernitains restent dans l'ombre; toutefois le moine Constantin n'a pas succombé sous sa réputation d'habile plagiaire; on continue à le copier en attendant qu'on l'imprime.

Cette espèce d'inventaire de la littérature médicale au xv⁰ siècle n'est pas une œuvre de fantaisie, puisqu'elle résulte du dépouillement des bibliographies spéciales et des catalogues de manuscrits en même temps que de l'examen du contenu des volumes eux-mêmes; mais cet inventaire a une réalité plus substantielle encore, s'il est permis de s'exprimer ainsi, puisque des actes publics et contemporains nous révèlent l'existence de bibliothèques médicales composées précisément de la plus grande partie des auteurs que nous venons de nommer (2).

(1) Valescus de Tarente, dans la préface de son *Philonium*, marque un vague souvenir de ces auteurs. « Où trouvera-t-on, s'écrie-t-il, des livres d'Hermès, de Rufus, d'Andromaque, de Paul, d'Oribase? » C'est même à cause de la pénurie des livres qu'il s'est décidé à écrire un traité complet qu'on réclamait de divers côtés, et qu'il déclare être exempt de tous mensonges, ne comptant pas pour tels, apparemment, les superstitions dont fourmille son *Philonium*. Il l'a divisé en sept livres, parce qu'il y a sept péchés capitaux, sept demandes dans le *Pater*, sept planètes, sept esprits, sept jours dans la semaine, etc., etc. — Rembertus Dodonaeus a rassemblé et publié à part les *Observations* qui se lisent dans le *Philonium*.

(2) J'ai trouvé divers documents de ce genre dans nos dépôts publics. D'après l'*Inventaire* dressé après décès (13 décembre 1438), de maître Pierre Cardonnel (voy. Chereau, *Biblioth. d'un médecin au XV⁰ siècle*, Paris, 1864, in-8°), chanoine de Paris et, comme la plupart de ses confrères, médecin, on voit qu'il possédait dans sa bibliothèque plusieurs ouvrages de médecine sans désignation d'auteurs,

Les ouvrages qui ont été composés au xv° siècle confirment de tout point le jugement que j'ai déjà porté sur ce siècle, en considérant uniquement les moyens d'instruction que les médecins avaient alors entre leurs mains. Que ces ouvrages s'appellent *Commentaires*, *Sommes*, *Pratiques*, *Consultations* (*Consilia*), *Expositions*, *Clarifications*, *Régimes de santé*, *Antidotaires*, *Traités des fièvres*, ou de tout autre nom; — qu'ils aient été écrits par Guainerius, Gatenaria, J. de Tornamire, J. de Concorreggio, Guillaume de Brescia, Ortolf (qui semble avoir imité le *Fasciculus medicinae*), Christophorus de Barziziis, Hugo de Bentiis, Savonarole, Barth. de Montagnana, Sillanus, Matthaeus de Ferrariis, Baverius de Baveriis, Arculanus et par tous autres, ce ne sont qu'amplifications, abrégés, imitations ou remaniements de textes arabes. — Point d'autres doctrines de pathologie générale, point d'autre nosologie; une chirurgie aussi barbare, en dépit de quelques bons préceptes donnés par Guy de Chauliac (1); des discussions

puis une partie d'Avicenne, Isaac, le *Lilium medicinae*, la *Rosa anglica*, J. de Saint-Amand, les *Aphorismes*, Rhazès *Ad Almansorem*, Gilles de Corbeil, le *Passionnaire*, peut-être celui de Gariopontus, Sérapion, le *Tacuin*, la *Pratique* d'Alexandre, un traité de Mésué, Averrhoès, un livre de Galien, enfin la *Chirurgie* de Lanfranc et G. de Salicet (Archives de l'empire, *Section administr.*, S. 851). — Dans le testament de maître en médecine Jean Sallecius, chanoine (1402), ledit lègue à son fidèle clerc Jean Boulanger, s'il veut étudier consciencieusement la médecine, tous ses livres, aussi bien ceux de médecine que les autres (ibid., *Section législ. et judic.*, x 1. A, 9807). — M. Garnier, archiviste de la ville de Dijon, a bien voulu me communiquer l'*Inventaire après décès* d'un apothicaire (Amyot Salmonner, dit Blaise, 10 nov. 1402), dans la bibliothèque duquel se trouve également une riche collection des ouvrages en usage : Mésué, les *Pandectes* de Matthaeus Sylvaticus, Nicolaus, la *Rosa anglica*, Arnaud de Villeneuve, Tornamire, Averrhoès, Guillaume de Plaisance, Lanfranc, une partie d'Avicenne, le *Viatique* de Constantin, le *Circa instans* de Platearius, J. de Saint-Amand, Rhazès (*Opuscules*), les *Aphorismes*, Sérapion, Gérard de Solo, Macer Floridus et plusieurs livres anonymes. — Un autre inventaire, que je dois également à l'obligeance de M. Garnier, contient une très-longue et très-curieuse liste de toutes les drogues simples ou composées qui se rencontraient en 1439 dans la boutique de Guillaume Lefort, apothicaire. Il n'est pas plus étonnant de trouver beaucoup de livres de médecine chez les apothicaires qu'il ne le serait de rencontrer beaucoup de drogues chez les médecins à une époque où les deux métiers étaient souvent réunis dans la même main.

(1) Parmi les auteurs qui ont écrit spécialement sur la chirurgie au xv° siècle, on peut citer (outre Pierre d'Argelata) Léonard de Bertapalia, dont le *Commentaire*

physiologiques aussi vaines, des connaissances anatomiques aussi insuffisantes, malgré quelques essais d'anatomie humaine (1); et par-dessus tout un goût prononcé, comme au xive siècle, pour l'astrologie (2).

J'ai dit plus haut (page 307) que le xve siècle (plus dogmatique, plus décidé que le xive) était un *sommaire* et une *préface* : un *sommaire*, puisqu'il nous présente, sous toutes les formes possibles et à tout propos, la substance de la médecine arabe, d'une mé-

sur la partie chirurgicale du *Canon* d'Avicenne contient au moins autant de recettes que de descriptions de maladies ou d'opérations, quoiqu'on y trouve çà et là quelques remarques intéressantes, mais qui sont loin d'être toutes originales, comme on l'a prétendu. — Marcellus Cumanus, dont Welschius a publié de curieuses *Observations*; quelques-unes se rapportent évidemment à la syphilis. — Jérôme Brunschwig (chirurgien à Strasbourg, qui a compté un peu plus tard Gersdoff et Flüguss), lequel a tiré son livre presque uniquement des Arabes et des chirurgiens du moyen âge. Enfin un *Buch der Bündth-Ertznei*, par Henrich von Pfolsprundt (vers 1460), qui vient d'être publié, pour la première fois, dans le texte original, par mon savant ami le docteur Haeser avec la collaboration de feu Middeldorpf (Berlin, 1868, in-8°). Ce chirurgien a eu entre autres maîtres Johan von Birer ou Bires de Metz; il a exercé un peu partout suivant la mode du temps; ce que son ouvrage contient de plus remarquable, c'est un chapitre sur l'autoplastie, qui semblait oubliée depuis les Branca et les Bojano, ou Vianeo. — Voyez plus loin, page 333.

(1) Un des livres les moins connus et cependant des plus importants à étudier pour être au courant des discussions de physiologie générale et de philosophie médicale au xve siècle, est celui de Petrus de Montis, intitulé *De dignoscendis hominibus* (in-f°, 1492). Le premier livre traite de l'éducation et de la nature; le second, des rapports du physique et du moral, et de la génération (sujet fort à la mode et traité par Michael Scotus, Zerbi, Jacobus Foroliviensis, Dynus et Thomas de Garbo, etc.); le troisième, des tempéraments; le quatrième, de l'âme; le cinquième, des exercices, rempli des renseignements curieux sur les mœurs, les jeux et les exercices des Espagnols; enfin le sixième est consacré à diverses questions de philosophie morale et physique. — L'ouvrage de Galeottus Martius est un livre dans le genre de celui de Rufus, *Sur les noms et les étymologies des parties du corps humain*; c'est un précieux témoin de ce genre particulier d'érudition au xve siècle. Merula a fort critiqué Galeottus, qui à son tour riposte vigoureusement.

(2) J'ai copié dans le manuscrit français, n° 1357, f°, en papier, du xve siècle et de plusieurs mains, toutes les notices recueillies sur les médecins astrologues, par Symon de Phares au temps de Charles VIII, et se rapportant aux xie, xiie, xiiie, xive et xve siècles (jusqu'à 1494). C'est (bien qu'il faille en user avec beaucoup de réserve) un recueil curieux, dont je ne puis malheureusement pas donner ici des extraits; ils trouveront leur place ailleurs.

decine qui n'est elle-même, dans sa généralité, qu'une transformation, qu'une assimilation de la médecine grecque, surtout
de la médecine de Galien ; — une *préface*, puisque, par certains
côtés, bien obscurs il est vrai, il laisse entrevoir, surtout à ses
dernières années, quelques tendances à l'observation de la nature par les *Consilia* (ou recueils d'*observations*, de *consultations*), et par l'ouverture de quelques cadavres (1).

Le premier coup a été porté, dès le xivᵉ siècle, contre la tra-

(1) Zerbi, aussi connu comme philosophe que comme médecin, n'a, pas plus que
Mundinus, *disséqué :* on *ouvrait* les trois grandes cavités, tête, poitrine, abdomen,
pour en étudier le contenu ; on découvrait quelques muscles, on suivait, encore ni
très-loin ni très-exactement, quelques vaisseaux, quelques nerfs ; on décrivait le
tout à l'aide d'Avicenne, sans s'apercevoir que le texte n'était pas toujours conforme à la nature. Galien avait *disséqué*, et, au xviᵉ siècle, Vésale *disséqua* de nouveau. Au xvᵉ siècle, même au xviᵉ, il y a un mélange perpétuel et souvent inextricable d'anatomie humaine et d'anatomie animale. — Voici un exemple de la façon
de raisonner des anatomistes du xvᵉ siècle. Les oreillettes (*partes pelliculares*) sont,
pour Mundinus comme pour Zerbi, des déversoirs du sang, et surtout de l'esprit,
lorsqu'ils surabondent, celui-ci dans le ventricule droit, celui-là dans le ventricule
gauche ; mais alors pourquoi ne pas faire le cœur plus ample ? Parce que la dispersion des esprits les aurait affaiblis ! La preuve, c'est que les animaux qui ont de
grandes cavités sont timides. D'ailleurs ce n'est qu'accidentellement que le cœur
a trop de sang ou trop d'esprit, de telle sorte que le cœur eût été le plus souvent inutilement grand ! — Le cerveau est divisé pour qu'au besoin une partie puisse
remplacer l'autre, et pour que les fumosités aient des voies d'exhalaison plus faciles.
A l'imitation de Galien, Mundinus démontre qu'il fallait deux méninges, mais qu'il
ne peut pas en exister plus de deux ! Et cependant c'était une époque où le vulgaire, d'après Zerbi, appelait l'anatomie l'*Alphabet des médecins*. — Les détails
historiques dans lesquels entre Zerbi sur la manière de préparer les cadavres, et sur
divers autres points, par exemple sur la distinction des ligaments, des tendons et des
nerfs, quelques vues assez avancées sur l'anatomie des tissus et le développement des
parties, sur l'utilité des gaînes musculaires, l'importance qu'il attache à l'étude de l'a
natomie pour la médecine et pour la chirurgie, la préférence qu'il accorde aux dissections sur les figures comme étaient celles de H. de Mandeville, nous ont un peu
dédommagés de ces indigestes considérations touchant les causes finales et de tant
de grossières méprises. On voit par son livre qu'on lisait un texte devant les écoliers,
et qu'on le commentait le cadavre sous les yeux. Mundinus a fourni longtemps ce
texte. — M. A. de la Torre a beaucoup contribué aux progrès de l'anatomie, non
par ses écrits, il n'en a pas laissé, mais par l'impulsion qu'il a donnée à cette
science, soit en créant un théâtre de dissection à Pavie, soit par les soins qu'il mit
à faire des préparations pour son illustre élève L. de Vinci, qui en a si bien profité
dans son traité *De la peinture*. (Cf. Marx, *Ueber M. A. de la Torre.* Gött., 1849, 4°.)

dition et contre l'autorité, par ceux mêmes qui s'en montraient les plus zélés défenseurs, par ceux qu'on a appelés les *Concilia-teurs*, par Pierre d'Abano en particulier. En effet, aux yeux des plus prévenus en faveur des Grecs ou des Arabes, et à mesure que l'esprit se dégageait des entraves séculaires, il ressortait des interminables discussions auxquelles s'étaient livrés ces Conci-liateurs, que la vérité ne se trouvait pas plus du côté de Rhazès ou d'Avicenne que du côté d'Hippocrate ou de Galien ; quoique ce dernier conservât une certaine prééminence et qu'on lui don-nât souvent raison contre les Arabes, on finit par reconnaître ses côtés faibles : aussi la critique, sous quelque forme que ce fût, une fois introduite dans la place, devait finir par la ruiner de fond en comble.

Le xv⁰ siècle est donc le dernier de ces *siècles conservateurs* dont la réunion forme, depuis le v⁰, notre septième grande pé-riode. Durant ces longs jours parfois à demi éteints, le fond de la médecine n'a pas changé : à peine s'est-il enrichi de quelques ac-quisitions, où le hasard avait souvent plus de part que l'esprit d'invention. Les vieilles doctrines du dogmatisme (1) sont exploi-tées comme un monopole, d'abord par les compilateurs ou ency-clopédistes grecs, ensuite par les écoles néo-latines, puis par les Salernitains, enfin par les Arabes. Hors de cette Église point de salut ; personne même n'avait la pensée d'en sortir ni de faire schisme. L'autocratie se transmettait fidèlement de main en main, sans secousse et sans révolution. Il faut même remarquer que la médecine restait encore dans la pénombre du moyen âge, quand déjà, depuis quelque temps, les lettres et les arts avaient pris leur essor. Pour l'émancipation des lettres et des arts, le génie, l'inspiration et un milieu propice suffisent ; mais, pour une science, il faut que des découvertes lentement préparées, ou plu-tôt échelonnées régulièrement dans la suite des temps, que des expériences concordantes et appuyées par des découvertes analo-gues dans les sciences parallèles, viennent aboutir à l'une de ces

---

(1) Je me suis expliqué ailleurs sur la persistance inconsciente, mais incontes-table du méthodisme dans la médecine néo-latine, et même à Salerne.

transformations radicales auxquelles ne pourrait jamais arriver l'esprit le plus puissant abandonné à ses propres ressources (1).

Lorsqu'on s'est efforcé, pendant près de vingt siècles, de démontrer que le cœur n'est pas fait pour la circulation ; que le poumon est chargé de rafraîchir le cœur ; que l'estomac est fabriqué pour *triturer* ou pour *cuire* les aliments ; que les nerfs sont, en grande partie, créés pour *tendre* aussi bien que pour *sentir ;* que les artères doivent recevoir un peu de sang mêlé de beaucoup d'air, et les veines contenir beaucoup de sang plastique et un peu d'air ; que la rate fournit l'atrabile ; que le chyle se perfectionne dans le foie ; que ce viscère est l'origine des veines ; que le fœtus est le produit de deux semences ; qu'il y a dans l'utérus des loges spéciales pour les mâles et pour les femelles ; que les affections de la poitrine, du ventre, même de la hanche, viennent des catarrhes qui descendent de la tête ; quand on a disputé pendant presque autant de siècles sur le lieu d'élection de la saignée, sur la spécificité de l'action des purgatifs eu égard aux diverses humeurs, combien ne faut-il pas d'expériences d'abord, de raisonnements ensuite, puis de luttes terribles, pour terrasser de si grosses et de si nombreuses erreurs, pour « changer tout cela », comme disait Molière ; mot profond à force d'être comique : il n'est pas plus malaisé, en effet, de mettre le cœur à droite et le foie à gauche, qu'il n'a été difficile de faire accepter la circulation et bien d'autres vérités. Mais la circulation elle-même, découverte depuis longtemps préparée, et qui, à son tour, prépare toutes les autres, n'est que du XVIIᵉ siècle. Il ne suffisait pas, pour arriver à cette découverte, d'un milieu favorable à l'observation de la nature, à la méthode expérimentale, à la critique scientifique ; il fallait aussi (préparation indirecte)

(1) Il est à peine besoin de faire remarquer que les limites extrêmes de nos siècles ou époques, soit littéraires, soit scientifiques, ne concordent presque jamais mathématiquement avec celles de la chronologie proprement dite. Ainsi notre XVIᵉ siècle, qui correspond aux premières tentatives de la réformation de la médecine, débute, vers 1480, avec les essais d'anatomie humaine et les discussions des érudits ; il arrive à son apogée avec Vésale, Fallope et toute l'école anatomique, et se poursuit jusqu'au premier quart du XVIIᵉ siècle, c'est-à-dire jusqu'à la découverte de la circulation. Alors commence une nouvelle étape, ou une nouvelle période, ou un nouveau *siècle*.

que l'anatomiste eût de longue main aménagé les lieux et disposé toutes choses pour que la fonction pût s'accomplir aisément (1) ; il y avait des ouvertures imaginaires à fermer, des routes à rectifier, des voies nouvelles à tracer, des origines à changer; il fallait chasser l'air des artères, établir nettement les anastomoses des deux espèces de vaisseaux dans l'intimité des tissus, et cloisonner les grosses veines de distance en distance, afin que le sang, marchant en avant, ne pût pas revenir en arrière. Voilà comment se produisent les découvertes fécondes; voilà les lois du développement des sciences, et les vrais principes de la philosophie de leur histoire.

Puisqu'une seule découverte exige tant et de telles conditions préparatoires, on ne s'étonnera plus que le simple abandon des Arabes, pour revenir aux Grecs, n'ait pas servi bien efficacement les intérêts réels de la médecine et ne l'ait pas transformée; d'ailleurs, quitter les Arabes pour les Grecs, c'était quitter des erreurs enveloppées de tout l'obscur verbiage de l'Orient pour revenir aux mêmes erreurs, revêtues par les Grecs d'une forme plus brillante et plus simple. La renaissance de la médecine n'a donc pu concorder exactement avec la renaissance des lettres. Le XVIᵉ siècle n'est lui-même qu'une suite de préparations à cette mémorable renaissance; c'est déjà, pour ce siècle, un grand honneur d'avoir trouvé quelques-uns des instruments et posé quelques-uns des principes qui devaient concourir plus efficacement à cette pleine restauration.

(1) Tout cela était déjà fait depuis assez longtemps par les anatomistes; même Fabrice d'Acquapendente avait décrit les *valvules* des veines, qui devaient être entre les mains d'un expérimentateur, de Harvey, un argument secondaire, mais de grande conséquence pour prouver la circulation. Tout cela, cependant, pour de simples anatomistes, n'avait presque servi de rien; on avait timidement soupçonné et non démontré la petite circulation. Si une meilleure anatomie n'avait pas changé la plus détestable physiologie, que pouvait-on attendre du raisonnement? Il est curieux, à ce propos, de comparer l'insuffisance de l'argumentation que Harvey dirige dans son *Prooemium* contre les théories anciennes, et la force invincible des expériences qu'il relate dans le corps même de l'ouvrage. — De même, c'est la *clinique* qui réforme la *médecine pratique*, comme c'est la physiologie qui réforme la médecine théorique.

J'ai souvent répété devant vous, Messieurs, et j'ai prouvé, je pense, à l'aide de nombreux exemples, que l'anatomie n'était point capable à elle seule, par sa propre vertu, par la seule évidence des faits observés et par une pure déduction, de créer ou de réformer la physiologie; qu'au contraire, en mille circonstances, pour Hippocrate, pour Galien, pour les Arabes, pour les anatomistes du moyen âge ou de la renaissance, la physiologie avait accommodé l'anatomie à ses caprices et fantaisies (1), lui faisant dire, pour le besoin de sa cause, tout autre chose que ce qu'elle voyait et touchait (2). Mais, à côté de cette proposition, désormais incontestable, il y en a une autre parallèle, non contraire et non moins assurée, c'est que la physiologie ne peut pas faire de progrès sérieux sans le secours de l'anatomie; encore faut-il, pour qu'elle profite de l'anatomie, et pour qu'elle puisse à son tour en agrandir le domaine, que la physiologie sacrifie les hypothèses aux expériences. En d'autres termes, il faut que la physiologie cherche de son côté, par l'*expérimentation*, en même temps que l'anatomie cherche du sien par l'*observation*, pour que ces deux sciences puissent se rencontrer et se prêter de mutuelles lumières. L'explication historique de la longue stérilité de l'anatomie, c'est que le gros de la physiologie s'est constitué à une

(1) Le XVIIᵉ siècle offre quelques rares exceptions qui confirment plutôt la règle qu'elles n'y contredisent.

(2) Au moment où j'insistais sur cette démonstration historique de l'impuissance de l'anatomie, signalée déjà par moi à propos d'Hippocrate, celui de nos physiologistes modernes qu'on peut le mieux comparer à Harvey expérimentateur, M. Claude Bernard, écrivait dans le numéro de la *Revue des deux mondes* qui a paru le 15 décembre (ma leçon est du 13) : « Sans doute les connaissances anatomiques les plus précises sont indispensables au physiologiste, mais je ne crois pas pour cela que l'anatomie doive servir de base exclusive à la physiologie (qu'il appelle fièrement une *science conquérante*, par opposition à l'anatomie, qui est une *science de constatation*), et que cette dernière science puisse jamais se déduire directement de la première. L'impuissance de l'anatomie à nous apprendre les fonctions organiques devient surtout évidente dans les cas particuliers où elle est réduite à elle-même. » C'est une bonne fortune pour la démonstration historique de se rencontrer ainsi, sans s'être donné rendez-vous, avec la démonstration scientifique.
— On peut ajouter que plusieurs des grandes découvertes anatomiques sont dues au hasard (nous le verrons au XVIIᵉ siècle), loin d'avoir été faites pour répondre à un besoin reconnu de la physiologie ou à des recherches déterminées d'avance.

époque fort reculée, non-seulement sans le concours des expériences, mais en dehors de toute notion positive sur la structure de la machine humaine ; l'*idée* a précédé le *fait* ; et, ce qui n'est pas moins fâcheux, la théorie des causes finales est venue subordonner impérieusement le fait à l'idée ; ou, ce qui revient au même, contraindre une anatomie incomplète à s'adapter à une physiologie imaginaire, pour justifier la nature « *qui ne fait rien en vain* ». Il n'y a pas de meilleure et plus certaine condamnation de cette théorie, à laquelle on appliquerait volontiers le mot à la fois spirituel et profond de Claude Perrault : « La grande louange que cent aveugles pourraient donner à une beauté ne serait pas aussi avantageuse que la plus médiocre d'un seul homme qui aurait de bons yeux. »

Tout cela nous fait comprendre comment, dans la marche logique des événements médicaux, au sortir de la période de conservation, le xviᵉ siècle a été le grand siècle de l'anatomie descriptive ; — comment le xviiᵉ est devenu le grand siècle de l'anatomie des tissus et de la physiologie expérimentale ; — comment enfin, au xviiiᵉ, la médecine (théorie et pratique) a pu, en s'appuyant sur ses deux soutiens naturels, l'anatomie et la physiologie, auxquelles la chimie prêtait déjà une nouvelle force, commencer à se réformer elle-même par l'observation clinique.

J'ai donc eu raison d'avancer que le xvᵉ siècle a été *actif*, puisque les médecins ont beaucoup lu et beaucoup écrit ; — qu'il a été *stérile*, puisqu'il n'a presque rien produit pour lui-même, et que son plus grand mérite est d'être le père du xviᵉ siècle.

La première moitié du xviᵉ siècle est un drame en trois actes ou trois tableaux. Dans le premier, on voit un grand nombre de médecins, entraînés par le mouvement qui emportait toutes les intelligences, se jeter dans l'érudition nouvelle, prendre violemment parti contre les Arabes en faveur des Grecs, c'est-à-dire secouer le pouvoir du jour pour se courber sous celui de la veille. — Dans le second acte apparaît une minorité turbulente qui ne respecte pas plus les Grecs que les Arabes : j'appellerais volontiers le chef de cette fraction le Luther de la médecine, si Paracelse eût réussi à autre chose qu'à augmenter les ruines,

s'il avait fondé un établissement durable, et s'il n'avait pas dit
lui-même que Luther n'était pas digne de dénouer les cordons
de ses souliers. Le règne de Paracelse est court; ses partisans
n'ont pas grande renommée ni grande action; quelques-uns,
montrant plus d'habileté que de ferveur, tâchent de concilier les
opinions du maître avec celles de Galien, comme Pierre d'Abano
voulait, à la fin du xiii° siècle et au commencement du xiv°,
mettre d'accord Galien et les Arabes : des deux côtés l'entreprise eut le même résultat. Finalement, et par une suite de transformations, Paracelse conduit à van Helmont, et celui-ci mène
à Sylvius de le Boe !

L'esprit novateur, cet esprit actif, ingénieux, passionné, mais
non pas révolutionnaire, ne pouvant se contenter ni de la coali-
tion qu'il venait de former avec les Grecs contre les Arabes, ni
du radicalisme aussi vain que compromettant de Paracelse, et
ne trouvant non plus chez les Grecs aucun système nouveau,
aucune théorie qui déjà n'eût été mise en circulation par les
Arabes, semble abandonner un moment le terrain de la pathologie générale pour s'affermir sur celui de la pathologie spéciale ;
il rassemble des faits, ébauche des descriptions, modifie en quelques points le cadre nosologique, et en même temps il se livre
avec autant de succès que d'ardeur aux recherches anatomiques,
qui commencent à saper par la base l'omnipotence des Grecs
aussi bien que celle des Arabes. Tel est le troisième acte
ou le dénoûment du xvi° siècle. Au xvi° siècle, l'anatomie descriptive est le *grand œuvre* des intelligences d'élite, comme
l'alchimie est le *grand œuvre* des esprits aventureux.

La lutte, très-vive au xvi° siècle entre les Grecs et les Arabes (1), est loin de se terminer avec ce siècle; elle se prolonge
durant une grande partie du xvii° (2), malgré l'enfantement
d'une multitude de systèmes qui ne sont pas plus d'Avicenne que

____

(1) On lit beaucoup les Grecs, mais on ne néglige pas les Arabes; on en trouverait la preuve dans les éditions assez multipliées qu'on donne de leurs ouvrages au
xvi° siècle.

(2) Haller fait commencer les arabistes beaucoup trop tôt, même avant les Arabes;
il les fait finir beaucoup trop tôt aussi, car il y a encore de nombreux partisans
d'Avicenne, de Rhazès ou de Mésué au xvi° siècle.

de Galien, et malgré les conquêtes de plus en plus nombreuses
de l'expérience sur la tradition. Chaque effort des arabistes (car
ils trouvent encore des auditeurs au pied des chaires publiques)
est une occasion de triomphe pour les Grecs. Les Arabes sont
définitivement vaincus ; les Grecs règnent à peu près sans partage dès les premières années du XVIII° siècle ; toutefois, phénomène bien remarquable, quoiqu'il se produise si tardivement,
les Grecs sont acceptés parce qu'ils enseignent les bonnes pratiques de la médecine, et non parce qu'ils en représentent les
bonnes théories.

Médecin hippocratique est devenu synonyme de médecin observateur. Il a fallu quatorze cents ans pour consommer en principe la ruine du système de Galien ; il a fallu presque deux
siècles pour tirer les dernières et décisives conséquences de
cette bataille à jamais mémorable livrée et gagnée par Harvey en
1628. L'Angleterre avait porté le grand coup ; le reste de l'Europe complète et achève la réforme en des sens différents par
Sydenham, Morgagni, Haller, Barthez, de Haen, Stoll, Bichat,
Broussais et notre immortel Laennec.

Si la littérature du XV° siècle est abondante et déjà compliquée,
à plus forte raison celle du XVI° peut être caractérisée par ces
deux mots : *multitude* et *diversité*. Des éditions ou traductions
de presque tous les auteurs grecs et de quelques arabes ; des
commentaires qui embrassent une grande partie des œuvres
d'Hippocrate et de Galien ; d'amples ouvrages originaux, des
écrits polémiques, de nombreuses et importantes monographies ;
les langues modernes qui commencent à se substituer au latin ;
des branches nouvelles greffées au tronc principal par les développements qu'ont pris l'anatomie, la chirurgie d'armée, l'histoire naturelle, la critique des textes et l'étude des épidémies ;
—tout, en un mot, se réunit, au XVI° siècle, pour embarrasser et
retarder la marche de l'historien, sans ajouter toujours un bien
vif attrait à sa tâche, puisqu'il faut se résigner, après déjà quinze
siècles de patience, à dévorer des in-folio et des in-quarto
remplis des théories du passé, d'assertions fausses, de faits
mal établis. On serait tenté de se laisser aller au découragement,

peut-être à un vrai désespoir, si l'on n'entrevoyait quelques rayons de lumière à travers ces nuages épais, si l'anatomie et la chirurgie ne rachetaient la médecine, et si l'on oubliait qu'il faut passer par toutes ces étapes de l'erreur pour arriver à la possession de la vérité.

Nous avons partagé les écrivains du XVI° siècle en cinq groupes, sans compter les *naturalistes*, qui, loin de rendre d'éminents services à la médecine, surchargent la matière médicale et compliquent la thérapeutique : 1° Les *réformateurs par l'érudition* ou *humanistes*. En prenant parti pour les Grecs contre les Arabes, ils se mettent à la tête d'une renaissance plutôt littéraire que scientifique. Cette phalange compte de grands noms : Leonicenus, Duret, Gonthier d'Andernach, Houiller, Linacre, Gorrée, Fuchs, Cornarius, Mercuriali, Champier, Montanus, Valesius (1), et d'autres qu'il serait trop long d'énumérer. Mais quelles discussions stériles ! le fond manque à peu près complétement, puisque, en l'absence d'une expérience personnelle indépendante, il n'y a pas moyen de contrôler les dires et les observations des Grecs ou des Arabes; de plus, on discute sur des textes où la critique n'a fait aucun triage ni fourni aucun terrain solide par la confrontation des manuscrits. — 2° Les *réformateurs par l'anatomie*. Ceux-là sont les vrais; on les nomme Massa, à qui l'anatomie des viscères doit d'assez nombreux accroissements; Benivenius, dans l'ouvrage duquel on trouve de curieux renseignements pour l'anatomie pathologique; Al. Benedictus, plus renommé pour la pureté de son style que pour ses innovations, car il suit presque uniquement Galien; Bérenger de Carpi, qui n'a pas assez profité des nombreuses ouvertures de cadavres qu'il a pratiquées pour rectifier et enrichir l'*Anatomie* de Mundinus; Jacques Dubois, qui a fait plusieurs découvertes importantes, mais dont il n'a pas toujours eu conscience; Cannanus, dont le nom se rattache aux premières notions sur les valvules des veines; Estienne, qui a réformé

---

(1) Valesius, dans ses *Controverses*, est un des auteurs qui ont le mieux démasqué les vaines subtilités des Arabes. — Il faut remarquer qu'au XVI° siècle, les recherches ou les disputes d'érudition ont créé un genre presque nouveau en littérature médicale, le genre épistolaire.

quelques points de l'anatomie des os et des muscles de Galien ;
Vésale ; Fallope(1) ; Arantius, auquel on doit de bonnes recherches
sur le fœtus et ses annexes ; Coiter, trop peu connu, malgré ses
travaux sur l'embryogénie, ses observations sur les mouvements
du cœur, et son zèle pour l'anatomie comparée ou pour l'anatomie pathologique ; Eustachi, dont Vésale redoutait particulièrement la critique et qui sur beaucoup de points a agrandi le
domaine de l'anatomie ; Ingrassias, à qui l'ostéologie et les organes
des sens sont fort redevables ; Varole, qui le premier a cherché
une méthode pour la dissection du cerveau ; Fabrice d'Acquapendente, qui a plus de réputation que de mérite : il avait beaucoup disséqué, mais il a écrit à un âge déjà avancé, et presque
sans mettre à profit ses dissections. Son premier ouvrage, le plus
justement célèbre, a pour titre : *De venarum ostiolis* (Pataviae,
1603) (2). La renommée qui s'attachait à de tels noms, surtout à
celui de Vésale, ne les a pas mis à l'abri des calomnies ridicules et
des violentes attaques de l'école réactionnaire de Paris.

Quand on parle de Vésale, il est difficile de répondre à l'opinion que le public médical s'en est faite, plutôt sur son ancienne
réputation que sur l'exacte et consciencieuse révision des pièces
du procès : il y a quelque péril à paraître vouloir abaisser le pié-
destal sur lequel la tradition a élevé ce grand homme ; mais c'est
le devoir de l'historien de mettre les faits en leur jour et les
hommes à leur place. — J'ai tâché de remplir ce devoir ; je crois
avoir apprécié, comme il convenait, les services considérables
que Vésale a rendus pour l'époque où il vivait, mais en même
temps j'ai démontré que son traité *De corporis humani fabrica*,
envisagé dans la série historique, n'était qu'une seconde édition,
revue, corrigée et beaucoup amendée, des écrits anatomiques de
Galien. — Vésale a remis en honneur les vrais principes de
l'anatomie ; il a *disséqué* comme l'avait fait Galien, et ne s'est

(1) Voyez un mémoire rédigé avec beaucoup de soin par Calderato (Vincenzo) :
Brevi Cenni sulla vita e sugli scritti anatomici di G. Falloppio (Pad., 1862, 8°).

(2) Au xv⁰ et surtout au xvi⁰ siècle, on s'occupe beaucoup des figures anatomiques,
comme on peut le voir dans l'ouvrage de Choulant : *Geschichte und Bibliographie
der anatomischen Abbildung* (Leipzig, 1852, 4°). Il paraît que sous Philippe II,
en Espagne, c'est par des mannequins qu'on suppléait aux dissections.

pas contenté d'*ouvrir* des cadavres, comme cela se pratiquait de son temps; il a mis l'observation de la nature au-dessus de l'autorité, et il a commencé cette démonstration qui devait précéder toute recherche ultérieure, à savoir, que Galien avait disséqué des animaux et non des hommes; il a transposé, pour ainsi parler, les descriptions galéniques du singe à l'homme; enfin il a appliqué ces divers principes à tout l'ensemble de l'anatomie : en ce sens, il est le restaurateur de l'anatomie descriptive. Cependant son scalpel ne va guère plus loin, pour les nerfs et les vaisseaux, que celui du médecin de Pergame; ses découvertes personnelles ne sont ni très-nombreuses ni tout à fait de premier ordre; son traité renferme encore trop d'erreurs, héritage funeste de Galien.

L'école italienne, où Vésale a reçu le complément de sa première instruction, a donné un homme moins populaire parce qu'il a été sur un plus petit théâtre et qu'il a écrit de plus petits ouvrages, mais qui doit être compté au nombre des plus grands anatomistes : c'est Fallope. Haller a dit de sa personne : « *Candi-* « *dus vir, in anatome indefessus, magnus inventor, in neminem* « *iniquus* », et en parlant de ses *Observationes anatomicae :* « *Eximium opus et cui nullum priorum comparari potest.* » Ce n'est pas Vésale qui a fait Fallope, quoiqu'il soit son aîné de quelques années (Vésale né en 1513 ou 1514; Fallope, en 1523); mais tous les deux sont le produit du même milieu scientifique. Le premier a écrit un *Opus majus;* le second, des *Libelli aurei.* Fallope avait le génie de l'invention; Vésale, le génie de la méthode; ou plutôt Fallope avait du génie, Vésale n'avait que du savoir (1).

L'étude des ouvrages de Vésale m'a démontré une fois de plus avec quel soin jaloux on doit remonter aux sources, combien il

---

(1) M. Haeser, dans le *Jahresbericht der gesamm. Medic.* (1867, t. I, p. 362), semble trouver ce jugement sur Vésale un peu sommaire, et il pense que l'ouvrage, ne contînt-il pas une syllabe, mais seulement les figures, serait déjà immortel. J'aurai, je l'espère, l'occasion de confirmer mon appréciation en reproduisant plus tard les arguments que j'ai fait valoir dans mon cours; quant aux figures, j'ose affirmer (que mon excellent ami me pardonne) qu'un grand nombre manquent absolument d'exactitude et de vérité; or, de tels défauts en un tel livre ne sauraient être compensés par la beauté du dessin ou de la gravure.

faut se défier des informations d'autrui. Lorsque j'abordai, il y a
de cela plusieurs années, le traité *De corporis humani fabrica*,
je me persuadais que ma tâche devait être fort allégée par la
lecture d'une monographie qui a pour titre : *Études sur A. Vésale*, et, pour auteur, M. Burggraeve (Gand, 1841); mais, dès
les premières pages, j'ai cru reconnaître que M. Burggraeve
prête à Vésale des opinions qu'il n'avait pas, lui attribue des
découvertes imaginaires, ou qui se lisent, soit dans Galien, soit
dans les prédécesseurs immédiats du célèbre anatomiste de
Bruxelles, tandis qu'il ne lui fait pas toujours honneur de celles
qui lui appartiennent en réalité : même le texte de Vésale, tran-
scrit au bas des pages, condamne parfois l'interprétation de son
biographe. Il m'en coûtait de mettre sous vos yeux les preuves
de ces assertions ; cependant, par respect pour un confrère digne
de toute estime, et fort instruit d'ailleurs, je ne pouvais pas
sacrifier les droits de l'histoire, ni paraître porter de faux jugements, si on les rapproche sans contrôle de ceux de M. Burggraeve.

3° Le troisième groupe formé par les écrivains du XVIᵉ siècle
comprend les *réformateurs par la physiologie*. Servet, Columbus,
Caesalpin, voient bien que les choses ne se passent pas comme le
disent les anciens pour le mouvement du sang, mais ils ne savent
pas encore comment elles se passent ; ce ne sont que des précurseurs qui n'ont pas conscience de leur œuvre, ni de l'avenir. —
4° Les *réformateurs par l'introduction des théories chimiques, ou
plutôt alchimiques, dans la médecine*. Paracelse et ses adeptes. Le
moment de la chimie n'était pas venu (1) ; elle ne pouvait rien sans
la circulation. — 5° Les *cliniciens*, qui donnent la main aux anatomistes et qui essayent de rentrer dans les voies de l'observation telle qu'elle est enseignée par les meilleurs écrits de la Collection hippocratique ; mais la prolixité fatigante de Galien a plus
d'imitateurs que l'élégante sobriété d'Hippocrate, et souvent il
faut lire des volumes entiers pour y trouver un fait bien vu et
bien rendu. Sans doute les *Consilia* du XVᵉ siècle ne sont pas
moins diffus (2), cependant ils offrent parfois plus d'intérêt que

---

(1) Voyez plus loin ce que je dis sur ce sujet à propos de Paracelse.
(2) Tantôt ces *Consilia* sont rédigés en vue d'un malade, et tantôt, impersonnels,
en vue d'une espèce de maladie.

bien des recueils d'observations du XVIᵉ (1), car ils nous fournissent une foule de détails sur les mœurs, les pratiques et la littérature médicales, qui font trop souvent défaut dans ceux du XVIᵉ.

La distribution géographique des écrits médicaux se prête à quelques considérations qu'on ne doit pas négliger non plus. — Quoique la division du travail ne soit pas très-nettement établie, parce que les nationalités ne sont pas encore aussi distinctes qu'elles le deviendront plus tard, cependant il y a moins d'uniformité au XVIᵉ siècle qu'au XVᵉ, non-seulement pour le genre des écrits, mais encore pour la part qu'y prend chaque pays. Au XVᵉ siècle, l'Italie a le monopole, c'est la grande officine ; après l'Italie, vient la France, et, en France, surtout Montpellier ; après la France et l'Italie, rien ou presque rien. Au XVIᵉ siècle, l'Italie conserve le premier rang pour l'anatomie (Vésale est un de ses élèves et Fallope un de ses enfants) ; la France, loin de céder à l'impulsion, se met en travers de presque toutes les innovations ; elle sacrifie résolûment la nature à Galien. A peine pouvons-nous opposer nos Joubert, nos Fernel et nos Baillou, aux Benivenius (2), aux Benedictus, aux Montanus, aux Brassavola, aux Massa, aux Donatus, aux Fidelis de l'Italie. D'un autre côté, la Hollande et l'Espagne entrent très-sérieusement en ligne : la Hollande par Rembertus Dodonacus, Forestus (3), Heurnius ; l'Espagne, avec Christoph. a Vega, Valesius, Bravo, Mercatus, un des plus grands cliniciens du XVIᵉ siècle, qui est surtout le grand siècle de l'Espagne médicale, Rodericus a Fonseca. Enfin, l'Al-

---

(1) Ce sont les *Animadversiones et cautiones* de Ludov. Septalius qui rappellent le mieux les *Consilia ;* encore je les trouve parfois inférieures.

(2) La *Pratique* d'Alex. Benedictus me paraît, je dois cependant le faire remarquer, avoir été trop vantée ; car elle consiste surtout en listes de médicaments. Benedictus use des nouvelles traductions faites sur le grec, mais son érudition va jusqu'à croire que Paul d'Égine est antérieur à Galien, et que c'est un écrivain peu connu. — Cet auteur a du moins un texte précieux pour l'histoire de la syphilis.

(3) Marcellus Donatus, Schenckius et Forestus sont les premiers qui aient essayé de montrer à l'aide de l'anatomie pathologique qu'il peut exister des maladies du cœur sans que la vie soit pour cela fatalement compromise. — Avec les auteurs que nous énumérons commence l'école de l'observation médicale.

lemagne se met en scène avec Paracelse : c'est en Allemagne
que le système de l'aventurier d'Einsiedeln trouve d'abord et
conserve ensuite le plus d'adeptes. Les Italiens n'ont pas plus
accepté la réforme de Paracelse que celle de Luther. On dirait
presque une affaire de tempérament. — L'Angleterre se réserve
et se recueille : elle va enfanter Harvey.

La chirurgie redevient tout à fait *nôtre*, comme elle l'avait été
du temps de Guy de Chauliac ; peu de noms peuvent rivaliser avec
ceux de Paré, de Franco et de Guillemeau (1). On copie, on imite,
on paraphrase, on abrége Paré, comme on avait fait autrefois pour
Guy de Chauliac ; les chirurgiens italiens vivent un peu sur leur
ancienne réputation : ni Vigo, ni Maggi, ni Marianus Sanctus, ni
même Fabrice, n'ont exercé une aussi grande influence que Paré.
Le chirurgien qui, à cette époque, dans la Péninsule, a peut-être
le plus mérité de la postérité, est Gaspard Tagliacozza (on écrit
aussi Tagliacozzi, et même Tagliocozzo), auteur du célèbre
traité : *De curtorum chirurgia per insitionem*, dont la première
édition a paru à Venise en 1597, f°. L'*autoplastie*, ou, pour user
d'un terme plus général, la *chirurgie plastique* décrite dans Celse
d'après les auteurs grecs, rappelée par Galien et par Paul d'Égine,
semble avoir été à peu près oubliée jusque vers le milieu du
xv° siècle, c'est-à-dire jusqu'au moment où deux chirurgiens
de Catane en Sicile, Branca le père et son fils Antoine, imaginèrent

(1) On peut voir dans l'*Index funereus chirurgicorum parisiensium* de J. de
Vaux, le grand nombre de chirurgiens dont le nom s'est conservé, et qui ont exercé
à Paris de 1315 à 1727. La 1re édition de cet *Index* a été publiée à Trévoux en
1714, et s'arrête au chirurgien Gigot, 1713 ; la reproduction de l'*Index* à la suite
des *Recherches sur l'origine et les progrès de la chirurgie en France* (édd. 4° ou
12°) pousse la série jusqu'à Guitard, 1729 ; mais de Vaux, mort au commencement de 1729, l'avait continuée seulement jusqu'à de Leurye, fin de 1727. — Je
connais deux exemplaires de l'*Index funereus*, éd. de Trévoux, avec des additions
de la main de de Vaux, l'un qui m'a été autrefois très-obligeamment communiqué
par M. Régis de Chantelauze (il s'arrête à Cauboué, 1721), l'autre, que j'ai acquis
tout récemment, va jusqu'à Leurye. Une *copie* de ces additions, moins complète
que les originaux, existe aussi à la bibliothèque de l'Arsenal. Non-seulement les
exemplaires dont je parle contiennent la suite des chirurgiens depuis 1713, mais
aussi plusieurs corrections et additions pour les chirurgiens antérieurs à Gigot (1713)
et dont on n'a pas profité en réimprimant l'*Index* à la suite des *Recherches*. J'aurai
l'occasion de revenir sur cet *Index* et sur les notes manuscrites.

de refaire d'abord le nez, puis les oreilles et les lèvres, soit aux dépens du visage lui-même, soit pour le nez avec la chair du bras (1). A la fin du xv° siècle et durant le xvi°, la famille des Vianeo, ou des Bojano de Tropea en Calabre, pratiquait le même art avec le même succès (2); il est difficile de savoir comment elle l'avait appris ; on suppose, mais sans preuves décisives, que c'est par un élève des Branca. Quant à Tagliacozza, s'il n'a pas, lui aussi de son côté, le mérite de l'invention (on le lui conteste), il est du moins certain qu'il a perfectionné la méthode, et qu'il a fait sortir l'autoplastie des mains des empiriques ou des spécialistes, pour la faire entrer définitivement dans le domaine de la science.

. Puisque le xv° siècle n'offrait point de nouveaux problèmes de pathologie générale, nous avons dû chercher l'intérêt et l'utilité de nos leçons sur cette époque dans les détails de la pathologie spéciale, de la thérapeutique et des affections épidémiques, sans négliger aucun des faits qui intéressent l'histoire des écoles, des établissements hospitaliers, des coutumes, des pratiques ou des mœurs médicales. La nécessité de me tenir dans ces limites m'a engagé à insister devant vous sur les vastes recueils de *Consilia* ou d'*Observations* qui n'ont pas été beaucoup lus, si même ils l'ont jamais été entièrement, depuis le siècle où ils ont été écrits. Or, c'est précisément dans ces recueils que nous avons trouvé la plupart des détails dans lesquels nous avions le dessein de nous renfermer ; de plus, ils nous ont fourni les éléments d'une statistique des maladies les plus communes au xv° siècle ; de telle sorte que l'histoire de la civilisation dans ce siècle si éprouvé n'a pas été étrangère à nos études.

Nous rapporterons donc ici quelques-unes des remarques que

---

(1) Voyez, pour l'histoire de la chirurgie plastique, le savant travail de Ed. Zeis, qui a pour titre : *Die Literatur und Geschichte der plastichen Chirurgie* (Leipzig, 1863, 8°). — Un nouveau texte pour cette histoire peut être tiré maintenant du chirurgien Pfolsprundt (voy. p. 318, note 1).

(2) Voyez une dissertation peu connue, mais curieuse par les renseignements ou documents qu'elle contient, qui a été consacrée à la famille Vianeo par M. de Luca de Naples, sous le titre : *Su' Vianeo di Calabria ed il methodo autoplastico italiano* (Napoli, 1858, 8°).

nous a suggérées la lecture des *Consilia*, particulièrement de ceux du xvᵉ siècle (1).

Antoine Cermison (2) use fréquemment de *pédiluves* et de *manuluves* excitants comme révulsifs ; — contre diverses affections des yeux, il recommande, et s'en loue beaucoup, les instillations de teinture d'aloès et de musc, ou les insufflations des poudres d'encens, d'opium, de sucre. Il prodigue aussi le fer et le feu contre les flux de larmes (3). — Pour arrêter à sa descente toute espèce de flux ou de catarrhe qui tend à se porter de la tête sur diverses parties du corps, en vertu des théories cnidiennes et hippocratiques, notre auteur ne connaît rien de mieux que l'application soit d'un lacet autour du cou, soit plutôt d'un vésicatoire derrière les oreilles ! Ce vésicatoire consistait en une petite boule, grosse comme une aveline, formée avec de la poudre de cantharides incorporée dans du ferment de froment ; on laissait la pâte en place environ douze heures ; on n'enlevait pas l'épiderme soulevé, on se contentait d'ouvrir l'ampoule avec le bistouri à la partie déclive. L'emploi des vésicatoires, peu répandu dans l'antiquité, indiqué par les méthodistes, en usage parmi les Salernitains, reprend faveur au xvᵉ siècle. — Les recettes dans lesquelles entre la cendre d'éponge (4) contre le goître sont fort anciennes, mais Cermison les a multipliées ; de plus, il prescrit des fomentations, des fumigations dans la bouche, des boissons faites avec la décoction d'éponges entières ; il ajoute aussi une décoction de poudre de coquillages marins. — On ne manquera pas de remarquer les dragées médicamenteuses qu'on préparait en revêtant les substances d'un goût désagréable, par exemple la térébenthine, avec une couche de sucre fondu ; d'autres étaient enveloppées dans du miel dur. J'ai parlé

(1) Je ne fais connaître qu'une très-petite partie des longs et nombreux extraits que j'ai pris dans les *Consilia*. — Le dépouillement de ces *Consilia*, comme du reste de presque tous les ouvrages médicaux du moyen âge, fournirait d'importants matériaux pour un lexique spécial de médecine, ou pour les lexiques de la basse et de la moyenne latinité.

(2) Professeur à Pavie en 1389, à Padoue de 1413 à 1441.

(3) Déjà Vendicianus, dans sa *Lettre* à Valentinien Iᵉʳ, critiquait sévèrement ces pratiques barbares.

(4) On sait que les vertus de l'éponge sont dues à la présence de l'iode.

de pratiques analogues, recommandées par les Salernitains pour *dorer* ainsi la pilule. — Cermison a plusieurs procédés ingénieux, qu'il connaît en partie par la tradition, en partie par sa propre expérience, pour extraire les objets pointus engagés dans l'arrière-gorge ou dans l'œsophage. On trouve aussi, dans ses *Consilia* les onctions avec des pommades camphrées contre les affections des organes génito-urinaires, surtout contre des ardeurs d'urine qui sont décrites de telle sorte qu'il n'est guère possible de méconnaître la blennorrhagie aiguë, affection que l'on traitait aussi par des injections variées, adoucissantes ou astringentes. — On y rencontre encore de nombreuses formules de pessaires solides irritants pour rappeler les menstrues. — On sait que ce moyen, plus dangereux qu'utile, est recommandé par les anciens et aussi par les Salernitains.

Si l'on veut avoir une idée de la façon dont les médecins procédaient à l'interrogatoire d'un malade, on n'a qu'à lire les questions adressées par Cermison à une noble dame d'Urbino, atteinte d'une affection de l'utérus ; on sera étonné de la précision et de la pertinence des questions qui conduisent cependant à de si misérables diagnostics. La contre-partie, c'est-à-dire un exemple des questions que le malade adresse à son médecin, se trouve en un autre *Consilium;* il s'agit d'une consultation *Contra debilitatem digestivae facultatis stomachi et consequenter hepatis caliditatem.* — Partout Cermison se montre plein de déférence pour ses confrères et d'une sollicitude plus impérieuse et plus fatigante cependant que tendre et bien ordonnée envers ses malades. Quand on a lu une de ces consultations chargées de tant de prescriptions, on se demande comment la journée d'un malade pouvait suffire à suivre toutes les ordonnances du médecin, et comment son estomac pouvait tolérer toutes les drogues. L'impitoyable docteur n'accorde pas un instant de repos et n'écarte des lèvres affadies pas une goutte du calice d'amertume ; le malade, devenu la chose du médecin qui régnait par la terreur, n'avait plus qu'à obéir, et, si la nature ne lui venait en aide, à succomber sous le poids d'une maladie mal connue ou d'un traitement mal dirigé.

—Cermison est un chirurgien très-timide : il recommande de ne tailler les calculeux qu'à la dernière extrémité, et il ne connaît aucune manœuvre rationnelle contre les positions vicieuses du fœtus. Il se montre aussi, et avec raison cette fois, aux explications près, des plus réservés dans l'emploi des émissions sanguines contre la goutte (*gutta*) et les nodosités, disant, comme Avicenne, que la saignée fait couler les humeurs dans le corps, surtout vers les articulations déjà enflammées; il vante, entre autres remèdes contre la sciatique, la térébenthine en topiques ou en pilules, les vésicatoires, les bains de Sainte Hélène près Padoue, puis, ce qu'il faut particulièrement relever, les vomissements hygiéniques, dont il n'était presque plus question depuis les Grecs.

Les *Consilia* de Bartholomaeus de Montagnana (1), qui paraît avoir tenu boutique de médecine et boutique de pharmacie, sont beaucoup plus développés et plus méthodiques que ceux de Cermison, de sorte qu'il est plus aisé de trouver, dans un assez grand nombre de consultations, les éléments d'un diagnostic rétrospectif, malgré les fausses étiquettes mises en tête de la plupart des *Consilia*. Ainsi, nous avons reconnu diverses espèces d'anémies, ici dans *une complexion froide et humide de la tête*, là comme une complication d'une affection cancéreuse, ailleurs comme symptomatique d'évacuations sanguines exagérées; — nous avons constaté un cas de syncope périodique chez un individu *ravagé par la bile jaune;* — nous avons diagnostiqué des pertes séminales, plusieurs affections du cœur, des rétrécissements aigus et chroniques de l'urèthre. Signalons encore un exemple remarquable de diagnostic différentiel: Un individu porte à l'aine une tumeur chaude, fluctuante, compressible, avec pulsations et fièvre. D'après l'avis de Montagnana, il ne peut être question d'une hernie, car une hernie n'offre ni chaleur, ni pulsation, ni cette mollesse particulière; il reconnaît donc une tumeur en voie de suppuration. En d'autres termes, il s'agit très-probablement d'un *bubon*, dont nous trouvons d'autres cas chez cet auteur, mais sans détails suffisants pour en déterminer l'origine.

On a dit (2) que Montagnana décrit pour la première fois les

(1) Vivait à peu près dans le même temps que Cermison; mo en 1460.
(2) Voy. Malgaigne, *Introd. aux Œuvres d'Ambr. Paré*, p. xciii.

hernies ventrales; mais cette affection est déjà indiquée dans
Avicenne (voy. par ex. III, 22, 1, 2). Notre auteur a un long et
important chapitre sur les diverses espèces de *hernies* (nom
commun sous lequel il désigne, avec les anciens et les Arabes,
outre les hernies proprement dites, des affections qui diffèrent
essentiellement de ce que les modernes appellent une *hernie*).
Pour retenir dans l'abdomen les parties herniées, il se contente
de topiques astringents, de larges *pelotes* médicamenteuses main-
tenues en place, pendant assez longtemps, à l'aide d'une bande
qui passe sur les épaules, et du repos absolu; puis il rejette en
ces termes les bandages solides: « Ego autem dimitto hanc fan-
« tasiam lumbarium vel cingulorum quae fiunt *circulis ferreis*
« *cum appenditio super inguinem* (1). Similiter hic dimitto fan-
« tasiam Gentilis qui credit has dispositiones (hernias) curari per
« *limaturam calybis inferius* et *magnete exterius* apposito cum
« sua bagatella. Sunt enim haec talia fantasticae imaginationis,
« ridiculum magis quam fructum parientia. » (Fol. 239, vᵒ.)

Montagnana rapporte qu'il y a trois manières de procéder à la
cure radicale des hernies: la castration, qu'il blâme comme inutile; la simple incision, qu'il préconise, puisqu'elle permet de
faire rentrer l'intestin et de le maintenir; la cautérisation actuelle
ou potentielle: c'est cette dernière qu'il préfère. La castration
est encore plus nettement rejetée dans la *Practica* de Benedictus,
ainsi que l'a fait remarquer M. Malgaigne.

Les *Consilia* de Baverius de Baveriis (2) ne sont pas moins
curieux que les précédents. Notons des accidents de semi-para-
lysie chez une femme enceinte et dont la colonne vertébrale est
mal conformée; le vertige stomacal; une carie des os du rocher;
divers cas de chlorose traités avec succès par les ferrugineux; la

---

(1) Jean de Concorreggio (dans sa *Practica seu Lucidarium*), qui vivait dans la
première moitié du XIVᵉ siècle, parle aussi de bandages de fer et à pelotes pour
maintenir les hernies. Il en est également question dans les Salernitains. En 1305,
Bernard de Gordon mentionne, pour maintenir les hernies, le *brachale ferreum cum
ligula ad modum semi circuli*.

(2) Médecin du pape Nicolas V (1447-1455); était encore professeur à Bologne
en 1480.

catalepsie très-bien distinguée de l'hystérie, de l'épilepsie, de la syncope ; un exemple caractéristique de paralysie alternante des membres supérieurs, avec embarras de la parole et affaiblissement de la mémoire, *à la suite d'une affection catarrhale aiguë de la gorge;* enfin, une mention de la prostate.

Dans les *Consilia* d'Ugo Bentius (1), nous pouvons signaler, entre autres faits, les suivants : aliénation mentale intermittente; pertes séminales involontaires, sous la rubrique *catarrhe de la tête;* vertige stomacal; polype *mou* des fosses nasales avec fistule lacrymale; épilepsie causée par la rétrocession d'une tumeur aux jambes trop vite guérie. Une jeune fille accouche à seize ans, avorte à dix-sept; est prise d'accidents chlorotiques, et depuis cette époque, quoi qu'elle fasse, elle reste stérile. Puis, à côté de ces faits si bien observés, nous voyons une hernie prise pour un catarrhe qui descend de la tête aux testicules; et, si je ne m'abuse, une syphilis constitutionnelle prise pour une sciatique avec pustules. Voici le fait : Jeune homme de vingt ans; vive céphalalgie; la nuit, sueurs fétides et douleurs souvent intolérables dans les membres; pustules sur le dos, la face et la tête; abcès à la jambe d'abord, puis au pied, puis se déclarant un peu partout; taches rougeâtres sur le dos et les jambes (2). — Qu'on se souvienne que nous sommes au milieu du xvᵉ siècle, c'est-à-dire bien avant le début qu'on assigne ordinairement à la syphilis !

Sprengel, à propos des *Consilia* de Baverius et de ceux de Matthaeus Ferrarius de Gradibus (3), déclare que ces recueils ne

(1) Florissait sous le pape Eugène IV (1431-1447).

(2) Un autre individu présentait les symptômes suivants : gonflement douloureux des jointures, amaigrissement des muscles, altérations graves du nez et de la bouche. — Dans le livre posthume et très-rare de Menghus, *De omni genere febrium* (Venise, 1486, in-folio), on peut relever plus d'un trait qui rappelle les accidents syphilitiques et qui sont rapportés par l'auteur à un rapprochement impur. On y trouve aussi, sous le nom de *Sere*, une affection qui ressemble fort à l'urticaire, et la description d'une autre maladie de la peau où l'on ne peut guère reconnaître autre chose que la miliaire.

(3) Mort en 1472. — M. Malgaigne (*loc. cit.*, p. xciv) a « feuilleté le méchant

contiennent rien d'intéressant, rien qui mérite louange ou attention. Voilà qui est bientôt dit, plus tôt dit, en effet, que de lire des milliers de pages in-folio à deux colonnes en petit texte gothique! Comment! en tant de pages, pas une consultation, pas une ligne, pas un mot sur quoi on puisse appeler l'attention de ses auditeurs ou de ses lecteurs? Il n'est donc pas intéressant de dire que les *Consilia* de Matthaeus Ferrarius sont autant de commentaires des chapitres correspondants d'Avicenne? Il n'est donc pas intéressant non plus de nous faire connaître, d'après le premier *Consilium*, la manière de vivre et le genre d'études des écoliers de ce temps? Il ne l'est sans doute pas davantage de distinguer très-nettement avec notre auteur l'épilepsie essentielle de l'épilepsie symptomatique; — de signaler un cas de paralysie ou mieux de *crampe des écrivains* aux deux doigts de la main droite chez un jeune homme trop occupé à écrire, maladie dont la cause est cherchée non dans les doigts eux-mêmes, mais à la nuque, comme Galien le recommande pour un cas analogue; — de savoir que Gaston, prince de Navarre, était atteint d'une affection rhumatismale chronique intermittente liée à une gravelle qui occasionnait des hématuries? — Les observations de paralysie du nerf facial avec distorsion d'une partie du visage; les hallucinations de la vue; un cas de ptyalisme opiniâtre; les hémoptysies jugées peu graves quand elles viennent à la suite de suppression accidentelle des menstrues; le prurit intense de la vulve noté aux approches de l'accouchement; des faits de stérilité rapportés très-nettement à des déviations de l'utérus; des détails

---

recueil des *Consilia* de Cermison, et il n'y a pas trouvé une idée qui méritât d'en être extraite! » — Il n'a pas, dit-il, tiré beaucoup plus de profit de la lecture de Matthieu de Gradi (*ibid.*). — Cependant, « en feuilletant cet énorme fatras », on y découvre plus d'une page curieuse. M. Malgaigne lui-même y a rencontré trois « faits assez intéressants pour l'histoire de la chirurgie ». Seulement il ne fallait pas attribuer à cet auteur l'invention des « pessaires solides » pour maintenir l'utérus en place. On en trouve de nombreux exemples dans Hippocrate, dans Soranus, dans les Salernitains, dans les traités du moyen âge. — Sa *Practica* est un commentaire sur le IXᵉ livre du traité de Rhazès à Almansor, traité qui a si souvent servi de texte aux glossateurs du moyen âge. Après avoir expliqué les paroles de Rhazès, Matthaeus parle en son propre nom, donne quelques observations personnelles, et fournit d'assez nombreux renseignements bibliographiques.

sur la pose des sangsues, tout cela n'a rien d'intéressant? Il ne nous importe pas non plus de savoir que Matthaeus a donné ses soins aux plus illustres personnages du temps, entre autres au duc de Milan, à la duchesse Blanche-Marie de Sforza (affectée d'asthme); enfin, à la Majesté sacrée du roi de France Louis XI, qui, toute sacrée qu'Elle était, n'en avait pas moins des hémorrhoïdes fort opiniâtres et fort douloureuses?

Le grand secret pour écrire l'histoire au moins en sûreté de conscience, sinon avec pleine garantie contre les chances d'erreur, c'est de lire, de lire beaucoup, de se rappeler et de comparer.

Il y a surtout deux auteurs que non-seulement on devrait lire et relire, mais qu'il faudrait presque savoir par cœur quand on aborde l'histoire de la médecine au moyen âge, deux auteurs avec lesquels il faut toujours compter, Galien et Avicenne (1). J'en pourrais trouver des preuves à l'infini ; en voici une décisive :

Notre chirurgien le plus érudit et le plus disert, M. Malgaigne, de très-regrettable mémoire, a écrit (2) : « Ce qui doit assurer à Gatenaria une juste et impérissable renommée, c'est qu'il est l'inventeur de cet instrument si simple à la fois et si ingénieux, si bien apprécié, qu'il est devenu chez toutes les nations d'un usage vulgaire, et que par là même les médecins ont cru de leur dignité de ne plus en souiller leurs mains : la seringue, en un mot... Gatenaria décrit la seringue sous le nom d'instrument à clystère, et il juge même nécessaire d'en donner la figure (3) ; mais, comme la plupart des inventeurs de cette époque (?), il n'ose pas de sa propre autorité introduire une si grande innovation dans la pratique ; et il se réfugie derrière Avicenne qui en a donné la description, dit-il, mais qui a été mal compris par plusieurs. Cette déclaration du modeste auteur

---

(1) Aussi rien ne serait plus utile que de donner une bonne traduction du *Canon,* si horriblement défiguré dans les versions latines imprimées ; car il y en a de manuscrites qui sont meilleures. J'ai souvent engagé mon savant confrère M. le docteur Leclerc, si familier avec l'arabe, à entreprendre cette tâche méritoire. Puisse le gouvernement lui fournir libéralement les moyens de l'accomplir !

(2) *Introd. aux Œuvres d'Ambroise Paré,* p. xcix.

(3) Page 41, v°, de l'édit. de 1532, citée par M. Malgaigne ; page 70, v°, de l'édition de 1517.

nous oblige cependant à déclarer *qu'il n'y a rien de semblable dans Avicenne* (1). »

Évidemment, M. Malgaigne a été victime d'une double distraction quand il a fait cette déclaration et quand il a assimilé l'instrument décrit par Gatenaria à la seringue actuelle. D'abord, il est de toute évidence que Gatenaria a en vue le chapitre d'Avicenne auquel précisément renvoie M. Malgaigne, car il s'agit des deux côtés d'un *clystère* disposé de telle façon qu'une double canule, disposée d'une manière particulière, serve à la fois à l'entrée du liquide et à la sortie des vents, et, des deux côtés aussi, de l'emploi de cet instrument dans le traitement de la colique froide ou venteuse. En second lieu, pas plus chez Gatenaria (la figure le prouve) que chez Avicenne, il n'est question de notre pompe aspirante et foulante, mais d'une vessie ou d'une outre fixée sur une canule, instrument usité de toute antiquité ; les deux textes à cet égard sont formels. Si M. Malgaigne avait dit qu'il est malaisé de mettre d'accord la traduction latine si obscure et si peu exacte d'Avicenne avec le texte suffisamment clair de Gatenaria, je serais de son avis (2) ; mais même dans cette traduction on retrouve en gros l'instrument décrit et figuré par le médecin italien.

Voici la traduction d'Avicenne et le texte de Gatenaria :

AVICENNE.

Melior quidem cannae clysteris figura quam antiqui dixerunt, est, ut sit concavitas cannae (*canule*) ejus divisa per tertias, et duas tertias, et sit positum inter utramque velamen de corpore de quo facta est canna, et sit consolidatum cum canna consolidatione vehementi ; sit ergo velamen ejus duarum partium diversarum, et sit uter decenter aptatus in parte quae duarum partium major est, et

GATENARIA.

Hæc est forma clysteris quam non intelligunt multi et quam describit Avic. : secundum quodque pars superior seu canna (*canule*) ejus, sit duplex [usque] ad partem inferiorem, et mediet inter has partes medium unum sicut paries dividens partes illas sicut est in duabus fistulis conjunctis ; et habeat pars minor unum foramen in parte quae est prope conjunctionem bursae clysteris, et aliud

(1) Et en note : « Avicenne a traité de l'instrument à clystère en usage de son temps au chapitre xi du livre III, fen. 16, traité 3 (lisez traité 4). Ce n'est autre chose que l'instrument des anciens : une vessie ou une outre fixée à une canule. »

(2) Jacques des Parts, égaré sans doute par la mauvaise traduction, ne me paraît pas avoir compris Avicenne ; il donne, du moins, de curieux détails sur la forme des clystères en usage de son temps.

sit in parte minore apertus, et quando uter decenter aptatus est super totam cannam, stringatur caput partis minoris cum consolidatione forti, ut non ingrediatur ipsam aer. Et sit sub utre in loco qui non ingreditur anum meatus per quem egrediatur ventositas.

in opposito directe secundum longitudinem quod sit apud foramen partis grossioris, per quam partem majorem cui contiguatur maxima bursa, transeat aquositas enematis imposita per utrem; per inferiorem vero cannam sive minorem pulsa ab anemate ventositate, per utris compressionem ipsa ventositas egrediatur. Et hoc patet in figura, *et reddit litteram Avicennae obscuram claram.*

Ce qui rend Avicenne encore beaucoup plus clair, c'est la traduction littérale faite sur l'arabe, et que je dois au savoir et à l'obligeance de mon docte confrère M. Leclerc; là il n'y a plus ni ambiguïté ni obscurité. A elles seules, ces quelques lignes suffisent à démontrer l'impérieuse nécessité d'une traduction d'Avicenne : « Quant à la canule de l'instrument (du *clystère*), les « anciens en ont relaté la forme la plus avantageuse. La canule « a son calibre partagé en deux parties, l'une d'un tiers et l'au- « tre de deux tiers : entre est une cloison faite de la même ma- « tière que la canule, parfaitement soudée et les isolant l'une de « l'autre. La vessie est appliquée sur l'orifice de la grande ca- « nule; celui de la petite reste ouvert (fig. A). Si la vessie est « appliquée sur la totalité de la canule (*petite et grande portion*), « bouchez (préalablement) avec soin la tête (c'est-à-dire la partie « inférieure, celle qui donne dans la vessie) de la petite canule, « afin que le liquide n'y entre pas; mais il y aura au-dessus de « la vessie un trou percé sur la partie de la petite canule, en un « point qui n'arrive pas dans l'anus; ce trou servira pour la « sortie du vent (fig. B) : si l'on administre le lavement et que le « vent soit poussé fortement, il sortira par la partie dans laquelle « ne pénètre pas le lavement, et le lavement restera un temps « convenable (1). »

(1) Le texte d'Avicenne est en partie confirmé par le chap. 83 de la *Chirurgie* d'Abulcasis (voy. trad. Leclerc, p. 195). — Voici la représentation des deux canules :

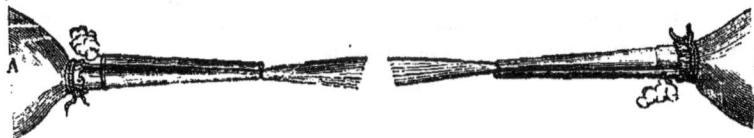

Je n'ai pas insisté sur un sujet, en apparence si minime, pour le triste plaisir de prendre en faute un habile professeur dont personne plus que moi n'admirait la verve entraînante, l'esprit orné et ingénieux, mais pour montrer, par l'exemple d'un homme distingué dans l'érudition médicale, à quels dangers on s'expose en portant un jugement sans avoir lu avec un soin scrupuleux et comparé les différent textes. La lecture et le rapprochement des textes, c'est pour l'historien ce que sont pour le savant les expériences répétées, vérifiées, comparées.

Si on lisait, n'aurait-on pas relevé dans la *Pratique* de Guainerius (1) deux cas d'aphasie : un vieillard ne pouvait prononcer que trois mots; un autre, dans l'impossibilité où il était de dire le vrai nom d'une chose ou d'un être, répétait toujours *chose*, *homme*, etc.? N'aurait-on pas rapporté aussi des exemples de céphalalgie due à l'usage de pain chargé d'ivraie, et rappelé les nombreux détails sur les superstitions relatives aux incubes et aux succubes, sur les moyens employés pour constater la mort, enfin sur les traitements barbares ou bizarres auxquels on avait recours contre l'apoplexie, ou la paralysie, ou le spasme, ou l'aliénation mentale?

On ne doit pas négliger non plus les renseignements que le même Guainerius nous donne, soit sur des espèces très-singulières de folie (2), soit sur la pratique des *Parisiens* qui, déjà bien avant Botal et Gui Patin, tiraient jusqu'à trois livres de sang d'un seul coup. Mais on ne peut se défendre d'un sourire quand on voit un si savant docteur donner la prescription suivante

(1) Florissait dans la première moitié du xv⁰ siècle.

(2) On dit vulgairement d'un fou ou d'un homme qui a l'esprit un peu détraqué : « Il a une araignée dans la tête, ou une araignée dans le plafond. » Je trouve dans la *Pratique* de J. de Concorreggio (I, 23) que les fous ont été comparés au *catebut* ou araignée d'eau, qui a de grandes pattes, et fait toutes sortes de mouvements désordonnés et ridicules. N'y aurait-il pas quelque analogie entre le dicton populaire et cette comparaison? — Cette même comparaison est appliquée par Bernard de Gordon aux individus affectés de paralysie générale avec tremblement; l'animal est ici appelé *chevre d'eau*. — C'est aussi J. de Concorreggio qui signale des épilepsies sans chute, mais seulement avec un vertige « qui dure le temps de réciter un *Ave Maria* ».

contre les piqûres venimeuses : Prendre un poulet dont on a arraché les plumes autour de l'anus, puis placer ledit anus dépouillé sur le lieu de la piqûre, en même temps qu'on tient le bec fermé pour que le malheureux poulet aspire ainsi le venin par l'anus ! Aujourd'hui encore un poulet blanc ou noir, je ne me souviens pas exactement de la couleur, fait merveille, coupé en deux tout vivant et mis en cataplasme, surtout dans les *fièvres malignes*.

Autre histoire plus sérieuse, plus instructive malgré son triste dénoûment. Un écuyer du duc de Savoie était atteint d'une pleurésie très-grave. Les médecins *juifs* à qui il avait confié le soin de sa personne répétaient sur tous les tons qu'ils répondaient de sa vie, puisque l'urine conservait bonne apparence. Guainerius, appelé en consultation, soutenait au contraire que l'*urine ne fournit aucun signe certain dans la pleurésie* (1), et que le pauvre malade était en grand danger de mort. Et voilà que tout à coup, au milieu de ces altercations (on était au onzième jour), l'écuyer fut pris d'étouffement et que son côté *devint livide* (2): il était déjà mort depuis longtemps, que les juifs affirmaient encore qu'il dormait profondément ! J'en passe et des meilleures ; surtout je ne voudrais ici ni rapporter toutes les pratiques immondes (3) que l'on conseille sans rougir pour différentes affections sexuelles, même pour les personnes engagées dans les liens de religion, ni raconter toutes les superstitions relatives à la stérilité ou à la conception : de pareils détails seraient plus à leur place dans un livre que dans un cours.

Tout le monde parle de Jacques des Parts, mais personne ne le connaît, parce que personne ne l'a lu (4), ni Quesnay, ni Spren-

---

(1) Jacques des Parts insiste aussi sur le peu de confiance qu'on doit avoir dans l'aspect des urines, surtout quand il s'agit de maladies épidémiques graves.

(2) Cela rappelle les *frappés* dont Hippocrate parle à propos de la pleurésie.

(3) Jean de Concorreggio, dans sa *Practica nova* ou *Lucidarium*, indique aussi les plus étranges et les plus hideux procédés pour détourner de l'objet de sa flamme un amant passionné, mais éconduit.

(4) A propos des *Anciennes écoles* de médecine à Paris (voy. note 2 de la page 307), M. le docteur Chéreau a donné une bonne notice sur une partie de la vie de J. des Parts. En lisant les *Commentaires*, on peut ajouter plusieurs faits ignorés. Je reviendrai sur ce personnage et sur ses œuvres.

gel, ni Hazon suivi par la *Biographie médicale*, ni Eloy copié par le *Dictionnaire historique de la médecine ancienne et moderne*, ni les écrivains les plus récents qui s'en sont occupés. Non, le *Commentaire sur Avicenne* en cinq immenses volumes in-folio (y compris ceux de Gentilis et d'autres) n'est pas seulement« un tissu de lambeaux pris de Galien, de Rhazès et de Haly », c'est un livre très-érudit, où sont cités une foule d'auteurs ; c'est un livre très-instructif par tous les renseignements qu'il fournit sur la pratique médicale du temps, sur les épidémies contemporaines ou antérieures (par exemple, *la peste noire*), sur les opinions en faveur, que J. des Parts critique assez librement, même sur les superstitions dont il se moque parfois. Je crois vous avoir prouvé, dans les trois leçons que je leur ai consacrées, que ces *Commentaires* ne sont ni aussi fastidieux, malgré leur prolixité, ni aussi dénués d'intérêt qu'on affecte de le répéter pour se dispenser même de les pàrcourir.

Voulez-vous une preuve entre cent de mes allégations? La voici évidente, palpable :

A la page 19 des *Pisanae Praelectiones* de Mercuriali, on lit : « Nec mihi placet eorum sententia qui adeo recenter ortas fa-« ciunt peticulas... Jacobus de Partibus, medicus non incele-« bris... ipsarum clarissime meminit in *Comm. ad Avicen.* « *prima quarti tract.* 4, *cap. secundo*, ubi appositissime eas « describit atque similes morsibus non culicum, sed proprie « pulicum..... facit. »

En 1651, Riolan, à la page 218 de ses *Curieuses recherches sur les escholes en médecine*, écrivait : « Je ne puis souffrir que Fracastor, médecin italien très-docte, parlant de la fièvre pourpre (*typhus pétéchial*), dise qu'elle n'était pas connue en France l'an 1529... A la fin du xvᵉ siècle, un médecin de Paris, nommé Jacques des Parts, en a le premier écrit assez clairement et doctement, employant les saignées pour la guérison. »

En 1718, Hazon, dans sa *Notice des hommes les plus célèbres en la Faculté de médecine*, répète à peu près les mêmes choses, mais, comme Riolan, sans indiquer le passage. Borsieri, à son tour (en ses *Institutiones medicinae practicae*, t. II, p. 294, éd. Hecker), s'en rapporte à Mercuriali et ne remonte pas à la source.

Sprengel (dernière édition allemande de son *Histoire pragmatique de la médecine*) déclare qu'il n'y a pas un mot de la fièvre
pourprée dans le *Commentaire* de Jacques des Parts. Mon savant
ami M. Haeser, influencé sans doute par l'autorité si usurpée de
Sprengel ; M. Haeser, qui semble cependant avoir pris la peine
d'ouvrir le *Commentaire*, confirme (dans ses *Matériaux pour
servir à l'histoire des épidémies*, p. 167-168) le jugement de
l'historien de Halle, et soutient que Borsieri n'a pas lu le chapitre auquel il renvoie, car on n'y trouve aucun trait qui se rapporte à la fièvre pourprée (1). Je ne fais pas difficulté de reconnaître que personne, pas plus Mercuriali, qui donne cette fausse
indication, que Borsieri, qui ne la rectifie pas, ne trouvera rien
à *Canon* IV, *tractatus* IV, *fen.* I, *caput* 2. Ni moi non plus, je
n'aurais rien trouvé à cet endroit, si la suite d'une lecture attentive ne m'eût amené au premier chapitre (2) avant de me conduire au chapitre second. Voilà tout le mystère dévoilé ! C'est
dans le chapitre premier que Jacques des Parts mentionne la fièvre
pourprée. Une erreur de Mercuriali lui-même ou des imprimeurs
a mis nos historiens en déroute.

Le texte que je transcris ne laisse, ce me semble, rien à désirer.

(1) J'ai vu, au moment où je relisais cette leçon, que M. Haeser, averti par un
de ses amis, le docteur Pfeufer de Zurich, donne dans les *additions* du second volume de l'ouvrage ci-dessus indiqué le vrai passage de Jacques des Parts. Toutefois
il n'en tire aucune conclusion contre Sprengel et en faveur de Borsieri ; il ne croit
même pas qu'il s'agisse de la fièvre pétéchiale, mais des éruptions cutanées dans les
maladies fébriles (voy. p. 317 de son *Hist. de la méd.* — *Lehrbuch der Gesch. d.
Medicin*, 1853, 2e éd., où il cite de nouveau le vrai passage), opinion que je ne
saurais partager. — Consulté par moi il y a peu de temps, M. Haeser me répond :
« Nunc in loco Jacobi de P. duo symptomata in cute apparentia ab Avicenna des-
« cribi puto. 1° *Sudamina febrilia* et forte *roseolam typhosam* (pustulae albae sa-
« niosae, quandoque rubeae, etc.) ; — 2° *petechias* quae in *omnibus* febribus exan-
« thematicis oriri possunt ex. gr. in variola haemorrhagica, in morbillis et scarla-
« tina, in typho, praesertim in peste genuina. Hac de causa (quia *veras petechias
« exanthematicas* a Jacobo vel Avicenn daescriptas esse *nego*) in libro meo *De historia
« morborum epidemicorum*, p. 338 seq., de loco nominato verba non feci. » — Je
« reprendrai cette importante question dans l'histoire de la pathologie.

(2) Voyez encore IV, I, I, 3, une épidémie de typhus des camps au siége d'Ar-
ras. Cf. aussi Monstrelet, chap. 127 (dysonterie), t. III, p. 32 de l'édit. de la Société
de l'histoire de France, et Coyttarus, *De febre purpurea epidemiali*, p. 169.

Parmi les vingt-six signes de la pestilence (ce mot comprend beaucoup de maladies épidémiques fort diverses, et la plupart des prétendus signes communs à toute peste correspondent à des espèces
particulières), on lit au dix-septième : « Decimum septimum est
« quod in febre pestis aliquando accidit *bothor* subalbida et ru-
« bea, id est parve pustule in superficie corporis. quandoque
« albe saniose, quandoque rubee, similes variolis ex ebullitione
« putrefacti sanguinis. Et circa istas pustulas notat (Avicenna)
« quod interdum velociter apparent, et etiam interdum cito oc-
« cultantur et delitescunt, secundum quod putridus sanguis ebul-
« liens nunc foras erumpit, nunc intra retrahitur. *Et sub hoc*
« *signo quedam cutis macule intelliguntur nigre aut virides*
« *aut violacee vel subrubee similes illis que cuti contingunt ex*
« *morsibus pulicum que vulgariter solent dici plane* (1); *et sunt*
« *de signis malis et mortalibus, precipue nigre vel violacee vel*
« *coloris viridis*, quoniam attestantur super magna humorum
« corruptione non emendabili. »

Lorsqu'on voit un personnage aussi considérable qu'était Jacques des Parts, si légèrement apprécié, quelle place pouvaient
avoir des auteurs du second ordre comme Sermoneta (*Questions
très-subtiles sur les Aphorismes*), Bagellardus (*Sur les maladies
des enfants* (2), Villalobos (*Sommaire de médecine*, en espagnol,
tiré d'Avicenne en conservant même l'ordre des chapitres),
Ardoynus (*De venenis*), Christophorus de Honestis (*Sur Mésué*),
Saladinus (*Compendium aromatariorum*), Manlius de Bosco
(*Luminare majus apothecariorum* (3), l'*Amicus medicorum*,

---

(1) « Vulgus lenticulas aut puncticula appellat, quod maculas proferant lenticulis
« aut puncturis pulicum similes. » (Fracastor, *Morbi contag.* II, 16; cf. III, 6.) —
On les appelait aussi *peticulae*, *pestichiae* (d'où *pétéchies*), peut-être diminutif de
pestis. — Voyez aussi Coyttarus, *De febre purp. epidem.*, p. 5, 45-46, 164, 169,
470. — Rapprochez d'Avicenne et de J. des Parts le chapitre (*Pustulae infebribus*)
emprunté à Hérodote par Aétius, V, 129.

(2) Il faut noter un chapitre sur la hernie ombilicale, et l'emploi de la poudre
d'amidon pour les *échauffements* chez les enfants.

(3) Il y a peu d'ouvrages aussi instructifs que celui d'Ardoynus pour l'histoire de
la toxicologie : une foule d'auteurs y sont cités ; il contient toutes sortes de rensei-

livre tout entier consacré à l'astrologie, par Ganivetus, les traités d'hygiène de Benedictus de Nursia, de Marcile Ficin, d'Aldobrandini, de Gazius, lequel rend pour l'hygiène les mêmes services qu'Ardoynus pour la pharmacologie, et de beaucoup d'autres qu'il serait trop long d'énumérer?

Les *Pratiques* de Gatenaria et du très-érudit, très-didactique et parfois indépendant Matthaeus Ferrarius de Gradibus ; celle d'Arculanus, l'*Expositio* de Sillanus, la *Clarification* de J. de Tornamire, ne sont guère que des commentaires, les uns courts, les autres plus longs, du IXe livre du traité dédié par Rhazès au calife Almansor. Arculanus dit même que ce traité est le plus utile du monde, qu'il faut tout lui sacrifier, puisqu'il procure tous les biens, pourvu qu'on ne marchande ni le temps ni la peine qu'on prend à le commenter (1). La *Pratique* de Michel Savonarole est une œuvre méritoire, car elle résume les opinions, les doctrines, les théories qui avaient cours au milieu du XVe siècle ; à ce titre, elle répond très-exactement aux vœux de l'auteur, qui se proposait d'épargner la peine et le temps aux médecins en leur présentant, dans un seul volume, le résumé de ses lectures ou de sa propre expérience (c'est la plus mince partie de l'ouvrage), et en prenant Avicenne pour modèle et pour guide ; il espère que son livre rendra plus de services à ses confrères que toutes les

gnements sur les pratiques médicales ou populaires relatives aux poisons ; on y voit, par les précautions recommandées, combien les empoisonnements étaient fréquents et combien aussi il était facile de se soustraire à la justice ; à côté de cela, on trouve dans ce traité de bonnes descriptions des symptômes qui caractérisent les empoisonnements par les substances tirées du règne végétal. — Le Commentaire de Christ. de Honestis est une véritable histoire de la matière médicale et de la pharmacologie. — Le *Compendium aromatariorum* renferme beaucoup de préceptes moraux, une bibliographie assez étendue, une intéressante description de la récolte des plantes, et le catalogue des objets qui doivent faire partie d'une boutique d'apothicaire. — On consultera encore avec fruit, pour l'histoire de la pharmacologie, Jacobus de Manliis de Bosco, surtout dans l'édition (elle est rare) de Mutonus, ainsi que les ouvrages analogues de Quiricus de Augustis et de Paulus Suardus ; ce dernier renferme toutefois moins de détails intéressants. Eh bien, les auteurs d'une *Histoire de la pharmacie* qui a été publiée en seconde édition à Madrid, en 1867, en un volume in-4°, par Chiarlone et Mallaina, ne paraissent pas même avoir ouvert ces divers ouvrages ! Voilà comment on écrit l'histoire.

(1) Arculanus a une description assez exacte du *delirium tremens potatorum*.

discussions dialectiques auxquelles se livrent les médecins *au coin des rues ou sur les places.* Ce n'est pas là, en effet, dit Savonarole, que vont étaler leur longue barbe ceux qui ambitionnent le titre et la réputation de vrai médecin praticien.

Que d'erreurs à rectifier, que d'omissions à réparer, que d'inexactitudes à signaler dans l'histoire de la chirurgie au xvᵉ et au xvıᵉ siècle (1)! Les historiens qui passent pour le mieux informés, ou n'ont même pas lu intégralement les traités spéciaux écrits à cette époque, ou ne se sont pas souvenus de tout ce que les auteurs ont *emprunté* aux Arabes (2), à Gui de Chauliac, aux chirurgiens italiens des xıııᵉ et xıvᵉ siècles ; ou, enfin, ils n'ont pas assez cherché en dehors de ces traités spéciaux tous les renseignements précieux que renferment les *Pratiques médicales,* les *Commentaires,* les *Consilia,* sur l'état de la chirurgie à l'époque dont nous nous occupons. Disons à l'honneur des chirurgiens du xvᵉ siècle que, s'ils n'ont pas su s'affranchir entièrement des préjugés de leur temps, ils sont cependant beaucoup moins superstitieux et plus positifs que les médecins. Au xvııᵉ siècle,

(1) Ainsi, à propos de Pierre d'Argelata, M. Malgaigne dit que le IIIᵉ livre est le plus original par le nombre et par le choix des observations ; puis, quelques lignes plus bas, on lit à propos de ce même livre, que Pierre a tout pris à Guy, même le texte ; or c'est cette seconde rédaction qui est la vraie :—à propos des plaies du nez, par exemple, là où Guy met *ego,* Pierre s'approprie cet *ego* et tout le reste ! Pierre n'est pas plus *hardi* opérateur que ses devanciers ou ses contemporains ; il se contente le plus souvent de piller tout le monde, je vous l'ai démontré. Néanmoins j'ai signalé comme étant *peut-être* de lui un cas de bubon survenu à la suite d'une ulcération du pénis ; la méthode d'exploration pour reconnaître la fluctuation (*inundatio*) profonde ; — uniquement chirurgien, il renvoie aux *physiciens* pour les maladies internes. — Quelques inventions et quelques bonnes pratiques se rattachent aux noms des chirurgiens espagnols, Fr. Arcaeus, Andr. Alcazar, et Fr. Diaz (xvıᵉ siècle). —J'ai réservé pour une autre partie du cours (celle où je traiterai des institutions médicales) les détails sur la querelle des médecins avec les chirurgiens, et sur celle des chirurgiens avec les barbiers, étuvistes, etc.

(2) Toutes ces *Chirurgies* sont rédigées sur le plan d'Avicenne ou d'Abulcasis ; le cadre nosologique est presque toujours le même ; on ne voit pas ordinairement figurer plus de maladies ni plus d'opérations dans les unes que dans les autres. La chirurgie de Bertapaglia n'est guère qu'un commentaire sur Avicenne tout rempli de superstitions et de formules de médicaments.

nous trouverons également les *maîtres en chirurgie* plus instruits et moins ridicules que les *docteurs en médecine*.

Nous avons consacré six leçons à l'histoire de la suette et quatre aux origines de la syphilis, laissant pour le moment de côté la discussion des problèmes de pathologie que l'étude de cette maladie soulève dès les premières années du XVIᵉ siècle. Les textes anciens relatifs à la suette, maladie dont on trouve les premières traces en 1486, sont très-peu connus en France, malgré l'important recueil publié il y a vingt-deux ans par M. Haeser, d'après les papiers de Gruner (1). On a cité, mais le plus souvent sans les lire, un grand nombre de monographies ou d'articles de journaux écrits depuis le XVIIᵉ siècle en France ou à l'étranger ; nulle part je n'ai trouvé un résumé satisfaisant de ces nombreux travaux. Le résultat capital de mes recherches et des confrontations auxquelles nous nous sommes livrés ensemble, c'est que la maladie dite *suette anglaise* est la même maladie que la *suette miliaire* des modernes, autrement dite *suette des Picards*. Aucun caractère *essentiel* ne manque ; notre suette n'est donc pas une maladie nouvelle, et la suette anglaise n'est pas une maladie perdue (2) ; il n'y a de différence que dans le chiffre de la mortalité : encore ai-je montré, par des statistiques aussi rigoureuses que possible, que cette différence tenait beaucoup moins à un changement de nature dans la maladie, qu'à un changement dans les conditions hygiéniques et dans le traitement pour les malades. A ce propos, j'ai cru pouvoir manifester quelques

---

(1) *Scriptores de sudore anglico superstites*, etc. Ienæ, 1847, grand in-8. Le même savant a publié, en 1866, dans une revue allemande (*Anz. f. Kunde der deutsch. Vorzeit*), comme supplément, un *Regimen istius morbi* (Sud. angl.), anonyme.

(2) L'opinion contraire est soutenue avec talent et conviction, mais par des arguments qui ne me paraissent pas suffisants, dans un livre érudit et d'une lecture agréable : *Étude sur les maladies éteintes et les maladies nouvelles*, par M. le professeur Ch. Anglada, de Montpellier (Paris, 1369). La préface est datée du 8 octobre 1868. J'ai reçu le volume au moment où je corrigeais ces feuilles. — Plusieurs médecins, les uns pour un motif, les autres pour un autre, partagent aussi mon sentiment.

doutes sur la validité des assertions de certains médecins qui prétendent que la suette bien traitée, c'est-à-dire traitée d'après leur méthode, n'est *jamais* mortelle.

Quant à la syphilis, il y a longtemps que j'ai nié l'origine américaine et que j'ai soutenu l'origine ancienne. Depuis que j'ai lu les auteurs du moyen âge ; depuis que j'ai étudié les descriptions données par les contemporains (1) de la grande épidémie des dernières années du xv⁰ siècle (à dater de 1493, surtout de 1496), cette opinion n'a fait que grandir et passer à l'état d'une entière conviction ; j'ai même, si je ne m'abuse, réussi à porter également cette conviction dans votre esprit.

En premier lieu, nous avons soigneusement relevé et discuté les textes antérieurs à l'an 1493, et qui se rapportent manifestement à des cas de syphilis *vraie* dans ses formes primitive, secondaire ou constitutionnelle (2), puis les dires des contemporains de l'épidémie. Cet inventaire rétrospectif nous donnait déjà gain de cause ; mais nous ne pouvions nous arrêter dès ce premier pas. Poursuivant notre marche, nous avons trouvé, dans les ouvrages contemporains de l'épidémie, des descriptions qui, prises en elles-mêmes, ne vaudraient pas mieux et ne prouveraient pas plus que celles du xiiie, du xive ou du commencement du xv⁰ siècle, si elles n'étaient pas groupées et si elles ne se rapportaient pas à un plus grand nombre de malades : c'est par ces deux points seulement qu'elles se rattachent avec sûreté aux descriptions subséquentes, tandis que par leur insuffisance elles servent d'intermédiaires entre les observations rares et isolées (3)

---

(1) Voy. l'*Aphrodisiacus* de Luisinus et les suppléments de Gruner et d'autres érudits. — Les premiers traités publiés en Allemagne sur la syphilis (1495-1510) ont été réunis par Fuchs, en 1843, avec un supplément en 1850.

(2) Voyez un savant mémoire de M. Corradi, alors professeur à l'université de Palerme (aujourd'hui à l'université de Pavie), intitulé : *Caso di sifilide constituzionale nel trecento* (Milano, 1866, in-8).

(3) Encore cette rareté, cet isolement, sont, suivant moi, relatifs ; ils tiennent, d'une part, à toutes sortes de préjugés sur les affections des organes génitaux, préjugés d'autant plus forts et plus répandus, qu'on s'enfonce davantage dans le moyen âge, et, d'autre part, à la difficulté à peu près invincible d'établir, dans un grand nombre de cas, un diagnostic rétrospectif, parce que les traits caractéristiques de la maladie ont été généralement séparés les uns des autres et défigurés par les auteurs de cette

des siècles précédents, et les faits innombrables qui, dès les premières années du XVI° siècle, sont enfin mis au compte d'une contagion directe, et sur lesquels la forme épidémique n'avait presque plus de prise. Cela est si vrai, que de graves auteurs ont pensé que les premières descriptions qu'on rapporte à la syphilis ne s'y rapportaient réellement pas, ce qui est une grosse erreur commise par défaut de critique historique. D'un autre côté, plusieurs écrivains contemporains fort sérieux donnent sur la marche de la syphilis des renseignements qui ne permettent absolument pas ni de la croire née, pour ainsi dire, du sol vers 1493 ou même avant, suivant quelques-uns, ni de la faire venir d'Amérique. La chronologie et le silence absolu de ces mêmes auteurs contemporains s'opposent énergiquement à cette dernière supposition, mise en avant pour la première fois par Oviedo, écrivain suspect de partialité contre les Indiens, ainsi que l'ont établi l'auteur anonyme de *La America vindicada de la columnia de haber sido madre del mal venereo* (Madrid, 1785, in-4°), et Hensler, dans *Geschichte der Lustseuche* (Altona et Hamb., 1783-1789). De plus, les déclarations formelles, après sérieuse enquête, de deux célèbres historiens américains, Prescott et Irving (1),

époque. C'est là un point de vue que j'ai signalé aux historiens, dès l'année 1845, dans les *Annales des maladies de la peau et de la syphilis*. — Surtout n'oublions pas que, dans les premières descriptions de la fin du XV° siècle, les causes déterminantes de la syphilis sont, comme dans presque toutes les observations antérieures, cherchées partout ailleurs que dans la contagion directe. Enfin, ce n'est pas seulement que la syphilis qui se prête à de telles considérations; le diagnostic rétrospectif de presque toutes les autres maladies, des plus simples comme des plus compliquées, est aussi difficile, et à ce titre, presque toutes les maladies pourraient être réputées nouvelles; nous l'avons prouvé aussi bien pour l'antiquité que pour le moyen âge.

(1) Les résultats de cette enquête ont été consignés dans l'*Histoire de Christophe Colomb* et dans l'*Histoire de Ferdinand et d'Isabelle*, surtout, dans une communication spéciale que le *New-York Journal of Medicine* a publiée en mars 1844. Il m'a été impossible de me procurer ce journal en France, ni d'acheter le numéro en Amérique, ni de le faire venir d'Angleterre; j'ai pu du moins obtenir d'abord et en même temps un extrait, par M. Norris, de Philadelphie, et par M. le docteur Milroy, de Londres, enfin une copie intégrale et fidèle, par l'entremise de M. d'Abzac, attaché au consulat général de New-York, et de M. le docteur Goulden. Je prie ces messieurs d'agréer mes remerciments. — Récemment Gaskoin,

prouvent jusqu'à l'évidence que les compagnons de Christophe Colomb n'ont pas exporté la syphilis d'Amérique, mais que les Européens l'y ont au contraire importée.

Avec la dernière leçon sur la syphilis (1) finissait l'histoire du XV° siècle, qui ne nous a pas demandé moins de vingt-neuf leçons; l'histoire du XVI° nous a retenus pendant quinze autres leçons.

L'œuvre du XV° siècle peut être comparée à l'œuvre de Galien: le XV° siècle rassemble, conserve, cimente les connaissances acquises par tous les siècles antérieurs, de même que Galien avait écrit la *somme* de la médecine grecque depuis Hippocrate; au contraire, l'œuvre du XVI° siècle consiste précisément à commencer le siége de toutes les fortifications élevées par le XV°. Si ces fortifications, en apparence fortement cimentées, ont retardé la marche de la médecine, elles l'ont du moins protégée contre des attaques parfois intempestives, contre un élan mal calculé et du reste encore mal servi par les circonstances (2).

Quelque important que soit le rôle du XVI° siècle, surtout quand on considère qu'il nous apporte la première déclaration des droits de la science, l'étude de la médecine durant ce siècle est cependant, j'ose le dire, au risque de provoquer une exclama-

dans le numéro de juillet 1867 de *Medic. Times and Gaz.* (*Notes on the history of syphilis*), et Brehm, dans une monographie sur Ruiz Diaz de Isla (*Ein Beitrag zur Geschichte der Syphilis; dans Leopoldina. Amtl. Organ der K. Leopoldino-Carol. deutschen Acad. der Naturf.*, 1866), ont défendu l'origine américaine par des arguments plus spécieux que solides et irréfutables.

(1) Je reprendrai ces deux importants sujets, la syphilis et la suette, dans mon histoire des maladies, et alors je donnerai une bibliographie critique sur ces deux sujets, dont le premier a été, depuis quelques années, l'occasion de publications historiques qui méritent d'être étudiées avec soin; les auteurs de la plupart de ces publications sont favorables à l'origine ancienne. — Je n'ai point insisté non plus jusqu'à présent, ni sur l'histoire de la petite vérole, de la scarlatine, du feu Saint-Antoine, de la peste, et en particulier de la peste noire, ni sur plusieurs autres affections épidémiques, réservant tous ces sujets pour le cours que je fais actuellement.

(2) Argentier est l'adversaire le plus sérieux de la routine, et Cardan eût également rendu des services, s'il n'avait pas gâté un savoir réel par une insupportable jactance et par des idées ridicules.

tion de surprise, moins attrayante que celle du xvᵉ. L'histoire
générale du xviᵉ siècle se réduit à trois points : les humanistes
qui discutent sur les textes, — les anatomistes qui scrutent la
nature, — Paracelse qui rêve en plein midi et délire en pleine
santé. — Si je n'y voyais la marque certaine de l'émancipation
de l'esprit humain et la préparation à la critique des textes, je
ne prendrais aucun plaisir aux injures que les humanistes se
jettent à la face; leurs attaques, souvent mal dirigées, contre
les Arabes, ou leurs admirations mal justifiées pour les Grecs,
m'instruisent moins que les *Consilia*, même que les *Commen-*
taires si prolixes du xvᵉ siècle. Le galimatias de Paracelse ne
pouvait guère nous récréer; il n'y avait pas non plus grand
profit à tirer des disputes sur la valeur comparative des médicaments galéniques et des médicaments chimiques. Du moins,
sans compter l'immense, le véritable intérêt qu'offre l'anatomie
à cette époque, nous avons trouvé quelque délassement et
quelque solide instruction dans l'esprit et la verve de Joubert,
le bon latin de Fernel, les précieuses observations de Septalius,
de Mercatus et d'autres; dans les belles descriptions de Baïl-
lou; dans le suprême bon sens de notre Ambroise Paré, de ce
chirurgien à la fois hardi et prudent qui invente et perfectionne;
enfin dans le développement de cette admirable proposition
avancée, deux siècles trop tôt, par J. Crato de Kraftheim (1519-
1586), « qu'on ne peut pas comprendre Hippocrate si l'on n'a
pas l'habitude des malades ».

La vie errante, pour ne pas dire vagabonde, des héros, ou, si
vous préférez, des athlètes du xviᵉ siècle, avait aussi un côté pi-
quant et presque romanesque que j'ai essayé de mettre en relief,
pour bien vous faire comprendre quels étaient alors l'ardeur des
convictions, l'âpreté des caractères, le zèle batailleur pour la
restauration de l'antiquité, et ce besoin de locomotion qui correspondait exactement à un mouvement parallèle de la pensée toujours en quête de nouveautés.

Il y a un petit grain de folie dans toute la raison du xviᵉ siècle;
les esprits font émeute et sont en proie à un certain *delirium tre-*
mens. Le mysticisme chimique est une des formes de cette ré-

volte et de cette folie ; il règne partout, moins en France, plu en
Angleterre, mais beaucoup dans les pays germaniques; et il se
trouve qu'un médecin, Paracelse (1493-1541), résumant en lui
ce mysticisme, cette folie, a pu dire qu'il était possédé par l'*Archée de l'Allemagne*, comme Hippocrate l'était par l'*Archée de
la Grèce*. Mais combien sont différentes les deux *archées !* Paracelse, ridicule jusque dans ses noms, quelque légitimes qu'ils
soient (*Aureolus-Philippus-Theophrastus Paracelsus Bom-
bastus von Hohenheim*), est un philosophe sans logique, un
médecin qui ne se doute pas de ce que valent les études cliniques, de ce que peut la bonne ordonnance du régime. Je ne
pardonne l'enthousiasme pour ses écrits, même pour les écrits
les plus authentiques, qu'à ceux qui ne les ont pas lus, car cent
pages étudiées péniblement avec un lexique spécial (1) suffisent
pour calmer les imaginations les plus ardentes et la partialité la
plus décidée.

On a mis à louer Paracelse autant d'aveugle passion qu'à le
décrier. Paracelse ne méritait, Messieurs,

Ni cet excès d'honneur, ni cette indignité.

Ce n'était pas un réformateur : le génie lui manquait ; il n'avait
que la violence du destructeur et de l'énergumène; il n'a laissé
qu'un disciple qui a changé de drapeau ; mais ce n'est pas non
plus rien autre qu'un vil charlatan. On ne réforme pas la médecine quand on ne sait ni anatomie, ni physiologie, quand on est
un méchant chimiste et un clinicien empirique; on n'est pas
rien qu'un charlatan quand on a fait la guerre aux *formules de
cuisine* (*Suppenwust*), et qu'on a proposé quelques principes
nouveaux de thérapeutique, ou du moins quelques nouveaux
médicaments, ou, pour parler plus exactement encore, quelques
heureuses applications nouvelles de moyens thérapeutiques déjà

---

(1) Je sais que les frères Grimm ont cité plusieurs fois le texte original de Paracelse dans leur célèbre *Deutsches Woerterbuch*; je sais même par expérience que
la traduction latine est souvent plus incompréhensible que l'allemand ; il n'en est
pas moins vrai que le langage de Paracelse, se ressentant des idées qu'il exprime,
est, dans l'ensemble de l'œuvre, d'une grande obscurité, et qu'il exige une attention
qu'il n'est pas toujours facile de conserver.

connus. On n'est pas un grand médecin quand on prétend qu'il n'est pas nécessaire de connaître les causes des maladies pour les guérir, et quand on use trop souvent à l'aventure des substances les plus actives, ayant aussi peu de mesure dans les doses que dans les paroles. On est bien près aussi de certaines rêveries homœopathiques, lorsqu'on avance qu'en vertu de propriétés occultes et de sympathies cachées, les maladies se guérissent par les mêmes radicaux que ceux qui existent dans le corps et donnent naissance à ces maladies; mais on n'est pas rien autre qu'un charlatan quand on réussit à former une école, cette école ne durât-elle qu'un jour, et ne comptât-elle qu'un disciple digne de ce nom. — La chirurgie de Paracelse ne vaut guère mieux que sa médecine; le peu qu'elle renferme de bon est emprunté; le mauvais, l'absurde y abondent. Exemple tiré de la *Grande chirurgie* (I, III, 1) : « Qu'est-ce que la rage? Réponse : C'est le résultat d'une double idée : le chien veut toujours mordre, et l'homme craint toujours d'être mordu; de là la rencontre au fond de la plaie de deux imaginations surexcitées! »

En quatre mots, Paracelse est un empirique doublé d'un mystique : deux lignes de l'*Archée de la Grèce* valent mieux que deux volumes in-folio de l'*Archée de l'Allemagne* (1).

Messieurs, je mettrais votre patience à une trop rude épreuve si, après un aussi long résumé du cours de l'année passée (résumé justifié cependant, j'ose du moins le croire, par l'importance des sujets que nous avons étudiés ensemble), je donnais les mêmes proportions au programme du cours de cette année.

Le XVIIᵉ siècle retentit du grand nom de Harvey. La découverte de la circulation du sang occupe, agite, passionne tous les esprits; elle se complète et se confirme par la découverte de l'appareil chylifère, des vaisseaux lymphatiques, et par les recherches sur le système glandulaire (2). Tandis que l'anatomie prolonge de plus en plus les voies déjà si largement ouvertes par le

(1) Je tâche de le prouver au chapitre suivant.

(2) Les monographies sur ces divers sujets abondent au XVIIᵉ siècle, et la polémique tient une grande place dans les écrits de cette époque. La solution des questions de priorité n'est pas toujours facile.

xvi° siècle, et que même elle s'essaye avec succès au maniement
du microscope et aux injections les plus délicates, la pathologie,
ou lutte avec une désolante énergie contre les conquêtes modernes de la physiologie, ou cherche ses inspirations dans la
méthode *a priori:* tout l'esprit caustique de Gui Patin ne suffit
pas à nous dédommager de toutes ses invectives contre les *circu-*
lateurs, ni toute l'érudition de Riolan ne saurait compenser tout
son pédantisme routinier. Si nous n'avions pas les pages immor-
telles de Sydenham, « l'Hippocrate anglais » (quelle gloire pour
une nation d'avoir produit en un même siècle Sydenham et Harvey!), et quelques précieux recueils d'*observations* ou de *consul-*
tations, quelques bonnes descriptions de maladies épidémiques,
l'histoire médicale du xvii° siècle se trouverait partagée entre
une réaction idiote (particulièrement en France), et des théories
plus ou moins hardies et ingénieuses, mais toutes vaines, parce
qu'elles sont exclusives et sans fondements scientifiques (1): entre
les théories de Van Helmont, l'héritier de Paracelse sous bénéfice d'inventaire, celles de Sylvius, disciple réservé de Van Helmont, et celles de Borelli, nées sous la domination des sciences
mathématiques et physiques, ou celles enfin de Glisson, le vrai
précurseur de Haller. L'iatrochimie de Sylvius, l'iatromécanique
de Borelli, avec l'irritabilité de Glisson, représentent les deux
systèmes qui se sont tour à tour disputé la pathologie générale,
l'humorisme et le solidisme, mais fort incomplétement transformés par une science nouvelle, la chimie, qui se dégage peu
à peu de l'alchimie, et par une science renouvelée, la physiologie.—La chirurgie vit des souvenirs du xvi° siècle; elle attend
J.-L. Petit et Lapeyronie! — Le xvii° siècle, période de transition, n'a plus, pour la médecine proprement dite, la pleine possession du passé, et n'a pas encore le juste sentiment de l'avenir;
c'est un vaisseau désemparé qui chasse sur ses ancres, et dont

---

(1) Il faut remarquer ceci: au xvii° siècle, ceux qui out le plus contribué à
l'avancement de l'anatomie et de la physiologie étaient peu ou pas médecins; d'un
autre côté, les médecins qui se sont donné la tâche de renouveler les théories médicales savaient peu ou point de la nouvelle anatomie et de la nouvelle physiologie. Quelques-uns même ont écrit avant les grandes découvertes en anatomie
de structure.

l'équipage consulte inutilement la boussole, tandis qu'il est en proie à la fureur des vents.

On a beaucoup exagéré l'influence que les systèmes de philosophie ont exercée au XVIIᵉ siècle sur la marche et les destinées de la médecine : nous examinerons ce point avec tout le soin qu'il comporte ; mais je puis affirmer par avance que les grandes théories médicales sont, pour ainsi parler, autochthones ; elles sortent des entrailles mêmes de la médecine, je veux dire de la physiologie bonne ou mauvaise ; le peu que la philosophie a donné à la médecine a été, en général, un assez pauvre cadeau. — Quand la médecine s'est réformée, elle l'a fait en vertu de deux forces indépendantes de tel ou tel système de philosophie, du sensualisme comme du spiritualisme ou du scepticisme, même du rationalisme. L'une de ces forces est le développement naturel de la science, qui, dès la fin du XVᵉ siècle, passe des principes de l'autorité aux principes de l'observation ; — l'autre est l'influence générale du milieu que n'ont créé ni Bacon ni Descartes, mais qu'ils ont subi avec toute la génération du XVIIᵉ siècle, seulement avec plus de génie que le gros des écrivains et des savants. C'est moins par la puissance des méthodes de démonstration que par celle des méthodes de découverte, que la médecine commence à sortir, dès la première moitié du XVIᵉ siècle, de ses vieilles et profondes ornières.

Enfin, Messieurs, pour terminer cette leçon, ou, si vous voulez, ce plaidoyer en faveur des doctrines historiques que je tiens pour vraies, je n'ajouterai plus qu'un mot : l'*Exercitatio anatomica de motu cordis et sanguinis in animalibus*, « le plus brillant triomphe de la physiologie expérimentale, » —pour me servir d'une heureuse expression de M. Haeser, — a paru en 1628, à Francfort ; mais déjà, n'oubliez pas ce fait capital, depuis dix ou douze ans Harvey avait démontré la circulation, soit dans ses leçons sur l'anatomie, soit devant les membres du Collége de médecine de Londres. C'est en 1605, il est vrai, que parurent pour la première fois, en anglais, les deux premiers livres du *De dignitate et augmentis scientiarum* de Bacon (1) ; toutefois

_____

(1) Le traité, dans sa vraie forme, n'a été publié qu'en 1623. La première édition du *Novum organum* est de 1620.

vous reconnaîtrez que cet essai, si vous prenez la peine de le parcourir, ne pouvait avoir aucune influence décisive sur la direction des recherches de Harvey, qui, du reste, déclare hautement *ne devoir rien aux philosophes.* Quant à l'immortel *Discours sur la méthode,* il n'a paru qu'en 1637. Donc, ce ne sont ni Bacon ni Descartes, les deux plus grands philosophes du xviie siècle, qui ont fait Harvey le plus grand novateur de ce même siècle, tandis que c'est très-certainement Harvey, disciple d'un anatomiste distingué, Fabrice d'Acquapendente, qui a préparé la reconstitution définitive de la médecine par la physiologie.

XVI

Sommaire. — Paracelse. — Pathologie et physiologie générales. — Médecine pratique. — Maladie syphilitique. — Chirurgie.

Messieurs,

J'ai porté devant vous, sur Paracelse et sur Van Helmont, un jugement sévère, mais que j'ai longuement motivé. Quelques personnes, en France, en Allemagne et en Belgique (1), en ont marqué leur étonnement. Je voudrais défendre ce jugement, non pour le vain plaisir de soutenir mon opinion, mais dans l'intérêt de la vérité historique. J'ai lu sans parti pris d'avance, et avec une scrupuleuse attention, tous les écrits de Paracelse qui passent pour authentiques d'après Marx (2), et ceux de Van Helmont; j'ai étudié avec soin les monographies qu'on a publiées sur ces deux personnages (3); en particulier, pour Van Helmont, l'ouvrage capital et trop peu cité de Spiess (4), puis les mémoires de MM. Rommelaere et Mandon (5), couron-

(1) Le résumé de cette partie du cours a été publié dans l'*Union médicale* de l'année 1868, et tiré à part.

(2) Marx, *Zur Würdigung des Th. Paracelsus.* Goetting., 1842. in-4, p. 21.

(3) Pour Paracelse, on consultera avec fruit le résumé de Preu-Leupoldt, surtout la monographie de Marx; celle de Lessing est assez indigeste, et celle de Schultz est rédigée à un point de vue très-systématique (l'homœopathie). Il ne faut pas non plus oublier Maris (*De Paracelso*, Lugd. Bat., 1832, in-8), ni Bremer (*Vita et opiniones Paracelsi*, deux parties, Hauniae, 1836, in-8). — On trouvera la liste de toutes ces publications dans la *Bibliotheca medico-historica* de Choulant (Lipsiae, 1842), et dans les *Additamenta* de Rosenbaum (Halle, 1842 et 1847).

(4) Spiess, *J. B. Van Helmont's System der Medicin., u. s. w.* Frankf. a M., 1840, in-8.

(5) W. Rommelaere (de Belgique), *Études sur Van Helmont.* — Mandon (de Limoges), *Van Helmont, sa biographie, histoire critique de ses œuvres, et influence de ses doctrines médicales sur la science et la pratique de la médecine jusqu'à nos jours.* Ces deux mémoires ont été publiés dans les *Mémoires des concours et des savants étrangers,* année 1868, in-4°, t. VII, et tirés à part.

nés tout récemment par l'Académie de médecine de Belgique.

En ce qui touche Van Helmont, je puis me contenter, à quelques exceptions près, des extraits qu'en ont donnés MM. Rommelaere et Mandon ; quoique leurs savants *Mémoires* renferment plus d'éloges que de critiques, on y trouve cependant presque tous les éléments d'un jugement raisonné, parce que les auteurs ont traduit avec impartialité de nombreux passages qui renferment la doctrine du célèbre médecin belge ; mais pour Paracelse, le coryphée de la réforme médicale, au dire de plusieurs historiens allemands et même français, je n'ai voulu m'en rapporter qu'à moi-même. J'avais fait de ses écrits, aussi prolixes qu'indigestes, de très-nombreux extraits ; je viens de traduire les plus importants (1) : c'est cette traduction (2) que je donne en preuve de mon jugement et en l'entremêlant de quelques réflexions (3).

Si je me suis attardé si longtemps et si longuement avec Paracelse, c'est que j'ai désiré, pour en finir avec sa personne et avec ses œuvres, mettre sous les yeux de mes lecteurs les pièces du procès, porter et motiver mon jugement, pour n'y plus revenir. Les résultats de l'enquête sont trop peu satisfaisants, il y a trop d'autres questions plus importantes dans notre histoire, pour que nous nous réservions de faire ensemble de nouvelles études sur Paracelse.

Ces réflexions étaient nécessaires pour justifier, ou mieux pour excuser la disproportion qui semble exister entre l'exposition des doctrines du prétendu réformateur, et celle des autres systèmes. A vrai dire, comme je me propose dans le présent volume de traiter surtout les questions les plus générales, et de

---

(1) J'ai signalé de nombreuses contradictions, mais je n'ai pas tenu compte ni des répétitions, ni des amplifications, ni des imprécations, qui, presque toutes, se ressemblent. Je me suis borné aux passages caractéristiques.

(2) Pour la *Grande Chirurgie*, je me suis contenté de la traduction de Dariot (2e éd., Lyon, 1603, in-4), et pour la *Petite*, ou *Berthéonée*, de celle de Daniel du Vivier (Paris, 1623, in-8).

(3) J'ai suivi ordinairement l'édition latine publiée à Francfort, de 1603 à 1605, et qui forme onze volumes in-4°. Pour les traités qu'elle ne contient pas, j'ai eu recours à l'édition in-folio de Genève, 1658. Toutes les fois que la nécessité s'en est fait sentir, j'ai comparé la traduction latine au texte allemand, qui est quelquefois plus clair.

marquer les mouvements de la science, j'ai accordé jusqu'ici et j'accorderai jusqu'à la fin de ce volume la plus grande place aux idées, réservant les faits de détail pour un autre ouvrage.

J'ai cité en note les travaux allemands sur Paracelse ; on me permettra de donner place dans le texte aux recherches des médecins français. Nos voisins n'ont pas besoin d'encouragements, mais les œuvres historiques sérieuses sont si rares en France, qu'il faut particulièrement les honorer, lors même qu'on n'est pas d'accord avec leurs auteurs. En 1847, M. le docteur Bordes-Pagès a publié une étude sur Paracelse (1). Quoique je sois loin de partager les conclusions beaucoup trop favorables de l'auteur, je me plais à rendre justice à son travail, qui a le grand mérite d'être fait d'après les sources (2), et d'être écrit par un homme qui sait manier la plume et qui n'est point étranger aux discussions philosophiques. Voici d'abord quelques-unes des phrases où notre savant confrère a résumé son opinion sur Paracelse : « C'est un médecin tout à fait hors ligne ; tantôt mystique, tantôt expérimentateur habile ; il a rappelé la médecine à l'expérience ; il a converti les alchimistes en chimistes » ; — ici, mettons plusieurs points d'interrogation à chaque membre de phrase ; — « quelquefois métaphysicien fort subtil », — si subtil en effet que souvent on ne le comprend pas ; — « on ne sait ce qui doit le plus étonner de sa sagesse ou de son extravagance. » Pour moi, l'indécision n'est pas aussi grande.

« Paracelse est le roi des Arcanes », et en même temps « il ouvre l'ère de la philosophie des temps modernes ! » — « Ce n'est pas un démolisseur de doctrines. » Mais qu'a-t-il donc fait toute sa vie, si ce n'est de chercher à détruire les doctrines des autres pour y substituer les siennes ? Mais aussi mauvais architecte qu'il

_____

(1) *Philosophie médicale au* xvie *siècle. Paracelse, sa vie et ses doctrines.* — Dans *Revue indépendante,* avril 1847 (et non 1846), t. VIII (7e année, 2e série), p. 282-318.

(2) Malheureusement, les informations de M. Bordes-Pagès ne sont pas assez nombreuses ; il s'est contenté de donner des extraits traduits par lui du *Parami-rum,* du *Paragranum,* du *De origine morborum ex Tartaro,* et des *Archidoxes,* livre d'origine fort douteuse

était impuissant destructeur, il a répandu plus d'erreurs qu'il
n'en a fait disparaître. — « Ce n'est pas non plus, continue
M. Bordes-Pagès, un *amasseur de nuages* comme Rabelais, Montaigne et Bayle. » — Plût à Dieu qu'il eût un grain du bon sens
de ces trois personnages ! « C'est le dogmatique le moins indécis. » Je le veux bien ; mais de quel dogmatisme, grand Dieu !
est-il le représentant ? Enfin, il « a tenté de ranger les faits merveilleux sous les lois naturelles ». J'admets que Paracelse rejette
pour des motifs extra-scientifiques un certain nombre de superstitions qui ne lui convenaient pas ; mais toute sa médecine astro-
logique, céleste, divine, par signature, par arcanes, etc., n'est-
elle pas un tissu incohérent de merveilleux ?

Le grand reproche que M. Bordes-Pagès fait à Paracelse, c'est
d'avoir voulu expliquer l'homme par le monde extérieur, le *microcosme* par le *macrocosme ;* encore trouve-t-il qu'il a tout *poé-
tisé* en donnant esprit et vie à tout. Je ne refuse à Paracelse, ni
beaucoup de verve, ni un langage pittoresque, ni une vivacité de
critique parfois plaisante, trop souvent grossière ou burlesque ;
cela n'est pas de la science, et derrière cette *poésie*, c'est-à-dire
derrière ces idées vagues, sans soutien, écloses dans un cerveau ardent, mais mal réglé, il est imprudent de chercher une
vue anticipée, une sorte d'intuition des conceptions de la physiologie et de la chimie modernes. De tels rapprochements, et M. Bordes-Pagès y incline trop volontiers, sont d'autant plus dangereux,
d'autant plus faux, que la science expérimentale est d'un côté,
tandis que de l'autre on ne voit guère que des rêveries. Les vues
anticipées d'un Ampère ont conduit au télégraphe électrique ;
l'imagination, quelque féconde qu'elle soit, d'un Paracelse n'a
conduit à rien.

M. Bouchut (1) suit pas à pas M. Bordes-Pagès et ne va pas au
delà de ses extraits ; aux honneurs que M. Bordes-Pagès rend à
Paracelse, M. Bouchut joint son hommage particulier ; il le loue
du respect qu'il accorde à la nature médicatrice, et du soin
qu'il a mis à rechercher les médicaments spécifiques. Je crois

(1) Bouchut, *Histoire de la médecine et des doctrines médicales.* Paris, 1864, in-8,
p. 363 et suiv.

que Paracelse a pour la nature médicatrice un respect tout pla-
tonique, car il y a peu de médecins qui aient employé plus de
remèdes violents et perturbateurs, tant externes qu'internes. Il
serait du reste encore plus naturiste qu'il ne l'est, Paracelse n'en
acquerrait pas un titre de plus à mes yeux. Quant à la recherche des spécifiques, il me semble que c'est la marque, non pas du
progrès, mais de l'enfance de l'art. En fait, il n'y a pas un seul
médicament spécifique, pas même le sulfate de quinine, ni le
mercure, ni l'iode (1), non certes parce qu'ils ne guérissent pas
toujours toutes les maladies contre lesquelles on les dirige, mais
parce qu'ils en guérissent plusieurs d'un genre très-différent;
— en théorie, il n'y a pas davantage de spécifiques, car la physiologie moderne tend à expliquer l'action des médicaments par
des lois générales et des actes biologiques, qui éloignent l'idée de
spécificité proprement dite. D'ailleurs Paracelse n'est pas l'inventeur de cette recherche des spécifiques; Galien parle souvent
des médicaments qui agissent par leur substance entière et non
par leurs qualités élémentaires, sur une maladie déterminée, et

(1) M. Finckenstein, dans de très-bons articles: *Ueber den Einfluss der Chemie
auf die Medicin des* XVIe *und* XVIIe *Iahrh* (*Deutsche Klinik*, années 1866 et 1867), dit
de la médecine spécifique de Paracelse, que c'est une des idées les plus malheureuses
qui puissent jamais entrer dans la tête d'un homme, surtout d'un homme comme
Paracelse, qui ne savait guère la chimie positive, et encore moins la physiologie,
l'anatomie, et qui, sur la pathologie, n'avait que peu d'idées réellement fondées.
— M. Chevreul (*Journal des savants*, nov. 1849, p. 665 et suiv.) n'est pas moins
sévère pour Paracelse, considéré comme chimiste: « Paracelse, cet homme bizarre,
n'a rien d'original au point de vue de la science; il tient de la manière la plus intime à Basile Valentin et aux deux Isaac hollandais, par les principes qu'il met en
avant, aussi bien que par les remèdes qu'il préconise, et, d'un autre côté, comme
applicateur de la chimie à la médecine, il ne vient qu'après Rhazès et les autres
médecins arabes. » M. Chevreul aurait pu dire après Galien, car il suffit de lire sa
Méthode thérapeutique et ses ouvrages sur les médicaments, pour être assuré que
la médecine métallique n'est pas une invention du XVIe siècle; seulement le point
de vue était différent. Stahl est, au dire de M. Chevreul, le fondateur de la première
théorie chimique; le même auteur explique très-bien tout le bruit qu'a fait Paracelse, plus par le *savoir-faire* que par le *savoir*. On est en droit d'ajouter qu'il doit
une partie de sa réputation à l'habitude, à la nécessité où il se trouvait, faute d'instruction suffisante, de parler et d'écrire dans la langue vulgaire. Son style, émaillé
de mots bizarres, tantôt animé, tantôt burlesque, toujours provocant, attirait et
retenait la foule.

les alchimistes prédécesseurs de Paracelse, pour ne pas parler des charlatans, avaient aussi leurs spécifiques. La *quintessence* elle-même, qui est, avec quelques observations justes sur les maladies dites tartariques, un des meilleurs fleurons de la couronne de théâtre de Paracelse, ne lui appartient pas en propre. Toutefois M. Bouchut a bien fait d'insister sur ce point, avec M. Bordes-Pagès; il y avait là une échappée vers la vraie chimie.

En 1857, M. le docteur Louis Cruveilhier a donné, dans la *Revue de Paris* (1), et toujours avec la prétention de nous faire assister à une révolution scientifique, une étude sur Paracelse. Une seule phrase peut faire juger des opinions de l'auteur : « Paracelse, qu'on a si libéralement taxé d'extravagance et de folie, est le type de ces novateurs hardis qui, bravant les obstacles, s'élancèrent à travers mille chimères et mille rêves à la conquête d'un idéal nouveau.» Pour ma part, je n'ai jamais vu que les chimères et les rêves aient mené à quelque chose de bien; ni Vésale et ses émules, ni Harvey et ses successeurs, n'étaient des rêveurs. Ils cherchaient, non un « idéal nouveau », mais des faits nouveaux; ces faits, la nature observée attentivement les a révélés d'elle-même, ou bien ils en ont provoqué la manifestation par l'application intelligente de la méthode expérimentale. M. Cruveilhier est, lui aussi, plus attentif à trouver un idéal historique qu'à chercher l'histoire vraie, et s'il a recours aux textes, ce qui lui arrive souvent, il est tellement préoccupé de l'idée que Paracelse est la source de tout progrès, et le chef de toute réforme médicale, qu'il tire de ces textes les conséquences les plus inattendues ou les rapprochements les plus hasardés. Ce n'est certes pas la conscience qui manque à cette *Étude*, mais l'indépendance du jugement. Ainsi, M. Cruveilhier déclare que « la chirurgie de Paracelse, jugée au point de vue moderne, n'a pas le sens commun, — et que ses théories médicales ont au premier abord aussi peu de sens que sa chirurgie »; néanmoins, « sa chirurgie renferme des signes avant-coureurs du nouvel esprit d'observation qui va bientôt surgir et des révolutions qui se préparent; sous le fatras d'incohérences qui distingue sa médecine se cache (mais

(1) Numéros des 1er et 14 juillet: *Philosophie des sciences.* — *Étude sur Paracelse, et la révolution scientifique du XVIe siècle.*

bien profondément !) une doctrine scientifique parfaitement coor-
donnée. Quelque absurde qu'en soit le point de départ, on ne
saurait contester à la doctrine de Paracelse d'être conforme aux
lois constitutives de la science. » Accorde qui pourra les prémisses et les conclusions. Jamais je ne pourrai reconnaître dans
les œuvres du célèbre aventurier ni « la notion de l'unité organique », ni « l'analyse des principes constituants du corps humain
par la chimie ».

Lorsque M. Cruveilhier esquisse le portrait de Paracelse, lorsqu'il raconte sa vie errante, quand il peint les enivrements de
sa folie sublime, et qu'il rapporte avec complaisance ses invectives contre la médecine et les médecins, il a presque des larmes
pour les « nobles souffrances » de son héros. Paracelse a été ou-
tragé, calomnié même; mais il subissait la peine du talion; jamais personne ne s'est montré plus injurieux, plus provocant
contre ses adversaires, ou ses contradicteurs, ou contre les simples dissidents. Il semble que l'énergumène d'Einsiedeln ne s'est
abaissé à lire quelques livres, à écouter quelques professeurs, que
pour dissimuler ses larcins sous un torrent de grossières déclamations (1).

L'histoire des sciences est, comme la vie des nations ou des
individus, partagée entre le positif et l'imaginaire; il n'y a pas
de siècle où l'imagination ait joué un aussi grand rôle que le XVIᵉ;
personne dans ce siècle n'a plus sacrifié que Paracelse à la
folle du logis, et par conséquent plus caressé les préjugés et les
passions populaires.

On peut, de prime abord, apprécier ce que vaut la médecine
de Paracelse par la manière dont il l'a apprise. Son procédé est
très-expéditif; il consiste à se passer de tout maître vivant et de
tirer la science de Dieu seul, car toute la médecine vient de
Dieu et est en lui (2). Tous les livres *écrits avec une plume* étant

_____

(1) M. le docteur Clément Jobert a pris Paracelse pour sujet de sa *Thèse* (Paris,
1866, in-4); mais, comme cette thèse est rédigée, en grande partie, de seconde
main, je ne puis que la signaler.

(2) *Labyrinthus*, préface. Dieu lui-même, dit-il au premier chapitre, est le *Livre*,
parce qu'il est la *Sagesse*.

défectueux, le premier livre de la médecine doit être la *Sagesse* ou Dieu lui-même.

On objectera peut-être que Paracelse a beaucoup voyagé, et l'on citera à ce propos un passage de la préface du premier traité de la *Grande Chirurgie ;* mais il suffit de lire avec quelque attention ce passage, pour voir que Paracelse a voyagé comme les *circumforanei ;* il parle comme eux, entre deux coups de grosse caisse, et non comme parlent les voyageurs savants :

« Ayant voyagé par la France, l'Alemagne et l'Italie, et visité les vniversitez pour sçauoir leurs preceptes et fondemens, il m'a semblé toutefois qu'il n'estoit encores loisible de m'arrester à leurs opinions pour plusieurs causes : mais ayant marché plus outre, et trauersé l'Espagne, Portugal, Angleterre, Dannemarc, Pologne, Lituanie, Prusse, Hongrie. Transsiluanie, voire visité presque toutes les nations de l'Europe, i'ai diligemment cerché et me suis enquis non seulement des Medecins, ains aussi des Chirurgiens, maistres d'estuues, femmes, mages, Alchymistes, aux monasteres et maisons nobles et ignobles, quels estoient les meilleurs et plus excellens remedes, desquels ils vsoyent et auoyent usé pour guérir les maladies. Mais ce faisant ie n'ay esté que plus incité à croire que la medecine estoit incertaine, inconstante et defendue, ayant opinion que c'estoit illusion diabolique, tellement que ie la quittois entierement pour m'adonner à suiure autre estat, iusques à ce que lisant ceste sentence de Iesus Christ qui dit en l'*Euangile,* les sains n'auoir besoin de Medecins mais les malades : i'ay lors commencé d'entendre, qu'il ne se pouuoit faire suyuant ces paroles de Iesus Christ que cest art ne fust, voire certains ferme, veritable et perpetuel : et qu'en luy il ne faloit attribuer aucune chose à l'aduenture, à la superstition ni au Diable. Parquoy ayant derechef reprins puis delaissé ce que i'auois autrefois oui des professeurs d'icelle, et ce que les anciens en auoyent laissé par escrit : i'ay cognu que la vraye source de medecine, et la racine d'où elle procedoit, n'auoit esté cognue par aucun d'eux et ne l'auoyent escrite, et qu'ils s'estoyent arrestez aux ruisseaux seulement, sans monter iusques à la source, de façon qu'eux-mesmes n'entendoyent pas ce qu'ils enseignoyent en leurs escoles, ni ce qu'ils disputoyent pour les malades en leurs consultations, n'ayans aucune cognoissance des remedes propres à guerir leur mal : mais bien ay recognu qu'il n'y auoit autre chose en eux qu'orgueil et ambition, de façon qu'à bon droit ie croy qu'on les peut appeller (auec l'Apostre) *parois blanchies.* Estant donc poussé et solicité, à cercher la source et fontaine de la vraye medecine, i'en ay fait l'essay en chirurgie, parce que iusques à cette heure i'ay creu et aprins, qu'elle estoit plus certaine qu'aucune autre partie de medecine. »

Voyons maintenant quel fruit Paracelse a tiré de ses voyages et de son illumination par l'Évangile (1) :

« Quoique la médecine (*les remèdes* ou *la thérapeutique*) elle-même soit naturelle, puisqu'elle se trouve parmi nous dans la terre, comme le vif-argent, le gaïac, etc., c'est cependant dans le *très-haut Livre de la Sagesse* (c'est-à-dire en Dieu) que nous devons l'étudier pour connaître ce qui est en elle, et comment cela s'y trouve, comment on doit tirer telle chose de la terre, comment et à quelles maladies on doit en faire l'application. Le *corps*, en effet, n'est pas médecine, c'est (*ou il est*) la terre; la médecine qui est dans le *corps* est ce que ni la terre, ni le sang, ni la chair ne connaissent. D'où il suit que la médecine doit découler de cet esprit qui est dans l'homme. Celui qui vient de cet esprit auquel il retourne est le vrai disciple de la médecine. Il est donc clair que le premier principe de la sagesse consiste à chercher d'abord le royaume de Dieu. » (Chap. 1; cf. *Petite Chir.*, II, 1.)

Le deuxième livre de la médecine est le *Firmament* ou *Astronomie*; le troisième consiste dans les affinités de l'homme avec les éléments, car les humeurs ne sont rien qu'un produit de l'imagination des Hippocratistes. Comprenez maintenant, si vous le pouvez, ce que sont les éléments pour Paracelse :

« Tout élément (*feu, terre, eau, air*) se divise en trois parties, lesquelles cependant existent sous la même apparence, la même forme, la même couleur, la même figure et la même manière d'être, à savoir, le *sel* ou baume, la *résine* ou soufre, et la *partie liquoreuse* ou *goïaronium* (mercure). Ces trois parties produisent toutes choses, c'est-à-dire les procréations des éléments du corps limon et semblablement celles du corps physique [lequel vient du corps limon]. Chaque corps est constitué par ces trois parties et n'en a ni plus ni moins. Elles produisent les métaux, les minéraux, les pierres, les arbres, les plantes; en un mot, tout ce qui a la vie ou ne l'a pas. La manière d'être est autre pour les métaux, pour la chair, le sang, le bois, etc.; le médecin ne considère pas cela, mais seu-

_____

(1) Les extraits qui suivent sont tirés de : *Labyrinthus medicorum* (*Opp.*, t. II, p. 142 et suiv.). — La note 3 de la page 362 était déjà imprimée, lorsque, après plusieurs vérifications, j'ai cru devoir relire sur le texte allemand ma traduction faite sur le latin, et la corriger partout où le latin m'a paru soit trop vague, soit trop s'écarter du texte original. — Les citations, quant aux pages, se rapportent néanmoins aux éditions latines mentionnées dans cette même note 3; la division par livres et chapitres est la même dans l'allemand et dans le latin.

lement l'intérieur qui est son *subjectum*, et qui naît des éléments.....
L'homme est le *corps physique* (c'est-à-dire *subjectum naturae*) et les éléments sont le *corps du limon*; le corps physique vient du corps du limon;
en conséquence il retient l'essence du limon, comme le fils retient dans
sa chair et dans son sang l'essence de son père. Or, comme les quatre
éléments sont les matrices du corps physique et de tout ce qui naît, bon
ou mauvais, l'homme retient également quelque chose du chardon, du
lis, du vif-argent, etc. Aussi le médecin doit, pour connaître les maladies
qui en naissent et leur traitement, avoir la science de ces générations
du corps physique et du corps du limon... C'est la nature qui fournit le
texte et le médecin qui donne la glose. » (Chap. 3, p. 148.)

Vient ensuite le quatrième livre, ou *Livre physique*, qui nous
initie à la « grande anatomie si nécessaire au médecin ». Cette
anatomie, en quoi consiste-t-elle ici? En rien autre chose qu'à
reconnaître les éléments et leurs composés dans le corps, comme
on les reconnaît dans la nature. — *Disséquer est une méthode de
paysan :* il faut pénétrer bien plus avant (mais par l'imagination,
non par l'analyse chimique), jusqu'à l'intime composition de
l'homme.

L'*anatomie*, c'est tout dans Paracelse, excepté ce que nous
appelons *anatomie ;* c'est l'effigie astrale extérieure, où l'on regarde comme dans un miroir; c'est la connaissance de l'origine
minérale des maladies; c'est la *signature* pour les remèdes, la
forme ou effigie des maladies, la concordance de cette effigie
avec celle des remèdes; cette anatomie est particulièrement
recommandée. C'est aussi la constitution des corps en général,
la force, la vertu de chaque être, sa figure, sa forme, ses parties
(*anatomia localis indicat effigiem hominis, ejus proportionem
et naturam; quid ossa, venae, caro sint, quam sedem occupent;
sed hoc omnium minimum est*) ; enfin, c'est la méthode alchi-
mique qui conduit à trouver comment se compose le corps
vivant, quelle est la matière première (*anatomia materialis*, ou
anatomie vivante), et comment il se décompose après la mort
(*anatomia mortis*), l'anatomie de la mort (1). C'est bien comme

(1) Voy. *Paramir.* I, seu *De origine morborum ex tribus substant.*, cap. 5 et 6;
Paragran. alter. I, initio ; *Labyr.*, cap. 9, et surtout *Chir. magna*, pars IV, seu *De
morbo gallico* (en dix livres), II, 1-8.

cela que Du Vivier a compris, à la page 26 de sa traduction de la *Berthéonée*, le mot *anatomie* dans Paracelse ; puis il ajoute : la confusion ou amas de toutes choses non distinguées les unes des autres, ou la masse indigeste de matière brute est dite *chaos*, mot qui désignait aussi l'air ; dans ce dernier cas, Paracelse, en son jargon, lui substituait l'expression *iliade* ou *iliastre*.

C'est en vain que Lessing voudrait établir (1) que Paracelse a rendu quelque service à la physiologie et à l'anatomie, et qu'il en a peut-être aussi tiré quelque chose d'utile pour les principes de la médecine théorique ou pratique (2). Pour le prouver, il renvoie spécialement au second livre du traité *Sur le mal français;* mais, là comme ailleurs, son héros marque un souverain mépris pour cette habitude puérile de disséquer des cadavres, habitude dont se glorifient les « prestidigitateurs italiens », et de laquelle viennent la plupart des erreurs en médecine ; habitude d'autant plus inutile à suivre que la mort ne peut rien dévoiler pour la vie. C'est l'anatomie vivante, l'anatomie *essentielle* (ou *matérielle*, ou *chimique*, ou plutôt *spagyrique*) qu'il faut apprendre ; c'est elle qui enseigne comment les maladies se dispersent dans le corps, et quels lieux ou régions conviennent à chaque maladie. De même que le monde entier est un seul corps, de même toutes les maladies des hommes forment un seul corps ; mais tous les hommes n'ont pas une seule et même maladie ; eh bien, c'est l'anatomie vivante qui apprend les divers gisements des maladies, comme la métallurgie apprend ceux des divers filons de l'or qui, tout dispersés qu'ils sont, ne forment qu'un seul corps !

(1) Lessing, *Paracelsus, sein Leben und Denken*, § 28.
(2) La critique historique ne permet pas non plus de conclure, de quelques observations empruntées çà et là sur la présence de corps étrangers dans certaines cavités, aux connaissances anatomo-pathologiques de Paracelse ; d'ailleurs ces observations se lisent dans des livres d'origine douteuse (*De morbis ex tartaro oriundis*, I, ii, 1), et dans un autre encore plus apocryphe, le deuxième des *Paragraphes*. On ne peut pas regarder non plus comme résultant d'autopsies régulières quelques vagues paroles sur les désordres que le *tartare* produit dans le corps, ni rapporter à l'anatomie les idées fantastiques de Paracelse sur la différence du cerveau, du cœur, etc., de l'homme et de la femme (*Param.*, IV, *Liber de matrice*) (livre faux d'ailleurs).

Le cinquième livre est l'*Alchimie* ou l'*Art de Vulcain*, qu'on ne
peut pas, dit-il, rejeter à cause de l'abus que quelques-uns en font,
car c'est l'alchimie qui conduit du rien à l'intégrité finale : Dieu
crée tout (c'est-à-dire *la semence, la matière première de toutes
choses*) de rien, et l'Alchimiste, ou la nature, ou Vulcain détermine les formes. — Le sixième livre est l'*Expérience*. On a donné
Paracelse comme un partisan décidé de l'expérience ; mais, si
l'on veut bien prendre la peine de lire le passage ci-dessous, on
reconnaîtra promptement que, malgré quelques belles phrases
sur la science, l'expérience tant vantée de notre auteur se réduit
à un empirisme parfois grossier, souvent superstitieux et qui ne
peut pas conduire à la science. Aussi, malgré tout le désir que
j'aurais de me ranger du parti d'un homme aussi sagace qu'était
M. Malgaigne, je ne puis avec lui (*Introd. aux OEuvres d'Ambr.
Paré*, p. CCXI) proclamer Paracelse « un des précurseurs de
Bacon et de Descartes ». Un précurseur de ces deux grands
hommes ne pourrait pas mériter les paroles dures que le même
M. Malgaigne prodigue à Paracelse, quelques lignes plus bas, à
propos de la *Petite Chirurgie*, « fatras abominable, où le mauvais goût, l'obscurité affectée, le charlatanisme, l'ignorance forment d'épaisses ténèbres à peine sillonnées de temps à autre par
des éclairs de haute raison et d'éloquence. » J'avoue même
n'avoir jamais été ébloui par ces éclairs. Le jugement que porte
notre savant confrère sur Paracelse est très-mélangé, comme est
mélangée l'œuvre même de Paracelse ; mais dans Paracelse le
mauvais l'emporte, à mon avis, tellement sur le bon, que, s'il y a
dans cette tête « une révolution tout entière », elle n'est ni « préparée par l'étude attentive et par une vaste expérience, ni mûrie
par la méditation ». Que Paracelse ait eu de grands succès, cela
n'a rien d'étonnant : tous les charlatans en ont ; qu'il ait rencontré de grands obstacles, sa façon d'agir les provoquait ; mais
que ses succès viennent d'études plus solides qu'on ne les faisait
alors, et que ces obstacles aient été vaincus par un esprit vraiment supérieur, c'est ce que je nie obstinément.

Voici donc ce que Paracelse dit de l'expérience :

« Il est bon que le médecin ait toute l'expérience possible ; la médecine n'étant qu'une expérience longue et certaine, toutes ses opérations doivent avoir l'expérience pour fondement, cette expérience qui fait trouver ce qui est bon, utile et vrai. Tout médecin qui n'a pas appelé à son aide l'expérience et ne l'a pas soumise au critérium de la vérité, ne montrera qu'hésitation et incertitude. On doit, en effet, admettre ou rejeter tout ce que l'expérience, qui est un juge sûr et incorruptible, admet ou rejette. Il faut donc que l'expérience accompagne la science : la science, en effet, est l'expérience. On regardera comme avantageuse l'expérimentation qui est justifiée par l'expérience, puis ramenée à l'expérience par la science ; mais si cette expérimentation se fait en dehors de la science, alors la science fait défaut. L'expérimentation et l'expérience diffèrent en cela. L'expérimentation sans la science procède au hasard, mais la certitude accompagne l'expérience si la science se joint à celle-ci. La science, en effet, est la mère de l'expérience ; et, sans la science, rien de solide. Ainsi la scammonée purge ; c'est une expérimentation ; *la sophia guérit les fractures des jambes et les ruptures; c'est encore une expérimentation. Le saphir guérit l'anthrax, autre expérimentation* (1). Voilà des *expériments* trouvés par l'*expérience*, mais la multiplicité, la diversité des maladies exigent que la science intervienne lorsqu'on y a recours. » (Chap. 6, p. 155.)

Qu'est-ce que cette science ? Vous allez en juger :

« Si la scammonée purge, c'est en vertu d'une certaine science que Dieu a mise en elle, non-seulement de purger, mais de purger ceci ou cela et de telle ou telle manière. Si, en cherchant la science de la scammonée, vous trouvez que cette science *est telle en vous qu'elle existe dans la scammonée*, vous avez la science unie à l'expérience, et ce n'est plus une expérimentation. Si vous ne connaissez pas parfaitement la nature et la propriété de la scammonée, c'est une expérimentation à laquelle la science manque, et vous ne savez de cette plante que sa vertu d'exciter le ventre ; c'est pour vous un mot dont vous ignorez le sens. Ainsi, le Français, entendant parler l'idiome allemand, comprend qu'on parle allemand, mais la signification lui échappe. » (Chap. 6, p. 156.)

« *D'où il suit que la magie (sagesse ou science occulte de la nature) révèle et manifeste les secrets de la nature, si cachés qu'ils soient, par ses trois méthodes, à savoir, l'école des médecins, des philosophes, des astronomes et autres. Si la science ne se comporte en vous de cette façon, ce n'est qu'une idée fantastique et vide de sens, le propre des sots, et une pure confusion où la base manque.*

« Mais notons une différence plus grande encore entre la science et l'expérience. La science est en ceux à qui Dieu l'a donnée ; l'expérience est le témoignage de ce don. Ainsi le poirier a sa science en lui, et nous qui voyons ses œuvres nous avons l'expérience de cette science. Nous portons donc, par l'expérience, témoignage que la science est parfaite dans cet arbre. » (Chap. 6, p. 157.)

On n'a pas besoin de faire remarquer que les opérations naturelles sont ici confondues avec les opérations scientifiques, que
la science n'est rien autre qu'une *révélation* et n'a d'autres soutiens que des opérations empiriques prolongées et répétées.

Ici j'interromps les extraits du *Labyrinthus* pour montrer, par
un autre livre (Préf. de la *Petite Chirurgie*, trad. de Du Vivier),
ce qu'il faut entendre par l'*expérience scientifique* de Paracelse.

« La medecine a prins commencement des personnes laïcs, non clercs ;
il n'y auoit deuant nul art d'icelle ; s'il y en a eu quelqu'un, il estoit in-
cognu aux hommes laïcs, et enfin trouué par Ondam (?) selon l'experience,
de sorte qu'aucun n'auoit cognu deuant l'auoir esprouué, que la cen-
taurée et le harmel fussent purgatifs, ce que la pratique descouvrit ; la
uertu pareillement de la consolde fut cachée iusques à ce que l'usage la fit
cognoistre propre à guerir les playes, et la reduisit en medicament :
ainsi ont esté decouuertes les proprietez de l'hipericon ou mile pertuis,
et de la sophie que les autheurs ont depuis inserées en leurs escrits, de
l'vn s'auançant peu à peu à la cognoissance de l'autre. Et certes la vertu
des simples ou des autres ingrediens que la terre produict, ne pourroit
mieux estre diuulguée, ny plus noblement estre cognue que par l'experience qui l'a manifestée ; par le mesme moyen auons-nous cognu ce qui
est purgatif, confortatif, consolidatif, mitigatif, incarnatif, etc. Bref toute
sorte de medicamens, lesquels selon l'ordre de nature qui nous donne
liberalement, ont esté employez auec l'vtilité par tout, sans autre recompense que celle de l'honneur, iusques à ce que le premier escriuain des
recettes a donné moyen aux ignorans d'en abuser. Aussi tost qu'ils ont sceu
que certains simples naissans ès iardins auoient la propriété de guerir
les playes, ils ont faict des cataplasmes de tous indiscretement, afin de
rencontrer en ce meslange celle qui auoit la force de donner la guerison ;
dauantage quelques phantasques possedez de l'humeur melancholique,
se sont ingerez de corriger cet art tres-noble, que la seule nature nous
auoit donné, et sous pretexte de le reformer ou de le rendre plus parfaict,
ont changé tout ce qui n'auoit procedé d'eux. »

Voici maintenant le complément, le développement de cette
idée mystique de la science.

« Afin (1) de vous faire bien comprendre le foudement de la théorie
médicale, je prends cet exemple. D'où la théologie tire-t-elle sa théorie ?
De Dieu. C'est donc sur Dieu que roulent son enseignement et ses défi-

(1) Ici recommencent les extraits du *Labyrinthus*.

nitions. Ce qu'elle trouve ou possède en lui, ou tient de lui, forme la théologie tant dans la p. stique que dans la théorie, lesquelles sont inséparables. Il en est de même pour la médecine. Où est-elle? Dans la nature (1). Où est la maladie? Dans le malade. De là procède la théorie médicale, laquelle se divise en deux: l'une est la théorie de l'essence du traitement, l'autre la théorie de l'essence de la cause. Ces deux théories doivent être ramenées à une seule et non rester divisées. » (Ch. 8, p. 162.)

« Beaucoup ont écrit sur les causes et l'origine des maladies, et ils ont eu leurs partisans et leurs disciples; mais rien de bon n'a été dit sur le commencement. Quant au temps, il en est ainsi : La bouche même des malades l'atteste, les yeux le voient, les oreilles l'entendent. Quant au commencement ou origine, c'est un labyrinthe trompeur. Si, en effet, la théorie ne procède [de l'idée] d'une semence, et si l'on n'élimine pas les humeurs, on perdra son temps et sa peine. Si l'on veut absolument admettre l'existence des humeurs, il faudra néanmoins dire qu'elles sont produites par les maladies, et non les maladies par les humeurs (2), comme si, par suite de leur prédominance, on devait leur attribuer les causes des maladies. Je suppose, par exemple, que quelqu'un soit pris d'un flux de ventre et que la fréquence des déjections jaunes et bilieuses fatigue beaucoup ce malade. Si vous voyez ces déjections, vous les attribuez à la bile, oubliant la présence d'une certaine semence qui s'est mêlée tout à coup à cette matière. Cette semence se précipite d'elle-même sur la bile et la chasse; et cette semence n'est pas la bile; la couleur seule vient de la bile, la matière vient de la semence. » (Chap. 8, p. 164.)

« Toutes les médecines (*médicaments*) ont aussi leurs formes : l'une est visible, l'autre invisible; l'une est corporelle, élémentaire, l'autre spirituelle, astrale. Il suit de là que tout médecin doit être pourvu d'un *herbier spirituel astral* pour y apprendre de quelle manière cette médecine subsiste dans sa forme... Supposons une racine qui contienne dans son *corps astral* tous les *corps* des hommes; si on la prend, elle se fixe par tous ses membres correspondants dans ceux du corps de l'homme. C'est ce qui fait que les *specula pennarum* donnés en boisson guérissent les mamelles des femmes; cela tient à ce que leur forme est dans les mamelles; l'image du médicament gagnant le membre qui lui est dévolu (3). Ainsi le *dactiletus* donné en boisson guérit le cancer, l'image de cette plante allant vers la partie du corps à laquelle elle est destinée par sa forme. Soyez bien persuadés que toutes les maladies chirurgicales peu-

(1) Ailleurs (voy. page 369) il dit qu'elle est en Dieu et de Dieu.

(2) Proposition juste en certains points, mais bien vite gâtée par des rêveries. — Il n'y a, dans Paracelse, que des lueurs, immédiatement obscurcies par des nuages. En d'autres termes, *il ne sait pas*; il imagine, et parfois, mais rarement, son imagination n'est pas trop folle.

(3) Voilà bien la *signature*.

vent être guéries par les moyens physiques, si le physicien connaît et comprend l'*anatomie de l'essence*, mais j'avoue que j'en ai peu vu qui fussent dans ce cas. » (Chap. 10, p. 169.)

Ni vous, Messieurs, ni moi non plus, n'avons jamais vu un médecin possédant un tel savoir.

« Ce ne sont pas les éléments qui sont la cause des maladies, cette cause est la semence (1) qui germe dans les éléments et s'y accroît jusqu'à la dernière essence et la dernière matière; c'est ce qui nous fait croître nous-mêmes, et de quoi aussi les maladies prennent accroissement. Cela même qui est accru est la maladie (2). » (Chap. 11, p. 172.)

« Le médecin doit savoir que les semences des maladies sont de deux sortes : la semence *iliastrum* et la semence *cagastrum*; en d'autres termes, toute semence, ou a été semence dès le principe, comme celle de la pomme, de la noix, de la poire, etc., et cette semence est dite *iliastre*; ou elle est née de la corruption, et on lui donne le nom de *cagastre*... Ainsi, les maladies iliastres sont l'*hydropisie*, la *jaunisse*, la *goutte*, etc.; les maladies cagastres sont la *pleurésie*, la *peste*, les *fièvres*, etc. » (Chap. 11, p. 174.)

Maladies tartareuses ou tartaréennes. — « Le nom (3) que je donne à cette maladie (*le calcul*, ailleurs les diverses espèces de concrétions ou productions calculiformes) est *tartara*, ou *maladie du tartare*, ou *maladie tartaréenne*; ce qui est pris du tartare (*tartre*) véritable. On l'appelle *tartare*, parce qu'il produit de l'huile, de l'eau, de la teinture et du sel, et que, comme la géhenne, il enflamme et brûle le malade. » (Chap. 1, p. 181.)

Cette partie des écrits de Paracelse est la plus célèbre; là, en effet, il a *entrevu* quelque chose de la médecine chimique rationnelle, et indiqué, mieux qu'on ne l'avait fait, une classe de maladies, en général héréditaires (4); mais il est loin d'en avoir

(1) Le *sperme* est la matière apparente de la génération, la *semence* correspond aux germes préformés qui donnent la ressemblance; de même dans les maladies ce ne sont pas les *éléments* qui sont les causes, mais la *semence* qui est en eux, qui arrive à l'état d'essence ou de matière première: aussi les maladies naissent du père (*semence*), non de la mère (*éléments*). Chaque semence est la source d'un produit toujours identique avec lui-même, comme sont les poires qui naissent sur un poirier. Cette doctrine a été reprise en partie par Van Helmont.

(2) Cela ne paraît pas tout à fait d'accord avec les extraits du chapitre 3, p. 369.

(3) Tout ce qui suit est tiré du *Liber de morbis tartareis* (Opp., t. II, p. 180 et suiv.), lequel fait suite au *Labyrinthus*.

(4) Voyez sur l'hérédité, *Chir. magna*, II, ii, 2.

tiré un bon parti, tant il mêle incessamment le faux à ce qui est à peu près exact. Il y a aussi sur ce sujet, parmi les œuvres de Paracelse, un autre traité en deux livres sur les maladies tartaréennes; mais ce traité est d'une origine douteuse (1), et d'ailleurs ne contient rien d'essentiel qui ne se lise dans le *Liber de morbis tartareis*. Voyons ce qu'est le *tartre* ou *tartare*.

« Toute humidité terrestre a, incorporée en elle, une matière qui a été créée par la nature et disposée pour la coagulation (2). Un exemple vulgaire éclaircira ce point: le vin vient de la terre et porte, innée en lui, la matière susdite. Dans l'opération de la coagulation, le coagulé se sépare du vin et adhère à l'intérieur du vase ou du tonneau. Cette substance s'appelle *tartare du vin*. L'eau contient aussi un tartare qui se sépare subtilement de l'eau et se nomme *tartare de l'eau*. On appelle aussi *tartare du lait* ce qui se sépare du lait. On tire également un tartare du suc des fruits et des plantes, c'est le *tartare des sucs et des plantes*; les légumes et toutes les choses humides que nous mangeons ou buvons dégagent

(1) *De morbis ex tartaro oriundis*. Il se compose d'un texte et d'explications tirées des leçons de Paracelse, en 1527. Il est probable qu'Oporin, qui a publié ce texte et ces explications (le tout en latin), y a mis du sien. On y peut du moins recueillir, et aussi dans les *Scholia*, sur cet ouvrage, les éléments d'un lexique pour un grand nombre de mots bizarres employés par Paracelse. On trouve aussi à la suite du traité apocryphe *De morbis metallicis*, en trois livres, un tableau de la génération de la podagre. — Voyez encore *Paramir.*, III : *De orig. morb. ex tart.*

(2) En toutes choses, existe un élément mauvais (*venenum, stercus seu excrementum*) et un élément bon (*essentia*). Le premier est séparé des parties assimilables par la digestion et par les poumons, et rejeté, en vertu de la providence de l'*Archée*, par les organes excréteurs, à l'instar du charpentier qui rejette un morceau de bois pourri; tandis que les bonnes choses s'assimilent immédiatement au corps. Lorsque le travail de la sécrétion, de la transformation est troublé, on voit se former dans les substances liquides du corps, surtout dans le sang, une nouvelle substance visqueuse, imprégnée de sels terrestres, le tartre enfin (voy. Lessing, § 48). Lorsque l'organisme opère l'excrétion avec une force constante, la nature, séparant les substances anormales, empêche la naissance de toute maladie tartarique. Les éléments morbides continuant à s'accumuler dans le corps, la nature a recours à des procédés impétueux, violents, c'est-à-dire à des paroxysmes tartariques ou podagyriques, afin de rejeter du sang la matière morbide, comme fait dans les tonneaux le vin qui fermente et donne ainsi naissance au tartre. Il y a quatre espèces de maladies tartariques; mais cette division repose sur les caractères les plus vagues : toutefois la description des diverses espèces de goutte et des maladies calculeuses est assez originale. Paracelse, enfin, a reconnu que ces maladies sont le plus ordinairement héréditaires.

aussi un tartare (1). Telle est la génération du tartare, laquelle n'est pas la même que celle des pierres. Le nom de *tartare*, donné au calcul, est pris de la matière du tartare, dont les variétés sont constituées par la nature et le genre des humidités particulières; en d'autres termes, il y a autant de tartares [pathologiques] que d'espèces de tartares [physiologiques] dans le microcosme (2). » (Chap. 1, p. 183.)

« Une certaine espèce de tartare naît chez les femmes; il est de deux espèces, c'est-à-dire qu'il se produit de deux manières chez elles: d'abord par la manière ordinaire, c'est-à-dire par la nourriture et la boisson (3); puis en recevant et *concevant le tartare* des hommes [par la cohabitation et la conception] (4). » (Chap. 6, p. 198.)

« Le tartare se transmet à l'enfant de la manière suivante: d'abord par la nourriture, de sorte que, par elle, le fœtus le conçoit dans le sein maternel, de la même façon que ce tartare s'engendre hors de l'utérus [chez les personnes vivantes] (5); ensuite par la force d'une semence corrompue disposée au tartare et contenant le tartare en germe (6)... Quand il s'agit de la semence, on doit entendre tout cela du tartare du sang, non du tartare étranger; en effet, ce dernier n'est pas un héritage du sang: mais le tartare du sang se transmet héréditairement par le sang; c'est une propriété et une affinité de l'homme, comme celles de la transmission (*germes*) du nez, des pieds, des yeux, etc. » (Chap. 7, p. 202.)

(1) C'est la *generatio elementina* ou *externa tartari quae descendit a matricibus elementorum* (nourriture, boissons), par opposition à la *generatio corporea ou interna*, celle qui a sa source dans nos humeurs mêmes et qui tient à l'hérédité. (*De morb. ex tart. or.*, I, 1, 2 et 3.) En lisant ce livre, on voit que le tartare devient, pour ainsi dire, une fiction ou une abstraction, qu'il est partout, dans les viscères, sous toutes les formes, même sous celles qui ressemblent le moins à des concrétions, et qu'il explique les maladies les plus diverses. C'est ainsi que chaque idée qui vient à l'esprit de Paracelse est aussitôt transformée en cause universelle des maladies.

(2) Voy. *De morb. ex tart. or.*, I, 1, 1. — L'auteur explique ensuite à sa façon, dans une suite de chapitres, le mode de formation de ces tartares, même leur migration d'un point du corps à un autre. — Voyez aussi des développements analogues dans le livre dont je donne des extraits (chap. 2-5).

(3) Voir les chap. 10 et 11, où l'auteur expose comment les aliments engendrent le tartare, et comment les animaux que nous mangeons deviennent eux-mêmes tartareux. Au chapitre 12, il affirme qu'il n'y a pas de tartare qui ne contienne une matière de sel minéral. Les maladies et les douleurs tartareuses diffèrent, eu égard à la nature propre du tartare, au *corpus* de l'esprit de sel et aux choses accidentelles.

(4) J'épargne au lecteur le temps qu'il prendrait à parcourir, si je les mettais sous ses yeux, les divagations de Paracelse sur la semence et sur les vaisseaux qui la contiennent. — Voy. aussi le chap. 8, et *De morb. ex tart. or.*, I, IV, 1 et suiv.

(5) Le tartare imprègne l'enfant du premier au troisième mois, et même plus tardivement, suivant que la formation du fœtus est plus ou moins rapide. (Chap. 7.)

(6) Voy. *De morbis ex tart. or.*, I, IV, 3.

« Après la coction, la nourriture se divise en deux parties : l'une passe dans la chair et le sang (*ou se transforme en chair et en sang*); elle devient une liqueur *familière* à toutes les parties ou à tous les membres; l'autre partie est excrémentitielle, et l'homme l'expulse. Si cette opération se fait vite et bien, la nourriture ne cause aucun dommage et il ne se produit aucun tartare. Mais, comme tout ne se passe pas toujours selon l'ordre établi, on voit (*dans la digestion comme dans la cuisine*), que beaucoup de coctions pèchent par la chaleur, quand la nourriture n'est pas transmutée selon l'ordre naturel, et que, par suite, elle est, pour ainsi dire, brûlée et à moitié corrompue. » (Chap. 10, p. 212.)

« Quand le médecin voudra entreprendre la cure des maladies tartaréennes (1), il devra d'abord mettre l'estomac en état de consumer tout ce qu'il reçoit, comme le feu consume le bois. On devra employer pour l'estomac les rectificatifs, les confortatifs et les altératifs; autrement, on ne réussira point (2). Pour mieux me faire comprendre, je proposerai deux modes de préservation : l'un regarde le ventricule (*estomac*); l'autre consiste dans l'ablation du tartare externe (*celui des aliments*), afin d'empêcher qu'il ne pénètre à l'intérieur. La préservation du ventricule s'obtient par les *acetosa esurina*, c'est-à-dire par les acides artificiels ou naturels (*eaux minérales*) qui provoquent l'appétit (3). » (Chap. 16, p. 235.)

Après avoir blâmé l'emploi de prétendus dissolvants des productions tartaréennes disséminées, il vante ses *mysteria*, ses *arcana*, c'est-à-dire des solutions alcooliques de certaines substances dans l'alcool, lesquelles opèrent en raison de la *scientia signata* (signature), ou science des analogues:

(1) Paracelse comprenant des maladies fort différentes, calculs, goutte, affections viscérales, donne des signes et des pronostics très-confus. (Voy. chap. 13-14.)

(2) Le premier traité du livre II *De morbis ex tart. or.*, est en partie consacré au *stomachus tartareus* et aux moyens de le rectifier. — Le reste du livre n'a que des rapports très-éloignés avec les *maladies tartareuses*; l'ordre n'y règne guère ni le bon sens; on peut s'en assurer en lisant ce qui regarde la peste (*maladie arsenicale*), les jours critiques mis en rapport avec les sels, les fièvres du foie et des reins expliquées cette fois par le tartare (II, II, 3, 4, 7, et III, 4).

(3) Paracelse recommande les bains d'Égendin près Saint-Mauritz, ceux de Pfeffers, de Toeplitz, suivant les degrés et les formes du tartare. Ces prescriptions ne s'accordent guère avec celle du *De morbis ex tart. or.*: « Non bibet vinum acetum » reddens vel feces ponticas cum acetositate; nam in eo subjecta est tartari natura » per spiritum congelanda (I, v, 2). » L'auteur défend également l'usage du lait, du fromage et des eaux alcalines. De telles différences, portant sur des points si précis, semblent prouver que les deux ouvrages ne viennent pas de la même main.

« Les médecins (ch. 19, p. 243) citent ce vers en forme de proverbe :

        Nescit nodosam medicus curare podagram;

proverbe absurde et sans raison ; la goutte n'est pas noueuse, mais tartaréenne. Ces grains, en effet, sont des grains de tartare ; et l'on devrait
plutôt les appeler tartare. Puis, dans ce vers, le mot *médecin* est oiseux.
Ceux qui se disent médecins et ne savent pas guérir le tartare, ne sont
pas des médecins, mais des *rhoades*, ou médecins vétérinaires (*Rossärtze*),
qui ne sont pas encore arrivés à la maturité, comme des prunes sauvages
avant l'automne (1). Donc, si, ce que je ne suis pas du tout, j'étais poëte,
je corrigerais ainsi ce vers :

        Nescit tartaream rhoades curare podagram.

« Quant au traitement du calcul vésical qui vient de cause interne (2),
et de ceux qui s'engendrent dans tout autre lieu, vous savez que c'est du
tartare seul, duquel naît le calcul, que la médecine tire son efficacité (3) ;
en d'autres termes, le mystère de l'arcane qui résout cette pierre et la
ramène à sa matière primitive, réside dans le sang. En conséquence, le
sang doit être immédiatement coagulé dans une fiole de verre au moyen
d'eau bouillante, puis bien calciné ; on l'extrait avec son eau propre et
on le rend volatil, afin qu'il ne reste rien en lui qui tende à monter.
Ajoutez à cette préparation, par moitié, le *liquide de la glace dure*, et
administrez avec une seringue [dans la vessie]. La subtilité de ce remède
est telle qu'il ne peut pénétrer dans les boissons (?), mais qu'il se dissipe
et ne monte pas ! Il est bon et convenable de prescrire un régime et des
bains, et, en outre, d'observer le *processus* du tartare étranger dans la
vessie et les reins. Mais on ne doit point négliger les injections par la
seringue ; c'est, en effet, l'arcane principal dans la pierre tartaréenne
du sang natal. » (Chap. 21, p. 248.)

(1) Au chapitre 10, il se moque des médecins subtils, ces *humoristes* qui s'ima-
ginent expliquer avec leurs humeurs, même épaissies ou corrompues, ce que lui
explique si merveilleusement avec son tartare, ne s'apercevant pas qu'il se paye de
mots comme les anciens, n'ayant pas d'autres moyens qu'eux (et encore moins) de
changer les explications qu'on donne des maladies.

(2) Dans le chapitre 20, Paracelse appelle la médecine une *caverne de voleurs*, car
les baigneurs, les barbiers, les chirurgiens, et autres gens de même volée, méprisent
les spécifiques contre la pierre dans la vessie qui vient des aliments (le meilleur
est : *Oleum fellis terrae, liquor lyncis, spongia, judaicus, cancri*), taillent à tort et
à travers, ayant soin, toutefois, de se faire payer moitié d'avance, car ils sont bien
sûrs de l'insuccès dans la plupart des cas.

(3) En vertu de la science de signature ou des semblables par les semblables,
mais dans un sens différent de celui des homœopathes.

« Tout ce qui liquéfie l'or et le réduit en résine (et ce ne sont pas seulement les corrosifs) peut aussi réduire les tartares siliceux, marmoréens, etc., tels qu'ils sont engendrés dans les reins et la vessie. » (Chap. 21, p. 248.)

Contre le tartare *goutteux, granuleux* (que les *rhoades* appellent *noueux*), il y a cinq arcanes souverains : la gomme, la résine, le mariyana, le masticatorium olivum, l'extrait de téréniabin (*graisse de manne*) ; ils résolvent cette espèce de tartare en liqueur et aquosité. (Chap. 19, p. 244.)

Des véritables fondements ou colonnes de la médecine. — « Nous savons (1) qu'il est libre à chacun, en mettant en avant, sur quelque point que ce soit, des idées plus saines et meilleures, d'attaquer en même temps les opinions contraires comme fausses et dangereuses, et de les réfuter. Mes écrits renferment des choses tout à fait supérieures à celles qu'on lit dans les autres auteurs. Ce n'est, en effet, qu'après une longue observation et une aussi longue expérience (!) que j'ai tracé la dernière lettre de mes ouvrages. Je me crois donc assez garanti contre toute attaque. Selon moi, *j'ai trop peu écrit; mes adversaires trouvent que j'ai trop écrit.* J'ai écrit surtout contre les imposteurs et contre les remèdes grossiers et sans valeur que les médecins tirent des bois, du vif-argent et autres ingrédients violents (2). J'ai attaqué les chirurgiens pour la témérité et la cruauté avec laquelle ils corrodent, coupent ou brûlent (3), et, par amour du bien public, j'ai dévoilé l'ignorance des uns et des autres. J'ai aussi écrit d'autres ouvrages que la calomnie n'a pas épargnés, mais dont mes adversaires rongent les miettes sans oser mettre la main jusque dans le plat. A cause de cela, ils me couvrent d'un tel mépris et d'une telle ignominie, que peu s'en faut qu'ils ne me relèguent aux îles de Ponce-Pilate. Mais étant en sûreté dans la Germanie et croyant pouvoir être utile à ma patrie, j'expose devant vous tous la base et le fondement sur lequel s'élèvent et s'appuient les colonnes de ma médecine. » (*Préf.*, p. 2.)

C'est bien là le ton d'un professeur de place publique.

« L'art lui-même, ajoute notre énergumène, ne crie point contre moi. Il est, en effet, immortel et s'élève sur un fondement tellement solide,

---

(1) Ce qui suit est tiré du *Paragranum* (*Opp.*, t. II, p. 1 et suiv.).

(2) Paracelse lui-même se sert de tous ces remèdes.

(3) Nous verrons tout à l'heure ce qu'il faut penser de la chirurgie de Paracelse, dont Haller (*Bibl. chir.*) a dit : « Certe arti plurimum nocuit, cum a mascula manus opera ad emplastra et alia medicamenta animos hominum revocaret. »

que la terre et le ciel seront anéantis avant qu'il périsse et disparaisse. Mais, puisque la médecine elle-même m'offre la paix, pourquoi serais-je ému par les clameurs de médecins caducs ? » (*Préf.*, p. 3.)

Le ciel et la terre demeurent, et les rêveries de Paracelse ont passé.

« Cet écrit repose sur quatre colonnes, à savoir : la *philosophie*, l'*astronomie*, l'*alchimie* et la VERTU. Mes adversaires méprisent la philosophie, l'astronomie, l'alchimie et les vertus. Comment donc le malade ferait-il cas de ceux qui rejettent ce qui doit le guérir ? La mesure dont ils se servent sera employée contre eux, et ils seront confondus par leurs propres œuvres. Le Christ était le fondement du salut, et cependant il était méprisé. Mais ce méprisé finit par si bien opprimer ses contempteurs, qu'ils furent anéantis et Jérusalem avec eux. » (*Préf.*, p. 3.)

On ne saurait montrer une plus profonde humilité ; elle se révèle encore dans les lignes suivantes :

« La même raison qui me fait proposer ces quatre colonnes doit vous les faire admettre aussi. Vous me suivrez et je ne vous suivrai pas. Vous me suivrez, dis-je, toi Avicenne, toi Galien, toi Rhasès, toi Montagnana, toi Mésué. Ce n'est pas moi qui vous suivrai, mais vous qui marcherez à ma suite, vous médecins de Paris, de Montpellier, de Suède, de Misnie, de Cologne, de Vienne, des bords du Rhin et du Danube, des îles maritimes, médecins italiens, dalmates, athéniens, grecs, arabes, juifs. Je ne vous suivrai pas, mais vous me suivrez, et aucun de vous, en quelque lieu qu'il se cache, n'évitera que le chien ne lève la cuisse sur lui. Je serai monarque, j'administrerai une monarchie. Voilà ce *Cacophraste*, comme il vous plaît de m'appeler. Vous mangerez de cette m..... » (*Préf.*, p. 4.)

Le mot y est ; mais il faut être Paracelse ou poëte pour oser l'écrire.

« Je le dis une bonne fois : vous n'êtes pas des médecins, mais des sophistes ; et je le prouve par ce seul fait que vous tous ensemble, et à l'aide de tous vos livres, vous serez embarrassés pour juger ce que présage la moindre partie d'urine qui vous sera présentée. Si vous ignorez la science uroscopique, que serez-vous, sinon des serviteurs qui recevez d'une *dame docteur* des aumônes pour acheter des sandales, ce qui est aussi le propre de l'entremetteur ? La nature de la médecine est telle qu'elle exclut toute ambiguïté et tout mensonge. — Rien de ce qui vient de Dieu n'est imparfait ; il a créé le médecin parfait, il ne l'a pas livré à l'incertitude (1). » (*Préf.*, p. 7.)

Qui en pourrait douter, puisque Paracelse est le monarque de la médecine, et que Dieu lui en a remis l'exercice souverain entre les mains?

PREMIÈRE COLONNE : *la philosophie.* — « De la philosophie, dès son berceau, est née la mousse; bientôt ont paru les champignons, comme sont les glandes dans le corps. Aristote et ses disciples ont imité, pour la philosophie, l'action de la lie dans le vin, laquelle en extrait la terre. L'écume, quoiqu'elle soit la partie la plus impure de ce que contient une marmite, nage cependant à la superficie et couvre ce qui se trouve de meilleur en dessous; comme elle en reçoit même un certain goût, on la compte parmi les choses qui se mangent; mais elle est réservée aux chiens et aux chats. On doit dire la même chose de l'ancienne philosophie. » (P. 13.)

Après ce portrait flatteur de l'ancienne philosophie, contemplons les traits de la philosophie de Paracelse. Au moins le pittoresque ne manque pas, ni la verve non plus.

« Pour connaître le véritable fondement de la médecine, il faut d'abord revenir à la philosophie. En dehors de cette philosophie, tous les autres moyens de recherche et d'investigation ne sont qu'imposture. En effet, l'intellect, qui est renfermé dans le crâne, est impuissant à produire un médecin. On peut expliquer la philosophie de la médecine en disant que les yeux eux-mêmes la comprennent; qu'elle est non moins sonore et bruyante à l'oreille que le Rhin dans son cours rapide ou le vent déchaîné sur l'Océan; que la langue perçoit en elle un goût identique à celui du miel ou du fiel. Oui, ma philosophie admet *que la nature elle-même est la maladie* (!); d'où il suit qu'elle connaît seule ce qu'est la maladie. Puisque seule elle est la maladie, elle sait comment dompter les maladies. Qui peut devenir médecin en dehors de la connaissance de ces deux choses? car aucune maladie, aucune affection ne procède du médecin, aucun remède ne vient non plus de lui... Qu'est-ce que la philosophie, sinon la nature invisible (1)? » (P. 14.)

« Cette philosophie est l'existence, d'une manière définie, dans l'homme intérieur comme hors de lui, de ces astres (le soleil et la lune), de même que si quelqu'un se regardait dans un miroir. Comme, en effet, on saisit ainsi jusqu'aux moindres traits, de même, et avec non moins d'exactitude, le médecin doit connaître l'homme d'après le miroir des quatre éléments. L'homme doit être visible et transparent pour le médecin,

(1) La philosophie est aussi la science des éléments du *Grand monde*, ou de l'univers; elle est divisée en plusieurs branches qui embrassent toutes les sciences physiques et magiques. (*Chir. magna*, II, I, 19.)

comme brille la rosée distillée qui ne renferme rien que le regard n'aper-
çoive. L'œil du médecin doit pénétrer à travers l'homme comme à travers
une source limpide dans laquelle on distingue jusqu'aux petits cailloux
et le sable avec leurs couleurs naturelles et leur forme. Non moins visibles doivent être pour le médecin tous les membres du corps, dans un
cristal poli où un poil même ne pourrait se dérober à la vue. » (P. 15.)

C'est là ce que Paracelse appelle aussi *son anatomie* (voy.
page 370), où l'imagination dévergondée joue, comme on voit,
un plus grand rôle que le scalpel.

« De cette philosophie, le médecin tire ses connaissances ; il faut,
comme nous l'avons dit, qu'il l'étudie dès le berceau ; il y trouve son cœur,
la joie et la douleur de son cœur ; il y trouve le cerveau et ce qui est
utile ou nuisible au cerveau, le bon ou le mauvais état des reins, les
désirs ou les répugnances du foie, enfin les affections de toutes les autres
parties. Il lui reste cependant à savoir quel est le mal qui affecte à l'intérieur tel ou tel membre. Ici la foule des médecins s'élève contre moi.
D'eux sont sortis ces noms : *bile, mélancholie, flegme* et *sang*, qui n'ont
pour fondement qu'une vague et vaine spéculation (1). Qui, en effet, a
jamais vu la bile dans la nature ? Qui a trouvé la mélancholie dans la
philosophie ? Qui a jamais pris le flegme pour un élément ? Comment le
sang est-il jamais devenu semblable à l'air ? » (P. 16.)

A ces vaines spéculations des anciens, Paracelse oppose les
théories les plus exemptes d'hypothèses ; lisez plutôt ce qui suit :

« D'où il résulte que vous avancez à tort que ceci est de la bile, cela de
la mélancholie. Il fallait dire : *Ceci est de l'arsenic, cela de l'alun. Et aussi,
Celui-ci est sous l'influence de Saturne, celui-là de Mars*, et non, *Celui-ci est
mélancholique, celui-là bilieux.* Une partie, en effet, vient du ciel, une
autre de la terre ; puis, mélangées ensemble, comme le feu et le bois,
chacune perd son nom ; de deux choses il n'en reste qu'une. Ainsi, si l'on
dit : cette maladie est *acorine*, celle-là est *anthère*, le *médecin naturel*
comprendra que, dans le macrocosme comme dans le microcosme, il faut
connaître l'*anatomie* (2). Si vous dites : cette maladie est de pouillot,

_____

(1) Les mots *sel, soufre, mercure*, comme corps élémentaires, n'ont pas dans
Paracelse une signification plus précise ; ils ne répondent à aucune substance
réelle ; il suppose seulement que les principes constitutifs des éléments ont de
l'analogie avec ces corps, qui pour lui ne sont pour ainsi dire que des esprits ou
des essences. (Cf. p. 369.)

(2) Celle de Paracelse, bien entendu. (Voy. plus haut, p. 370.)

celle-là de mélisse, cette autre de sabine, ces noms vous indiquent d'une manière certaine le traitement à suivre. Autant il y a de matricaires, autant de maladies de la matrice. *Un seul remède (Recept) donc, et non plusieurs ensemble, doit être employé contre une seule maladie.* Ne vous laissez pas tromper par les visions, et désigner par une vague spéculation la propriété et le nombre des maladies. Vous dites aussi : *Ceci est un vice du sang, cela un vice du foie.* Mais quel est, je vous prie, celui qui vous a donné de tels yeux de lynx, que vous sachiez si bien que le sang ou le foie sont en cause, quoique vous ignoriez entièrement la nature du sang? Dans la GRANDE ANATOMIE, *le sang n'est pas autre chose que le bois.* Le bois n'a qu'un nom, et cependant il existe plusieurs centaines d'espèces de bois. Le sang n'a pas moins d'espèces; de même que le ciel éveille les arbres pendant l'été et les endort pendant l'hiver, ainsi et par une action semblable il soumet le sang à un semblable régime suivant les saisons. D'où il suit qu'un médecin doit dire : cette maladie est *terpentine*, celle-ci du *céleri de montagne*, cette autre *helléborine* ; et non : *ceci est du flegme*, ceci est un *enrouement*, un *rhume*, un *coryza*, un *catarrhe* (1). Ces noms ne reposent pas sur un fondement médical. Le semblable doit, en effet, porter un nom semblable : car de cette similitude procèdent les opérations, c'est-à-dire les arcanes qui se manifestent dans leurs maladies correspondantes (2). Il n'y a pas une seule colique, il y en a plusieurs, et autant qu'il y a d'arcanes dans la colique ; d'où la *colique ziberine*, la *colique musquée*, non la *colique venteuse*, la *colique du fiel*, et autres semblables, que vous désignez d'après leurs causes supposées.» (P. 17.)

« Qu'est-ce que la Vénus du monde, sinon la matrice du ventre? La Vénus du monde donne le médecin matrice. Que sera la conception du ventre, si la Vénus du monde n'y coopère pas? A quoi servent les vaisseaux spermatiques si ceux de Vénus ne s'y accommodent pas? Qu'est le fer si ce n'est Mars? qu'est Mars sinon le fer? Mars est l'un et l'autre, le fer aussi. Quelle différence y a-t-il entre les soleils, entre les lunes, entre les Mercures, entre les Saturnes, entre les Jupiters? Aucune, quant à l'homme, si ce n'est dans la forme. Il n'y a donc pas quatre arcanes, mais un seul, quadrangulaire cependant et comme une tour regardant les quatre vents.» (P. 19.)

Il y a, je serais tenté de le croire, aussi peu de raison à proclamer, en plein XIXᵉ siècle, Paracelse un réformateur, qu'il y

---

(1) Rien de plus aisé que de critiquer ces dénominations traditionnelles, rien de plus difficile que de les remplacer par des termes qui répondent effectivement à la nature de la maladie ; les substitutions de Paracelse sont tout simplement absurdes.

(2) Homœopathie par similitude supposée entre les remèdes et les causes des maladies, non entre les symptômes que produisent les remèdes, et ceux des maladies.

DAREMBERG.   25

avait de folie chez Paracelse lui-même à se déclarer le monarque
de la médecine. Mais poursuivons, pour qu'il ne reste plus de
doute sur l'état mental, au moins intermittent, de Paracelse.

« Ce n'est point par les facultés de notre cerveau que nous comprenons
cela, mais par la lumière naturelle fournie par le Saint-Esprit qui illumine la science et l'intellect de ses disciples d'une splendeur si grande,
que les plus idiots ne peuvent pas ne pas les admirer ou les voir sans
stupeur. C'est là le principe de toute science fondamentale. La médecine
et la philosophie doivent être si parfaites et si entières que, par elles, on
puisse dire ce qu'est ce qui se liquéfie dans le plomb, ce qu'est la dureté
dans le fer. Pour comprendre tout cela en une même connaissance, il
faut être éclairé par une lumière saine qui nous montre visiblement et
de science certaine tous les objets. » (P. 21.)

« Et vous, que d'efforts vous avez dû faire pour trouver votre art de
formuler les recettes (1) ! Cet art est dans la nature, et c'est la nature elle-
même qui les prépare. Si elle a donné à l'or et aux violettes leurs qualités, quelle nécessité y a-t-il que vous y ajoutiez du sucre ou du miel? vos
soins pour ajouter aux qualités des violettes sont aussi inutiles que ceux
que vous prendriez pour ajouter aux qualités de l'or. Si la nature a produit les perles sans votre aide, elle a aussi sans vous fait naître la ver-
veine pour arrêter le sang, et il n'est nul besoin que vous y ajoutiez la
bourse ou la barbe de Jupiter. » (P. 23.)

Paracelse a raison quand il blâme les recettes compliquées dont
on abusait de son temps, mais lui-même ne s'en est pas privé en
associant au hasard toutes sortes de médicaments; d'ailleurs, il
fait suivre cette critique de sophismes ridicules ; il invoque la
prévoyante nature pour couvrir son ignorance. Tous les arguments, même les plus opposés, lui sont bons.

« L'axiome, que les contraires guérissent les contraires, c'est-à-dire
que ce qui est froid expulse ce qui est chaud, est entièrement faux et n'a
jamais été admis comme vrai en médecine. On doit bien plutôt dire :
l'arcane et la maladie, voilà les contraires; l'arcane est la santé; la maladie est contraire à la santé. La santé et la maladie s'expulsent mutuellement, l'une agissant sur l'autre. Ces choses sont contraires qui s'ex-
cluent mutuellement, et quand l'une repousse l'autre jusqu'à ce qu'il
ne reste plus rien de son contraire; mais cette destruction complète
n'arrive pas dans le froid et le chaud. L'art de l'expulsion est que ce qui
a été chassé ne revienne plus. Mais quand a-t-on vu l'hiver ou l'été ex-

(1) *Modus componendi; die Kunst zusetzen die Recepten; die Suppen Gesetz.*

pulsés sans retour? Jamais et nulle part..... les Éléments ne sont pas malades, mais le corps est malade. Ainsi le scorpion guérit son scorpion, le réalgar son réalgar, Mercure son mercure, la mélisse sa mélisse, le cœur le cœur, la rate la rate, le poumon le poumon; non le cœur d'un porc, la rate d'une vache, le poumon d'une chèvre; mais membre à (pour) membre de l'homme lui-même et aussi de l'intérieur (de l'homme extérieur et intérieur?). » (P. 27.)

DEUXIÈME COLONNE DE LA MÉDECINE : *Astronomie*. — Après avoir montré que l'homme est semblable aux astres, que le ciel opère en nous, que le médecin doit connaître le ciel et les astres; après avoir tourné en dérision les *humoralistes*, qui se plaisent dans la sentine des humeurs, n'étudient que les excréments, et dont toute la science est dirigée vers les clystères, les purgations et autres remèdes semblables, Paracelse s'efforce charitablement d'élever leurs regards vers le ciel (1). C'est là qu'est caché le principe fondamental de la médecine; c'est là que, jusqu'alors dévoyés, les humoralistes trouveront le chemin qui conduit à la vraie thérapeutique et les détournera des traitements pleins de déception qu'ils ont appris de leurs maîtres. Puis il ajoute :

« Quoi de plus beau, en effet, quoi de plus honnête, de plus excellent qu'un médecin certain et pénétré de son art? Ce ne sont ni une parole ronflante, ni le capuchon, ni un nom prétentieux qui constituent l'art; cela ne sert qu'à écorcher les malades; aussi, à votre honte, vous appelle-t-on bourreaux et corrupteurs. Ne croyez pas que, par Avicenne, vous soyez suffisamment instruits, que par Galien tout vous soit connu, que par Mésué rien ne vous échappe. Avec tout cela, vous ne devenez pas, à beaucoup près, aussi utiles (et vous en conviendrez, si vous voulez être francs), que Pierre de Crescentiis, aux paysans; c'est exactement comme si, pour devenir musicien, on se contentait d'étudier Dannhauser (Tannhauser), ou la noble dame de Weissembourg. » (P. 33.)

Tout cela serait peut-être bon si ce n'était pas Paracelse qui voulût se substituer à Galien; les vrais réformateurs, ceux qui ont détrôné Galien, ont opposé des faits et des expériences aux raisonnements, et non pas des diatribes et de pures rêveries.

« Nous en sommes venus, s'écrie Paracelse (comme autrefois Pline, poursuivant les médecins grecs de sa haine et de son mépris); nous en sommes venus, par le fait des écrivains, à être forcés d'aller chercher au

---

(1) Voyez plus loin, page 395, ce qui est dit de l'*ens astrale*.

delà des mers la rhubarbe et les dattes (*hermodactyles*). De ce *béanisme* est née la témérité des apothicaires qui négligent la nature et la science des médicaments. Il en est de cela comme de quelqu'un qui prendrait un avocat, lorsque lui-même a une bouche et une langue suffisantes, parce qu'il lui manque l'habileté et l'habitude de la parole. Mais la gentiane peut devenir rhubarbe, comme un rustre peut devenir docteur. N'oubliez pas que, de même que l'organe de chacun peut être formé et dirigé, de même la nature peut être disciplinée. Les médicaments poussent dans les jardins près des maladies auxquelles ils conviennent. Lorsque parurent les expérimentateurs et les humoralistes, ils osèrent imposer aux Allemands la médecine grecque. Mais il en est de cela comme des étoffes : plus elles viennent de loin, plus elles sont estimées ; celles que nous avons sous la main et qui garantissent également du froid, sont négligées et à vil prix. En quoi les unes sont-elles préférables aux autres ? L'opinion et la volonté, ou plutôt la stupidité y trouvent seules une différence ; ce n'est également que par suite d'une illusion d'optique qu'on sait discerner une plante qui naît à une distance de plusieurs centaines de milles et qu'on ne voit pas celle qui est à ses pieds. Mais le ciel est aussi bien à nos pieds qu'à mille milles plus loin. L'*Ascendant* peut trouver le malade pour l'étrangler, l'*Ascendant* peut aussi trouver le malade pour le sauver. Ces deux termes : là où est la maladie, là est le remède ; là où est le remède, là est la maladie, sont similaires. » (P. 40.) — Voy. plus loin, p. 398.

Tous ces mots, à peu près vides de sens, sont faits pour toucher les sots et les ignorants, mais non les médecins, qui sont fort heureux d'avoir le quinquina contre les fièvres intermittentes ; Paracelse lui-même se servait de trop de substances étrangères pour avoir parlé sérieusement. Ce sont vaines déclamations de charlatans, éclats de voix ronflants dont Paracelse se moquait tout à l'heure (1).

TROISIÈME COLONNE DE LA MÉDECINE : *Alchimie*. — « Sans une connaissance parfaite de l'alchimie, le médecin emploiera en vain toutes les ressources de son art (2). La nature est tellement active et subtile dans ses œuvres, qu'elle ne se laisse pénétrer qu'au moyen d'un art profond

(1) Bremer (p. 49) remarque que Paracelse, d'une insupportable prolixité, forge ou emploie souvent les mots, comme le font les enfants, sans que ces mots, qui ne dérivent de rien, représentent aucune essence des choses. — A. F. Hecker avait dit, de son côté, qu'on ne fonde pas un système quand on se sert d'un pareil langage et qu'on n'a pas de culture scientifique.

(2) Il y a bien, au dire de Paracelse, quatre colonnes pour soutenir la médecine ; mais il semble que chacune de ces colonnes suffisait à soutenir l'édifice, car, à propos de chacune d'elles, il dit que c'est tout l'art.

et sublime. Elle ne produit rien qui soit instantanément parfait, mais elle laisse à l'homme le soin de perfectionner. On donne à cette perfection le nom d'*alchimie* (1). Le boulanger est alchimiste en ce qu'il cuit le pain ; le vigneron, en ce qu'il fait du vin ; le tisserand, en fabriquant des étoffes. Ainsi, celui qui prépare, pour l'usage auquel elles sont destinées, toutes les productions que la nature fournit à l'homme pour son utilité, celui-là est un alchimiste. » (P. 43.)

« Puisque la médecine (*le remède*) n'est rien sans le ciel, il faut qu'elle soit dirigée par le ciel ; et cette direction n'est autre chose que la destruction par toi de la terre qui existe en elle ; le ciel, en effet, n'aura d'influence sur la médecine qu'après la disparition de cette partie terrestre. Après cette séparation, la médecine, entrant sous la dépendance des astres, est régie et protégée par eux. Ainsi, celle qui a trait au cerveau est conduite au cerveau par la lune ; celle qui concerne la rate y est amenée par Saturne ; celle qui est consacrée au cœur y est conduite par le soleil. Vénus régit les reins, Jupiter le foie, Mars la bile. Il en est de même des autres organes. Car, remarquez : que sera le traitement que vous employez pour la matrice d'une femme, si ce traitement n'est pas dirigé par Vénus ; le traitement du cerveau, s'il se fait sans l'influence de la lune ? De même pour tout. En dehors de ces influences, les remèdes resteraient dans l'estomac, et, rendus par le bas, ne produiraient aucun effet. D'où il suit que, si le ciel t'est moins favorable et se refuse à diriger ton traitement, tes soins seront inutiles. Le ciel doit en être le modérateur. Puisque l'art est ainsi constitué, il ne faut donc pas dire : *la mélisse est une plante matricale ; la marjolaine est capitale* ; c'est le langage des ignorants. Ces qualités viennent de Vénus et de la lune. Voulez-vous avoir ces qualités telles que vous les souhaitez, il faut que le ciel vous soit clément et propice ; autrement l'effet sera nul. » (P. 45.)

« Puisque le ciel, et non le médecin, dirige par les astres, il faut que la médecine (*le remède*) soit réduite en air pour qu'elle puisse être convenablement régie par les astres. Quelle pierre est attirée par les astres ? Aucune, mais seulement ce qui est volatile. D'où plusieurs ont cherché, par l'alchimie, un cinquième être qui n'est autre chose que la séparation des quatre corps élémentaires d'avec les arcanes ; ce qui reste est un arcane (2).

(1) Les mots sont presque toujours détournés, sans doute à dessein, par Paracelse, de leur signification ordinaire.

(2) La *quintessence* ou *esprit de vie*. On a voulu voir, dans cette recherche de la quintessence, un des principes fondamentaux de la médecine moderne, qui oppose aux éléments morbides les éléments des remèdes ; mais de quels nuages impénétrables cette idée n'est-elle pas enveloppée dans le cerveau de Paracelse ? Pour lui, c'est plutôt une question de spécifiques ou remèdes secrets : Une seule chose est nécessaire, dit-il, *faites des arcanes et dirigez-les vers la maladie* ; avec cela on guérit l'apoplexie, la paralysie, la léthargie, le mal caduc, la manie, la phrénésie

« Que mes écrits ne soient point pour vous une pierre d'achoppement,
parce que je suis seul, que mon enseignement est nouveau, et que je suis
Allemand ; c'est par mes écrits et non par d'autres qu'on peut apprendre
l'art de la médecine ; tout ce que je vous demande, c'est de les lire avec
attention. » (P. 57.)

C'est ce que nous avons fait, et cette lecture ne nous a pas engagé à souscrire pour la couronne que Paracelse se tresse.

QUATRIÈME COLONNE DE LA MÉDECINE : *De la propriété, c'est-
à-dire des qualités, des vertus du médecin.* — Je n'ai point à
m'arrêter sur ce chapitre. On y voit que Paracelse possédait
toutes les qualités requises pour constituer le bon, le vrai médecin ; ces qualités, il les refuse tout naturellement à ses confrères, présents, passés et même futurs. — Des *colonnes* nous
passons aux *sectes* de la médecine.

« Nous (1) nous attacherons d'abord au traitement des maladies avant
de chercher à connaître leurs causes, puisque le traitement nous montre
ces causes comme avec le doigt. » (*Libellus prologorum*, I, 1, 1.)

Hippocrate a dit que quelquefois le traitement démontrait
la nature ou la cause de la maladie, mais ce n'est qu'un moyen
accidentel de diagnostic et non pas l'application d'une règle
générale de pathologie. D'ailleurs Paracelse est très-infidèle à son
principe, puisqu'il passe tout son temps à chercher les causes
morbides dans le ciel et dans le sein de la terre : je veux dire
dans son imagination.

et la mélancolie, maladies contre lesquelles n'ont jamais rien pu les drogues des
apothicaires, les cuisines des parfumeurs, doublement ânes, eux et leurs maîtres.
(P. 52.) — Ce qu'il dit sur les vertus qu'acquièrent les substances médicamenteuses
en raison de leur changement de couleur (p. 51) est à peu près incompréhensible ;
ce qu'il ajoute sur la puissance des médicaments métalliques et sur la nécessité de
les faire passer par le feu ne révèle pas non plus des connaissances chimiques bien
avancées ni bien nettes. D'ailleurs, rien de cela n'était nouveau. On pourra lire,
pour avoir une idée complète de cette doctrine de la quintessence, le traité paracelsique intitulé *Archidoxes*.

(1) Les extraits suivants, jusqu'à indication du contraire, sont tirés du *Paramirum ; De medica industria (Opp.*, t. I, p. 1 et suiv.). Comme les chapitres sont courts
dans ce livre, je n'ai pas indiqué les pages.

« Il existe cinq modes de traitement, en d'autres termes, cinq médecines (*cinq espèces de traitement*), ou cinq arts, ou cinq facultés, ou cinq médecins. Chacune de ces cinq médecines, prise en soi, est capable de guérir toutes les maladies (1). » (*Libell. prol.* , I, 1.)

« D'abord, si vous voulez être médecin, réfléchissez qu'il y a deux médecines : la *médecine du corps* ou *physique*, et la *médecine chirurgicale* : non qu'elles aient deux origines, mais en raison d'une division (*au moins apparente*); chacune a sa cause en elle-même. La fièvre, en effet, et la peste (2), *quoique ayant la même origine*, sont cependant distinctes; une partie produit la pourriture à l'intérieur, comme dans les fièvres, et rentre dans la médecine du corps (médecine interne); l'autre se tourne en peste, c'est-à-dire qu'elle va du centre vers le dehors. Toute affection qui va du centre à la périphérie est du domaine du physicien (*médecin*); celle qui va de la circonférence au centre est dans les attributions du chirurgien. » (*Prolog.*, I, 2.)

Il semble que ces deux propositions devraient être justement retournées, car la chirurgie s'occupe encore plus des affections qui vont du centre à la circonférence que de celles qui suivent la route contraire. Mais, pour Paracelse, la chirurgie consiste particulièrement dans le traitement des blessures et des plaies; or les blessures et les plaies se dirigent, en effet, de la circonférence au centre, tandis que les affections médicales se révèlent par les symptômes qui marchent du centre à la périphérie. L'auteur dit lui-même un peu plus bas : Ce qui va vers les émonctoires naturels est médical, ce qui occupe les émonctoires non naturels est chirurgical; tout ce qui est visible, eu égard à sa place, est réputé *vulnus* (c'est-à-dire *blessure* et *plaie*) et chirurgical; tout ce qui est caché dans la profondeur des parties appartient au médecin (*physicus*).

(1) C'est-à-dire *passe pour guérir* toutes les maladies; car, ainsi qu'on va le voir, Paracelse n'admet pas les cinq sectes. Au *Prol.* 2, il est dit que les cinq genres de traitement répondent aux cinq genres de causes. — Voy. l'explication, p. 392.

(2) Dans le traité *De peste ad civitatem Sterzingensem*, qui figure, mais peut-être à tort, parmi les œuvres de Paracelse, on distingue deux pestes : l'une (ce n'est pas la *peste*) est intérieure; elle est combattue par des moyens qui ne diffèrent guère de ceux dont on se moque; l'autre, la peste à bubons, contre laquelle on vante le crapaud (voyez p. 424) et autres arcanes. La prophylaxie consiste moins dans la purification de l'air que dans la confortation du corps. Les chances de salut sont calculées d'après les astres.

« Quant aux sectes des médecins, la chose demande à être examinée avec beaucoup d'attention. Ils sont partagés en plusieurs ordres; mais les sectes sont au nombre de cinq, et par conséquent il existe cinq méthodes de traitement. Il y a même, pour les causes de toutes les maladies, cinq origines; mais, à cet égard, il n'y a qu'une secte : c'est-à-dire que chaque secte prise isolément doit connaître ces cinq origines. Remarquons cependant que c'est seulement en raison du traitement que l'on compte cinq sectes; quant à l'intelligence et à la connaissance des causes, il n'y a qu'une secte. » (*Prolog.*, I, 2.)

On voit qu'ici, à quelques pages de distance, Paracelse tient un langage assez différent sur l'importance des causes.

« On appelle *naturels* les médecins qui appartiennent à la première secte, parce qu'ils fondent leur traitement sur la nature des plantes, eu égard à la concordance harmonique de leurs vertus (*opposition des contraires entre le remède et la maladie*). Ainsi ils traitent le froid par le chaud, l'humide par le sec, la plénitude par la diète, l'inanition par la plénitude, selon que la nature leur apprend à combattre chaque chose par son contraire. Avicenne, Galien, Rhasès, leurs commentateurs et leurs partisans ont appartenu à cette secte. — Les médecins *spécificiens* forment la deuxième secte; on les appelle ainsi parce qu'ils traitent toutes les maladies par la forme ou par l'être spécifiques. De même que l'aimant attire le fer non par l'effet de ses qualités élémentaires, mais par une force spécifique, ainsi ces médecins guérissent toutes les maladies par la force spécifique des médicaments. Dans cette même classe sont compris les expérimentateurs que, par raillerie, quelques-uns appellent *empiriques*(1); on donne aussi cette épithète de *spécificiens* aux *médecins naturels* en ce qui concerne la purgation, car ils changent de secte en admettant la spécificité occulte de ces médicaments sur chaque humeur.

« La troisième secte se compose des *caractéraux*. Ils fondent leur traitement sur certains caractères qu'ils trouvent ou dans leurs livres, ou que le traitement lui-même apprend à connaître. Leur action peut s'expliquer par cette similitude : si l'on dit à une personne de courir et qu'elle coure, cette opération se fait par la parole; de même aussi la cure par les caractères. Albert le Grand, les astrologues, les philosophes et d'autres en grand nombre ont été les auteurs et les praticiens de cette secte.

« La quatrième est celle des *spirituels*. Cette dénomination vient de ce que ces médecins savent si bien maîtriser et contraindre les esprits des herbes et des racines, qu'ils guérissent et sauvent la personne que ces esprits ont envahie et rendue malade; comme le juge qui a fait mettre quelqu'un dans les fers est le seul médecin de ce captif, car les fers et les clefs sont

(1) C'est dans cette secte que se range Paracelse.

du ressort du juge, et il les ouvre quand il veut. Ainsi les malades, liés pour ainsi dire, sont délivrés par les esprits des herbes, si ceux-ci se putréfient ou sont consumés, ainsi qu'on le dira dans un livre spécial. Hippocrate et d'autres qu'on ne nomme pas firent partie de cette secte. » (*Prolog.*, I, 3.)

Non, mille fois non, ce n'est pas Hippocrate, mais Paracelse qui fait partie de cette secte. Voici encore d'autres monstrueuses hérésies historiques :

« Quoiqu'on ne trouve rien dans vos livres qui s'accorde avec ce que j'ai avancé, sachez cependant qu'Hippocrate, bien qu'il ne le dise pas, penchait beaucoup plus vers la *secte spirituelle* que vers la *secte naturelle*. Galien aussi avait plus de goût pour la *médecine caractérique* que pour la médecine naturelle. On peut en dire autant des autres. Ces facultés ou mystères sont vraiment les merveilles de l'art, et cependant on les met sous le boisseau ; on prend la voie la plus longue, que ceux-ci mâchent et ruminent. » (*Prol.*, II, 1.)

« On donne le nom de *fidèles* aux médecins de la cinquième secte (dans laquelle encore on doit ranger Paracelse), parce que c'est par la foi qu'ils expulsent et guérissent les maladies, comme la croyance à la vérité peut rendre la santé. Jésus-Christ et ses disciples ont mis ceci en pratique. Plus tard je ferai paraître, sur ces cinq sectes, cinq livres conclusionnels, et vous y trouverez les enseignements nécessaires pour les bien comprendre. » (*Prol.*, I, 3.)

Ces livres n'ont pas été publiés, et nous n'y perdons sans doute pas grand'chose. Les idées que trois au moins de ces sectes représentent ont germé dans quelques cerveaux fêlés, mais jamais elles n'ont fait partie de la science régulière ; quant à l'emploi des spécifiques (deuxième secte), il est consacré dans la médecine galénique, comme dans celle qui l'a remplacée, mais seulement comme une fraction de la thérapeutique, et non pas à titre de secte spéciale, si ce n'est dans les mains de Paracelse ou des charlatans.

« LE LIVRE DES ÊTRES. — Apprenez aussi qu'il existe cinq *êtres* (*entia*) par lesquels sont faites et produites toutes les maladies. Ces cinq êtres désignent cinq origines. Il y a cinq origines d'où sort une certaine origine respective, laquelle a assez d'efficacité en soi pour la production de toutes les maladies passées, présentes ou futures. » (*Prolog.*, II, 2.)

En d'autres termes, chaque *ens* peut produire chaque maladie. Ainsi, il y a cinq pestes, cinq hydropisies, cinq jaunisses, cinq fièvres, cinq cancers, et le reste, non eu égard à leur genre, à leur forme, à leur essence, à leur espèce, mais eu égard à leur origine ou dépendance de l'un ou l'autre des cinq *êtres*, attendu que notre corps est soumis aux cinq êtres, et que chaque *être* contient toutes les maladies, ainsi que notre corps, sous sa domination. On verra plus loin que cette division quinquennaire n'avance pas beaucoup la connaissance des caractères différentiels des maladies et de leurs subdivisions, et qu'on en a tiré pour la thérapeutique les plus étranges conséquences. Mais poursuivons :

« L'être (*ens*) est une cause ou une chose qui a le pouvoir de régir le corps...... Chaque être est ainsi constitué, que toutes les maladies, sans exception, en dépendent. Des feux quintuples régissent notre corps ou le menacent, car il est constitué de manière qu'il peut être envahi et rendu malade tantôt par l'un, tantôt par l'autre. Ainsi, lorsqu'un médecin se trouve en présence d'un paralytique, il doit avant tout chercher par quel feu, par quel *être* est produite la paralysie (!). Le résultat prouvera l'aveuglement du médecin qui ne comprend pas ce qui vient d'être dit, puisque la guérison ne se trouve que là. » (*Prolog.*, II, 3.)

Bien aveugle en effet serait le médecin qui ne verrait pas clair dans ce galimatias !

« Notre premier traité du *Paramire* enseigne quelles sont l'essence et la vertu des astres. Cette vertu agit sur notre corps de telle façon, qu'il est soumis à toutes leurs impressions ou actions. Cette vertu des astres s'appelle *être des astres* (*ens astrorum*, ou *astrale*); et c'est le premier de ceux qui nous régissent. — La deuxième vertu ou puissance qui nous remue violemment et nous jette dans la maladie, est l'*être du poison* (*ens veneni*). A propos de cet être, vous remarquerez que, quoique l'être astral lui-même ait une influence salutaire sur nous, et qu'il ne nuise en rien au corps, cependant l'être du poison peut nous être préjudiciable ! Étant, en quelque sorte, sous sa dépendance, il nous faut subir son influence, et nous ne pouvons l'éviter. — Il y a une troisième vertu qui abat et affaiblit notre corps, quoique les êtres dont on a déjà parlé aient sur nous une influence salutaire et favorable. Cet être se nomme *être naturel* (*ens naturale*). Il se manifeste quand notre corps nous rend malades par son dérangement ou sa mauvaise complexion. C'est donc par lui que sont produites en grand nombre des maladies diverses; je dirai même, toutes les maladies sans exception, quoique les autres êtres soient bien disposés. — Le quatrième être s'entend *de l'être des puissants esprits* (*ens de poten-*

tibus spiritibus), lesquels troublent et rendent malade notre corps d'après le pouvoir qu'ils en ont ; nous devons nous attendre à prendre les maladies sur nos corps suivant l'impression qu'ils reçoivent des esprits. — Le cinquième être qui, tous les autres étant dans de bonnes conditions, agit sur nous, est l'*être de Dieu* (ens Dei). Cet être demande un examen particulier, afin qu'on puisse comprendre comment se comporte chaque maladie. Notez soigneusement que, comme nous l'avons déjà dit, chacun de ces êtres a sous sa domination toutes les maladies. Et, en ce sens, il y a cinq espèces de pestes : l'une venant de l'être de l'astre, l'autre de l'être du poison, la troisième de l'être de nature, la quatrième de l'être des esprits, la dernière de l'être de Dieu. Il en est de même pour toutes les autres maladies, et c'est à quoi vous devez faire attention et en conclure que les maladies viennent absolument de cinq principes et causes, et non d'un seul principe, comme jusqu'ici vous l'avez cru sans fondement et par une erreur palpable, en n'admettant qu'un être unique. » (*Prolog.*, II, 4.)

Eh bien, soyons francs, quel est le médecin allemand ou français qui ne regarde pas ces conceptions comme l'œuvre d'un esprit en délire ? C'est là cependant la vraie pathologie générale de Paracelse, aussi faut-il la montrer dans tout son jour.

I. *De ente astrorum* (*De l'être astral*). — « Notre dessein étant d'enseigner comment l'être astral peut nous nuire, je dois d'abord vous apprendre que les astres, les planètes ou les étoiles du firmament, quelles qu'elles soient, ne créent rien de notre corps, ni pour la couleur, la beauté, les habitudes, les vertus, ni pour les autres propriétés. Et vous devez renoncer enfin à porter des jugements sur les hommes, et à faire des hommes même (1), d'après la nature et la position des étoiles ; ce que nous ne pouvons rappeler sans rire. » (*Param.*; *Lib. entium*, I, 2.)

Pourquoi donc tant rire de l'astrologie judiciaire quand on est si fort partisan de l'astrologie médicale ?

« Maintenant que vous avez compris que nous ne tenons des astres ni notre nature ni nos autres propriétés, portez votre attention sur un autre point, c'est-à-dire par quel moyen ces astres rendent malades et tuent nos corps (*ibid*). — Vous devez croire que les hommes et les créatures animales ne peuvent absolument subsister sans le firmament et les astres (2) ; mais

_____

(1) C'est-à-dire imprimer certains caractères moraux, produits de la conception, en raison des astres sous lesquels ils naissent.

(2) Voyez cependant plus bas, page 396, ligne 16 et suiv. Il y a (voy. aussi p. 403) sept membres principaux : cerveau, cœur, poumons, [vésicule du] fiel,

ni les hommes ni les animaux ne sont créés par les astres. Prenons un exemple : la semence confiée à la terre produit son fruit d'elle-même ; elle a, en effet, en elle l'*être de la semence :* cependant, sans la chaleur du soleil, elle ne germerait pas. Vous ne penserez pas sans doute que le soleil ou le firmament, ou toute autre chose engendre cette semence ; ce qui est vrai, c'est que la chaleur du soleil constitue un temps, de manière que, si vous voulez amener une chose à coction et faire qu'elle produise son effet, c'est par une digestion que vous y parviendrez. Ainsi, c'est par le temps seul que se produit la digestion (1). La chose qui est digérée a son action en elle-même. Apprenez ainsi ce qu'est la digestion : Le fœtus ne peut prendre de croissance sans la digestion, car c'est la digestion qui le fait croître dans la matrice. Pour cela, le fœtus n'a besoin d'aucun astre, d'aucune planète ; la matrice lui tient lieu de planète et d'étoile. La semence a besoin de la digestion ; elle se fait dans la terre ; mais, dans la terre, il n'y a pas de digestion sans le soleil : dans la matrice, au contraire, il y a digestion sans le secours d'aucun astre. Quand bien même le soleil ne luirait jamais, quand même Mercure ferait son mouvement en arrière, des enfants seraient néanmoins engendrés et prendraient de l'accroissement, ils ne seraient privés ni de leur soleil ni de leur digestion (2). En effet, les astres ne peuvent plier l'homme d'après leur nature, et rien ne force l'homme à subir cette action. » (Chap. 3.)

On pourrait croire que, suivant Paracelse, les astres n'agissent pas en tant qu'*astres,* mais comme source de quelque chose, par exemple, le soleil, comme source de la chaleur ; au milieu d'une telle logomachie, il est difficile de débrouiller le vrai sens ; d'ailleurs en plusieurs autres passages il invoque la *puissance occulte* des astres. Dans ses écrits il y a satisfaction pour toutes les opinions, même pour les plus opposées. Ici il refuse aux astres une certaine puissance conjecturale, et là il leur accorde une autre espèce de puissance non moins mystérieuse, non moins inexplicable. Tout échappe bientôt au moment où l'on croit saisir quelque chose de raisonnable dans son système.

« Il y a une chose qu'on ne voit pas, qui nous défend et nous conserve dans notre vie, et, avec nous, tout ce qui vit et sent. Cette chose vient

foie, reins, rate, qui sont en harmonie astrale avec Lune, Soleil, Mercure, Mars, Jupiter, Vénus et Saturne. Chaque membre a un estomac et rend des excréments. (*Paramir.,* III, *De morb. ex tart.,* tract. IV.)

(1) Dans ce chapitre, *digestio* (*Digest*) est pris dans un sens très-général et non pour la digestion stomacale.

(2) Voyez plus haut, page 395, note 2.

des astres. Le feu qui brûle a besoin de bois, sans lui il n'est pas
feu. Le feu est vie et cependant il ne peut pas vivre sans bois.
Prenons un exemple assez bien approprié, quoique vulgaire et grossier : le corps est du bois, le feu est sa vie ; or, la vie vit du corps, le
corps, à son tour, a besoin d'avoir quelque chose pour n'être pas absorbé
par la vie et rester dans sa substance. C'est cela même dont nous vous
exposons l'être, et cela vient des astres ou du firmament. Vous dites, et
avec raison, que sans l'air tout serait précipité et que tout ce qui a vie
périrait. Mais apprenez cependant qu'il y a encore un autre soutien pour
le corps : c'est le corps lui-même qui, à son tour, soutient la vie. L'insuffisance ou le manque de ce soutien n'est pas plus tolérable que la perte de
l'air. L'air, en effet, est contenu en lui et hors de lui (1). Si cela n'était
pas, l'air se dissiperait. Le firmament en vit ; si cela n'était pas dans le firmament, le firmament périrait. Nous appelons cela le grand M. C'est ce
qui donne la vie à toute créature, en quoi et de ʳuoi est la vie. (Chap. 6
et 7.) — Les astres eux-mêmes ne donnent pas l'inclination, mais leur
influence corrompt et souille le M, lequel nous transmet cette corruption. Et c'est ainsi que se comporte l'être astral qui dispose par cette voie
nos corps tant au bien qu'au mal. Si la nature du sang est telle qu'elle
soit en opposition avec ce souffle, l'homme devient malade ; celui-là
n'en éprouve aucun dommage dont la nature ne lui est pas contraire : il
en est de même de celui dont le tempérament est si fort, qu'il peut repousser ce souffle empoisonné par la pureté de son sang, ou qui a pris
un remède capable de lutter contre les vapeurs délétères d'en haut. »
(Chap. 8.)

On voit que si Paracelse a eu quelque idée des *influences
naturelles*, il en use au profit d'une physiologie ridicule, et d'une
pathologie générale non moins extravagante.

« Apprenez comment le souffle des planètes nuit à nos corps. Il y a des
influences astrales par lesquelles M devient trop chaud, trop froid, aigre,
amer, doux, arsénieux, et s'imprègne d'autres qualités en nombre infini.
Cette altération produit celle des corps.... Les astres contiennent plus de
poisons que la terre. Sachez, médecins, *qu'il y a toujours un certain poison
dans la production d'une maladie*. Le poison, en effet, est le principe de
chaque maladie, et toutes, sans exception, tant à l'extérieur qu'à l'intérieur, en viennent. Ceci admis, vous trouverez qu'on peut attribuer à
l'arsenic seul d'abord cinquante maladies, puis cinquante encore, dont

---

(1) Ces propositions vulgaires sur la nécessité de l'air pour vivre, ou sur l'influence
qu'il exerce en bien ou en mal, sont entourées et gâtées par les idées les plus
saugrenues. Paracelse, quand par hasard il tombe juste, semble prendre plaisir à
obscurcir aussitôt sa pensée, afin de mieux captiver l'auditoire ou le lecteur.

aucune n'est semblable à l'autre, quoique toutes viennent de l'arsen seul. Les maladies produites par le sel sont en plus grande quantité; puis viennent celles plus nombreuses qui sont causées par le mercure; enfin celles beaucoup plus fréquentes encore que font naître le réalgar et le soufre (1). Je vous dis cela pour vous faire comprendre que c'est en vain que vous étudierez une maladie, si vous ne connaissez pas son origine, puisqu'une seule substance peut être la cause de tant de maladies. » (Ch. 9.)

Que pensez-vous maintenant, après cette phrase, de la première proposition du *Paramire* (voy. p. 390) touchant la recherche des causes? Mais qui sait si Paracelse ne joue pas ici et ailleurs sur les mots *origine* et *cause*? Quoi qu'il en soit, tout finit par être pour lui une cause universelle de l'universalité des maladies.

« Pour avoir une idée plus claire de cela, il faut savoir que nous n'accusons pas seulement l'hiver et l'été de nuire à nos corps, *mais que nous rendons aussi responsable une planète, une étoile quelconque, lorsque, dans son exaltation, elle pénètre dans M et le rend conforme à sa propre nature*; ainsi, par quelques étoiles, M devient salé outre mesure; par d'autres, il devient arsénieux, ou sulfureux, ou mercuriel. En effet, les ascensions des étoiles sont favorables ou nuisibles à notre corps, si la distance n'empêche pas cette vapeur d'arriver jusqu'à nous. » (Chap. 10.)

« Sous un certain point de vue, nos corps représentent un lac, nos membres les poissons. Que si la vie qui circule dans le corps et dans tous les membres reçoit le souffle empoisonné des astres (*comme cela arrive à l'eau d'un lac*), alors les parties intérieures (*les poissons*) sont affectées par le poison. D'autres êtres astrals sont doués d'une certaine malignité qui fait que les uns nuisent seulement au sang, comme les *réalgariques*; les autres à la tête, comme les *mercuriels*; quelques-uns aux os seulement et aux veines, comme les *sels*; plusieurs produisent l'hydropisie et l'enflure, comme les *operimenta* (?); d'autres, enfin, causent la fièvre, comme les *amers*. » (Chap. 11.)

II. *De ente veneni* (*De l'être du poison*). — « Nous avons reçu un corps exempt de poison; or, l'aliment que nous fournissons au corps (et qui lui donne accroissement et force) est mêlé de poison (2) : donc le corps a été créé parfait, mais le reste non. Remarquez aussi que nous nous nour-

(1) Trois substances composent tout l'homme : ce sont le soufre, le mercure et le sel; leur réunion forme la vie et l'homme; d'elles sortent les causes, les origines, la connaissance des maladies; elles ont la double propriété de guérir et de rendre malade. (*Opus Paramirum.* p. 57-60.)

(2) L'essence est ce qui soutient l'homme, le poison est ce qui le rend malade. (Chap. 8.) Voyez aussi plus loin, page 412, *De nat. rerum.*

rissons des autres animaux et des fruits, par conséquent de poison. Ils ne sont pour eux-mêmes ni aliments ni poisons, mais, comme créatures, ils partagent avec nous en eux-mêmes la perfection; ils sont du poison pour nous, en tant que nous en faisons notre nourriture; c'est pour cela que ce qui est poison pour nous, ne l'est pas pour eux-mêmes. » (II, 1.)

Puis accordez ce qui suit comme vous pourrez :

« Sachez que le Créateur n'enlève rien aux créatures, mais qu'il laisse chacune dans sa perfection; et, quoique tel aliment, dont on est forcé de se servir, soit un poison pour tel homme, le Créateur ne doit pas en être responsable ni blâmé. » (Chap. 3.)

« Le paon dévore le serpent, le lézard et le stellion. Ces animaux sont en eux-mêmes parfaits et ne sont pas nuisibles, mais, relativement aux autres animaux, ils sont un véritable poison, si l'on excepte le paon. Cette différence tient à ce que l'alchimiste (1) du paon est tellement subtil, que l'alchimiste d'aucun autre animal ne concorde avec lui, cet alchimiste séparant avec tant de soin le poison de ce qui est bon, que le paon peut se nourrir impunément de ces animaux (2). Sous un autre point de vue, il est également vrai qu'un aliment particulier a été assigné à chaque animal pour sa conservation, et, de plus, un alchimiste spécial qui est chargé de séparer le bon du mauvais. L'alchimiste donné à l'autruche sait isoler le fer, c'est-à-dire l'excrément du fer, de ce qui convient à l'alimentation, ce que nul autre ne pourrait faire. Le feu est la nourriture de la salamandre, et un alchimiste lui a été donné pour cela. Le cochon se nourrit d'excréments, quoique ce soit du poison, et que, par cette raison, ils soient exclus du corps de l'homme par l'alchimiste de la nature. C'est cependant l'aliment du cochon, attendu que l'alchimiste du cochon, étant beaucoup plus subtil que celui de l'homme, sépare dans les excréments ce que celui de l'homme n'a pu en extraire. Aussi, aucun animal ne se nourrit des excréments du cochon. » (Chap. 4.)

« Maintenant que nous avons discouru sur l'alchimiste, il me reste à vous dire que c'est Dieu seul qui l'a créé, afin qu'il sépare dans notre corps le bon de ce qui lui est contraire, lorsque, selon la disposition divine, ce corps prend de la nourriture pour soutenir sa vie. » (Chap. 5.)

Voilà beaucoup de paroles pour dire que chaque être a en lui un principe propre de conservation. Encore Paracelse gâte-t-il

(1) C'est un succédané ou un adjoint de l'*Archée*, c'est-à-dire un nouvel *être* très-mal limité et dont la fonction se rapporte à peu près uniquement à la digestion ou à la nutrition. Il est tantôt un suppléant, un aide, et tantôt un rival de la nature.

(2) C'est à peu près le mot de Molière : L'opium fait dormir parce qu'il a une vertu dormitive.

tout cela en accordant une intelligence à son alchimiste, intelligence qui est à chaque instant mise complétement en défaut.
Pour la doctrine où l'on ne voit que les mouvements de la nature, il n'y a ni bien ni mal dans le corps, mais seulement des
résultats naturels. Du moment qu'un *Archée* préside, il n'y a
plus que contradiction entre l'inspiration directe de l'Archée ou
de l'alchimiste, et les résultats de leur intervention trop souvent
désastreuse; de plus il ne reste aucun moyen d'expliquer un acte
physiologique quelconque.

« Toute maladie engendrée dans l'homme par l'être du poison découle
d'une digestion putréfiée, *lorsqu'elle devait rester tempérée* (1), afin que l'alchimiste ne sentît aucune flèche du Parthe. La digestion étant interrompue,
l'*alchimiste* n'est plus parfait dans son instrument (*ne peut exercer convenablement son office*). La corruption, qui est la mère de toutes les maladies,
devra donc s'en suivre. L'eau, qui est claire et transparente, peut recevoir
la coloration par tous les côtés. Le corps est comme l'eau; *la corruption
est une coloration*, et toute couleur vient d'un poison, car elle en est
le signe et la marque. » (Chap. 8.)

Dans notre auteur, la chimie et la physique ne valent pas
mieux que la médecine.

« La corruption se fait de deux manières : *localement* et *émonctorialement*
(emunctorialiter), de la façon suivante. *Localement :* si, comme nous l'avons
dit, la corruption est dans la digestion, et que l'alchimiste, dans l'opération de la séparation, succombe par le vice de cette digestion, alors la
pourriture, qui est un poison, se produit à la place d'un bon produit. En effet
toute pourriture est un poison pour le lieu où elle naît, et mère d'un
poison certainement mortel. » (Chap. 9.)

Pourquoi l'alchimiste laisse-t-il la digestion se vicier? il n'est
donc pas à son poste et fidèle à sa consigne? Parce que les astres,
plus malins que lui, l'affaiblissent, le rendent comme mort, et
ne lui permettent plus de remplir son office !

« Ce qui se fait *émonctorialement* est produit de la manière suivante, par
une aberration de la force expulsive : quand l'alchimiste expulse chaque

(1) Ce mot est charmant ! Pourquoi donc n'est-elle pas restée tempérée, et pourquoi le fameux alchimiste et l'Archée se voient-ils réduits à l'impuissance? L'animisme, même le vitalisme, sous certaines formes, donnent lieu aux mêmes réflexions
que l'archéisme.

poison par l'émonctoire qui lui est propre, le soufre blanc par les narines, l'arsenic par les oreilles, l'excrément par l'anus, et les autres poisons de même par leur émonctoire ; si, dis-je, un de ces poisons, soit par la faiblesse de la nature, soit qu'il trouve un obstacle en lui-même ou dans d'autres choses, n'est pas expulsé, il produit toutes les maladies qui sont sous sa dépendance. » (Chap. 9.)

« Parlons maintenant des diverses espèces de poisons. Tout ce qui transsude substantiellement par les pores de la peau est une dissolution de mercure ; un soufre blanc sort par les narines ; un arsenic par les oreilles ; un soufre dissous dans une eau, par les yeux ; un soufre dissous, par la bouche ; un sel dissous, par la vessie ; un soufre putréfié, par l'anus. Et, quoiqu'il vous importe de savoir la forme et l'apparence de chacun de ces poisons, ce n'est pas ici le lieu de vous en instruire ; mais vous trouverez dans le livre *Sur la construction humaine* (1) les fondements de la philosophie qu'il est nécessaire à un médecin de connaître ; vous y trouverez aussi les remèdes convenables dans plusieurs cas, et beaucoup de détails sur les putréfactions. Vous apprendrez aussi comment le poison se cache dans ce qui est bon (*les aliments*). » (Chap. 12.)

Ici quelques réflexions à peu près justes sur l'indépendance primordiale de chaque créature :

« Le bœuf a été créé avec la forme que nous lui voyons, pour lui d'abord essentiellement, puis pour servir de nourriture à l'homme. Mais remarquez que le bœuf est pour l'homme un demi-poison. S'il avait été créé à cause de l'homme seulement, et non aussi à cause de lui-même, il n'aurait pas alors besoin de cornes, d'os ni de sabots, car il n'y a pas d'aliments à en tirer, et leur usage ne serait pas indispensable (2). Vous voyez donc que le bœuf a été créé sagement pour lui-même, et qu'il n'y a rien de trop en lui, ou dont il puisse se passer. » (Chap. 13.)

Bientôt les rêveries recommencent :

« Si l'homme fait servir le bœuf à sa nourriture, il mange en même temps ce qui lui est contraire et empoisonné, mais qui ne l'est aucunement pour le bœuf (3). Ce poison doit être séparé de la nature de

(1) Ce livre est peut-être le même que le *De natura rerum* dont on trouvera ci-après (p. 412 et suiv.) des extraits relatifs à quelques-unes des questions que Paracelse indique ici.

(2) Sans os, le malheureux bœuf ne serait plus qu'une monstrueuse limace.

(3) C'est comme si Paracelse disait : La chair qui constitue le bœuf n'est pas un poison pour le bœuf ; ou, si le bœuf mangeait sa chair, il ne serait pas empoisonné ! Il dit aussi quelque part (*Defensio* 3), que tout, même la nourriture, est poison ; que rien n'est sans poison (voyez le début de l'*Ens veneni*, p. 398). Il n'y a que la dose qui fasse que le poison ne soit pas poison.

l'homme, c'est l'office de l'alchimiste. Chaque poison est envoyé par l'alchimiste dans ses émonctoires, et ceux-ci en sont remplis. Si, parmi les
hommes, un alchimiste peut faire ce qu'exécute l'alchimiste dans le
corps, celui-là est arrivé à la perfection de l'art. » (Chap. 13.)

Voilà tout le secret de la thérapeutique de Paracelse; être un
bon alchimiste, c'est-à-dire savoir isoler et neutraliser les poisons morbides, et par conséquent conjurer toutes les maladies,
puisque toutes viennent du poison.

● III. *De ente naturali (De l'être naturel).* — « L'astronomie apprend à connaître les influences, le firmament et tous les astres, les étoiles, les planètes et le génie du ciel (1). Ceci nous conduit à dire que cette constel-
lation, ce firmament et le reste que vous étudiez dans le ciel, se retrouvent dans l'homme. Vous appelez l'homme *microcosme*, et nous ne
rejetterons pas cette dénomination : elle est juste, mais vous ne la comprenez pas bien ; votre interprétation est obscure et pleine de ténèbres.
Écoutez la nôtre : Comme le ciel, avec son firmament, ses constellations
et le reste, est en lui et par lui-même, ainsi l'homme sera constellé
puissamment en lui-même et pour lui-même. De même que le firmament, dans le ciel, est pour lui et n'est régi par aucune créature, ainsi
le firmament qui est dans l'homme n'obéit pas à d'autres créatures, mais
il est par lui-même un puissant et libre firmament ; d'où vous induirez
qu'il y a deux espèces de créatures : d'un côté le ciel et la terre, de
l'autre l'homme. » (III, 1.)

Il y a ici ou une énigme ou une contradiction : l'indépendance
des deux firmaments, celui du *macrocosme* ou du monde et celui
du *microcosme* ou de l'homme, n'est pas absolue dans la pensée
de Paracelse, du moins en rapprochant de celui-ci tous les autres
passages où il est question des astres. Cette indépendance est
admise par l'auteur pour l'astrologie judiciaire, mais non pour
l'astrologie médicale ; les astres ne président ni à la formation
ni aux qualités de l'homme, mais ils sont en correspondance
incessante et irrésistible quant à la production des maladies et
même à la manifestation de leurs symptômes ou au succès de
leur traitement.

Ailleurs (2) il dit qu'on ne doit pas plus s'occuper des sym-

_____

(1) « On ne peut pas être bon médecin si l'on n'a pas appris l'astronomie. »
(III, 2.)

(2) *Chir. magna,* pars II, tract. 1, cap. 8; *Liber respons.,* defensio 2 ; — *Chir.
magna,* pars III; lib. VII du traité *De ulceribus (De fist.).*

ptômes des maladies pour les guérir, qu'on ne s'occupe de la fumée pour éteindre le feu ! Ce sont les médecins qui, prétendant guérir les contraires par les contraires, prennent les symptômes en considération. Il ne s'enquiert pas du pouls, dont il dit seulement : Dans le pouls gît le corps de la vie. Lui, si habile chimiste, il ne sait pas interroger les urines ; il ne tient aucun compte du diagnostic différentiel des maladies; il ne se doute même pas de ce qu'est le diagnostic. Reconnaître les origines et le traitement des maladies, et faire concorder les noms avec cette double notion; s'occuper surtout des formes apparentes et de la forme intime ou nature minérale (on sait ce que cela signifie pour notre auteur) des maladies, cela suffit au médecin pour adapter la forme et la nature des médicaments.

« Le corps est double : firmamental et terrestre. Je vous le dis en vérité, l'homme se compose de deux espèces de créatures : de celles qui [se] nourrissent et de celles qui manquent de nourriture. (Chap. 2.) — La nourriture se comporte dans le corps comme le fumier dans un champ. Le fumier réchauffe et engraisse le champ d'une manière occulte; la nourriture produit le même effet dans le corps d'une manière corporelle, mais elle n'agit pas sur ce qui est dans le corps. » (Chap. 3.)

« Il y a sept membres dans le corps qui ne demandent aucun aliment, mais se suffisent à eux-mêmes, comme les sept planètes qui se nourrissent elles-mêmes, sans que l'une demande son aliment aux autres et sans rien emprunter aux astres. La nature de la planète de Jupiter est telle, qu'elle n'a pas besoin de fumier pour entretenir son corps ; elle a reçu dans la création assez de subsistance. De même, le foie n'a pas besoin d'être fumé : il possède sa substance sans aucun fumier..... Après ce que nous avons dit de Jupiter et du foie, il faut croire également que le fiel est Mars, que le cerveau est la lune, le cœur le soleil, la rate Saturne, le poumon Mercure, les reins Vénus (1). Et, comme les firmaments supérieurs ont leurs mouvements, de même les firmaments inférieurs. Si vous voulez apprendre à connaître la *crise*, il vous faut d'abord observer le cours (*mouvement*) naturel qui a lieu dans le corps ; si ce mouvement vous est inconnu, vous ne pourrez jamais amener les maladies naturelles de l'*être naturel* à la crise. Il y a, en effet, deux crises : l'une pour les maladies terrestres, l'autre pour les maladies célestes; or ces crises sont tout à fait distinctes. » (Chap. 4 et 7.)

(1) L'action de Vénus est dirigée vers les productions de la terre, et la vertu des reins vers le fruit humain (chap. 7). Paracelse sait si peu d'anatomie et de physiologie, qu'il attribue aux reins des fonctions qu'ils n'ont pas.

Suivent des considérations parfaitement ridicules sur les mouvements de ces sept parties en rapport avec les sept planètes correspondantes. Avouez, Messieurs, qu'il faudrait un bien grand miracle pour que quelque semblant de réforme puisse sortir d'un cerveau qui enfante de telles conceptions.

« Le cœur, continue notre auteur, répand son esprit dans tout le corps, comme le soleil sur tous les astres et sur la terre elle-même. Cet esprit est seul utile au corps pour sa subsistance, et non les sept membres. Le cerveau pénètre seulement jusqu'au cœur, et du cœur regagne son centre spirituel; ce but est le seul auquel il tende. Le foie, par son esprit, marche seulement vers le sang et n'atteint pas autre chose. La rate se dirige vers les flancs et les viscères. Les reins s'ouvrent un passage à travers les lombes, les parties voisines et les voies urinaires; le poumon autour de la poitrine et de la gorge; le fiel a son mouvement vers l'estomac et les intestins. A l'aide de ces indications, vous connaîtrez si l'un de ces organes s'écarte de sa route et pénètre dans une voie étrangère, par exemple, la rate dans celle du fiel, car alors, de toute nécessité, il s'engendre des maladies. Il en est de même pour les autres conduits. Mais tout cela vous sera présenté plus clairement (?) dans le livre *Sur la génération des maladies*. » (Chap. 8.)

Si l'on veut bien ramener ce verbiage à sa plus simple expression, on y reconnaîtra quelques débris de la vieille physiologie galénique. Au chapitre 10, Paracelse attribue aux humeurs à peu près les mêmes qualités que Galien leur attribuait, seulement il ajoute des explications plus inacceptables que celles du médecin de Pergame. Dans un même chapitre (le 11e), il attribue les bonnes ou les méchantes qualités morales non à une étoile quelconque, mais à une humeur fictive, et la gaieté ou la tristesse à un esprit igné également fictif : deux causes pour des effets si analogues!

« Il y a dans le corps quatre espèces de courants (*Leuff*, ou *Lauff*) : le firmament, les éléments, les complexions et les humeurs. Là est la cause et l'origine de toutes les maladies. Car c'est selon l'*être naturel* que se fait la division de toutes les maladies en quatre espèces : l'une est celle des astres, ce sont les maladies chroniques; l'autre espèce vient des éléments, ce sont les maladies très-aiguës; la troisième est produite par les complexions, ce sont les maladies naturelles; la quatrième vient des humeurs, ce sont les maladies colorantes (*tingentes*). Et vous devez apprendre à disposer (*zusetzen*) les maladies de l'*être naturel* d'après la manière d'être de ces quatre espèces de maladies. » (Chap. 11 ; partic. 1.)

On conviendra que cette nosologie est bien digne de la physiologie dont elle découle.

IV. *De ente spiritualis* (*De l'être spirituel*). — « Pour définir l'*être spirituel*, nous dirons que c'est une puissance parfaite ou complète (1) par laquelle tout le corps peut être affecté et précipité dans toutes sortes de maladies. Quels que soient les assauts qu'on ait tentés et les objections qu'on ait faites contre cette définition, nous leur montrons... le dos, car elles se réfutent elles-mêmes (!) En commençant la définition de l'*être spirituel*, nous vous engageons à quitter la manière de parler que vous appelez *théologicale*. On ne peut, en effet, nommer *saint* tout ce qui porte le nom de théologie, ni *pieux* tout ce dont elle se sert, ni *vrai* tout ce qu'emprunte à la théologie celui qui ne la comprend pas. Mais il est vrai que les théologiens définissent cet être avec plus de puissance que personne. La connaissance de cet être ne vient pas de la foi chrétienne ; il est *pagoyum* (païen) pour nous ; mais il n'est pas non plus opposé à cette foi qui fait que nous mourons chrétiens. Vous devez reconnaître en vous-mêmes et savoir que vous ne devez concevoir aucun être parmi les esprits, comme si vous disiez, par exemple, que tous sont des diables. Ce discours est insensé et inspiré par le diable. Réfléchissez que ni le diable, ni aucun effet ou inspiration venant de lui, ne peut être compris ici (2). En effet, le diable n'est pas un esprit, un esprit n'est pas non plus un ange. Ce qui est esprit, c'est ce qui se produit dans le corps vivant de notre pensée sans matière. Ce qui naît de notre mort, cela est l'âme (3). » (IV, 1.)

« Les trois êtres précédents regardent le corps, tandis que l'*être spirituel* et l'*être déal* (*de Dieu*) se rapportent à l'esprit. N'oubliez pas que si l'esprit souffre, le corps souffre en même temps. Cet être se manifeste à la vérité dans le corps, et cependant il n'est pas dans le corps. Pour expliquer ceci, nous dirons qu'il y a en tout deux sortes de maladies (4), les *maladies matérielles* et les *maladies spirituelles* (5) : les matérielles sont

(1) C'est-à-dire sans bornes. — Les autres *êtres* ont des puissances qui ne sont guère moins étendues et souveraines. Chaque *être* devient ainsi cause de tout, chacun au même degré l'un que l'autre. — Voy. page 388, note 2.

(2) « L'homme ne trouve rien, ni le diable non plus ; mais Dieu trouve tout. » (*Paragr.*, columna IV.)

(3) C'est-à-dire, sans doute, ce qui se sépare après notre mort.

(4) Plus haut il dit : « *subjecta, id est materias, morborum dupliciaesse.* »

(5) A chaque page, Paracelse déplace les bases de sa nosologie ; à chaque ligne il subdivise les maladies de façons différentes ; mais il ne réussit pas à trouver une bonne classification.

celles qui sont teintes (*imprégnées, formées ?*) matériellement, comme les trois premiers êtres; les spirituelles, celles qui ne sont pas teintes matériellement; ce sont les spirituelles et les déales. » (Chap. 2.)

« Nous avons dit que l'esprit infligeait des maladies aux corps. Cela se peut faire de deux manières: l'une, quand les esprits s'attaquent mutuellement, sans la volonté ou l'assentiment des hommes, excités par la haine ou l'envie qu'ils se portent (1), ou par les autres stimulants du mal. La seconde voie par laquelle les esprits envoient les maladies est celle-ci: par nos pensées, par nos sens, par notre volonté; lorsque tout cela est bien d'accord, nous cherchons à infliger (et nous pouvons le faire) quelque dommage à autrui. Cette volonté ferme et déterminée est la mère qui engendre l'esprit [malfaisant]. » (Chap. 5.)

Cette manière de jeter les sorts et les charmes, car il ne s'agit pas d'autre chose, est développée un peu plus loin :

« Vous savez que, selon la volonté d'un esprit en lutte avec un autre esprit, si l'on couvre de terre et de pierres une image en cire, l'homme en vue duquel l'image a été faite est inquiet et tourmenté dans le lieu où les pierres ont été amoncelées, et n'est soulagé que lorsque l'image a été remise au jour; alors il est délivré de ses anxiétés. Notez encore que si l'on brise une jambe à cette image, l'homme se ressent de cette fracture; il en est de même des piqûres et autres blessures semblables faites à l'image. Maintenant, apprenez la cause de ce phénomène; elle est dans la *nécromancie*, qui ne vous est sans doute pas inconnue. La nécromancie peut façonner des figures et des images qui paraissent réelles et ne le sont pas, mais elle ne peut nuire à un corps, à moins que l'esprit d'un autre homme ne soit en lutte avec l'esprit de ce corps. Ainsi le nécromancien fabrique un arbre et le plante en terre : celui qui frappera cet arbre se blessera lui-même, parce que son propre esprit est blessé par l'esprit de l'arbre, supérieur au sien. Cet esprit a, comme toi, des pieds et des mains; si tu le frappes, il te frappe, car toi et ton esprit vous n'êtes qu'un. » (Chap. 7.)

« Vous ne devez ni ignorer ni oublier que l'opération de la volonté est d'une grande importance en médecine. En effet, il peut se faire que celui qui se hait lui-même souffre réellement le mal qu'il s'est souhaité. La malédiction, en effet, dépend de l'esprit, et il peut arriver aussi qu'après des imprécations les images soient attaquées de maladies, comme de fièvres, d'épilepsies, d'apoplexies, etc., si ces images ont été bien préparées. Ce n'est pas une plaisanterie, ô médecins! vous ne connaissez aucunement la force de la volonté : la volonté est la mère de ces esprits avec

(1) Mais, en vérité, il s'agit ici de vrais combats de diables, de ces diables auxquels, plus haut (pag 405), Paracelse ne reconnaissait aucune puissance, et qu'il séparait si rigoureusement des esprits.

lesquels l'esprit rationnel n'a rien de commun. Cette même opération a lieu aussi dans les animaux, et beaucoup plus facilement que chez l'homme, l'esprit de l'homme résistant plus fortement que celui des bêtes (1). » (Chap. 8.)

« Vous savez aussi qu'à l'aide des caractères un voleur est forcé de revenir à l'endroit d'où il avait fui, et qu'il peut être percé de coups quoique éloigné de plusieurs milles (2). La cause de cela est bien digne de votre attention, car c'est le fondement de l'être spirituel. Si l'on peint sur un mur une image à la ressemblance d'un homme, il est certain que tous les coups et les blessures qu'on portera à cette image seront reçus par celui dont l'image offre la ressemblance (3); c'est le cas du voleur dont nous avons parlé. Cela tient à ce que l'esprit du voleur, par la volonté d'un autre esprit qui l'a peint ainsi, passe dans cette figure. Surtout n'oubliez pas que ces esprits, comme les hommes, sont très-belliqueux entre eux. Ainsi quel que soit le châtiment que vous demandez contre ce voleur, il le subira si vous l'infligez à cette image, parce que votre esprit a fixé l'esprit du voleur dans cette figure, de sorte qu'il est devenu votre sujet et qu'il est forcé de subir tout ce qu'il vous plaira de lui infliger. » (Chap. 9.)

C'était vraiment bien la peine de maudire les diableries et de tonner contre l'astrologie judiciaire ! Voilà cependant l'homme qu'on a appelé le grand réformateur de la médecine ! Et encore, de combien de passages semblables je vous épargne la lecture ; j'en tiens cent autres, que j'ai également traduits, à la disposition de ceux qui ne seraient pas encore convaincus.

V. *De ente Dei* (*De l'être de Dieu*). — « Quoique (4) les maladies soient produites par la nature, selon les quatre *êtres* précités, il nous était cependant permis d'en chercher la guérison dans la foi et non dans la nature. Nous ne craignons donc pas de parler des quatre êtres, quoiqu'ils

(1) Comparant encore ailleurs l'homme et les animaux, il dit que les animaux sont moins sujets au tartare que les hommes, attendu que chez eux l'esprit de coagulation est moins puissant que chez l'homme, qui se nourrit de toute chose et de tout esprit ; il ajoute que c'est presque exclusivement le tartare du sang (*inné, congénital, naturel*), et non le tartare étranger (celui qui vient des aliments), qu'on observe chez les animaux. (*De morbis tart.*, 8, et surtout 11.)

(2) Toutes ces recettes sont plus vieilles que Paracelse. Caton, Pline et bien d'autres les ont données, et elles n'en valent pas mieux pour cela.

(3) Si au moins on avait eu la photographie à sa disposition !

(4) L'auteur nous avertit, en tête de cette cinquième partie, qu'il quitte le style païen pour prendre le style chrétien ; l'avertissement était bon à donner, car on ne voit pas grande différence.

aient quelque chose de païen, mais on trouvera le vrai fondement de la
guérison dans ce cinquième livre, où est exposée la médecine véritable,
les quatre autres livres de la *Pratique* étant écrits pour les païens et non
pour les chrétiens. Nous voulons, en effet, que les fondements de la médecine soient connus de tous les hommes ; que les Turcs, les Sarrasins,
les Chrétiens et les Juifs participent chacun à cette connaissance. » (V, 1.)

« Mais ayant en vue les chrétiens dans ce commentaire, nous les prierons
de lire avec attention cette cinquième *parenthèse* (partie). Ils y appren-
dront comment ils doivent chercher et traiter toutes les maladies, et cela
de la manière suivante : Vous savez que ce ne sont pas les hommes, mais
Dieu qui envoie la santé et les maladies (voy. plus haut, p. 369). Vous
devrez ranger les maladies en deux ordres : la nature et le fléau. L'ordre
naturel correspond aux premier, second, troisième, quatrième êtres ; le
fléau est le cinquième être. » (Chap. 2.)

Cette proposition ne s'accorde pas très-exactement avec celle-ci
du même chapitre, qui, elle, ne laisse guère de prise à la thérapeutique naturelle :

« Il faut savoir que Dieu dispense la santé, envoie les maladies et
montre les remèdes qui leur conviennent. Aussi les maladies se guérissent à leurs heures et non à notre gré et pensée. Aucun médecin ne sait
le moment de la santé ; cela est dans la main de Dieu ; car la maladie est
un *purgatoire* qu'il faut que Dieu remette. »

On voit que ce n'est pas d'aujourd'hui qu'il y a deux médecines, l'une païenne, l'autre religieuse ; l'une positive, l'autre
mystique. Seulement, on a oublié de nous dire s'il y avait aussi
deux espèces de maladies correspondantes. Hélas ! les rêveurs
sont de tous les temps. — De la doctrine sur l'*ens divinum* découle tout naturellement le fatalisme en médecine.

« Nous avons dit que toute maladie était un *feu de purification* ou *purgatoire* ; que tout médecin se garde donc d'être assez téméraire pour se
croire certain de l'heure de la guérison ou de la puissance de son opération médicale. L'une et l'autre, en effet, sont dans la main de Dieu. Si la
prédestination n'est pas telle que vous la supposez, médecins, tous vos
remèdes seront inutiles ; mais si l'heure de la prédestination est proche,
vous guérirez le malade. Notez ceci : si un malade se présente à vous, et
que vous le guérissiez, c'est Dieu qui vous l'a envoyé ; si vous ne le gué-
rissez pas, il n'a pas été envoyé par Dieu. Car si le temps de la rédemption
est venu, alors Dieu envoie le malade au médecin ; jamais avant ce temps ;

et ce qui arrive avant ce temps est en dehors du principe posé (1). Les médecins ignorants sont les démons du purgatoire envoyés par Dieu aux malades; le médecin intelligent est celui des malades pour qui l'heure de la guérison a sonné par l'ordre de Dieu. Sachez bien que la prédestination ne saurait être précipitée, quelque empressé, quelque habile que soit le médecin; il faut (pour la guérison) que la fin du purgatoire soit proche. Celui à qui Dieu n'envoie pas un médecin messager de bonheur et de guérison, Dieu ne lui a pas donné de recouvrer la santé. » (Chap. 3.)

Mais voilà que les conclusions ne répondraient guère aux prémisses, si le miracle ne venait pas sauver les apparences de la contradiction :

« Et quoique Dieu, puisque c'est lui qui nous a envoyé la maladie, puisse nous en délivrer sans médicaments d'aucune espèce, si l'heure en était venue et si la fin du purgatoire était proche, cependant il ne le fait pas, par la raison qu'il ne veut rien faire sans les hommes ou sans leur concours. S'il produit des miracles, c'est aussi humainement et par des hommes qu'il les manifeste; s'il guérit miraculeusement, c'est par des hommes, et il le fait aussi par les médecins. Mais comme il y a deux sortes de médecins : ceux qui guérissent miraculeusement et ceux qui emploient pour cela les médicaments, il faut les distinguer ainsi : celui qui a la foi guérit miraculeusement; mais comme la foi n'est pas aussi forte chez les uns que chez les autres, si l'heure du purgatoire est écoulée et que cependant la foi ne soit pas venue, alors le médecin produit (*verbringt-gaspille*) le miracle que Dieu ferait merveilleusement si le malade avait la foi. » (Chap. 4.)

« Le malade en effet qui place sa confiance dans la médecine n'est pas chrétien; celui qui s'en rapporte à Dieu pour le résultat, qui lui laisse le soin de sa guérison, qu'elle se fasse miraculeusement par l'entremise des saints, soit par l'industrie particulière du malade, soit par les médecins, soit par les bonnes femmes, celui-là est chrétien ! » (Chap. 5.)

« Dieu est le maître de la nature : il s'ensuit que le médecin, serviteur de la nature, ne peut guérir personne si Dieu ne l'envoie. Ainsi notez avec soin que l'ellébore conduit au vomissement. Mais il est faux de penser qu'on puisse être soulagé s'il est pris de la main d'un médecin quelconque; la raison en est que l'efficacité du remède n'a pas été prédestinée au premier médecin venu; en effet, l'art du vrai médecin vient de Dieu, ainsi que la dose, la pratique et le principe. Alors le malade est envoyé au médecin et le médecin au malade. Toute cité qui nourrit un

(1) C'est-à-dire, comme on pensait au XVIIe siècle : le malade a guéri contre toutes les règles; donc il doit toujours être malade, ou du moins il doit une réparation à la médecine orthodoxe.

médecin habile qui a guéri plusieurs de ses habitants, a le droit de vanter son bonheur bien plus que celle qui accueille un mauvais médecin. Entendons cela aussi des saints médecins que nous n'excluons nullement (1). » (Chap. 7.)

« Quant à chercher pourquoi Dieu a créé la médecine et les médecins, tout en guérissant lui-même par l'entremise des médecins, et pourquoi il ne guérit pas directement sans leur secours, ce sont là les secrets de Dieu : il ne veut pas que le malade sache que lui Dieu est médecin, afin que l'art et la pratique fassent des progrès, et pour que l'homme ne sente pas son aide seulement dans les miracles, mais aussi par les créatures qui guérissent au nom du grand Créateur de la médecine, toujours avec sa permission et en son temps, comme nous l'avons déjà dit ! » (Chap. 8.)

On ne pouvait rien trouver de plus ingénieux pour maintenir la science des médecins devant l'omnipotence de Dieu.

« Si l'on objecte, à propos des médecins païens, qu'ils soient chrétiens ou non croyants (car tous ceux qui ne suivent pas la vraie foi ne forment qu'une secte), qu'ils guérissent aussi bien les malades que les médecins fidèles, cette objection ne peut ni détruire ni affaiblir notre *être divin*. En voici la raison : Si quelque chose doit cesser ou arriver, ceux-là doivent l'opérer (*muss verbracht werden*) qui en ont le pouvoir et qui sont là. Il y a cette différence entre le médecin païen et le médecin chrétien que celui-ci n'opère pas contre la nature comme le païen. L'infidèle impose sa volonté, insiste, que le remède réussisse ou non, comme s'il était Dieu. Le médecin chrétien, après avoir fait le nécessaire pour le traitement, s'il ne réussit pas d'abord, laisse à l'heure et au temps de produire ce qu'il plaira à Dieu. » (Chap. 8, partic. 2.)

En vérité, je crois qu'à ce compte un médecin païen vaut cent fois mieux qu'un médecin chrétien. Paracelse est, du reste, aussi païen que possible ; car, plus que personne, il impose sa volonté et force les doses des remèdes quand le malade et la maladie résistent. On a dit de son christianisme qu'il était aussi faux que le catholicisme affiché par Voltaire en quelques occasions (2).

A la suite du *Paramirum*, on place l'*Opus Paramirum* (t. I, p. 58 et suiv.), qui est d'une authenticité très-douteuse. Dans le premier livre, intitulé *De origine morborum ex tribus substantiis*, et qu'on tient pour plus paracelsique que les autres, l'auteur,

(1) Ailleurs (voy. pages 432-33) il se montre moins accommodant.
(2) Voyez Bremer : *Vita et opiniones Paracelsi*. Hauniae, 1836, in-8, p. 61.

quoiqu'il déclare que la première matière du monde est le FIAT prononcé par Dieu, entrevoit cependant, dans cette création de rien, trois substances primordiales : le *soufre*, le *mercure* et le *sel* (1), qui se trouvaient dans le limon dont l'homme est formé; l'homme n'est que ces trois substances et ces trois substances sont l'homme (voy. p. 369); c'est par elles, d'elles et en elles qu'existent le bien et le mal dans le corps physique; elles donnent la *mesure* de la santé et le *poids* de la maladie.

« « L'alchimie, ou le feu de Vulcain, en dégageant ces substances après la mort (car pendant la vie elles restent combinées et à l'état latent), embrasse ainsi trois éléments (2), trois substances, quatre astres, quatre terres, quatre eaux, quatre feux, quatre airs, et toutes les conditions, les habitudes, les propriétés et les natures de l'homme sans lesquelles il n'y a pas de maladie ; notion que vous avez perdue de vue, ô médecins, lorsque vous écriviez que les maladies naissent des quatre humeurs, lesquelles cependant n'ont jamais eu rien de commun avec les éléments et les quatre ou les trois choses. » (I, 2, p. 64.)

L'auteur s'élève ensuite contre la doctrine des complexions ou des qualités chaudes, froides, etc., appliquées aux hommes sains ou malades. Si ces complexions existaient, elles ne seraient pas du ressort du médecin, car c'est la vie qui les donnerait, et la vie n'est pas du ressort du médecin (chap. 4.). Il faut s'attaquer aux maladies par des arcanes dirigés contre ce qui les caractérise ; ainsi l'instrument tranchant est l'arcane du calcul vésical, comme ce qui enlève la constipation est l'arcane de la colique causée par la constipation.

« La manie, n'est-ce pas par l'ouverture de la veine qu'on la guérit ? Et c'est là l'arcane de la manie, non le camphre, le nénufar, la sauge, la marjolaine, non les clystères, non les réfrigérants, non ceci, non cela, mais la saignée seule. Si ceci est vrai pour la manie, il en sera de même pour les autres maladies, car elles ne sont pas régies par d'autres lois. » (Chap. 4.)

(1) Au chapitre 3, il est dit que ces trois substances sont des humeurs. Le corps est une humeur aussi. Mais ce ne sont pas les humeurs qui causent les maladies, c'est l'*ens substantiale*. Ce n'est pas la cause de la maladie qui est l'objet du traitement, mais le corps lui-même. Tout cela est à peu près incompréhensible.

(2) « L'élément est la *matrice de son fruit* (de ce qui naît et existe), comme la terre est la matrice de son fruit. » (Chap. 4.)

Quant aux noms des maladies, il faut donner ceux qui représentent l'origine ou le traitement ; ainsi il n'y a pas de *mélancoliques*, mais des *saturnins* (chap. 4); il n'y a pas d'*épilepsie*, mais un *morbus viridellus*, parce que la viridelle guérit certaines espèces d'épilepsie (chap. 6). La chaleur fébrile n'est pas matière ou cause de la fièvre; cette chaleur n'en est que le signe. La fièvre est l'inflammation du nitre sulfureux, laquelle produit le tremblement, le frisson et l'intermittence (chap. 6. — Voy. p. 384-385).

DE NATURA RERUM (*De la nature des choses*): « La putréfaction (1) est le premier degré et le premier principe de la génération. Or la putréfaction est produite par la chaleur humide (2), car une telle chaleur change la forme primitive, l'essence, les forces et l'efficacité des choses naturelles. De même, dans le ventricule (*estomac*), la putréfaction transmute et réduit tous les aliments en excréments. Il est manifeste aussi, l'expérience de chaque jour le prouve, que plusieurs choses bonnes en soi, salubres et données comme remèdes, deviennent après la putréfaction mauvaises, insalubres, poison véritable. » (I, *De generat. rer. nat.*, p. 200.)

« Des hommes aussi pourront être produits de cette manière, sans père et mère naturels, c'est-à-dire sans le concours d'une femme selon les lois de la nature, comme les autres enfants; par l'art et l'industrie d'un habile spagyrique, un être humain pourra naître et croître (3). Il n'est pas contraire même aux lois de la nature que des hommes naissent des animaux, et cela par des voies naturelles, mais non sans impiété et hérésie ! Il est possible également, et non contre les lois de la nature, qu'un homme et une femme engendrent un animal privé de raison. Et ici qu'on n'aille pas, à cause de cela, tenir la femme pour hérétique, comme si elle eût commis un acte contre nature ; c'est à son imagination qu'il faut attribuer ce résultat. » (I, p. 201.)

« On ne doit pas ignorer que les animaux qui naissent de la putréfaction contiennent tous quelque poison et sont venimeux (4), les uns cependant plus que les autres, et sous telle forme plus que sous telle autre, par exemple les serpents, les vipères, les crapauds, les grenouilles, les scorpions, les basilics, les araignées, les abeilles sauvages, les fourmis (5). » (I, p. 202.)

(1) Ce qui suit est tiré, sauf indication contraire, du livre *De natura rerum* (*Opp.*, t. VI, p. 198 et suiv.).

(2) Voilà de bien vieilles idées pour un réformateur si implacable.

(3) Les partisans les plus hardis de la génération spontanée n'en sont pas encore là. — Voyez aussi plus loin une opinion analogue de Van Helmont.

(4) Voyez plus haut, page 398 (*ens veneni*). Tous les animaux, sans exception, ont relativement vénéneux.

(5) Suivent les plus étranges idées sur les monstres et leur origine. Dieu les

Ce n'est pas l'air proprement dit qui vivifie tout corps ou toute substance, c'est une essence spirituelle, invisible, impalpable, un esprit occulte (je pense qu'on ne songera pas à l'oxygène), mais qui n'est cependant guère plus immatériel que l'*esprit de sel*.

« Que serait le corps sans l'esprit? Rien absolument. L'esprit donc et non le corps contient cachées en soi la vertu et la puissance. Car la mort est dans le corps; il est le sujet de la mort, et on ne doit chercher autre chose dans le corps que la mort; il peut, en effet, périr et souffrir de diverses manières, mais il n'en est pas de même de l'esprit. L'esprit est toujours vivant et il est le sujet de la vie; il conserve aussi son corps vivant, mais, quand celui-ci périt, il s'en sépare, le laissant mort, et retourne au lieu d'où il est venu, c'est-à-dire dans le chaos, dans l'air du firmament inférieur et supérieur. Il y a les esprits du ciel, de l'enfer (1), de la terre, des métaux, des minéraux, du sel, des pierres précieuses; les esprits arsenicaux, des substances potables, des racines, des liquides, des chairs, du sang, des os (2), etc. Sachez donc que l'esprit est vraiment la vie et le *baume* de toutes les choses corporelles .» (IV, *De vita rerum nat.*, p. 213.)

« La vie des hommes n'est donc autre chose qu'une sorte de *baume astral*, une impression balsamique, un feu céleste et invisible, un air renfermé, une teinture d'esprit de sel. Je ne puis en donner de définition plus claire, quoique plusieurs autres et avec d'autres expressions puissent en être proposées. » (IV, p. 214).

Cela est vraiment malheureux, car une meilleure explication de la vie ne gâterait rien.

« La vie des métaux consiste en une viscosité terrestre cachée qu'ils reçoivent du soufre, ce que démontre leur fusibilité, car tout ce qui est fusible par le feu le doit à cette graisse latente. Si elle n'existait pas, aucun métal ne serait fusible. » (IV, p. 214).

La chimie vaut la physiologie.

« La vie des os est la *liqueur de mumie* (3); celle de la chair et du

---

déteste et les hommes les ont en horreur. — Les deux livres suivants ont pour titre : *De crescentibus* et *De conservatione rerum naturalium*. Je n'y ai rien trouvé à noter ici.

(1) Mais voyez page 405.

(2) Voilà l'anatomie de Paracelse !

(3) C'est ou la synovie, ou quelque autre liqueur gluante, indéterminée, que Paracelse désigne par ces mots (cf. p. 437, note 2). — Voyez, pour ce terme *mumie* et

sang n'est autre que l'esprit de sel qui les préserve de la mauvaise
odeur et de la putréfaction, et qui de lui-même, comme l'eau, se sépare
d'eux. » (IV, p. 215.)

« Quant à la vie des éléments, on saura, par exemple, que la vie de
l'eau consiste dans son courant. En effet, lorsque, par suite du froid,
elle se solidifie et se couvre de glace, alors elle meurt et tout moyen de
nuire lui est ôté, puisque personne ne peut plus s'y noyer ! — Le feu
vit d'un certain air; l'air vit de lui seul et donne la vie à toutes les autres
choses. La terre par elle-même est morte ; mais ses éléments ont une vie
invisible et occulte. » (IV, p. 215.)

« La mort de toutes les choses naturelles n'est autre que l'altération et
la destruction de leurs forces et de leurs vertus ; la prédominance du
mal et l'anéantissement du bien ; la destruction de la nature première
et l'origine d'une nature nouvelle (1). On doit savoir, en effet, que beaucoup de choses qui, pendant leur vie, étaient douées de qualités bonnes
et utiles, après leur mort n'en gardent rien ou presque rien et ne sont
plus d'aucun usage. » (V, *De morte rerum naturalium*, p. 215.)

« La mort de l'homme n'est autre chose que la fin du travail de
chaque jour, la suppression de l'air et du baume, l'extinction de la lumière naturelle, et la grande séparation des trois substances, corps, âme,
esprit (2), et le retour dans le sein maternel. Puisque, en effet, dans
la nature, l'homme terrestre vient de la terre, la terre aussi sera sa
mère, et il faut qu'il retourne en elle et qu'il y laisse sa chair terrestre
naturelle, pour renaître, au dernier jour, avec une chair nouvelle brillante d'une clarté céleste, comme le Christ le dit à Nicodème lorsqu'il
vint à lui durant la nuit; on doit, en effet, entendre ces paroles de la
régénération. — La mort et la mortification des métaux est la désagréga-
tion de l'assemblage de leur corps propre et de la graisse sulfureuse ; ce
qui peut avoir lieu de diverses manières : par calcination, réverbération,
résolution, cémentation et sublimation (3) ».

« Il existe une grande différence entre les mots *mort* (*Sterben*) et *mortification* (*tödten*), et l'on ne doit pas les confondre, car leur signification
est tout à fait différente. Voyez en effet un homme qui meurt (*stirbet*)

pour beaucoup d'autres, Rulandus, *Lexicon alchemiae;* Dornaeus, *Dictionarium Paracelsi;* Johnson, *Lexicon chymicum.* Quoique fort incomplets, ces ouvrages fournissent des renseignements utiles.

(1) Cette idée n'appartient pas à Paracelse, mais à Aristote.

(2) On voit par ce passage, et par les précédents, que Paracelse se rapproche
plutôt des *vitalistes* que des *animistes*, puisqu'il admet un principe particulier pour
expliquer la vie. Mais il faut se garder de chercher les rapprochements entre des
idées aussi vagues et sans conscience d'elles-mêmes avec des systèmes plus ou moins
définis.

(3) Suivent des détails sur ces diverses opérations.

de la mort naturelle et prédestinée, que reste-t-il en lui de bon et d'utile ? Rien : qu'il serve seulement de pâture aux vers. Mais il n'en est pas de même d'un homme mort (*getödten*) par le glaive ou de toute autre manière violente ; tout son corps, en effet, est bon et utile, et l'on peut en tirer une *mumie* très-précieuse. Car quoique l'esprit de vie se soit retiré de son corps, le baume cependant y demeure et avec lui une vie latente, ce baume qui préserve les autres corps humains de pourriture !..... Pour tous les animaux qui n'ont pas de naissance propre, mais que produit la putréfaction, comme les mouches, s'ils périssent dans l'eau de telle sorte qu'aucune apparence de vie ne se voie plus en eux, et s'ils sont laissés ainsi, ils demeurent morts et ne reviendront jamais d'eux-mêmes à la vie. Que si on les couvre de sel ou qu'on les expose à la chaleur du soleil ou d'une fournaise, ils reviennent à leur vie première, et c'est là leur résuscitation. Sans cela ils restent morts (1). Vous voyez la même chose chez le serpent. Si on le coupe en tronçons, qu'on les mette dans une courge, et qu'on laisse le tout dans le ventre d'un cheval jusqu'à putréfaction, le serpent renaîtra tout entier dans le verre, sous la forme de petits vers ou de semence de poissons ! Que si ces petits vers sont nourris et élevés, comme il convient, dans la putréfaction, on verra souvent d'un seul serpent en naître cent, dont chacun est aussi grand que le premier ; ce que la putréfaction peut seule produire. Comme je l'ai dit du serpent, beaucoup d'animaux peuvent être rappelés à la vie et reformés. C'est d'après ce procédé que Hermès et Virgile ont essayé, à l'aide de la nécromancie, de revenir à la vie après leur mort, et de renaître enfants, mais ils ne réussirent pas dans leur tentative qui tourna mal ! » (VI, *De resuscitatione rerum natur.*, p. 224.)

Si l'on veut avoir une idée exacte de l'anatomie (2) et de la chimie organique de Paracelse, il suffira de lire le passage suivant, où l'on voit en même temps que la thérapeutique de notre réformateur n'était pas moins extravagante que sa physiologie. Encore je vous fais grâce de tout ce qu'il dit sur la *physiognomonie*, la *chiromancie*, la *signature* des animaux et des plantes, la manière de préjuger de leurs astres ; cela remplit le IXᵉ et dernier livre.

(1) Une vue assez juste sur la révivification, immédiatement suivie de contes de vieilles femmes. Paracelse a pris pour des résurrections de serpents, sous la forme de vers, les vers qui naissent sur leurs tronçons pourris ; il croit aussi que les lionceaux naissent morts, et qu'ils sont ressuscités par les cris formidables de leurs parents.

(2) Voyez aussi page 370 et suiv. Les livres VI, VII et une partie du VIIIᵉ du traité *De natura rerum*, se rapportent à peu près exclusivement à la *résurrection*, à la *transmutation* et à la *séparation* des métaux.

Si cette partie de l'ouvrage est de Paracelse, il y a oublié ses imprécations contre l'astrologie judiciaire, ou du moins il ne rejette là qu'une certaine partie de cette astrologie.

« *De la séparation des animaux.* — La séparation des animaux doit précéder les opérations anatomiques, de sorte que le sang soit d'un côté, de l'autre la chair, d'un autre les os, puis la peau, les intestins, les tendons (*haarwachss*); ensuite chacune de ces choses doit être divisée par l'art spagyrique. Il y a quatre divisions principales. La première sépare du sang l'humidité aqueuse et flegmatique (*serum*). Le sang étant ainsi traité, il est préparé pour une admirable *mumie*, ce spécifique si puissant qu'en vingt-quatre heures il guérit et consolide, avec une seule ligature, toute blessure récente !

« La seconde opération consiste à séparer la graisse de la chair. Après cette séparation se produit ce baume souverain qui apaise les douleurs de la goutte, de la contracture et d'autres affections de même nature, si on l'emploie chaud pour en oindre les membres affectés; il est également utile en onctions pour les foulures des tendons des mains et des pieds; il guérit même la gale et toutes les espèces de lèpre. Ce spécifique chirurgical est irrésistible dans tous les cas et convient à toutes les blessures.

« La troisième séparation est celle de l'humidité aqueuse et flegmatique d'avec la graisse extraite des os. En effet, si par l'art spagyrique, au moyen d'une distillation graduée, ces deux matières ont été séparées des os et qu'on ait réduit les os en cendre blanche par la calcination; qu'enfin ces trois substances soient de nouveau unies d'une manière convenable, de façon à prendre l'aspect du beurre, on arrivera à posséder un grand et souverain arcane et un spécifique avec lequel on pourra guérir sans douleur toute fracture avec seulement trois ligatures pourvu qu'on traite et dispose la fracture selon les règles de l'art chirurgical (voy. p. 450 et suiv.); alors on appliquera le spécifique sous forme d'emplâtre, etc. Il guérit aussi en peu de temps les blessures du crâne et toute autre espèce de contusion des os.

« La quatrième et dernière séparation est l'extraction des résines et des gommes de la peau, des intestins et des parties tendineuses. En effet, la résine qu'on en retire par l'art spagyrique, coagulée aux rayons du soleil, devient une glu brillante et transparente. Après cette extraction faite selon les règles, on obtient un secret et un spécifique styptique d'une grande puissance qui cicatrise en peu de temps une plaie ou un ulcère et en rapproche et réunit les lèvres de même que deux planches sont réunies par de la colle forte. Il suffira d'injecter dans la plaie deux ou trois gouttes de ce spécifique après qu'on l'aura fait dissoudre. C'est aussi un remède excellent pour la perte de la peau, la chute, la congélation des ongles, et pour faire repousser une peau solide sur la chair dénudée, si l'on enduit les parties avec une plume. » (VIII, p. 245.)

Puis vient le jugement dernier, après la dissolution naturelle de toutes les choses terrestres.

PHARMACOLOGIE ET THÉRAPEUTIQUE. — Les principes de la pharmacologie de Paracelse sont longuement exposés dans le livre *De gradibus et compositionibus receptorum ac naturalium* (1). L'auteur réduit les quatre complexions ou diathèses des anciens à deux, le chaud et le froid, attendu que tout ce qui est chaud est sec et que tout ce qui est froid est humide ; il insiste sur la relation qu'il suppose exister entre la couleur et les vertus des substances médicamenteuses ; il admet aussi des degrés dans les maladies, les couleurs, la chaleur.

« Outre les essences dont j'ai fait mention dans les livres précédents, il existe une autre nature ou essence des corps qui est dite *quintessence*, ou, comme parlent les philosophes, *accident élémentaire*, ou encore, comme disent les anciens physiciens, *forme spécifique*. On l'appelle *cinquième essence* parce que les trois premières en comprennent quatre (2), par conséquent celle qu'on nomme ici cinquième est un accident élémentaire (3) ; sa nature n'est ni chaude ni froide et en dehors de toute complexion en elle-même. Un exemple nous fera mieux comprendre : la cinquième essence est la seule qui affermisse la santé ; de même que dans un homme la force ou la santé est menée à bonne fin en dehors de toute complexion (?), ainsi la vertu est latente dans la nature. Car tout ce qui chasse les maladies n'est autre chose qu'une sorte de confortation, de même qu'on repousse un ennemi par la force. » (III, 1.)

(1) *Opera*, t. VII, p. 5 et suiv. — De cet ouvrage on ne possède qu'une traduction latine.

(2) Si l'on compare entre eux les chapitres 2 à 8 du Iᵉʳ livre, les chapitres 1 et 6 du IIᵉ, enfin les chapitres 1 et 2 du IIIᵉ, on trouvera, si je ne me trompe (cette réserve est de rigueur en pareille matière), que les trois premières essences (*accidents innés*) sont les complexions chaudes et froides (les seules que Paracelse admette : voyez ci-dessus, même page, l. 6), et le *relolleum* (*virtus ex complexione*), la quatrième essence est peut-être le *degré* qui correspond à l'un des quatre éléments (I, 4). — Voyez aussi pages 369 et 411.

(3) Les idées que Paracelse se faisait de la *quintessence* (un *extrait* parfait, pur, incorruptible, dégagé de tout élément) ne sont pas fort éloignées de celles que Galien avait sur certains médicaments qui agissent, non par leurs propriétés élémentaires, mais par *toute leur substance*. Ce sont aussi des espèces de spécifiques. (Voyez aussi pages 392-393 et page 389. Cf *Archidox.*, particulièr. le livre IV.) Le reste, dans Paracelse, est à peu près incompréhensible, ou, *mutatis mutandis*, se rapproche de la doctrine galénique.

« Tout ce qui fortifie est tempéré. Tout spécifique est une quintessence sans aucune corruption dans son corps. En outre la quintessence seule est tempérée; tous les corps sont élémentés dans leur nature et leur accident. » (III, 4.)

Laissons de côté tout ce qui regarde les tableaux fantastiques des degrés (on n'en trouverait pas de semblables dans Galien), et les calculs employés pour le mélange des drogues ou la composition des recettes; notons seulement, au milieu de tout ce fatras, les remarques suivantes :

« Sachez que les choses de la nature (*les remèdes*) ne sont pas graduées, quant à la dose, dans un rapport [proportionnel] exact (*ex aequo*) avec la maladie ; mais chacune de ces choses a son degré égal à sa maladie correspondante ; c'est le degré de la dose..... Du reste, dans les choses de la nature et dans les maladies, il y a de chaque côté un degré... Il faut surtout chercher l'*égalité* entre la maladie et le médicament... La quantité (*copia*) de la maladie montre la quantité de la dose (1) ; en conséquence, le médecin doit savoir quel est le poids (*pondus*) de la maladie, car il faudra un poids équivalent pour remède. On administre le poids, non le degré ; c'est là le principe à l'aide duquel on trouve la dose... Quand la maladie est amenée à l'égalité, il en résulte aussitôt que la nature guérit ce qui lui est contraire (2). » (VI, 1 et 2.)

Appliquant ces beaux raisonnements sur la vertu des plantes, sur leurs arcanes ou quintessences, sur leurs degrés, à la thérapeutique spéciale, Paracelse se montre aussi détestable clinicien (3) que mauvais pathologiste.

(1) S'il y a une règle de proportion à établir entre la maladie et la dose du médicament, on doit encore tenir compte, quant à la dose du médicament, de la forme sous laquelle il est administré, pour la déterminer et établir la proportion. C'' ressort, ce me semble, des chapitres suivants.

(2) Paracelse n'est pas homme à persévérer longtemps dans les mêmes idées, et comment le pouvait-il faire, puisque ses idées viennent de la fantaisie, non de la science ? Ainsi dans le traité *Des causes et de l'origine des maladies vénériennes* (voy. 11 et 12, s'il est vrai toutefois que cet appendice de la *Grande Chirurgie* soit absolument de lui), on lit cette phrase : que l'action d'un médicament dépend non de la quantité, mais de la vertu (or, il ne semble pas probable, malgré beaucoup d'obscurité, que dans le passage du *De gradibus*, *dose* soit synonyme de *vertu*), il compare l'action thérapeutique à un incendie allumé par une étincelle ; c'est presque de la vraie homœopathie, eu égard au système infinitésimal.

(3) Dans toutes les œuvres authentiques de Paracelse, il n'y a pas une seule véritable *observation* ; les *Consilia* qui portent son nom ne paraissent pas authentiques.

« On compte plus de deux cents espèces de fièvres, et cependant il n'y a en somme (*per omnia*) qu'une seule et même fièvre [par excellence]; d'où l'on inférera que le traitement doit être de même nature que l'espèce pour chacune d'elles (?) ; car autant il y a d'espèces d'une maladie, autant il y a de simples du même qui lui sont opposés. Il en résulte deux espèces de remèdes, les *naturels* et ceux qui viennent de l'expérimentation (*empiriques*). Ce qui importe, c'est que la vertu aille à l'arcane. En effet, autant de maladies, autant d'arcanes (1). » (VII, 1.)

« La lavandule est le *souverain magistère* dans la paralysie; la mélisse aussi, mais à un degré moindre. Il peut se faire cependant que dans une autre circonstance, contre la paralysie elle-même, la mélisse l'emporte par ses vertus sur la lavandule. Il arrive donc souvent que dans une maladie le même simple soulage l'un et non l'autre; qu'il enlève quelque chose à la maladie sans la guérir entièrement. Dans la paralysie, en effet, l'or, s'il est bien administré, est un remède, ainsi que la viticelle, la bétoine, la masorée et plusieurs autres plantes : quelquefois en effet on donne la bétoine avec succès, d'autres fois sans succès. » (VII, 2.)

Et ainsi pour cent autres médicaments. Alors sur quoi se fonder pour choisir s'il n'y a pas plus de certitude sur leurs effets?

Il y a quelque chose d'un peu moins déraisonnable dans ce qui suit; mais on voit que c'est le hasard qui amène ces sortes de demi-vérités.

« L'art d'un bon médecin ne consiste pas à savoir ce qu'il veut ou doit purger, la bile, le sang, le phlegme ou l'atrabile, mais il doit seulement veiller à ce que l'anatomie laxative (*la vertu laxative*) soit mise en présence de l'anatomie (*de la nature*) de la maladie et la combatte. D'où il suit qu'on ne doit évacuer que ce qui, dans l'anatomie (*le corps*) (2), est contraire et nuisible. Car ce n'est pas en purgeant comme il a plu au médecin, que le traitement réussit, mais comme il a plu à la nature qui agit sur elle-même. Que le médecin se conforme donc à cela : qu'il ne s'attache pas à expulser quelqu'une des choses susdites, comme la bile et le phlegme, mais cela seulement qui est contraire à la nature. » (VII, chap. 5.)

Après avoir dit ce qu'est la faculté purgative, Paracelse expose

---

(1) On sait que Paracelse, outre les arcanes généraux, avait quelques préparations plus ou moins mystérieuses dont il se disait l'inventeur : par exemple, un *laudanum* qui n'a rien de commun avec celui de Sydenham, des *opiats*, un *opodeldoch*.

(2) On voit encore ici combien de sens, excepté le bon, a ce mot *anatomie*.

ce que sont les autres facultés, par exemple la faculté confor-
tative.

« La nature peut pécher quelquefois par la vertu appétitive. En effet,
avant que Mars (*Ares : la guerre déclarée ?*) soit produit tout entier, Archeus
entretient en soi par son *ilech* (son principe occulte) une inimitié cachée
contre le Microcosme. Il en est ainsi pour celui à qui plaît une femme
et point une autre, quoique dans toutes deux soit l'un et le même. Mais le
médecin ne doit point s'occuper de cela, car partout où Archeus simule
du dégoût et prend en haine sa nature et son propre ouvrage, le médecin,
comme son ministre, ne peut réprimer cet éloignement archéique. En
conséquence il faut savoir que dans la manière de préparer les compositions, il arrive souvent qu'Archeus veut que son anatomie (1) soit composée en une chose et point en une autre (2). Ce mode de composition se
connaît par les degrés spagyriques : car si Archeus est vaincu, à savoir
dans son ilech, il en est comme d'une femme qui ne plaît à quelqu'un
qu'ornée de vêtements brillants et multicolores. On sait en effet par la
philosophie que les arcanes n'ont été constitués que pour se servir envers
Archeus de ces ornements pompeux ; souvent même il ne permet aucune
opération aux arcanes avant qu'il ne défaille en lui-même. Ainsi, dans ce
que nous avons dit, on doit entendre seulement la force et l'énergie tant
d'Archeus que de l'arcane. » (VII, 7.)

Paracelse a une théorie fort pieuse (mais peu charitable envers
ses confrères) pour expliquer les vertus curatives des bains (3).

« Comme la Providence divine voyait d'avance, dans le miroir de la prophé-
tie, la venue de ces imposteurs (*les médecins*), elle envoya la charité envers
le prochain ; pour soigner le blessé de Jéricho elle chercha des médecins
non dans les académies, mais chez les Samaritains laïques, et par le vin
et l'huile elle sauva et guérit le blessé en dehors des recettes perfides
des imposteurs. Dieu fait donc éclater sa puissance pour empêcher les
faux médecins de tromper les malades, et aussi pour que ceux qui ont été
trompés depuis longtemps soient directement, par lui, rendus à la santé,
à l'aide des compositions divines que fournissent les thermes ou bains
chauds, par exemple ceux de Piperino. » (*Préf. 1*, p. 200.)

« Toutes les productions de la terre, et tout ce qui s'y voit, consistent
en trois choses : le *soufre*, le *sel* et le *mercure* (4). La philosophie le dé-

_____

(1) Voyez plus haut, p. 419, note 2, et p. 370.
(2) Si cela est quelque chose, c'est plutôt du *vitalisme* que du *naturisme*.
(3) *De thermarum Piperinarum* (*Bad zu Pfeffers*) *in superiori Helvetia sitarum
virtutibus, operationibus, ortu et scaturigine explicatio* (*Opp.*, t. VII, p. 200 et suiv.).
(4) Voyez page 411.

montre dans la génération des métaux, des pierres et des fruits qui naissent de la terre ; d'où il suit qu'on doit trouver dans les dernières matières les trois principes qui forment la matière première ; et de cette connaissance suivra celle des forces et des facultés. J'avance ceci parce que les bains qui se trouvent en Europe, du moins ceux qui me sont connus, trahissent d'eux-mêmes la nature de leur matière première et de leur corps. » (Chap. 4, p. 201.)

Paracelse explique ensuite l'intermittence des jaillissements des thermes de Piperino.

« Tout ce que Dieu a créé est destiné à renaître : par la mort le jeune renaît du vieux. Aussi à chaque créature a été fixé un terme qu'elle ne peut dépasser, qu'elle soit bonne ou mauvaise. La lune se renouvelle toutes les quatre semaines... Si l'ortie dépassait le terme à elle fixé, de quelle âcreté, de quel feu ne serait-elle pas douée ! De même pour la rose, qui pourrait supporter son parfum ? Dieu a donc fixé des bornes tant aux bonnes qu'aux mauvaises choses, afin qu'aucune ne s'élevât trop haut ; cela en effet serait nuisible. Il en est ainsi du renouvellement des eaux dans le bain de Piperino ; elles doivent renaître, et cela dans le but de conserver leur vertu à un degré égal, de façon à n'être ni meilleures ni plus mauvaises. La renaissance des eaux commence avec le printemps et finit avec l'hiver, c'est-à-dire en même temps que naissent et meurent les plantes sous l'action du soleil. » (Chap. 1, p. 203.)

Après avoir parlé des diverses espèces de chaleur, de la variété des actions correspondantes et des putréfactions qui en résultent, l'auteur indique le mode d'action de ces bains. Ce petit livre est tenu pour un de ses meilleurs ; je dirai qu'il est un des moins extravagants et qu'il renferme quelques observations justes, mais toujours enveloppées des hallucinations d'un esprit déréglé.

« Il faut convenir que la chaleur attractive de l'eau dans le bain de Piperino l'emporte de beaucoup sur celle des autres attractifs. En effet, l'essence de la chaleur augmente la force attractive, et dans cette opération aucun autre médicament ne peut lui être comparé. La chaleur doit donc être prise en grande considération et à l'instar d'un arcane.—Notons en outre qu'il est des maladies qui ne sont pas ramenées aux purgations externes, comme la goutte des pieds, la goutte des articulations, la contracture, les blessures, etc. Voyons pour quelles raisons les bains soulagent ces maladies. Le bain de Piperino offre toutes les vertus que l'on trouve dans la *Terpentine subtile* ou les *liqueurs des mâchoires* (liquores der Mendibel). Cet effet ne résulte ni *de la chaleur* ni *du froid*, mais d'une

autre *vertu particulière donnée par Dieu pour le salut des malades.* On trouve
en effet ici la vertu de l'*Iva potable* (*médecine contre les contractures*). Dans
ce cas le médecin ne peut donc expulser la maladie présente ni par les
purgations internes, ni par les purgations externes, mais il doit la ramener aux arcanes de l'*Iva arthétique* (*médecine contre les membres con-
tractés*) qui se trouve ici en assez grande abondance. La chaleur innée est
aussi ici très-utile, car par sa douceur elle approche beaucoup de la chaleur humaine. La chaleur innée produit en effet des choses merveilleuses,
comme on le voit dans la poule dont la chaleur fait éclore les poussins.
C'est aussi la chaleur qui donne la vie aux vers à soie. Ainsi la chaleur
des vierges ou des femmes prolonge la vie dans le corps des vieillards !
Puisque donc cette chaleur est innée, l'eau de Piperino sera d'une efficaci-
cité merveilleuse et surpassant tous les simples de même nature qui
n'ont aucune chaleur sensible. » (Chap. 2, p. 205.)

« L'effet de ce bain sur les maladies se produit de deux manières :
d'abord par l'extraction, puis par consomption de la matière morbifique. Prenons un exemple : De même que Dieu a donné à l'aimant la
vertu d'attirer le fer, ainsi il a doué ces eaux d'une force attractive pour
extraire des membres du corps (1) toutes les maladies qui sont du domaine de la chirurgie. Cette eau est un remède dont le chirurgien doit
faire usage dans tous les cas désespérés. Si la nature ne suffit pas à l'opération, ce bain la remplace. Comment? demanderez-vous : *Par la vertu
magnétique.* » (Chap. 3, p. 205.)

Suit une longue et curieuse liste des maladies contre lesquelles
il convient de conseiller les bains de Piperino, qui guérissent
aussi sûrement que la piscine de Siloë. La cure durait de neuf
à dix jours. L'opuscule se termine par l'indication du régime
à suivre quand on prend les eaux de Piperino (2).

La *Réponse à quelques accusations* (3) est un des écrits les plus
curieux de Paracelse. Le caractère de l'homme s'y montre dans

---

(1) C'est-à-dire, d'après le glossaire qui se trouve à la fin de l'opuscule : *les cavités de la chair et du corps.*

(2) C'est peut-être le seul livre, avec ceux qui sont consacrés aux maladies tartaréennes, où l'on trouve une certaine ordonnance de régime ; partout ailleurs notre
auteur en parle beaucoup, mais il n'a pas l'air d'en tenir grand compte, même
dans la *Grande Chirurgie*, où il blâme si amèrement celui que prescrivaient ses confrères. — Du reste, il n'y a rien dans Paracelse qui rappelle, même de loin, les admirables préceptes d'Hippocrate.

(3) *Responsio ad quasdam accusationes et calumnias suorum aemulorum et obtrec-
tatorum* (*Opp.*, t. II, p. 112 et suiv.).

son plein jour ; on y trouve sur sa vie aventureuse beaucoup
de détails qui révèlent le désordre de son esprit et l'extravagance de son caractère. Il est le Christ de la médecine ; ses confrères sont les faux prophètes et les Antechrists qui tiennent du
diable le pouvoir de faire des miracles et de tromper le public.
Lui qui, tout à l'heure, ne voulait pas qu'on brusquât la volonté
de Dieu dans la cure des maladies, il s'emporte contre leurs len-
teurs qu'il prétend être calculées en vue du gain. — Il se vante
d'avoir décrit le premier, et guéri le premier aussi, avec des
remèdes spécifiques, la danse de Saint-Vit, l'apoplexie, l'épilepsie,
la manie du suicide, les maux qui viennent de maléfices, d'in-
cantations, de possessions. — Il doit toutes ses connaissances et
ses succès à sa science en astronomie. Les recettes et les dénominations nouvelles qu'on lui reproche sont nécessitées par les
révélations qu'il a eues.

« Ce que je dis des obsessions paraît à mes confrères fort confus. Mais
voici pourquoi j'ai écrit ainsi : Puisque le jeûne et la prière chassent les
esprits immondes, je pense que le médecin doit avant tout chercher le
royaume de Dieu, ensuite se servir de ses propres ressources. S'il lui est
donné de guérir un malade par des prières, qu'il ne méprise pas ce
moyen de guérison. S'il lui est donné de guérir par des jeûnes, ce sera
pour lui un confortatif précieux. Répondez-moi : La médecine n'est-elle
contenue que dans les plantes, les arbres et les pierres, et non aussi
dans les paroles ?

« [Si vous voulez agir en conformité] alors je vous expliquerai ce que
sont les paroles. Quel est ce mot, *Ne fais pas* (*Nicht thue*)? Réponse :
telle est la maladie, tel est le remède. Si la maladie est confiée aux
plantes, les plantes la guérissent ; si aux pierres, les pierres soulagent ; si
au jeûne, le jeûne la chasse (1). L'obsession est une très-grande maladie.
Si le Christ lui-même en indique le traitement, pourquoi ne scruterais-je
pas l'Écriture qui contient et donne les recettes pour cette maladie ? Le
ciel engendre les maladies, le médecin les chasse. » (*Def.* 2, p. 119.)

Puis Paracelse ajoute, sur l'usage thérapeutique des poisons,
quelques réflexions, les unes qui ont un semblant de raison, les
autres qui sont tout à fait fausses, et qui toutes, du moins, ne
dépendent d'aucun principe scientifique, malgré les réflexions

(1) Voilà une thérapeutique bien simple et bien commode.

de l'auteur sur les changements que les *préparations* amènent dans l'action des substances vénéneuses et médicamenteuses. — Du reste, cela avait été dit avant lui.

« Outre les accusations dont j'ai parlé jusqu'ici, les médecins inhabiles et ignorants me poursuivent encore de leurs clameurs en disant que mes recettes sont des poisons, des corrosifs et un extrait de toutes les malignités toxiques de la nature. Pour repousser cette accusation, je leur demanderais, au cas où ils fussent eux-mêmes capables de répondre, d'abord s'ils savent ce qui est poison et ce qui ne l'est pas, ou si aucun mystère de la nature ne se cache dans le poison. Sur ce point, en effet, et sur les vertus naturelles ils sont eux-mêmes tout à fait ignorants. Parmi les choses créées par Dieu, quelle est celle qu'il n'a pas douée de qualités étonnantes et en même temps salutaires? Pourquoi en exclure le poison, quand surtout ce n'est pas du poison lui-même, mais de la nature qu'on s'enquiert? En confirmation de mon dire, prenons cet exemple : Jetez les yeux sur un crapaud; quelque venimeux et horrible à voir qu'il soit, la grande vertu mystérieuse qu'il renferme est souveraine pour le traitement de la peste! Si l'on oubliait cette vertu à cause du venin du crapaud et de l'horreur qu'il inspire, quelle honte, je vous le demande? Qui est l'auteur de cette recette naturelle? N'est-ce pas Dieu? Pourquoi donc en dédaignerai-je, en rejetterai-je la composition? Et si Dieu en est l'auteur, qu'y pourrai-je trouver à reprendre? C'est lui dont la main renferme toute sagesse et qui sait à qui il doit donner chaque *mystère*. Pourquoi donc m'étonner ou avoir horreur de ce qui contient quelque poison, mais en même temps un précieux mystère?

« Celui qui dédaigne le poison ignore ce qui se cache dans le poison. En effet, telle est la bénédiction et l'efficacité de l'arcane du poison, que le poison lui-même ne peut rien en enlever ni y ajouter. Mais comme je ne vous crois pas encore assez convaincus, je veux pour ma défense m'étendre davantage, puisque j'ai entrepris une fois pour toutes de traiter des poisons.

« Vous savez que la thériaque est tirée du serpent vipère : pourquoi donc n'attaquez-vous pas votre thériaque qui contient le venin de ce serpent? Mais vous gardez le silence parce que vous avez éprouvé que la thériaque est utile et n'est pas dangereuse. Maintenant, si ma médecine est comme la thériaque, pourquoi la rejeter uniquement parce qu'elle est nouvelle? Pourquoi son efficacité n'égalerait-elle pas celle d'un système ancien? Et si vraiment il vous convenait d'examiner chaque poison, que trouverez-vous, je vous le demande, qui ne soit pas un poison? *Tout est poison et rien n'existe sans poison* (1). La dose seule fait que le poison est insensible. Prenons un exemple : La nourriture et la boisson, quelles

(1) Voyez pages 398 et 412.

qu'elles soient, si vous dépassez une juste quantité, seront du poison.
L'événement le prouve. Bien plus, j'accorde que le poison est du poison,
mais je n'accorde pas qu'à cause de cela on doive le rejeter. Pourquoi donc
n'existe-t-il rien qui ne soit du poison? et pourquoi le corrigez-vous?
Afin que le poison ne nuise pas. Que si moi aussi je le corrige dans ce but,
pourquoi me blâmez-vous? Vous savez, je pense, que le vif-argent est un
poison; l'expérience de chaque jour le prouve. Cependant vous avez coutume d'en frotter le corps des malades (*contre la syphilis*) avec plus de
soin que les cordonniers n'en mettent à oindre de graisse le cuir qu'ils
emploient. Vous faites des fumigations avec le cinnabre du vif-argent, vous
lavez avec son sublimé, et cependant vous ne voulez pas qu'on nomme
poison ce qui est du poison et que vous introduisez dans le corps de
l'homme en disant que c'est quelque chose de bon et de salutaire, quand
il est corrigé par la céruse, comme s'il cessait ainsi d'être poison. Faites
examiner à Nuremberg mes recettes et les vôtres, vous saurez alors qui
de nous administre des poisons. Vous ne connaissez ni la dose ni la correction du mercure, mais vous frottez jusqu'à ce qu'il pénètre.

« Je vous demanderai encore une chose : à savoir, si vos recettes, que
vous dites ne pas contenir de poison, peuvent guérir le mal caduc ou ne
peuvent pas le guérir? ou la goutte? ou l'apoplexie? Est-ce avec votre
sucre aux roses que vous guérirez la danse de Saint-Vit, ou les lunatiques
et autres maladies semblables? Jamais! Que si donc il faut d'autres remèdes, pourquoi me blâmer parce que j'emploie ce que je dois employer,
c'est-à-dire ce qui est destiné au traitement de ces maladies?

« Si le bien peut produire le mal, le bien peut aussi naître du mal. On
ne doit point rejeter un produit dont on ne connaît pas la transmutation
et dont on ignore comment s'opère la séparation. Si tel produit est un
poison, cependant il peut être facilement ramené à quelque chose qui
n'en soit pas (1). L'arsenic, par exemple, est le plus grand des poisons, car
une seule drachme d'arsenic fait périr un cheval. Brûlé avec du sel de
nitre, il cesse d'être un poison. Si vous en prenez dix livres après cette
modification, vous ne sentirez aucun mal. Voyez la différence et ce que produit la préparation. » (*Def.* 3, p. 124.)

« Quant à mes recettes, remarquez seulement que tout ce que j'emploie dans leur composition contient un arcane qui sert à expulser ce qui
est contraire. Voyez aussi comment je procède. Je sépare ce qui est arcane
de ce qui ne l'est pas, et j'assigne à l'arcane lui-même la dose fixée. Il me
paraît maintenant certain que j'ai suffisamment défendu mes recettes;
ce n'est que par jalousie que vous les calomniez, leur préférant les vôtres quoiqu'elles ne soient bonnes à rien. Si votre conscience était loyale,

---

(1) Un peu plus haut, lignes 13 et 14, il avait presque dit le contraire à propos
du mélange du mercure et de la céruse. La logique n'est pas dans les habitudes
de Paracelse.

vous vous abstiendriez désormais de cette manière d'agir. » (*Def.* 3, p. 123.)

Pour excuser sa vie errante, Paracelse dit, dans un langage assez vif et coloré :

« Les arts n'ont point de pieds au moyen desquels on puisse les conduire vers vous comme le boucher conduit les moutons. On ne peut non plus vous les offrir enfermés dans des vases. Vous devez suppléer à ce qui leur manque. Les Anglais n'ont pas les mêmes humeurs que les Hongrois, ni les Napolitains que les Prussiens. Pour vous en assurer, il faudra vous transporter parmi eux. Plus vous les verrez de près, plus le jugement que vous en rapporterez sera sûr (1). — Maintenant le médecin doit aussi se montrer alchimiste ; pour cela il faut qu'il voie la mère qui donne naissance aux minéraux. Les montagnes ne viendront pas à lui, il doit aller aux montagnes (2). Là où se trouvent les minéraux, on trouve aussi ceux qui les mettent en œuvre. Cela étant ainsi, qui me fera un crime d'avoir étudié tous les minéraux, d'avoir, pour ainsi dire, pénétré dans leur cœur et dans leur esprit, et dérobé leurs secrets de mes propres mains? C'est d'eux, dis-je, que j'ai appris à dégager le métal pur de la scorie, prévenant ainsi bien des maux autrement inévitables. » (*Def.* 4, p. 126.)

L'extraction et la purification des métaux étaient connues bien avant Paracelse.

Paracelse se vante ensuite de son désintéressement, et, s'adressant aux médecins de son temps, il les provoque en ces termes :

« Aujourd'hui les médecins ont coutume (j'ignore sur quel passage de l'Écriture ils se fondent) de demander un florin par chaque visite. L'examen de l'urine a sa taxe, ainsi que beaucoup d'autres choses. Cette exigence ne s'accorde pas avec la charité ; elle est même contraire aux lois ; mais on ne connaît plus qu'une loi : Prends, prends toujours, que cela te sieie ou ne te sieie pas (*es reim oder nicht*). Ainsi ils prennent des colliers, des anneaux d'or ; puis ils se parent d'étoffes de soie, donnant ainsi à tout

---

(1) C'est pour cela que le médecin doit être voyageur (c'est-à-dire vagabond), philosophe et astrologue.

(2) Tout raisonnable que cela paraît, il n'en est pas moins vrai que c'est précisément le langage dont se servent les charlatans, célébrant leurs voyages lointains pour captiver les badauds. Les médecins qui, eux aussi, connaissent la diversité des tempéraments, n'en discourent pas ainsi ; d'ailleurs cette diversité n'est pas telle qu'elle exige qu'on coure le monde comme le Juif errant.

le monde le spectacle de leur honte; puis, comme si ce spectacle était à leur honneur, ils s'avancent parés comme des châsses, ce qui n'est que grande abomination aux yeux de Dieu. » (*Def.* 5, p. 130.)

« Lorsqu'on voit le Juif menteur et perfide exercer l'art sacré de la médecine, et être tenu en grande estime par des hommes pharisaïques, qui maintenant, je le demande, honorera une profession exercée par de tels adeptes ? Mais comme, par une loi fatale, les hommes veulent être trompés, il arrive que la corruption envahit jusqu'à la vraie médecine. Les sages s'abstiennent de tels procédés; et si les hommes ne préféraient ceux qui se moquent d'eux d'une manière ou d'une autre, la médecine aurait certainement des représentants plus dignes et plus purs. C'est une loi éternelle du monde qu'il ne puisse supporter ceux qui sont bons, habiles et sages dans leur art. » (*Def.* 5, p. 130.)

Tout cela n'est malheureusement que trop vrai de notre temps, comme cela l'était du temps de Paracelse. — Que lui ne mérite pas de tels reproches, je le veux bien, mais il ne suffit pas d'être charitable pour être un vrai et bon médecin, il faut encore avoir le sens commun.

Voici encore un passage dirigé contre les médecins juifs, si fort recherchés au moyen âge, plus peut-être pour leur science cabalistique que pour leur science médicale; je trouve ce passage dans la préface du *Labyrinthe* (1).

« Les Juifs aussi vantent leurs connaissances en médecine, et ne rougissent pas de dire faussement que cet art est très-ancien chez eux. Ces impudents sont à la vérité le plus ancien de tous les peuples. Mais quelle est leur médication? que savent-ils, que donnent-ils, que tirent-ils de leurs livres? Tout leur art consiste dans l'imposture. Ennemis autrefois de Dieu et de son Fils, ils le sont encore. Et comment, je le demande, la nature leur serait-elle si favorable, quand Dieu leur a retiré sa grâce et a fait d'eux le rebut du genre humain, comme il punit dans leurs corps et dans leurs biens ceux qui les protégent ou ont quelque commerce avec eux? Ce qu'ils ont de bon vient des étrangers. Dieu ne les a pas créés pour exercer la médecine, mais pour l'honorer et le servir. Telle était leur vocation. En dehors de là, tout ce qu'ils ont tenté n'est que dol et imposture. La médecine a été donnée aux Gentils. C'est chez eux qu'on trouve les premiers et les plus anciens médecins. Il en est résulté que les Grecs ont embrassé la médecine à l'envi et par des causes diverses. Mais ils ont fait de tels progrès dans le mensonge, qu'après eux les Arabes voulurent, eux

(1) Tome II, p. 140.

aussi, trafiquer de cet art, comme toutes les autres nations. Le résultat fut cependant, comme il arrive en toutes choses, que plus il y eut de sagesse (*Witz*), plus il y eut de fausses voies. »

Après les plus belles phrases sur les qualités et le rôle des vrais médecins (parmi lesquels il se range, bien entendu), Paracelse nous trace un tableau pittoresque, mais peu flatteur, des autres médecins de son temps (c'est celui des charlatans d'aujourd'hui), où il faut cependant reconnaître l'exactitude de plus d'un coup de pinceau (1).

« [Il y a beaucoup de gens qui, sans être médecins, se mettent à l'ombre de la médecine par pure gloriole et pour paraître savants.] Semblables medecins charlatanesques (surtout d'ordinaire riches et bien à leur aise) sont et se font valoir dans des monasteres, et parmi ces gens oisifs qui ont de coustume de se vanter, estant tres-pleins de vaine gloire, et n'espargnent leur peine et leur industrie à la guerison des religieux, sans autre apparence de guerdon que celle de leurs prieres.

« Il s'en trouue d'autres qui exercent la medecine comme on mène la charrue, ou pour des présens, et pensent faire tort à leur dignité s'ils reçoiuent quelque argent de leurs malades ; ils me font souuenir des Iuifs baptisez : tels sont aussi certains moynes apostats, ou ceux qui d'autres fois ont esté bouchers, bourreaux, ou mareschaux, qui refusent les dons qu'on leur présente en qualité de medecins, se croyant indignes d'en porter le titre, vu qu'ils ont leu fort peu de liures, mais qu'ils ont appris ce qu'ils en sçauent d'vn tel roy, d'vn tel empereur, d'vn tel prince : courroye digne d'un si beau soulier. Tout cela n'est que fumée et vanité, encore bien que leur finesse n'est pas des moindres ; car si le malade vient à mourir (estans aduoüez des grands) leur faute est excusable, et c'est contre l'experience ordinaire qu'un tel accident est arriué ; que s'il recouure la santé, quels cris de ioye n'entend-on pas, combien haut font-ils resonner la certitude d'vn art qui ne sçaurait estre mauuais ! et comme ils procèdent de l'authorité du serenissime prince, les voila après puissamment establis, et bandés sur les estrieux, comme un escuyer de Franconie. Telle est la condition de ceux qui veulent faire la medecine, et ne veulent estre medecins, comme ceux qui veulent estre moynes et medecins sous un habit bastard, manquant la condition de l'vn et de l'autre : ceux-cy ont accoustumé de se seruir de personnes apostées, qui disent, ce medicament couste beaucoup à monsieur mon maistre,

(1) *Petite Chirurgie*, Préface. — J'ai cru devoir, pour ces anciennes traductions naïves, mais paraphrastiques, changer certaines expressions, rajeunir quelques formes, et même les modifier d'après l'allemand.

c'est pourquoy dy à ton maistre qu'il face present en recompense d'vn cheual, ou de quelque abbaye ou prioré, et non pas de l'argent, dont l'vsage est infame et defendu. Quelquefois ils feindront que leur maison est grandement pauure, qu'il faudroit achepter quelques bons carpillons pour en faire faire collation le vendredy soir aux freres auant s'aller coucher, pour les ayder à supporter l'austérité du ieusne ; ainsi Monsieur le docteur medecin (fait à la haste, *Filtz Hüttlin ??*) pourra se rendre plus soigneux et plus diligent apres le malade.

« Après ceux-cy suiuent quelques vns dont les habits et la bource sont plus pertuisez qu'un crible, et pourtant ne sont pas moins prompts à extorquer le teston (*pièce de monnaie*) que le coupeur de bources : ils se vantent d'auoir esté grandement riches d'autrefois, mais maintenant par l'injure de la fortune ont perdu toutes leurs commoditez : au cabaret, sans doute. Il y en a d'autres qui se vantent d'auoir autrefois tenu rang parmy les seigneurs de marque à fort beau train, qui toutefois se sont remis au seruice des princes, ayant à la suite de quelque bataille perdu tous leurs moyens demeurez pour butin au vainqueur. Les autres ont été chassez par le Turc de la Vallachie et de la Transiluanie ; d'autres, comme les apostres allant planter l'Euangile, ont abandonné leurs femmes, leurs enfans et maisons : d'autres se voüent à vne pauureté volontaire, parce qu'ils ne trouuent personne qui leur face du bien ! Le nombre n'est pas petit d'iceux qui changent bien souuent d'habits pour se rendre incognus : l'vn marche les pieds nuds, l'autre porte la here à demi vestu, celuy-cy se dit de tel ou tel ordre religieux, celuy-là porte des sandales ou des sabots, l'un ne mange point les os de la viande, l'autre faict abstinence, et n'oserait manger les arestes des poissons de peur qu'elles ne l'étranglassent ; l'vn faict son lict sur vn banc ou sur vne table, l'autre change de logis chaque nuict, etc. Ces Messieurs là, quand ils parlent de la medecine, disent la posséder par l'inspiration du sainct Esprit (1), et veulent faire a croire qu'il y a plus de vertus aux plantes que dedans le ciel, ou dans le paradis mesme. Ne sont-ce pas là de braves medecins ?

« Il s'y en trouue d'autres qui meslent à leurs receptes, et se seruent en leurs cures de l'astronomie, les autres de la geomance, pyromance, chiromance, hidromance. D'autres s'essorant plus haut en leurs speculations, comme plus mysterieux, usent de la narromance, c'est-à-dire necromance, ou lourdomance, et stultomance, comme ces vagabonds et coureurs du mont de Venus, qui venant au lieu où ils auoient appris leur art, l'ont baptisé du vin de Rhetie, ont chanté matines auec frere Eckart, et mangé du boudin rouge et des saucisses grasses auec les Danhutiens. Depuis ils ont eu la science de guerir les bestes et les hommes de toutes fleures,

---

(1) Paracelse oublie, dans le feu de ses railleries, qu'il est précisément de ceux qui se disent médecins par la grâce de Dieu, et croient non-seulement à la souveraineté médicale des simples, mais encore à l'efficacité des paroles. (Voy. p. 423.)

maux caducs, et autres maladies, de descouurir les thresors enfouis sous
terre, qui n'est pas peu d'honneur à si venerables medecins. Quelques-uns ne se seruent absolument d'aucun aromate, d'aucune herbe,
ni des escrits de Valescus; le simple papier suffit à leurs receptes, sur lequel ils escriuent, pour desguiser les mysteres de leur art, *ixis pro fixis
tetragrammaton, Ioannes in Dolio, Iod, vau, ante postque*, au haut et au bas,
au pied et à la teste marquent une croix à la fin, de peur que le diable
n'emporte celuy qui le peint. Parmy les villageois ils parlent latin ; parmy
les Alemans, italien. Quelques-uns d'entre eux ont eu le foüet en Italie,
apres auoir esté bannis des Alemagnes; d'autres au contraire chassez de
l'Italie ont reçeu le mesme traitement en Alemagne ; quelques autres,
apres auoir esté chassez au delà du Rhin, ont esté derechef rechassez apres
auoir eu le foüet, et certains au delà et au deçà du Danube. Les aduan-
tures de ces caualiers errans sont merueilleusement plaisantes, et me font
enuie de rire : ils se disent Ebrieux chez les Grecs ; chez les Ebrieux, natifs
de Grèce ; chez les curez de village ils sont des theologiens, et des docteurs
en medecine auec les maistres d'estuues et bains ; chez les iuges, iurisconi-
sultes ; deuant les commediens, poëtes ; auec les artisans, historiographes ;
en Alemagne ils se disent d'Italie, en Italie d'Alemagne, en Portugal ils
sont Hongrois, en Hongrie Portugais : enfin en ce lieu-cy natifs de ce lieu-
là, en celui-là de l'autre, tousiours de bonne et illustre maison, peu riches toutesfois, certes de noble race, à sçauoir de celle qui n'a produict
que de la canaille, remplis de ruses et de tromperies, qui leur font gai-
gner beaucoup d'argent.

« Il y en a encore une autre secte outre celles dont nous auons faict mention, qui est des Iuifs conuertis au christianisme, plus fins et pires que tous
les autres ; j'y comprends aussi les non baptisés, dont aucun ne sait éteindre
le mercure dans la graisse d'ours (1). Des Iuifs, nos medecins ont appris
aussi à connaître les pustules de la grande et petite verolle, eux qui de-
sirent et taschent d'estre beaucoup plus excellens et experts que leurs mai-
tres, encore que couuerts de mesme peau, et que l'vn se moque de l'autre ;
les medecins Iuifs rougissent le mercure auec du sandal, et le rendent
odorant auec le macis ou fleur de canelle : ce qui les faict estimer capables de traiter toutes sortes de maladies. Si par hazart ils viennent à guerir
vn, ou deux, ou trois de ceux qui se mettent entre leurs mains, ils ont aus-
sitost priuilege et pouuoir d'en abuser deux ou trois cens. Ils font acroire
aux foibles esprits que la source et le fondement de la medecine est en la
langue hebraïque, sans cependant considerer qu'entre les Iuifs il n'y a iamais eu nul medecin. Ils mettent en ieu, pour prouuer leur dire, le rabin
Moyse, et le livre de Nebulohn, qui contiennent des canons tres-excellens, par
lesquels il enseigne de cueillir dans les prez les racines de réponces pour
en faire des salades. Maintenant ils disent que la cognoissance de la médecine est en leur seule race comme hereditaire, encore que tous ceux qui

---

(1) Le latin dit juste le contraire, et, je crois, non sans raison. (Cf. p. 457.)

en sont descendus ayent esté des fols, des sots, et sans esprit quelconque. Les autres disent, que leurs ancestres la tiennent du bon père Adam, quelques vns que le bon homme Noé la cacha dans un trou qu'il fit entre la paroy et la fenestre de l'arche. O fols que vous estes ! que ceste ostentation et que ceste vaine gloire vous mesciet, et s'accorde mal auec vostre gueuserie ! Tantost vn vieux luif se présente, tantost vn ieune, la mere duquel tient bourdel ouuert, et faict gain d'vne si sale marchandise. Ceste marmaille errante me fait souuenir des boëmiens, qui disent auoir appris leur art en Égypte.

« Il s'en trouue d'autres, imitateurs des precedens, et toutefois de plus grande consideration qu'eux, qui sçauent beaucoup de logique vulgaire, mais de rhétorique point ; tels sont les vendeurs de thériaque et mithridat, qu'on appelle vulgairement batheleurs, theriacleurs. Ceux-cy, si la vipere leur manquoit, ne feroient point scrupule de mettre en son lieu des chauue souris. Ils vendent pour un remede souuerain contre la fieure la coloquinte, pour les poulmons et maladies d'iceluy le rapontic, du guy de chesne pour les infirmitez des femmes, et quelques remedes tres-cachez pour toute sorte de maux plus dangereux, lesquels toutefois apres eux Dieu et tout le monde ignorent, et qu'ils n'enseignent qu'à l'oreille, sous pacte de ne les reueler. C'est la gentiane qui faict ces miracles là. Quelques vns sçauent chasser et faire sortir les vers, comme un certain qui en Silesie, à Breslau, chassa un vers du corps d'un malade, qui fut apres trouué à la foire de Strasbourg, l'ayant porté enfermé dans une boëte depuis là jusqu'à Basle, de sorte qu'il se pouuoit vanter, non seulement de l'auoir chassé, mais encore de l'auoir poussé et envoyé à quatorze mille loin. Il y a des vers qui sont de deux ou trois aulnes de long, plus ou moins, plus gros que ie trou duquel ils les disent estre sortis, qu'ils ont prins dans des hayes et des buissons, puis se vantent de les auoir chassez des intestins ou de l'estomach des hommes. Apres ceux-là marchent ceux qui guerissent les escroüelles, par la composition d'vn sel magistral qu'ils sçauent faire : ou les autres qui sçauent chasser le ver panaris des doigts (1), pourueu qu'il ne face ny soleil ny pluye ; sans preiudice des arracheurs, ou plutost maistres briseurs de dents, qui en laissent les racines aux genciues, au lieu de les tirer. Bref à peine s'y peut-il voir d'autres médecins auiourd'hui que de ceste façon, à qui la disme des mouches appartient iustement. Quelques uns d'entre-eux esleuez en l'eschole des bateleurs ou ioüeurs de farces, se sont acquis le pouuoir de mentir impudemment, par vne perpetuelle habitude d'en conter au monde, et par l'usage continu de l'enjolerie.

(1) Dans le livre III, chap. 17, de le *Petite Chirurgie*, si toutefois ce IIIe livre est bien de lui, Paracelse parle aussi du ver qui constitue le panaris, qui se nourrit de soi-même, et qui doit son origine au sel de nitre. Seulement, il rejette les remèdes superstitieux des songe-creux et s'en tient au traitement naturel, par exemple à la fiente de pourceau !

« Il y en a d'autres qui, n'ayant l'esprit de mentir d'eux-mesmes, s'en vont à Montpelier pour en apprendre l'art des escrits d'Auicenne, ou à Paris la doctrine de Galien. Quelques vns sont de si bon esprit, que sans autre instruction que de celle de leur nature cauteleuse, deuiennent parfaicts en la science de donner du plat (de la langue *donner de belles paroles*). Il ne seruira pas peu non plus à l'vn d'auoir esté maistre ès arts pour s'aduancer en médecine, à l'autre d'auoir esté apothicaire, à cestuy-cy d'auoir esté un mathématicien, à l'autre physicien. Montagnana est agréable à l'vn, Viaticus plaist à l'autre, et entre tous autres autheurs Iean de Garlandia. A les oüir parler il n'y en a point de plus employez. Toutefois en leur boutique faineans, ne sçachant que faire, semblables à ces sépulchres blanchis, qui sont beaux au dehors, et dedans sont pleins d'infection et de pourriture, ceux d'entre eux qui se plaisent naturellement à la vanité disent : Sans moy en Hollande vn comte se feust rompu le col du plus haut des degrez en bas; un autre : J'ai esté vingt trois ans ou enuiron au seruice d'un tel prince en qualité de medecin, qui se fust bien trouué en peine, et ne se fust iamais bien porté sans Conrad des Roses et moy. Vn autre aura professé par l'espace de vingtcinq années dedans les vniuersités, et interpreté les bons autheurs, qui se fussent bien passés de lui, s'ils eussent peu estre expliquez par d'autres. Tantost pour faire les capables, et se faire estimer grands Grecs, ils appellent le haut mal epilepsie; quelquefois pour montrer leur suffisance en la langue arabique, ils nomment la coloquinte alhendal. Ils sçauent iusques à treize langues, outre celles dont les Pandectes font mention, et celle qui leur est la moins cognue est l'alemande. Maintenant ils n'ont d'occupation qu'à descouurir la nature des choses, et d'icy à quelque temps ils seront gueux et miserables à la suite de quelque chetif regiment. Quelquefois ils changent plustost les yeux des dames bleus ou pers en couleur de charbon qu'en noir; des laides ils les rendent belles; de brunettes blanches, et de teint delicat; de boyteuses et contrefaictes, de taille droicte et bien proportionnée; enfin ils leur ostent la morve du nez. Maintenant ils font des pomes d'ambre odoriferantes, et semblables ioliuetés des petits presens propres à attirer les sots et badaux, auec lesquels ils s'introduisent dans les palais des grands. Aux académies ils veulent estre attentiuement escoutez; on les entend s'écrier (cela est en latin dans le texte allemand) : *In calendris meis tuis, domini auditores, quarta fen primi, de porcis, scripsit noster Avicenna. ℞. theriacae* (cum longa descriptione scilicet Galeni), etc. »

Molière n'a rien imaginé de plus plaisant que cette spirituelle boutade de Paracelse.

« Dans cette même *Petite Chirurgie* (II, 7, *De curis patentium ulcerum*) on trouve une page curieuse par la colère que Paracelse montre contre les saints qui lui faisaient une concurrence qu'il ne peut pas supporter plus que celle de ses confrères laïques (1). Cela ne semblerait guère s'accorder ni avec sa grande dévotion, ni avec cette proposition du *Paramire* (*De origine morborum ex tribus primis substantiis*, chap. 7, p. 74), que des liens indissolubles unissent la théologie et la médecine, ni avec l'explication mystique de la nutrition (*ibid.*, chap. 7 et 8, p. 77); mais la dévotion et la théologie de Paracelse sont une dévotion et une théologie qui ne souffraient pas la concurrence active ; il accepte l'intervention de Dieu, parce qu'elle ne s'exerce qu'à distance et qu'elle n'éloigne pas le médecin.

« En la médecine la plus grande imposture est exercée par les pretres ou vicaires des saincts qui metamorphosent les vlceres ouuerts, qui sont produicts des defauts de nature, en la penitence de sainct Iean, les autres en la vengeance de sainct Kyriac, ou au feu de sainct Anthoine, et semblables choses. Ils enioignent de dire des messes, de faire des ieusnes et oraisons, odorer ou sentir la main du sainct sur l'eau des fons baptismaux, luy faire très-humblement des offrandes, luy voüer vn perpetuel service, et luy promettre de lui allonger la main tous les ans selon leur pouuoir et facultez, et estre de leur confrairie. Ils prescriuent de voir le sainct tous les ans, pour sçauoir s'il vit, s'il ne veut pas qu'on luy face des nopces, et s'il n'a point enuie de se marier! Quelques vns embrassent si auidement semblables meschancetez spirituelles, feignent les saincts médecins, et se font des apotiquaires de leurs eaux, pourquoy cela me déplait. La raison de cette deplaisance en peut estre fort facilement cognuë : si ceux qui commettent telles choses veulent être medecins, qu'ils souhaitent d'estre plustost bons, vrais et honorables medecins, qu'entachez et chargez de telles malices et folies. Que i'excuse les saincts, et que i'appelle un tel vicaire sainct, la cause en est, qu'il a parfois tant soit peu cognoissance de la medecine, comme de faire la décoction de chelidoine, de l'eau des fueilles de chesnes et autres semblables, par lesquelles la nature peut en partie guerir ces trous et vlceres. Mais afin qu'ils satisfacent à leurs impostures, ils font de l'honneur aux saincts, et lauent leurs mains aussi innocentes que celles de Pilate. Cependant ie tais quelque chose de beaucoup plus grand, et qui seroit plus digne de reuelation (quelle touchante charité!), par exemple, qu'ils vsent de plusieurs operations magicques, par lesquelles ils font quelques vnes de leurs bonnes œuvres. Si Theophraste Paracelse n'eust couché en cet Hostel Dieu, il eust dementy aussi souuent ces charlatans qu'il en eust esté de besoin. »

(1) Aussi du Verdier écrit-il en marge : « *Paracelse semble sentir en ce lieu un peu le fagot.* » Voyez aussi un écrit paracelsique : *De imposturis in morbo gallico*, I, 18.

Ailleurs (1), Paracelse a une façon toute particulière, mais assez amusante, de justifier la grossièreté de son langage et la violence de ses attaques. — Cependant, de ce qu'on est de la Suisse allemande, ce n'est pas une raison pour s'enorgueillir d'être mal élevé.

« La nature ne m'a pas tissé d'un fil subtil et l'on ne file guère la soie dans ma patrie. Les figues, le vin miellé cuit et autres douceurs nous sont étrangers ; nous nous nourrissons de fromage, de lait et de pain d'avoine. Cela conviendrait-il à des hommes délicats ? Nous restons attachés pendant toute notre vie à ce qu'on nous a appris à aimer dès le berceau ; régime bien grossier si on le compare aux délicatesses de nos voisins. Nous qui sommes nourris dans les montagnes couvertes de pins, nous ne pouvons ressembler à ceux que l'on élève mollement dans les gynécées. Il s'ensuit que l'on regarde comme grossier celui qui l'est en effet, quoiqu'il soit, à ses propres yeux, assez délicat et assez aimable (!) Ceci s'applique aussi à moi ; ce qui est de la soie pour moi n'est, pour eux, qu'un lin grossier.

« Quant à mes réponses dures et austères, voici ce que je dirai pour m'en excuser : Les médecins mes adversaires sont peu versés dans leur art. Pour compenser cette insuffisance, ils s'étudient à la politesse et emploient les paroles caressantes, les discours légers, et mettent dans tout une grande amabilité ; ils congédient poliment les visiteurs en leur disant : Cher monsieur, revenez bientôt me voir ; ma chère femme, viens ici et donne la pièce au monsieur, etc. Moi au contraire je m'écrie : Que demandez-vous ? Je n'ai pas le loisir. La chose ne presse pas. En ce moment, *in patrios cineres minxi* (2). Ils ont tellement ébloui, par leurs prestiges, les yeux des malades, que ceux-ci sont persuadés que l'art ne consiste que dans les flatteries et les paroles caressantes. Ils sont appelés *gentilshommes* quand ils sentent encore le trafiquant ; *seigneurs*, quand ils ont encore quelque chose du cordonnier, ou peut-être d'une profession moins relevée encore. » (*Def.* 6, t. II, p. 132.)

« On m'objecte que quelques-uns de mes serviteurs et de mes disciples, fatigués de ma rudesse, se sont séparés de moi. Je réponds : mes disciples au nombre de vingt et un sont morts de la main du bourreau (3). Dieu les assiste ! Mais comment pouvaient-ils demeurer avec moi, eux que le bourreau attendait ? En quoi mes rigueurs leur ont-elles nui ? L'art véritable pour eux aurait été d'éviter les rigueurs du

(1) *Responsio ad quasdam accusationes*.

(2) Tiré d'Horace, *Ars poetica*, 471. Le texte donne une autre locution proverbiale équivalente (*nunc in piper cacavi*) : *Ietzt hab ich in den Pfeffer gehoffiert*.

(3) Belle recommandation, en vérité !

bureau lui-même. Que si d'autres miens serviteurs, pareils aux premiers, qui ont su se soustraire jusqu'ici à mes mains, se plaignent de mes emportements, qu'importe. Comment ne pas s'emporter lorsque le serviteur refuse de faire son office de serviteur et veut se donner des airs de maître? S'ils me remplacent en secret auprès des malades et médisent le mal, et pour un honoraire de moitié moindre, alléguant qu'ils connaissent tous mes secrets, comment ne serais-je pas indigné d'une telle conduite? C'est de quoi se sont rendus coupables envers moi docteurs, chirurgiens-barbiers, baigneurs, disciples, serviteurs et garçons. Et après tout cela je devrais être un agneau! Il y a lieu de s'étonner au contraire que je ne suis pas devenu plus cruel qu'un loup. En attendant je vais à pied, tandis qu'ils ont des chevaux. Ce qui me consolera toujours, c'est que je puis me montrer tel que je suis, tandis qu'ils sont obligés de prendre la fuite chargés de forfaits énormes. » *Def. 6. p. 168.*

Les mêmes reproches à ses disciples ou confrères et à ses amis les apothicaires (*détesteurs*) sont reproduits, sous une autre forme, dans la *Préface* déjà citée de la *Petite Chirurgie* (1):

« Je ne puis à bon titre vanter d'avoir fait par mes veilles et par mon travail de tels malades : c'est-à-dire des médecins qui n'ont pas su voulu imiter leur maître et profiter de ses leçons. Les vrai est de tous que j'ai eus et s'en est seulement trouvé deux très-capables de Prusse, des environs de Pologne trois, du pays de Saxe deux, un seul de Silandria, autant de Bohême, de l'une et l'autre Allemagne vu, la Suède point du tout, ni d'ailleurs aux plus, bien que j'en eusse de toutes nations, parce que chacun s'en voulu servir de ma doctrine à sa mode, l'un pour remplir sa bourse, l'autre pour acquérir de la réputation, et satisfaire à son orgueil. Un autre interprète cette doctrine par des gloses et des commentaires que j'ai trouvés bien éloignés de mes conceptions : quelques-uns présumaient d'être au-dessus la portée de leurs esprits, les autres se vantaient de savoir ce qu'ils n'ont jamais entendu; plusieurs d'entre eux l'ont entendu mais le meilleur leur a manqué. Il est bien difficile de répandre ce qu'ils peuvent avoir appris, mais il est aisé de repartir ce que ils principaux fondement des plusieurs ayant pensé d'avoir secrets de mon art et de merveilles, on ensuite être disciple quelque fait fonderie, et devenir vagabonds et charlatans, chacun d'eux gâté le malade, avant qu'il a été la pa-

----

(1) Voyez tome De ramendes, part et un autre préface VI. 6. t. 1 1. Le version De compter, t. du liens du trait médecin à Ferrare. En sens au contraire Erraipeurt, il est ce qui ne sait regardant que prudent et sçavant. Le suite y est, mais que font-ils encore par prudence nature ? le malade que Perrain à veu que tous les hommes qui appelle comme les sorciers à travers les champs.

tience. Or de ma patrie, que je nomme la derniere, il n'en a reussi aucun;
quoy qu'ils s'estiment d'ordinaire fort capables, ie les mets au pair auec
ceux de Sueue, et de ces medecins perdus qui ne peuuent iamais rien
valoir. »

CHIRURGIE. — Je pense que les anatomistes, les physiologistes
et les médecins sont suffisamment édifiés sur la science de Paracelse et sur le rôle qu'il a joué comme réformateur. Il n'est pas
un médecin, ce me semble, qui ne reconnaisse tout d'abord que
le sens pratique lui manque absolument, qu'il ignore la science
des indications, et qu'on trouverait à peine, dans tous ses livres,
quelques directions absolument bonnes pour le traitement d'une
maladie quelconque. Il ne suffit pas, en effet, comme quelques
personnes se complaisent à le faire, de rassembler les belles sentences de Paracelse sur l'art, la nature, le médecin et la puissance des médicaments, il fallait rechercher si la théorie et la
pratique correspondent aux paroles. Ce n'est pas le verbe, ce
sont les œuvres qui font le médecin (1).

Voyons maintenant quelle pourra être l'opinion des chirurgiens.

« Venez donc ici (2), ô vous tous chirurgiens, parmi lesquels je n'en ai pas
jusqu'ici trouvé un seul qui mérite ce titre ; hâtez-vous d'accourir tous
ensemble, ô imposteurs, afin d'apprendre à connaître chaque degré séparément selon la prescription, dont vous vous êtes éloignés depuis quelques siècles, pour vous livrer à la composition de vos réceptioncules men-
diées successivement de porte en porte aux *Baucis couvertes de haillons*
et qui ne valent pas une écale de noix. Venez, je vous en conjure, à rési-
piscence, et, laissant vos onguents, vos sparadraps et vos cataplasmes, que
l'on trouve çà et là dans un mélange confus, revenez à la vraie manière de
guérir. »

Voici les extraits de la *Petite Chirurgie* ou *Berthéonée*, dont
j'emprunte la traduction à Daniel du Vivier (Paris, 1623) :

(1) Il faut remarquer, du reste, que dans les ouvrages de Paracelse réputés authentiques, excepté pour les maladies tartaréennes, et les affections chirurgicales,
il n'y a que très-peu et de très-brèves descriptions de maladies. Il perd son temps et
ses paroles en vaines spéculations. Il serait également facile de prouver que la bonne
partie de sa chirurgie est presque toujours empruntée.

(2) *De gradibus et compositionibus*, liv. III, chap. 8 (*Opp.*, t. VII, p. 23).

« Je ne veux pas que ceste mienne chirurgie soit intitulée *le liure des playes*, mais *liure de mumie* ou *de la mumie*. Que le liure des apostemes soit dit tel, mais *le liure du baulme*. Et je veux que le liure des vlceres, s'inscriue *le liure des liqueurs*. Et le liure des esthiomenes, *celuy du realgar* (1). » (*Petite Chir.*, Préf. p. 3.)

« *Qu'est-ce que mumie?* — La mumie est une liqueur esparse par tous les membres du corps, de telle vertu et force qu'il est requis, diuisée toutefois de ceste façon : en la chair selon la nature de la chair, en l'os selon la nature d'iceluy, aux arteres et ligaments selon leur nature, en la moëlle, aux veines et au cuir, comme és autres (2). »

« D'où s'ensuit que la mumie de la chair guerit les playes de la chair, la mumie des ligaments les playes d'iceux, de sorte que chaque partie a besoin de sa propre mumie; car de là prouient la contracture (*paralysie, estropiement*), des ligamens et des arteres, si elle doit estre guarie d'vne mumie d'autre nature, ou estrangere; de là aussi naissent les inflammations et pourritures des playes, à sçauoir si vne autre mumie est attirée à la chair, que celle de la chair, car chasque partie ne se guarit et ne se conserue que par sa propre mumie (3). » (I, 1, § 2, p. 10.)

« Ie vous proposeray cet exemple, par lequel vous vous pourrez mieux fier à la propre nature : considerez le chien qui guerit sa playe en la lechant de sa langue, à cause qu'en lechant il conserue la mumie en son humidité et temperature. C'est pourquoy toutes les fois que la mumie est contrainte de se corrompre à cause de la secheresse de l'air qui l'entoure et de l'accident, le chien la leche derechef, et ce faisant il entretient la mumie en sa temperature iusques à la guerison (4). » (I, 15, p. 11.)

« L'intention et fondement que ie me propose en la cure des playes est, que les medicamens s'appliquent seulement aux playes à raison des accidens, non pour ayder la nature du corps, mais pour repousser et

(1) C'est l'application du principe par lequel débute le *Paramire*, à savoir, qu'il faut surtout considérer le traitement et non les causes. — C'est aussi de ces trois substances que les maladies chirurgicales tirent leur origine.

(2) Si *mumie* signifiait autre chose qu'une humeur visqueuse des chairs ou une liqueur balsamique hypothétique qu'il appelle *mercure doux*, ce serait la lymphe plastique (voy. plus haut, p. 413, note 4); mais cette lymphe semble plutôt désignée très-vaguement, aux chapitres 6 et 12, sous le nom de *synovie* ou *humeur visqueuse des nerfs* (gaînes tendineuses). Paracelse regarde son épanchement comme un accident qu'il faut combattre (chap. 7), et qui se rapporte peut-être aux fausses membranes auxquelles il donne quelque part le nom d'*esquinancie de plaies*.

(3) Quand elle n'est pas flétrie, comme chez les vieillards, ainsi que notre auteur le dit plus loin.

(4) Paracelse, à propos des bœufs, se figure que, chez ces animaux, les blessures comme les maladies se guérissent en général par la nature.

chasser les choses qui ont esté infectées par les elements externes, soit par les metaux ou autres mineraux, par l'air ou par tous ceux-là ensemble. C'est pourquoy pour oster cet accident il y a un plus ample fondement de cest œuure en toute la chirurgie, non pour engendrer par art les chairs. » (I, 2, p. 25.)

« Les chirurgiens anciens ont failly en ce qu'ils ont creu que l'aristoloche ronde, la grande consolde, la serpentine (1), etc., engendroient les chairs ou les faisoient croistre : comme lors que quelqu'un mange des herbes, racines, semences, pain, choux, chair, etc., il s'en engendre de la chair humaine, ou bien elle s'augmente : ils ont de mesme pensé qu'il y auoit un estomach [et un foie] aux playes, qui auoit la vertu de conuertir en chairs les medicamens qui y sont mis dessus selon les conditions de l'Archée. » (I, 1, 7, p. 16.)

Je ne sais où Paracelse a vu cela, si ce n'est dans les livres de médecine populaire, où l'on dit que les chancres se nourrissent de la chair qu'on met dessus. Les chirurgiens ont toujours pensé que les médicaments aidaient les mouvements de la nature, comme incarnatifs, cicatrisants, etc., mais ne produisaient pas directement, et par eux-mêmes, les chairs et les cicatrices.

« La preparation des playes est que le sang soit arresté cependant qu'il sort encores d'icelles, et que la mumie y soit apres mise ; et ne te doibs soucier que les fragmens des os ou autres choses y soyent demeurées, lesquelles tu n'essayeras en façon quelconque d'oster auec ferrements, à cause qu'il faut laisser la charge de pousser hors et purger ces choses à la mumie : car icelle chasse plus à propos les choses qu'on veut arracher que les fers ou instrumens. » (I, 3, p. 44.)

Je crois que pas un chirurgien, à moins de circonstances spéciales, ne ferait une pareille recommandation. — Suivent quelques préceptes assez bons sur le temps pendant lequel peuvent demeurer les emplâtres ou poudres qui recouvrent les plaies ; puis l'auteur ajoute que, si l'on veut extraire les corps étrangers, on doit le faire avant la manifestation des accidents inflammatoires, car il faut tout abandonner à la mumie. Quand ces accidents se sont développés, il conseille d'élargir la plaie avec des sub-

---

(1) Paracelse ne se prive pas cependant d'employer toutes ces substances et même la glu des vers de terre, après quoi il dit à ses confrères : Allez au diable ! je fais cas de vous comme d'un fétu de paille. Avez-vous des recettes pareilles aux miennes ? (Chap. 3.)

stances qui putréfient et corrodent les chairs, si ces corps étrangers ou fragments d'armes ne cèdent pas à la moindre traction ; il est, en tout cas, difficile de savoir s'il permet jamais une incision.

Les moyens employés par Paracelse contre les hémorrhagies témoignent qu'au moins sur ce point, il ne mérite guère le titre de *réformateur*.

« Pour ce qui est de la suppression et retention du sang, lorsqu'il boult, il faut donner en breuuage vn scrupule de bon laudanum (voy. p. 419, note 1) et bien preparé, et certes c'est par luy que l'ébullition est esteinte, et le sang arresté, ou vne once et demie de semence preparee d'yuraye blanche dans du laict, de semence de chanure. Semblablement ceste ebullition s'esteint auec des linges trempez et imbus de la decoction d'escorce de iusquiame appliquez sur la partie. Il ne faut nullement reprimer le sang en ces flux là, mais pour ce qu'est de l'autre flux, ie le commets aux forces de la cornaline, pierre sanguine à la mousse, et de plusieurs autres qui sont communs, c'est pourquoy ie ne les mets pas en ce lieu. » (I, 7, p. 62.)

Comme complément, voici un passage tiré du chapitre 10 du IIe traité de la première partie de la *Grande Chirurgie :*

« Si le sang ne s'arreste par ces remedes (poil de lapin, mousse des crânes des cadavres, cendre de grenouille, *carneolus suspensus vel in manu detentus*), principalement par les deux premiers (*crocus Martis, aes ustum*), à grand peine s'appaisera-il iamais : parquoy il ne faut rien essayer plus outre, ains faut attendre qu'il s'arreste soy-mesme (1). Cependant il ne faut pas mespriser les operations celestes qui se font par caracteres, qu'il sera permis d'essayer aux dernieres extremitez, où les autres remedes ne profitent pas. Il faut encore diligemment obseruer, si lors que tu veux arrester le flux de sang, tu vois point qu'il veuille couler aux parties interieures et s'y retirer, car si tost que tu t'en aperceuras, cesse incontinent de l'arrester et le laisse couler, de peur qu'il ne face quelques absces és parties interieures. »

Il suffira de lire les extraits suivants du chapitre de la *Petite Chirurgie* sur les fractures et les luxations, pour juger de ce qu'on peut attendre d'un chirurgien qui écrit de telles choses.

« Il faut donc que le chirurgien sache qu'en toute fracture d'os il faut rechercher toute la douleur qui vient de la cause premiere en la

fracture; car la nature ou condition de telles fistules et fragmens est telle
qu'elles attirent à soy toutes les douleurs. C'est pourquoy aux fractures
des os il ne faut auoir nul esgard aux symptomes, chaleurs, froideurs ny
autres, ny se soucier si les medicamens sont humides ou chauds : car
entre toutes les cures celles qui sont semblables aux fractures sont tres-faciles
et desquelles on doit auoir moins de soin, à cause que la nature garde
de soy mesme l'ordre d'icelles, et que le dommage est situé au milieu
d'iceluy, auquel il n'arriue rien de mal, d'où vient que les humeurs qui
sustentent ceste partie soyent elles-mesmes les medecins de l'os. Tu en-
tendras cela en ceste façon : il n'y peut arriuer aucun danger à l'os
rompu (!), mais il doit necessairement estre pansé et guery par la mumie
du corps qui est dans la chair, ligamens et moëlle : au milieu desquels
l'os est situé et enfermé, par tous lesquels il est aussi guery : d'autant
qu'il n'y a rien d'ouuert, par où les accidens externes puissent estre
portez. C'est pourquoy estant bien duëment liez, et nature estant en son
repos, il y a en eux un certain medicament, et une guerison asseurée.

« Que si toutefois il y a fracture auec playe, par lesquelles quelques
fragmens apparoistroient disioincts et déplacez des tuyaux des os, tache
de les tirer par les medicamens vulneraires, et ne tache en façon quelconque de les tirer par ferremens, ou quelques autres instrumens en
les perçant (voy. plus haut, p. 438-439). Car la vraye mumie peut attirer
tout ce qui est contraire à la nature, laquelle mumie guerit aussi de soi
les demy-fentes. » (I, 8, p. 65.)

« La douleur qui est aux iointures disloquées, ne vient d'ailleurs que
de la liqueur qui est sortie hors du lieu de son *anatomie*, et les douleurs
des parties naissent de cette aigreur, car lors que les liqueurs des articles se corrompent, elles se tournent en feu : pareillement l'anatomie du
corps ne peut sans douleur supporter les dislocations ou offences des parties, à cause qu'elle reçoit une bonne disposition en sa santé, et sa nature
est telle qu'estant enchainee aux nerfs, arteres, veines, elle veut et y doit
demeurer selon cest ordre, duquel si elle est troublée, elle reçoit une douleur semblable à celle qui se fait de la playe, fodication, ou de la fracture. »
(I, 10, p. 69.)

Paracelse explique ensuite les accidents qui surviennent aux
plaies par le combat que se livrent les éléments minéraux internes
et les mêmes éléments externes.

Voici maintenant un spécimen des remèdes souverains que
notre auteur employait dans les affections chirurgicales. Ce qu'il
y a de bon dans ces nombreuses recettes se retrouve dans les
traités de chirurgie du temps.

« *Pour la contorsion, spasme, et tetane.* — ℞ Sandal de mer, amigdales ou amandes de lieures; soit faicte poudre, de laquelle on donne à boire auec de l'eau de basilic : si les spasmes vouloient revenir apres la premiere potion, donne leur la seconde, *tu la pendras au col du malade, et luy donneras en la main iusques à ce qu'elle soit bien chaude.* » (I, 13, p. 85.)

Ces absurdités sont heureusement rachetées par quelques conseils relatifs au régime des blessés et qu'on trouve dans le chapitre dix-septième. Au chapitre dix-neuvième, il y a aussi un assez bon traitement pour les brûlures, avec le blanc d'œuf, la cire et l'huile; mais il était déjà connu.

La théorie des ulcères, contenue au livre II de la *Petite Chirurgie*, repose sur la supposition qu'il existe naturellement et originellement dans le corps des sels plus ou moins corrosifs, terreux ou réalgaux; mais Paracelse a une façon à peu près incompréhensible d'expliquer la formation des ulcères, en raison de la présence des sels. Voici, en effet, ses propres paroles :

« Un vlcère ne peut pas être produit, si ce n'est par les corrosifs, et il n'y a pas de corrosifs en dehors des sels. Il est necessaire que tous vlceres prennent leur origine des sels, mais non certe de ceste façon que le sel se change, qu'il devienne meilleur ou pire, comme on se l'imagine pour les temperaments : c'est pourquoy il faut que vous sachiez que rien n'est rendu pire au corps, mais que le mal qui s'y trouue vient de la naissance. Le sel peut demeurer (c'est-à-dire sans produire de maladies) en son temperament, de façon que sa substance n'est nullement manifestée. » (II, 1, p. 134.)

Si les sels ne changent pas, ne se corrompent pas, ne deviennent pas pires, alors comment survient-il un ulcère? Paracelse ne le dit pas; d'ailleurs, l'eût-il dit, nous ne serions pas beaucoup plus avancés. Cependant il semble, quelques lignes plus loin, vouloir donner une explication à propos de certains sels, mais il n'est pas aisé de la raccorder avec le passage très-absolu que je viens de citer.

« L'origine de quelques autres vlceres se faict de ceste sorte : il y a quelques sels subtils et liquoreux qui se corrompent par leur propre subtilité, à cause qu'ils sont en des autres liqueurs, ou sont separez par apres en ceste façon. Le vin semble entier et bon et son sel n'est pas recognu en luy, à cause qu'il est doux, bon et tres-puissant en sa substance; le sel

est produict par apres en son tems par luy, et produict le tartre aux
costez du vaisseau ; ce tartre est un sel tres-aigu. Pareillement au corps la
liqueur qui luy est necessaire, par progrès de tems se tourne en telle sepa-
ration ; sa peau est le vaisseau auquel le tartre s'attache comme au tonneau, toutesfois auec sa difference , et ronge le corps. De même, le vin s'enai-
grit à cause que sa substance se sépare de luy, car il arriue autrement aux
liqueurs du corps qui sont diuersifiées cent fois au double ; lors qu'elles
tombent en semblable aigreur, incontinent le corrosif s'y trouue.

« Et ne faut pas que quelqu'vn s'estonne de la multitude des sels du
corps, veu que la varieté des vlceres du corps le demonstre également,
ce corps dans lequel toutes les generations des elements se trouuent. »
(*Ibid.*, II, 1, p. 136.)

A chaque espèce de sel correspond, non-seulement pour la
nature, mais pour la forme même, une espèce d'ulcère ; et si l'on
veut avoir une idée des assimilations les plus grossières en ce
genre, on n'a qu'à lire le passage suivant, extrait d'une des annexes de la *Petite Chirurgie*, annexe qui vient probablement des
leçons de Paracelse, et où l'on a décrit chaque ulcère en particulier, du moins les affections rangées sous ce nom.

« Les écrouelles viennent du sel de millet ; chaque trou a son centre
particulier ; et son opération est semblable à celle du sel lapille de grêle.
Lorsque l'alun se résout en eau il retourne en sa matière première et ensuite se cristallise de nouveau en grains ; chaque goutte fait son trou, et
l'alun demeure ramassé en la partie. » (III, 28, p. 285.)

Les ulcères sont guéris (au moins en théorie, car Paracelse
commet, dans la pratique, beaucoup d'infidélités à ses principes),
par l'usage des sels mêmes qui leur ont donné naissance. Cette
proposition pourrait être regardée comme une des origines de
l'homœopathie, mais origine très-détournée. En tout cas, un tel
père ne serait pas une bonne recommandation. Je conseille aux
homœopathes de chercher des ancêtres moins compromettants.

M. Malgaigne a dit, dans son *introduction* aux œuvres d'Ambroise Paré, que la *Grande Chirurgie* est « plus calme et plus
sensée » que la *Petite Chirurgie* ou *Berthéonée. Plus calme*, ce
n'est même pas juste, comme nous l'avons déjà vu ci-dessus (1)

---

(1) Page 368, et *Grande Chir.*, II, II, 11 et 12, à propos de l'*Archée* qu'il appelle aussi *Vulcain* ou le *fondeur*, le *destructeur des corps*.

et comme on peut s'en assurer dans maints chapitres où Paracelse compare ses confrères à des pourceaux ; *plus sensée*, cela n'est pas acceptable non plus, car cette *Grande Chirurgie* repose sur les mêmes principes que la *Petite :* ce sont toujours les sels qui engendrent et guérissent les ulcères ; c'est toujours aussi l'exaltation de la vertu curative essentielle du *baume* naturel ou *mumie*, à laquelle les médicaments servent d'aliment pour qu'elle remplisse bien son office. Les extraits suivants, relatifs également aux ulcères, le prouvent surabondamment (1).

Après avoir rappelé que le chirurgien, comme le médecin, doit être parfait en philosophie, astrologie, alchimie et médecine, Paracelse continue en ces termes :

« Finalement (2) ie monstreray comment le ciel est cause efficiente de plusieurs vlceres par sa puissance attractrice. Nous voyons que l'aimant, l'ambre, le mastic, les resines et plusieurs autres choses, attirent le fer, la paille et choses semblables. Ainsi il y a plusieurs estoiles au ciel qui attirent et amenent de l'interieur de l'homme iusques à l'exterieur ce qui estoit caché au dedans qui leur est familier, soyent humeurs ou autre chose : car il est bien certain qu'il n'y a rien dedans la concauité de la lune, qui ne soit contraint de communiquer aux estoiles quelque chose de sa nature, à son grand detriment et dommage, de même que nous voyons que le soleil tire l'humide des choses humides, et les seiche par ce moyen, ainsi chacune estoile tire quelque chose du corps sur lequel elle domine, et cela fait on voit que le corps se meurt. Il est bien certain que ceux qui y prennent garde ne couppent iamais le bois, et ne fouyssent la terre qu'ils n'ayent premierement consideré la position du ciel, d'autant qu'ils n'ignorent pas que la vermoulure et autres vices en dependent. L'experience a aussi enseigné que la pierre de saphir ouure l'antrax ou le charbon par son attraction iusques à faire vlcere manifeste. Or si la nature de ces pierres est telle, pourquoy n'attribuera-t-on pareille force aux astres, assauoir qu'ils font le charbon, l'antrax, les apostumes et autres maladies, veu que les pierres n'ont telle vertu que des astres. »

L'implacable ennemi des anciens, Paracelse, recommande pour les ulcères une pratique qui se rattache directement à la

(1) J'emprunte, en la modifiant parfois, la traduction à Dariot (2ᵉ édit., Paris, 1603). Comme les chapitres sont courts, je n'ai pas indiqué les pages. Le premier chiffre indique le *livre*, le second le *traité* ou *partie*, le troisième le *chapitre*.

(2) *Grande Chirurgie*, II, ii, 14. — Voyez aussi plus haut, p. 373.

théorie des flux catarrhaux. Comme on voit souvent, dit-il (1), que les parties supérieures envoient leurs excréments aux inférieures, et qu'ainsi il arrive que des ulcères naissent aux jambes, quand l'origine du mal est en haut, il convient d'arrêter le flux, soit en incisant, soit en cautérisant, soit en liant les veines, et même les *nerfs* (parties fibreuses), au-dessus-du genou. Il y met toutefois une restriction : on a recours à ce moyen seulement dans les cas où les matières des parties supérieures pèchent par quantité, et non par une qualité vénéneuse ; autrement ces excréments vénéneux, n'ayant plus de cours, pourraient ou remonter au cœur, ou s'exaspérer sur place et mettre l'individu en danger de mort, inconvénient qui n'a pas lieu si les matières ne sont que surabondantes.

Voici un autre échantillon des théories de Paracelse sur les ulcères qui sont produits par le *chaos* ou l'air qui est en nous :

« La theorique (2) et speculation du grand monde nous enseigne que la retention des vents et de l'air peut faire des vlceres. Or l'air est vn certain chaos qui contient en soy la cause de corruption. Donc l'air exterieur qui est enuironné par le firmament, est reserré dedans sa circonference, et là en trauersant toutes choses qui y sont contenues, il agit en l'homme pareillement : car puis qu'il est cause de la corruption, voire que luy mesme estant corrompu, conçoit vn venin, lequel il communique apres à tous les corps qu'il attouche : de là, la pourriture vient és pommes, la vermolure au bois, les vlceres aux hommes. Ainsi la peau de l'homme est le firmament du petit monde, dedans lequel le chaos (*l'air*) est contenu, chaos qui est corruptible tant de soy-mesme que par celuy du grand monde. Les vlceres des parties interieures naissent de ceste corruption, lesquelles sont plus frequentes et plus malignes que ne sont celles du dehors : car le sentiment y est plus aigu, ioinct que les excremens et immondicitez s'y amassent plus aisement. Or la generation de la putrefaction se faict quasi en ceste maniere : aussi tost qu'vne partie a conceu ce venin, aussi tost elle commence à s'enflammer et à suppurer, et de là l'vlcere demeure, toujours à l'interieur, sans soy manifester au dehors, ce qui faict que telles maladies sont perilleuses, et sont estimees estre incurables et mortelles. »

• Les opinions de notre auteur sur la lèpre ne sont pas plus acceptables :

(1) *Grande Chirurgie*, II, III° traité, III° partie, chap. 5.
(2) *Grande Chirurgie*, II, II, 24.

« Pour auoir plus ample intelligence de la ladrerie (1), il faut auant toute chose obseruer la difference qui est entre la putrefaction lepreuse et les autres. Car le corps ladre est pourry, priué de baume et de sel : ayant neantmoins la vie auec le soufre et la liqueur. Mais les autres pourritures aduienent sans la mort du baume, ou du sel, ce qui est cause qu'on les estime moins perilleuses. Il faut donc sçauoir que quand le baume n'a plus de vie, que le sel est aussi perdu, les autres deux, assauoir la liqueur et le soufre commencent de trauailler selon leur naturel et condition, et engendrent ainsi ce que nous nommons lepre et ladrerie. L'affection toutefois et maladie de lepre est telle, que combien qu'elle puisse de sa nature aduenir à tous les animaux et les apprehender, toutefois elle a coustume de s'attacquer à l'homme seul : ou parce que l'homme seul est destiné à telle corruption, ou parce que c'est l'effect de certaines viandes : d'où nous voyons que les pourceaux, lesquels entre tous les animaux aprochent l'humaine nature de plus pres en temperament, ne sont pas pour ceste occasion asseurez de ce mal. Ie n'estendray pas d'auantage ce discours touchant la ladrerie de l'homme, parce qu'on ne l'en peut preseruer, ni la guerir quand elle est faite. »

Écoutez maintenant comment et avec qui Paracelse a fait son éducation pharmaceutique :

« Dés ma ieunesse (2) desirant fort d'aprendre, i'ay diligemment estudié sous des maistres excellens, qui estoyent exactement versez en la plus retiree et secrete philosophie, qu'ils nomment philosophie adepte ou acquise. Or mes maistres ont esté premierement Guillaume Hohenhemius mon pere, qui a eu tres-diligent soin de moy, et plusieurs autres, qui m'ont fidelement enseigné sans rien me cacher. Mais auec ce i'ay esté aidé par les escrits de plusieurs grands personnages, la lecture desquels m'a beaucoup profité, assauoir ceux de Scheyt Euesque de Sergach, d'Erard Lauautal, Nicolas Euesque d'Hypponense, Matthieu Schacht, le suffragant de Phreysinge, l'abbé Spanhain, et ceux de plusieurs autres grands chimistes. I'ay esté auec ce beaucoup enrichi par plusieurs et diuerses experiences, que i'ay aprins des chimistes, desquels pour honneur, ie nommeray le tres-noble Sigismond Fucger de Schwak, lequel a beaucoup adiousté à la chimie, et la fort enrichie, ayant entretenu à grans frais plusieurs seruiteurs, qu'il y a fait trauailler. Ie ne reciteray pas les autres, de peur que je ne sois trop long. Parquoy puisque ie suis premierement fourni d'experiences, et que i'ay la cognoissance tant de la vraye philosophie que de l'art vulcanique et du corps phisic, i'ay à bon droit entreprins de corriger les fautes. »

(1) *Grande Chirurgie*, II, ii, 20. — Voyez, pour l'affinité de la lèpre et de la syphilis, la préface de la III° partie de la *Grande Chirurgie*.

(2) *Grande Chirurgie* I iii, 1.

« S'ensuiuent les simples desquels on prepare la teincture : l'or, le mercure, l'antimoine, le sel des philosophes, le baume, le coral rouge, la mumie, la melisse, la chelidoine, la valleriane, la germandree, la chichorée, l'asclepias. »

Voici maintenant quelques passages du même ouvrage relatifs aux plaies récentes :

« Parquoy le chirurgien se souuiene, que ce n'est pas luy qui guerit les playes, mais que c'est le propre baulme naturel, qui est en la partie mesme. Ce ne seroit donc pas faute legere, si le medecin s'atribuoit la guerison : car l'office du chirurgien est d'auoir soin de conseruer nature en la partie offencee, et garder que la playe ne soit point irritee par les causes externes, tellement que la puissance curatrice du baulme ne soit point empeschee, ains qu'elle estant aydée par l'industrie du medecin puisse faire son office sans empeschement aucun : et qu'on puisse iustement dire, que le chirurgien est seur et bon gardiateur du baulme naturel (1) : et parce nous dirons que le chirurgien est la garde et defence de la nature du baulme radical, à l'encontre de l'action des elements exterieurs. » (*Grande Chir.*, II, I, 2.)

Le précepte d'écarter des plaies tout ce qui peut les irriter, et, plus bas, celui de les tenir en grand état de propreté, sont excellents, mais ne sont pas nouveaux. Puis il faut remarquer qu'il semble bien inutile, pour un chirurgien qui a tant de confiance dans les effets de la nature, de substituer aux vieilles formules des formules qui ne sont guère moins compliquées (2). Les chirurgiens modernes sont beaucoup plus conséquents avec leurs principes en cherchant, autant que possible, à obtenir la réunion immédiate des plaies simples, et, en évitant, autant que possible, pour les plaies récentes compliquées, l'emploi des formules

(1) « Ie desire encores que tu sçaches, qu'il ne se peut ni doit faire aucune guerison par putrefaction : parquoy les playes se doiuent guerir par choses qui resistent à la pourriture, d'autant que les remedes qui guerissent les playes, representent le sel. Or le sel est un certain baulme exterieur, lequel se doit preparer et extraire des choses qui contiennent la nourriture de la partie blessee, soit des entrailles, des nerfs, des os ou des iointures. Voila nostre *diuine* methode (une vraie humilité cette fois !) sans laquelle il est impossible qu'aucun acquiere honneur en medecine. » (I, I, 5.)

(2) Voyez, pour ces formules et leur préparation, la plus grande partie du livre II.

galénico-arabiques. Aussi nos modernes ne pourraient sanction-
ner le précepte suivant :

« Ie desire aussi que cy apres les chirurgiens quittent leur commune
façon de coudre les playes, et de les couurir apres cela de blancs d'œufs
auec bol ou farine, parce que telle façon est entierement contraire à nature (1). C'est donc folie de s'y arrester veu que nature requiert seulement
que la playe soit preseruée de pourriture, et aydée par medicamens comme
a esté dict, pour estre dechargée de ces excremens chacune fois qu'on
visite. » (I, 1, 2. — Voy. aussi le chap. 14.)

Trouvera-t-on la preuve d'une connaissance de l'anatomie et
d'une science chirurgicale dans ce calcul ridicule sur la profondeur des plaies où il n'est pas question de la nature des parties
entamées?

« Il est certain que le membre qui est entierement couppé, ou tellement qu'il ne tient plus qu'à la peau, ne se guerit iamais. Toutefois le
iugement des playes profondes sera tel : le diametre du bras (pour seruir
d'exemple) estant diuisé en dix parties, si le bras est couppé outre le neufiesme point, on ne s'en pourra iamais aider encores qu'on le fist reprendre : mais il y aura plus d'esperance de salut, si la profondeur de la
plaie n'atteint iusques au neufiesme point, ains qu'elle ne penetre qu'au
huictiesme ou au septiesme ou encore moins. » (I, 1, 3.)

Que dire encore des réflexions de Paracelse sur les plaies
des nerfs, des tendons et des joint ures?

« Les playes des parties nerueuses ne sont iamais cause de paralisie, si
ce n'est par la faute du medecin : car le nerf couppé, ni le ligament, ni
le tendon, n'est point de resolution comme estant nerf, ligament ou
tendon, ains par faute qui a esté commise en la façon de vivre, administration des medicamens, ou autrement. Celles qui sont aux iointures se

(1) « I'ay souuenance d'auoir vne fois esté present à la cure d'vne playe, où
i'oyois les barbiers qui disoyent et concluoyent de la coudre auec du filet de cordonnier et des sayes de porceau, parce qu'ils craignoyent que la soye ne fust pas
assez forte : par où on peut iuger et cognoistre l'ignorance et stupidité de tels personnages. Mais quant à toy, voici que tu feras : donne ordre à ce que tu sois fourni
de bons remedes suiuant nos preceptes, et en vsant comme l'auons enseigné tu
laisseras faire nature, et tu luy verras coler et faire reprendre les nerfs, ligamens,
tendons, la peau, et la chair, sans y faillir, pourueu que tu y appliques nos remedes
legitimes. » (I, 1, 14.)

guerissent aisement, pourueu qu'il n'y ait point de perte d'os ; toutefois il
les faut soigneusement gardor à ce qu'inflammation et flegmon n'y sur-
uienne, parce que si cela aduenoit, il osteroit l'esperance d'vne entiere
guerison. » (I, ı, 3 et ıı 17 ; III, ı, 1.)

On pourrait au moins approuver notre auteur lorsque, dans
le même chapitre, il semble conseiller de traiter les diathèses en
même temps que les plaies qui viennent les compliquer ou qui
en sont la conséquence, si sa phrase était plus claire et s'il ne
mettait pas aussitôt de la partie les spéculations astrologiques
(I, ı, 4, 5 et 6; et II, 8, 14) (1). On remarquera aussi (I, ı, 8)
des idées de bonne femme plutôt que de médecin sur les plaies
empoisonnées ou venimeuses.

Lors même que la *Grande Chirurgie* serait, comme le dit M. Malgaigne, plus calme que la *Petite*, elle n'est certes pas plus modeste :

« Encores donc qu'aucune fois les playes semblent estre difficiles et re-
belles au traictement, toutefois vous cognoistrez qu'elles obeiront toutes
à mes remedes et seront gueries. Ie desire encore d'auantage, que le chirurgien aye des propres remedes aprestez pour toutes les parties du
corps : car les empiriques ont toute gastée la medecine en appliquant à vne partie du corps les remedes qui ont gueri vne playe en vne
autre partie (2). Ces bonnes gens en mesprisant mes remedes se de-
fendent, disans qu'auant que ie fusse on guerissoit les playes. Je ne nie
pas qu'on ne l'aye fait deuant moy, mais ie dy que de mile blessez que
i'ay traicté auec mes remedes en vne armée apres vne grande bataille,
il n'y en a pas vn (autant que nature le peut permettre) qui ait esté frustré
de son attente, ou que j'aye perdu. Les médecins ou barbiers au contraire
en ont à grand'peine gueri vn sur vingt. Pour ceste cause i'ay opinion que
ce mien dessein sera approuué par les gens sages. » (I, ı, 10.)

« Ie publie et presche l'alchymie qui prepare les medecines secretes
par lesquelles on guerit les maladies qu'on tient pour desesperées ; puis
donc qu'ils en sont ignorants, mes confreres ne doiuent estre appellez ni
chymistes ni medecins. Car les remedes sont entre les mains et en la
puissance des alchymistes ou des medecins : si en celles des medecins les

(1) « L'intention de celui qui veut guerir doit être de combattre les étoiles, et
non de purger les humeurs. » (*Grande Chir.*, II, ı, 11.) Voilà certes qui n'est pas
sensé. Cela est précédé par toutes les rêveries sur la relation des ulcères minéraux
avec les remèdes minéraux de toute sorte.

(2) Comme si c'était d'après la partie seulement qu'on déterminait le genre de
remèdes !

alchymistes les ignorent : mais si c'est en celles des alchymistes, les medecins ne l'ont pas aprinse et ignorent les remedes par consequent. Comment meritent-ils donc d'estre louez. » (I, 1, 13.)

« Les anciens alchymistes(1) ont esté si diligens et industrieux à cercher et trouver des remedes, qu'il me semble n'estre impertinent, ni mal fait d'en discourir : car encores qu'ils n'ayent pas tousiours atteint le but auquel ils visoyent, toutefois il est manifeste, que leur labeur a descouuert de grans secrets en la médecine. Ils ont essayé de changer les plus vils metaux en autres plus précieux, c'est assauoir en or et en argent, ce qu'encores que ie ne die pas estre impossible à nature, il est certain toutefois que telle transmutation est enueloppee de plusieurs difficultez. Il n'y a personne qui doute, et qui ignore que le fer ne soit changé et transmué en cuiure, et le cuiure en plomb (!) Eux donc ayans obserué ceste admirable transmutation, ils l'ont voulu transferer en l'art de medecine : et comme il aduint vne fois qu'estans mal soigneux de leur teinture, ils en laisserent tomber en terre, laquelle fust tost apres deuoree et auallee par des poulles, ausquelles les plumes tomberent dans peu de temps, mais puis apres il leur en reuint des nouuelles plus belles que les premieres : (ce que ie peux moi-même tesmoigner.) Ils voulurent scauoir et experimenter si elle consumeroit ainsi ce qui seroit de mauvais et superflu au corps humain, et ensemblement osteroit et arracheroit la cause et racine des vlceres : lequel essay n'a esté infructueux. » (II, 1, 5.)

Il est certain que, dans divers chapitres, on trouve un emploi très-hardi, et quelquefois rationnel, des corrosifs minéraux ; mais rien de cela n'est dirigé par la science des indications et par une clinique régulière ; surtout rien de tout cela n'est aussi nouveau que Paracelse le prétend parfois. L'usage des huiles chaudes est également très-peu recommandable (2).

« Tu ouyras souuent des chirurgiens qui se vantent de pouuoir remettre le nez qui aura esté trouué en la neige trois iours apres auoir esté couppé, ou bien les doigts, et autre chose admirable. Et me souuient qu'estant en certain lieu, ie vis un barbier qui remit et attacha auec certain ciment l'oreille d'vn à qui elle auoit esté couppee, de quoy plu-

---

(1) Si Paracelse ne rend pas justice aux médecins, il montre quelque égard pour les alchimistes. Voy. aussi ch. 8, sur l'abus du mercure employé contre toute espèce d'ulcères qui ne sont pas des ulcères véroliques.

(2) On sait que le hasard a conduit Ambroise Paré (Œuvres, édit. Malgaigne, t. II, p. 127) à proscrire l'emploi de ces huiles dans le traitement des plaies par arquebuses.

sieurs s'esmerveilloyent, mais la gloire et renommee dudit barbier ne dura guere qu'elle ne fust tournee en blasme et moquerie : car le troisieme iour l'oreille tomba lors qu'elle commença de suppurer, tellement que le barbier fut faict la fable du peuple. Mais qui pourroit approuuer vne telle iactance ? » (*Grande Chir.*, I, III, 4, I, J, 1.)

Paracelse, qui plaisante si bien ses confrères, devait se rappeler qu'il traite de très-graves maladies par des amulettes ; la jactance est de son côté autant que de celui des barbiers.

L'appareil que Paracelse préconise pour maintenir les fractures, et les préceptes qu'il donne pour leur pansement, ne me semblent pas devoir être pris en grande considération par nos chirurgiens ; ils y découvriront toutes sortes d'inconvénients.

« Nous desirons et requerons que la fracture soit traictee et bandee chacun iour deux fois, tout ainsi que les autres playes, et qu'on n'vse point de cuissinets ni d'atelles, ains de nos instrumens, c'est assauoir des cercles de fer attachez à des auis (comme l'auons monstré à aucuns de nos disciples et qui ne se peuuent aisement declairer par escrit). Auec ces instruments, tu conserueras les rompures apres qu'elles sont remises, fort aisement en leurs places. Car ceci sera vn precepte general en toutes fractures simples ou composees : assauoir qu'il les faut desbander et y appliquer les medicamens et puis les rebander deux fois chacun iour, afin de vantiller la chaleur et donner air au membre blessé : et toutefois il ne faut pas que la fracture se remue, ni qu'elle soit serrée auec astelles : car si d'auanture on meprise nos preceptes, et qu'on ne les obserue pas, ains qu'on astelle le membre suiuant la commune façon, et qu'on le lie serré, il y a danger qu'il n'en aduienne beaucoup de maux, comme il faict bien souuent, assauoir inflammation en la partie ; voire aucunefois gangrene et pourriture ou la mort, selon la diversité des lieux offencez, la grandeur du mal et des accidens (1). Or il faut garder sur tout, que le membre ne tombe en discrasie et intemperature, parce que difficilement on oste la pourriture qui la suit ; ains se tourne souuent et conuertit en fistules ou vlceres profondes et puantes. Ce qui sera commodement évité, si (apres auoir donné ordre à la maniere de viure), on visite et desbande le mal deux fois chacun iour, sans attendre à le debander iusques au troisieme iour, comme ont coustume de faire les vulgaires chirurgiens. Et encore qu'aucuns guerissent en ceste façon, il vaut mieux toutefois suiure nostre methode ;

(1) Sans doute tous ces accidents peuvent résulter d'une déligation mal faite, mais non d'un pansement pratiqué suivant les règles de l'art, et bien surveillé.

pour euiter les grans maux qui en aduiennent quelquefois. La cause
pourquoy nous desirons qu'on n'astelle point le membre duquel l'os est
rompu, est, que nous les pouvons mettre et remuer facilement, sans
oster l'os de sa place en laquelle il auoit esté remis : outre que l'vsage
des astelles, requiert une forte et estroicte ligature, et la quantité
et force d'icelles excite presque touiours des intemperatures et phlegmons. Outre ce il aduient souuent, que l'enflure qui aura esté faicte et
excitee par le phlegmon sera abaissee le matin, quoy aduenant, il est
impossible, que les bandages ne se laschent, et que l'os (par ce moyen)
ne sorte de sa place... Au reste, sçachez qu'il n'y a pas fort grand artifice
à guérir les coupures des os, principalement en ceux qui sont jeunes, et
que la simple racine de consolde cuite, broyée et appliquée sur le
membre, engendre le callus. » (I, III, 4.)

« L'instrument sera mis en usage comme s'en suit. Premierement, il
faut bien environner les anneaux de cotton ou de soye, ou autres linges
mols et délicats, principalement par le dedans, afin qu'on ne blesse le
membre en le serrant. Puis il faut accommoder lesdits anneaux avec les
verges et potences, en sorte qu'il ne faille qu'ouvrir les deux anneaux pour
embrasser le membre. Et après qu'on aura estendu ledit membre blessé,
et que les os seront remis en leur place, il le faut embrasser avec ledit
instrument avant que le lascher, accommodant proprement les anneaux
selon la commodité du lieu, en mettant le bout des verges qui passe les
anneaux et est en la vis, devers le haut ou le bas selon la plus grande
commodité ; et à ceste cause il faut que les appendices des anneaux soient
tellement percez, qu'on y puisse mettre tel bout des verges qu'on voudra.
Et l'ayant accommodé en sorte que les deux anneaux soient proches des
deux extrémités de l'os rompu, alors il les faut serrer avec leur vis et
escroue, autant qu'on verra estre nécessaire, pour garder que l'instrument ne passe outre la teste de l'os... — Le membre estant ainsi tendu,
il est bien aisé de voir si l'os est bien mis et arresté, et de le mettre bien
si ja il ne l'est; d'y appliquer les médicamens propres, à telle heure et
en tel temps qu'on voudra sans crainte que l'os se remue, et le bander
et le desbander sans addition d'astelles. — Il ne faut pas oster l'instrument de sa place, ains faut lascher un peu les vis des anneaux seulement
(après avoir pareillement lasché celles des verges), afin que la chaleur
influente et le sang pour la nourriture puissent passer librement, et que
la partie ne demeure trop longuement serrée, tellement qu'à ceste occasion il n'y survinst des douleurs avec les autres inconvéniens qui sont
à craindre...—Il faut encore noter qu'on pourra faire fabriquer les verges
qui ne seront pas droictes, ains courbes par le milieu selon la figure du
membre auquel on applique l'instrument, tellement qu'entre la verge et
le membre il y ait distance d'environ deux doigts, afin qu'on le puisse
bander commodément; et se pourront faire en cette forme. » (Extrait de
Dariot, p. 94.)

Pour plus de clarté je donne, d'après Dariot (p. 93), la figure de l'appareil.

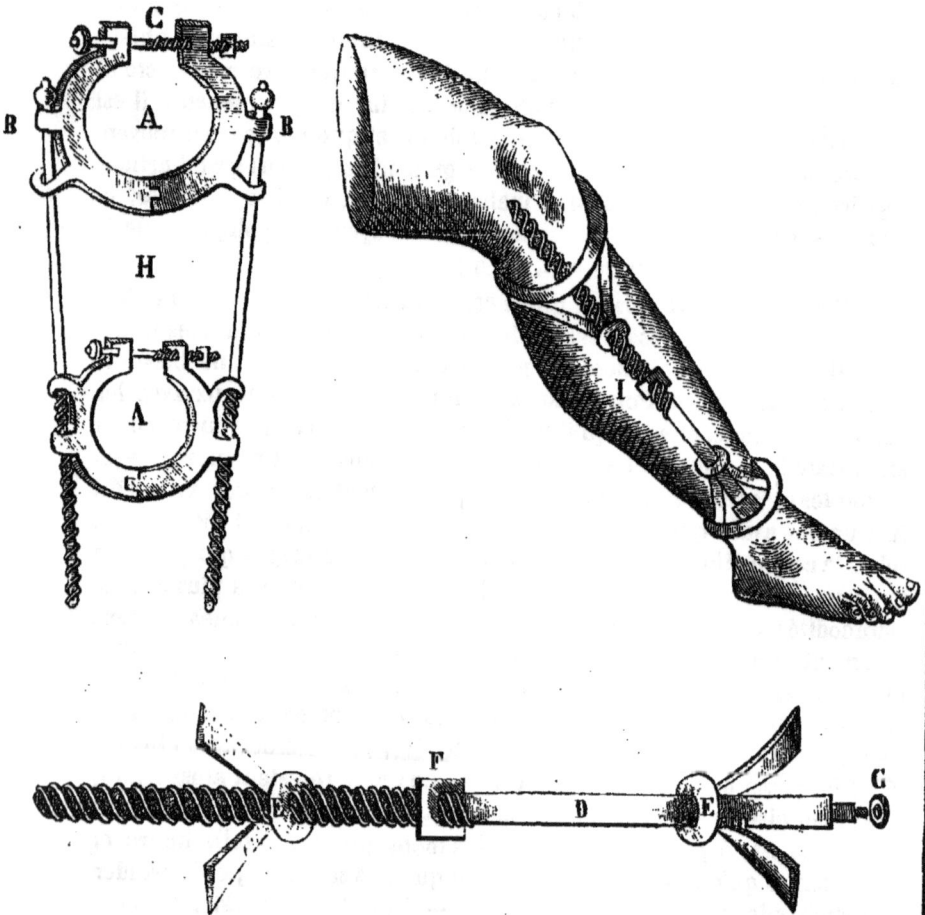

Explication des figures : A représentent les anneaux. — B sont les appendices qui sont à l'opposite l'une de l'autre, et sont chascune percées pour recevoir la pointe des verges. — C est la vis pour serrer l'anneau autant qu'on voudra, moyennant l'escroue qui est au bout. — D représente l'une des verges de fer. — E monstre les deux potences pour soustenir les anneaux quarrement. — F monstre l'escroue avec laquelle on pourra hausser l'anneau autant qu'il sera expédient. — G est le petit [escrouc] avec lequel la verge est arrestée en l'un des anneaux. — H monstre les anneaux adjancez avec les verges et potences, comme il doit estre quand on en veut user. — I représente l'instrument appliqué à une jambe pour tenir la greve qui estoit rompue.

Je ne multiplierai pas les extraits de la *Petite* ni de la *Grande Chirurgie*. Ceux que j'ai donnés établissent suffisamment ce qu'on doit penser de ces deux ouvrages ; le seul intérêt qu'il y aurait, mais c'est un intérêt d'érudition ou de curiosité, serait d'abord de déterminer ce qui est authentique ou faussement attribué à Paracelse dans les appendices de ces deux ouvrages, puis de rechercher ce qui vient des écrits composés, sur la chirurgie, par les contemporains ou les prédécesseurs de Paracelse. — D'un autre côté, comme les deux chirurgies sont traduites en français, il sera très-facile d'en prendre, si on le désire, une plus ample connaissance. Je veux du moins terminer par un passage qui prouve à quel point on peut se faire illusion sur ses propres défauts et sur ses mérites. Paracelse se vante d'être empirique, et, en même temps, il blâme le raisonnement dont personne n'a plus abusé que lui, malgré son « *empirisme* ».

« Comme il y a deux methodes, il y a aussi deux sortes d'escholiers : car les vns s'adonnent aux fantaisies et suiuent la leur, les autres ne suiuent que l'empirie (empirisme) qui seule est ioincte à la verite, au lieu que ce qu'on collige par ratiocination chancelle bien souuent : car nature peut et veut estre cogneuë par les seuls obiets des sens, sans qu'elle aye besoin de ratiocination, comme nous ne cognoissons pas par raison ce qui est caché dedans les entrailles de la montagne, ains par les sens, qui sont esmeus par ce qui se voit, et nous manifestent aussi et declairent la nature des choses.

« Ainsi il y a des ars admirables qui ont esté reuelez par le moyen de l'experience aux choses minerales, ausquels on n'eust iamais sceu paruenir par raison : d'où est aduenu que les metaux ont engendré plusieurs ars. Puis que donc la medecine demeure et s'arreste en nature, tellement qu'elle-mesme est la medecine, il ne la faut cercher ni aprendre autre part qu'en nature mesme, car tout ainsi que l'art du potier de terre a son estre de la terre et du feu : et celui du forgeur de fer est du fer mesme et du feu par le moyen du marteau : l'artifice de faire le verre est du feu et de la cendre : celui du drapier ou façonneur de draps est de la laine et du fuseau : celuy des orfeures est de l'argent ou de l'or et du feu : pareillement nature produit et engendre la medecine et tous les ars par l'experience sans l'aide de la raison. Ie desirerois que les sophistes qui forgent tout par leurs raisons en délaissant l'experience considerassent diligemment ces choses, afin qu'ils cessassent finalement d'offusquer et obscurcir la lumiere de nature : et qu'ils se souuinsent que le medecin a esté crée de nature par le feu : car le feu et le labeur descouurent les secrets de nature. Parquoy tout ainsi que les fondeurs tirent l'or et l'argent de la mine par le moyen du feu, ainsi les medecins doivent tirer des corps les secrets, les misteres, et excellentes essences par la séparation du pur d'auec l'impur, moyennant le feu et autres ars vulcaniques. L'homme aussi qui plus est, aide beaucoup à la generation du medecin : car il descouure de quels principes il est composé, par le moyen de la resolution qu'il fait des corps par le feu. Le medecin aprent du feu que c'est que l'homme et que c'est que medicament, et n'y a autre escolle que le feu, où on puisse aprendre la medecine. Parquoy possible qu'on cognoistra que nous n'auons pas dit sans cause au commencement de nostre traicté, qu'il y a double methode pour aprendre la medecine, et pensons auoir persuadé aux medecins et leur auoir donné occasion de penser à repurger la medecine des fautes qui la maculent (1). »

Il me reste maintenant à faire connaître deux traités, celui de la *grosse vérole*, en dix livres (2), et celui qui a pour titre : *Des ulcères et tumeurs contre nature*, en sept livres (3), traités que le texte original ou la traduction latine donnent comme des annexes ou des parties (*pars tertia* et *pars quarta*) de la *Grande Chirurgie*. Dans le second traité, la théorie minérale, touchant l'origine et la cure des ulcères, a reçu les plus amples développements ; on y trouve également la signature et l'astrologie. Ce simple énoncé nous dispense de réunir ici les extraits que nous avions préparés ; disons seulement que les charlatans et les rebouteurs semblent avoir puisé à pleines mains dans les livres que Paracelse a écrits sur les ulcères ou dans ceux qu'on a mis sous son nom.

L'importance du sujet m'engage à m'étendre davantage sur le premier traité.

« Pour réprimer et comprimer l'audace de ceux qui, depuis plusieurs siècles, par leur étalage orgueilleux, par leurs clameurs insensées et les

_____

(1) *Grande Chirurgie*, II, II, 1.

(2) Le traité en huit livres : *De l'origine, des causes, du traitement du mal français*, paraît apocryphe.

(3) *De tumoribus, pustulis ac ulceribus morbi gallici.* — *De ulceribus et tumoribus præter naturam, septem libris.* —Les préfaces de ces deux traités sont datées de Colmar, 1528. J'ai suivi l'édition latine de Genève, 1658, in-fol.

titres extraordinaires dont ils se parent (1), se sont sottement arrogé la direction de la médecine, j'ai résolu, lecteur bénévole, de dévoiler les erreurs innombrables qu'ils ont commises dans le diagnostic et le traitement du *mal français*. Quoique l'inutité de leurs remèdes soit si bien connue de tous aujourd'hui que, même si je m'abstenais d'écrire, personne n'aurait plus confiance en eux ; cependant, pour mieux mettre en lumière la vraie méthode de reconnaître et de traiter le mal français, je crois qu'il ne sera pas inutile de relever quelques-unes de leurs erreurs.

«J'appelle cette espèce de maladie mal français, du nom du pays où l'on rapporte qu'il a pris naissance ; les écrivains ont, en effet, coutume d'imposer aux grands événements un nom tiré de celui du lieu où ils se sont passés. On ferait preuve d'ignorance dans l'art médical si l'on prétendait que j'aurais dû donner à ce mal le nom de *pustules*, et on montrerait qu'on ne comprend pas que ce dernier est une appellation générique. Joignez à cela qu'il ne conviendrait pas d'adapter à une maladie nouvelle (tel qu'est le mal français) un nom ancien ; il ne m'appartenait pas non plus de substituer un nom nouveau à celui qui est en usage (2) : en conséquence, à l'imitation des Latins, qui appellent ce mal *semen gallicum*, je l'ai appelé, d'après les Français, chez lesquels il a pris naissance, *mal français*.

« Voici maintenant, en peu de mots, l'exposition du dessein que j'ai en vue. J'emploie les remèdes en usage et ceux qui me sont particulièrement connus, dont peu de personnes cependant sauront se servir avec succès. J'écris dans l'idiome allemand, parce que telle est l'instruction de nos médecins que c'est seulement à grand'peine qu'ils me comprendront dans cette langue, loin de pouvoir me comprendre si je me servais du latin ou d'un idiome étranger (3). Ce style est inusité, mais il est ainsi que le veut mon expérience. La nécessité me force aussi d'avoir recours aux remèdes et aux simples exotiques (4) si ceux qui sont en usage trompent mon attente. Ce n'est pas sans motif, enfin, que j'emploie des mots nouveaux. Les différences dans la médecine et la nouveauté du sujet l'exigent ; en effet, une maladie nouvelle entraîne, avec un nom nouveau, un nouveau remède et un nouveau médecin. » (*Morb. gallic.* praef., t. III, p. 102.)

(1) Il serait difficile de trouver, dans toute l'histoire, un médecin qui mérite plus de tels reproches que Paracelse lui-même.

(2) Quelle réserve pour un homme habitué à changer tous les noms, ou à les prendre tous dans une acception soit détournée, soit bizarre ! Voyez même quelques lignes plus bas, où notre auteur revient à sa prédilection pour les mots nouveaux.

(3) Quelle charité et quelle modestie : des médecins qui ne comprennent pas même leur langue maternelle ; un Paracelse dont on doute si jamais il a reçu une véritable éducation libérale !

(4) Contrairement aux principes exposés dans le *Paragran* (voy. p. 387-388).

Après quelques colonnes d'invectives contre la pratique des médecins de son temps (1), eu égard soit à toute la médecine, soit en particulier à la maladie vénérienne et à son traitement, surtout par le sain-bois, qui est devenu un objet de honteuse spéculation, soit à la recherche de ses causes humorales, Paracelse déclare que ces médecins allemands ou italiens sont incorrigibles pour trois raisons: ceux-ci, trop vieux, ne veulent plus rien apprendre; ceux-là s'occupent plus de remplir leur escarcelle que de guérir leurs malades; les autres, ennuyés par une nouveauté, sont si lâches, qu'ils ne veulent pas se déranger pour en prendre connaissance; puis il continue en ces termes:

« D'abord, sachant par les charlatans et les empiriques que le mercure était pour ces maladies un mystère souverain, vous avez mis toute votre confiance en lui; et pour dire la vérité, c'est au mercure seul que toute guérison est due (2), car la vertu mercurielle est seule apte à guérir,

---

(1) Voyez aussi, VII, I, les accusations portées contre les moines ambitieux et avides, particulièrement contre les *Chartreux* et les *Observants*, qui propagent le mal en vendant des remèdes détestables et impuissants.

(2) « Les vertus et proprietez du Mercure estans cognues et publiees, des sophistes sont incontinent suruenus, lesquels y ont adiousté beaucoup de choses pour obscurcir ces vertus, encores qu'ils dient que ce soit pour le corriger, mais elles y sont du tout inutiles: car la guerison entiere (et ie te prie de me croire) gist et consiste entierement au Mercure qui n'a besoin de correctifs. Ils ont ainsi chassé et osté son vray vsage, hors des mains de ceux qui exercent la medecine, tellement qu'on prend à ceste heure, le remede de la verolle, pour guerir toutes les ulceres: toutefois ie croy que chacun peut cognoistre auec quel danger cela se faict: car puis que ce ne sont pas ulceres de verolle, on ne les peut guerir auec les remedes qui luy sont propres. I'ay dit ceci expres, pour monstrer qu'il ne faut pas vsurper les remedes de la grosse verolle, pour guerir les ulceres, auec tel et si grand dommage du public, ains qu'il leur faut appliquer et à chacune autre maladie, leur propre et peculier remede. Car combien que les ulceres se changent aussi et se meslent auec autres maux, toutefois si ce n'est auec la verolle (voy. p. 458), il ne les faut iamais traicter auec ses propres remedes. Ie dy plus, qu'encores qu'on y vist quelque changement à cause de l'abus des femmes, toutefois il se faut abstenir de l'vsage du Mercure, tant qu'on ne voye point de manifestes signes de verolle en l'ulcere, parce qu'elle ne vient pas de causes naturelles seulement, ains elle a prins son commencement de la permission de Dieu: car tout ainsi que la peste n'est pas seulement cruelle naturellement, ains est enuoyee de Dieu pour punir son peuple, ainsi il faut estimer que la grosse verolle a esté enuoyee de Dieu pour punir cruellement les paillars, et villains adulteres; tellement que ie pense que ces faux Medecins sophistes

qu'on la tire des plantes (*voy.* plus bas) ou d'autres choses ; mais c'est dans la préparation que vous vous trompez. Comprenant avec raison que le mercure doit d'abord être éteint, vous ignorez cependant comment doit se faire cette opération : en effet, tant qu'il conserve la vertu d'entamer l'or, le mercure reste vif, et il est évident que ce n'est pas avec la graisse d'ours ou la salive qu'on peut l'éteindre ; mais comme ce sont les seuls moyens qu'on vous ait enseignés dans les Académies de France et d'Italie, jugez vous-mêmes si vous êtes dignes du titre de docteurs. Vous ne pouvez nier le mal que vous faites aux malades quand vous les traitez avec du mercure mal préparé, car si vous ne les tuez pas, vous les rendez paralytiques.... C'est encore une preuve d'ignorance que vous ne pouvez dissimuler, d'attribuer au vif-argent seul cette vertu minérale, comme si elle n'existait pas naturellement dans toutes les plantes et qu'elle appartînt uniquement à ce métal : ne se trouve-t-elle pas dans le tereniabin, dans les sauterelles, dans le galbanum (1)? Mais je parlerai des autres choses qui concernent la puissance du mercure quand je traiterai de sa préparation (2). Passons maintenant aux autres erreurs : la première qui s'offre consiste dans l'abus des médecines laxatives qui, en se mêlant au mercure, loin d'être utiles dans la déclinaison de la maladie, ne font qu'augmenter le mal et amènent enfin la mort. Par leur vertu, en effet, l'euphorbe et la scammonée, en pénétrant peu à peu dans l'intérieur du corps, dissolvent les facultés vitales, et la diminution successive des forces amène la mort. Non contents de cela, quelques-uns ont osé joindre l'arsenic aux laxatifs, et pour en corriger la vénénosité, ils ajoutent des préparations de pierres précieuses dont ils connaissent l'usage. » (*Morb. Gall.*, I, 8.)

Paracelse s'élève, dans les chapitres suivants, contre les fumigations de cinnabre, en grande faveur parmi les médecins de Montpellier et de Salerne (?), contre l'abus des lotions mercurielles, contre les corrosifs, qu'il emploie cependant lui-même (voy. liv. X); enfin, contre le gayac.

ont esté aussi envoyez comme executeurs des peines divines, pour tourmenter davantage ces paillars infames par leurs fausses guerisons. Au contraire il est certain qu'il n'y a que les causes naturelles qui agissent aux vlceres. » (*Grande Chir.*, II, 1, 8, trad. Dariot.)

(1) Cf. aussi VII, 11.—On voit bien par ce passage, et par plusieurs autres du même traité, que Paracelse, à de justes réflexions sur l'emploi du mercure, mêle aussitôt les propositions les plus étranges et qui tiennent à tout son système soit sur les propriétés occultes, soit sur la théorie minérale.

(2) Ces préparations se trouvent, mais en termes peu clairs, dans les livres VIII, IX et X; les mélanges sont souvent extraordinaires. Le point important à signaler, c'est que Paracelse veut qu'on prenne le mercure à l'intérieur (voy. p. 462).

Le deuxième livre est consacré à l'exposition des idées de Paracelse sur l'*anatomie* (1) et sur les relations de cette anatomie avec
la recherche de la cause matérielle des maladies. Dans le troisième,
notre auteur parle, sous le nom de *transplantation*, en partie de
l'origine éminemment contagieuse (2) du *morbus gallicus*, qui
renaît de lui-même, car la *transplantation* (3) de la maladie
vénérienne vient toujours de la luxure; toutefois, ajoute-t-il
malencontreusement (Ch. 1), il faut observer que la nature de ce
mal est telle, qu'il ne se transplante jamais dans aucun corps, à
moins que ce corps ne soit disposé à quelque autre maladie,
soit externe, comme sont l'esthiomène, le cancer, la morphée,
l'alopécie; soit interne, comme la fièvre, l'arthrite, la paralysie
(*voy*. plus loin, p. 460) d'où il prend naissance : il n'est pas nécessaire que la maladie préexistante apparaisse aux yeux ; une
seule et toute petite étincelle suffit pour allumer l'incendie ; en
conséquence, c'est la luxure qui *transplante* une maladie en une
autre. D'où il résulte qu'il y a des pustules esthioméniques de
vérole, d'autres paralytiques, quand les deux maux se rencontrent. Suivent des considérations, ou plutôt des divagations sur

(1) Voy. p. 370.

(2) « Considerons en la verolle d'où c'est qu'est venu son commencement, c'est
assauoir de l'impudique conionction et paillardise, d'un ladre avec une fille, qui
estoit desia infectee de bubons venereiques, laquelle a puis apres infecté tous ceux
qui se sont ioints à elle : et ainsi ceste contagion s'est esparse par tout, tout ainsi
que les mulets sont issus de l'accouplement des asnes auec les iumens. Mais au
commencement, le mal n'a esté contagieux que par le seul attouchement de la
conionction venereique. Et qui niera qu'à l'exemple de ceste verolle, il n'y ait eu
d'autres maladies meslees et accouplees ensemble, par la conionction impudique?
Veu qu'il est manifeste à tous, que l'vsage des femmes est cause, voire est la mere
et racine de plusieurs et diuerses maladies hereditaires. Parquoy si se ioignent auec
les ulceres, il faut vser de distinction, afin qu'elles soyent plus aisement gueries, par
les propres remedes qu'on y appliquera. Car l'experience a desia aprins, que le
Mercure est le souuerain et vnique remede, pour guerir toutes les vlceres qui sont
meslees auec la grosse verolle, et partant qu'il faut auoir recours à luy. » (*Grande
Chir*., II, 1, 7.)

(3) C'est-à-dire la communication d'un individu infecté à un autre qui ne l'est
pas encore. Ce mot *transplantation* signifie à la fois *transmission* et *transformation* ;
le vice de luxure étant transmis, et se compliquant avec une autre maladie pour
devenir le *mal français*; c'est une véritable greffe. — Voy. p. 360-361.

les divers genres de transplantations ou *greffes*; sur les transformations naturelles ou par putréfaction des espèces végétales et animales, sur les monstres, etc. Le quatrième livre est intitulé : *De morborum transmutatione;* j'en extrais les passages suivants :

« Il ne faut pas dire que le corps soit privé d'un *generatum* (faculté de produire); en effet, comme le monde extérieur, il fournit sa moisson, sa vendange, sa neige, son minerai (*Ertz*) d'où se forme cette *impression* renfermée sous la peau, qui fait les maladies internes, par exemple, la pleurésie au lieu de la putréfaction des fruits. De là vient qu'en tels temps de l'année, telles maladies apparaissent, de même qu'en certains temps la gelée et la grêle mettent en danger les produits de la terre (1). Comme une pomme sur l'arbre, ou autrement, se conserve en santé, ainsi en est-il du *generatum* du corps humain. » (IV, 1.)

« Maintenant (2) que je puis, comme médecin, faire connaître les causes et l'origine de l'épidémie vénérienne, d'après la nature du microcosme (vers laquelle j'ai coutume de tendre, comme à un but) et les véritables sources de la vraie médecine, je dis que le *mal français*, comme toutes les autres maladies, vient primitivement du temps, puis de la corruption du sperme ; alors (*quand apparut la maladie*), en effet, diverses espèces de métaux reçurent une certaine corruption du sperme. Ce qui le prouve, c'est que, depuis la création du monde, on n'a jamais vu une luxure plus grande, une plus grande licence et plus de dérèglement dans les mœurs que dans le siècle où l'on observa pour la première fois chez l'homme ce genre de mal : ce temps se rapporte à environ l'année du salut 1478.

« A moins de vouloir contredire à l'expérience, personne ne niera que la luxure ne soit la cause de ce mal. Disons donc dès à présent, et comme fondement certain de notre discussion, que le mal français vient, comme d'une cause *sine qua non*, du dérèglement des mœurs ; sur ce fondement nous établirons le reste de ce que nous avons à dire, en style médical, c'est-à-dire modeste et conforme à la lumière de la nature. » (IV, 3.)

« La communication du mal se fait ainsi : de même qu'une petite quantité de safran mêlée à l'eau contenue dans un vase change la couleur de toute l'eau, ainsi le mal contracté par les organes génitaux se répand peu à peu dans toute la substance du corps et le dévore tout entier (3). Mais on m'objectera qu'avant le temps dont nous parlons, les

(1) Rarement Paracelse peut trouver une idée juste, par exemple, qu'il y a des maladies saisonnières, sans y mêler des idées extravagantes.

(2) En allemand le texte est beaucoup plus long dans tout le traité, mais le sens est le même, cependant j'ai cru parfois devoir compléter le latin par l'allemand.

(3) Ce sont là des vues justes; celles qui suivent n'ont aucune valeur; mais Paracelse n'est ni plus ni moins instruit que ses contemporains sur les origines du mal

hommes et les femmes se sont communiqué mutuellement, par les rapprochements sexuels, des maladies contagieuses, et que cependant on
n'avait rien vu de semblable au *mal français*; je réponds en peu de mots
que de mémoire d'homme on n'avait vu un pareil déréglement dans
l'usage de Vénus, et capable de faire naître un tel mal, que dans ce siècle
où apparurent pour la première fois les pustules françaises. Il est donc
hors de doute que le mal français est un mal formé d'affections contagieuses de toute espèce, de même que nous voyons quelquefois les peintres
former une seule couleur du mélange de plusieurs autres. Que si quelqu'un prétend que ce mal a été infligé par le ciel aux hommes, je n'y
contredirai pas entièrement (1), mais ici nous traitons des causes naturelles, non de celles qui sont supérieures à la nature. » (IV, 4.)

« Puisqu'il est convenu que cette maladie est produite par la réunion
d'autres maladies, il est évident qu'une personne saine ne peut être
atteinte de ce mal, mais qu'il faut nécessairement qu'elle soit dans un
état morbide (2); et il n'est pas nécessaire qu'elle soit affectée de pustules; toute autre maladie y suffit, quelle qu'elle soit : car la luxure
facilitant la complication par la contagion, la maladie se transforme en
pustules (3). Quelques exemples éclairciront ce sujet. Soit un goutteux
qui s'unisse à une femme dont l'utérus soit en proie au mal, le goutteux
pendant l'acte attirera à lui le poison injecté par son prédécesseur : il
s'ensuivra des nodosités, des paralysies, et les symptômes qui accompa-
gnaient la paralysie deviendront ceux du mal français; si les symptômes
de la goutte durent plus ou moins, rapportons-en la cause à la gravité de
la transformation. Si quelqu'un est en proie à un ulcère rongeant et a
commerce avec une femme infectée, comme l'effet de l'ulcère est d'ul-
cérer, il naîtra des ulcères français. De même le mal français change la
colique en paralysie, la teigne en pustules, etc. Réciproquement, si une
autre maladie contagieuse, comme la matière goutteuse, la salure ou la
douceur de l'ulcère, ou autres choses de cette espèce, se communiquent
par le congrès, le mal deviendra composé et apparaîtra accompagné de
divers symptômes, de pustules, ulcères, duretés, etc. Il en est de même
de la morphée et de la lèpre, car toutes les matières se transforment sui-

---

vénérien. On voit seulement par son livre, et par ce qu'il dit du gayac, que l'idée
de l'origine américaine n'était pas encore très-répandue. Il ne semble pas croire
non plus que la maladie puisse venir de la seule influence céleste ; c'était, dit-il
quelque part, un bruit que les personnes intéressées avaient fait courir au début
de la maladie, pour dissimuler leur paillardise. — Voy. p. 461.

(1) Voy. p. 407, et p. 456, note 2.

(2) Voy. plus haut, p. 458 et note 2.

(3) Il est difficile de trouver ici une idée nette des complications de la vérole avec
d'autres diathèses. — Paracelse *entrevoit* parfois, mais il n'est pas assez instruit et
il est trop prévenu par son système pour *voir*.

vant la variété de la luxure, et doivent nécessairement produire l'infection du sperme, qu'elle vienne d'une maladie physique ou d'une maladie
chirurgicale : car si d'abord on n'y voit qu'un prurit, un érysipèle, une
gonorrhée (*profluvium* dans le texte) ou une *cambuca* (*bubon*), bientôt cette
transmutation se résout dans la semence ; par cette résolution en effet et
ce mélange, en vertu d'une sorte de conjonction, elles se transforment
en un produit médian, c'est-à-dire en pustules, sans perdre cependant les
signes, la forme, la nature, etc., de l'affection qui s'est mêlée. » (IV, 5.)

« Il y a des maladies qui pendant vingt ans s'étant manifestées par des
signes douteux, mais étant négligées par les malades eux-mêmes et les
médecins, font explosion tout à coup ; d'autres, quoique ayant couvé
longtemps, ne se montrent pas complétement et sont absorbées spontanément par la nature, ou bien elles se transfigurent en une maladie analogue. Si une maladie de cette espèce se présente, il sera du devoir du
médecin de reconnaître sa nature d'après les signes qu'elle fournit.
Comme la luxure est pour quelque chose dans l'acte, alors les maladies
qui occupent le corps se résolvent ou se dissolvent par l'appétit [vénérien],
et passent avec le sperme dans un autre corps, celui de la femme ; mais
ce n'est que par la force qu'on peut les résoudre. Après donc que le mal
a pénétré ainsi dans le sperme ou dans ce qui a été produit par le
sperme, il devient héréditaire jusqu'à ce qu'il soit peu à peu absorbé
après plusieurs générations : je dis absorbé peu à peu, parce qu'il n'y a
rien sur la terre qui ne prenne fin, ni la santé, ni la maladie, ni la mort
même. Notons donc que la semence contient le sperme avec toute sa
malignité, et que de ce sperme naissent toutes les maladies et les impressions ; c'est par conséquent un principe de maladie dans l'enfant, et
c'est pour cela que les enfants sont attaqués de maladies qui devaient se
montrer chez leurs père et mère (1) : de sorte que la lèpre, le mal français, l'asthme, la péripneumonie et mille autres maux que la plume est
impuissante à décrire et qui attaquent les enfants, sont un signe certain
de la santé des parents. » (IV, 7.)

« Nous recommandons instamment à ceux qui voudraient discuter les
causes du *Morbus Gallicus*, comme nous l'avons fait jusqu'ici, de s'instruire d'abord à fond sur les causes des autres maladies ; puis ils expliqueront par des principes pris de la nature même des choses, comment
la transformation se fait [en mal français] par la luxure ; car il n'est
pas question maintenant des maladies envoyées par le ciel. Je ne puis
admettre qu'une seule cause de ce mal, notre déréglement dans les actes
vénériens, puisque l'expérience nous apprend qu'il n'attaque que ceux
qui usent immodérément de ces actes (2). » (IV, 9.)

(1) Voilà au moins quelques bonnes paroles !

(2) Encore une réflexion fort sensée, malheureusement contredite dans d'autres
ouvrages.

Au chapitre 6 du livre V, on parvient à démêler cette proposition remarquable :

« Toutes les fois qu'une maladie quelconque [de la peau surtout] présente un caractère de malignité plus grand que de raison, il faut soupçonner l'intervention du mal français. »

Les livres cinquième et sixième sont consacrés à l'étude des symptômes ou complications que présentent les diverses formes de la syphilis. On remarquera d'abord que la forme pustuleuse a conservé toute son importance; puis au chapitre second du livre VI il est évidemment question de la *gonorrhée (per penem lacteus succus vel pus redditur)*; le nom n'y est pas, mais la chose est indiquée: ce nom se trouve au chapitre septième du même livre (*gonorrhoea* [*gamorrhoea* dans le texte].... *an ipsa pustulosa esse queat; dein, si possit, quatenus cum lue gallica consistat, quibus locis, quâ forma*, etc. — Voy. aussi plus haut, p. 461). — Astruc rapporte ce second passage, qu'il croit interpolé, mais il ne dit rien du premier. Dans les descriptions données par Paracelse, il y a de telles fantaisies, un emploi si singulier d'expressions consacrées ordinairement à tout autre chose qu'à la maladie vénérienne, qu'il n'est pas toujours aisé de discerner ce que l'auteur a prétendu dire. Au livre septième, recommençant le procès à la thérapeutique, il divise, mais d'une façon assez bizarre (voy. livres VIII et IX), les affections syphilitiques en *physicales* (internes) et *chirurgicales* (externes). Contre les premières, et surtout en vue de purger le corps, il préconise le mercure bien préparé (1), pris à l'intérieur, comme on prend le vin et les aliments, et non point en lotions ou en fumigations; contre les secondes il admet l'emploi du mercure en topiques, non *vif*, mais après qu'il a subi diverses combinaisons ou préparations.— Il indique, aux livres VIII, IX et X, la cure spéciale pour chacune des manifestations de la syphilis, et donne de nombreuses formules.

Je relève ce passage dans le livre VIII; il résume, mais sans

---

(1) Cette préparation ou purification se trouve assez clairement indiquée dans un livre tout à fait paracelsique : *De correctione imposturar. in curat. luis Gallicae*, II,4 et 5. (Voy. aussi plus loin, p. 463.)

l'éclaircir beaucoup, la doctrine de Paracelse sur l'emploi du mercure :

« Le mercure produit son opération par son *chaos* (1); or, en employant le mercure, vous admettez non-seulement le chaos, mais toute sa substance, causant ainsi de la nuisance aux malades, car il doit être employé de façon que son corps n'entre pas dans le corps humain. De là vient l'usage des anneaux en vif argent, dont l'effet fut admirable : le mercure, en effet, devenu métallique et contourné en anneau, expulsait chaque jour la pituite chez celui qui le portait, cette purgation s'opérant par le chaos de l'anneau. Bien plus, on a observé que lorsqu'on ne pouvait rendre le mercure métallique, on obtenait le même résultat en l'enfermant dans de petits sacs qu'on lie autour des articulations ; il conserve aussi cette faculté si, après l'avoir éteint, on l'approche des narines au moyen d'une pomme d'ambre. On a vu aussi des personnes à qui la fumée du mercure chaud a fait rendre une abondante pituite. Votre grande erreur consiste donc en ce point, qu'employant le corps du mercure, qui contient une certaine léprosité, vous négligez son chaos. » (VIII, 1.)

Les extraits qu'on vient de lire, je ne les ai pas triés pour les besoins de la cause, mais je les ai recueillis au milieu d'autres passages non moins nombreux, non moins caractéristiques, qui fourmillent dans les écrits de Paracelse (2); ou plutôt, pour me

(1) «*Chaos* omnium rerum confusio, congeries et informis materia ; sumitur pro *Iliade* vel *Iliastro* ; » Rulandus, *Lexicon alchemiae*, Francof., 1612. D'après l'auteur inconnu, mais paracelsique, du *De origine luis Gallic.* II, 1 (Cf. aussi 2), Chaos est l'esprit qui dans chaque corps dirige les actions internes, définition qui n'avance guère la solution du problème.

(2) Je reçois de mon savant ami, le docteur Haeser, de Breslau, une brochure extrêmement rare : *Theophrastus Paracelsus* ; Saint-Pétersb., 1821, in-8, et dans laquelle l'auteur, le docteur Al.-Nic. Scherer, directeur de la *Société de pharmacie* de Saint-Pétersbourg, après avoir retracé la vie de Paracelse, s'efforce de présenter ce médecin comme un vrai réformateur. Mais, loin de chercher dans toute l'œuvre de Paracelse des textes positifs à l'appui de cette opinion, il se contente de rassembler les passages que j'ai en partie rapportés moi-même, où notre héros vante son expérience, sa science, sa pratique, ses vertus, et où il déclame contre la mauvaise médecine de ses confrères. J'ai montré que c'étaient là de vaines paroles auxquelles les faits ne répondaient pas du tout. D'ailleurs, M. Scherer n'a établi aucune distinction entre les œuvres authentiques et les ouvrages supposés de Paracelse. — Je répare ici une omission : si l'on veut avoir une idée exacte de la *signature* avant, après Paracelse et dans Paracelse lui-même, on doit consulter la thèse (inspirée par M. Haeser) de Herm. de Gohren : *Medicorum priscorum de signatura imprimis plantarum doctrina.* Ienae, 1840, in-8.

servir d'une comparaison qui est familière à ce prétendu réformateur, le microcosme, l'abrégé que j'ai mis sous les yeux du
lecteur, est la fidèle représentation du macrocosme, je veux dire
de l'œuvre entière de Paracelse. Après avoir lu tous ces extraits,
loin de me trouver trop sévère pour Paracelse, on pensera peut-
être que j'aurais pu, à l'exemple de Haller, dans sa *Bibliothèque
médicale*, me dispenser de fournir tant de preuves de l'extravagance et de l'inanité de pareilles théories; mais il y a des réputations si bien établies, soit parmi les historiens qui ne se donnent
pas la peine de remonter aux sources, soit parmi ceux qui ont
un parti pris d'avance, qu'il importe de mettre la pleine vérité
dans tout son jour, d'en finir avec les panégyristes de clocher ou
de convention.

On a dit spirituellement (1) de Paracelse qu'il était à la fois
« un tribun et un despote », deux mots qui généralement vont
fort bien ensemble. Le propre des tribuns, c'est d'exciter les
passions de la foule et de ne supporter ni la discussion ni la contradiction. Dans la politique, les tribuns bouleversent la société;
dans la science, ils en ruinent les bases et la livrent aux aventures : aussi faut-il toujours qu'après les uns comme après les
autres la calme et saine raison vienne réparer les désastres.

(1) Gubler, *Leçon sur Sylvius de le Boe*, dans *Conférences historiques de la Faculté de médecine de Paris*. 1865, p. 304.

XVII

Sommaire. — Van Helmont. — Son éducation, son caractère. — Jugement général sur sa doctrine. — Comparaison avec Paracelse. — Mysticisme répandu dans la plupart de ses ouvrages. — Physiologie générale. — Physiologie spéciale. — Pathologie générale et spéciale. — Matière médicale et thérapeutique. — Conclusion.

Messieurs,

Quoique la chronologie les sépare, j'ai rapproché de Paracelse Van Helmont et Sylvius de le Boe, afin de rassembler sous un même coup d'œil les origines, les développements et les transformations de la médecine chimique ou chimiatrie. Née dans le creuset des alchimistes, cette médecine, « imprégnée de rêveries » et qui reposait sur des données ou fausses ou tout à fait incomplètes, ne pouvait conduire à rien de bon, ni de solide, ni de profitable. Ce n'est pas l'alchimie, mais la chimie qui devait servir aux progrès de la science; encore fallait-il que la physiologie pût intervenir avec sûreté dans l'explication des phénomènes chimiques de la vie et dans celle des actions thérapeutiques. Loin de considérer l'invasion de la chimiatrie comme le point de départ des heureuses et fécondes réformes de la médecine, je regarde, au contraire, cette invasion comme une des causes qui ont le plus contribué à retarder ces réformes, en précipitant les esprits dans les aventures, en les plongeant dans le mysticisme des arcanes. Sans la physiologie, une chimie exacte eût été infructueuse, à plus forte raison une chimie en partie imaginaire devait être désastreuse; la médecine n'a été préservée d'un véritable naufrage que par les études cliniques qui, déjà prenant faveur, ont fini par dissiper beaucoup d'illusions et par ramener à l'observation de la nature. C'est seulement avec

Boyle (1), Stahl, et surtout avec Lavoisier, qu'une meilleure chimie, appuyée déjà sur une physiologie moins hypothétique, mais naturellement restreinte (2), put commencer à rendre de vrais services et prendre rang parmi les instruments de la biologie et de la pathologie.

Au XVIIᵉ siècle comme au XVIᵉ, le spectacle est partout le même; partout on se révolte : ici contre les Arabes, là contre Galien, ailleurs contre tout le monde, comme Paracelse, et contre Paracelse lui-même ou ses sectateurs; mais nulle part on ne réforme; partout on détruit, nulle part on ne fonde un établissement durable, car les bases manquent encore : l'observation et l'expérimentation appliquées à l'étude des maladies (3). Ni Van Helmont, ni même Sylvius n'échappent, pas plus que Paracelse, à cette règle générale : chez les uns comme chez les autres les *faits* manquent et les *idées* dominent. Je ne vois pas ni que Van Helmont « rappelle à la fois Hippocrate et Aristote », ni « que son système dynamique soit une conception sans rivale », ni « que sa doctrine soit la meilleure des doctrines », ou « une des plus belles conceptions de la médecine », ni qu'on puisse tant célébrer son « esprit lumineux », ni enfin « que la science actuelle tienne de lui une grande part de ses progrès » (4),

(1) Il est à remarquer qu'au XVIIᵉ siècle les chimistes les plus habiles ont été, comme le célèbre Boyle, pour n'en citer qu'un exemple, les adversaires les plus décidés de la chimiatrie. La raison en est simple : le positif de la chimie ne peut pas s'accorder avec les rêveries ou les hypothèses de l'alchimie. — Du reste, Boyle, si âpre contre les alchimistes, propose des remèdes ridicules dans ses *Medicinal experiments*, 1696. Les esprits les plus vigoureux ont toujours un côté faible.

(2) Jusqu'alors la physiologie s'était surtout occupée des phénomènes mécaniques ou dynamiques.

(3) Je vois dans Van Helmont des expériences chimiques quelquefois bien conduites et des observations pathologiques presque toujours insignifiantes ou inexactes.

(4) Il reste certainement plus de Van Helmont que de Paracelse; mais ce plus n'est encore pas grand'chose. — Lors même que, dans quelques circonstances, Van Helmont aurait rencontré juste, il faudrait à peine lui en tenir compte; en tout cas il ne faudrait en tirer ni la preuve d'une science réfléchie, ni surtout aucun rapprochement avec la science moderne, puisque ces idées ne reposent sur rien et n'ont mené à rien de bon. — Van Helmont a engagé la médecine dans des voies nouvelles; mais ces voies sont des chemins de traverse, remplis de broussailles et mal fréquentés.

comme l'affirment MM. Mandon, Rommelaere (1) ou Tallois (2) mais je reconnais volontiers qu'il « se présente tout inspiré de l'esprit de son siècle », c'est-à-dire du mauvais esprit, de l'esprit systématique. Harvey a devancé son siècle et lui a résisté; Van Helmont a fait écho aux idées dominantes; il a suivi la foule, loin de lui barrer le passage ou de la diriger.

Il n'entre pas dans mon plan ni de retracer la vie d'abord agitée, errante, incertaine, puis presque cloîtrée de Van Helmont (3), ni de raconter les persécutions auxquelles il fut en butte de la part des galénistes, qui le dénoncèrent à l'inquisition (4), comme, vers la même époque, les péripatéticiens livraient Galilée au saint-office : galénistes et péripatéticiens, également hypocrites, qui, sous l'ingénieux prétexte de servir la foi, calomniaient et persécutaient un confrère dont la doctrine leur était importune.

J'emprunte à M. Mandon une page qui suffit à montrer que Van Helmont sort de la même école que Paracelse, je veux dire de l'école des illuminés (5), et j'ajoute, sans plus de commentaires, que les vrais médecins ne sortent pas de ces écoles-là.

(1) Voyez, pour les citations que je fais de MM. Mandon et Rommelaere, la note 5 de la page 361.

(2) *Rapport sur le concours relatif à Van Helmont.* Bruxelles, 1866.

(3) Il faut, si l'on veut connaître cette vie dans tous ses détails, recourir au *Mémoire* de M. Rommelaere, où la biographie, fort bien étudiée, occupe quarante pages. La bibliographie analytique comprend vingt-cinq autres pages. — Van Helmont, né à Bruxelles en 1577, est mort le 30 décembre 1644.

(4) Voyez, sur ce sujet, les savantes publications de M. le docteur Broeckx, d'Anvers : *Notice sur le manuscrit intitulé : Causa J. B. Helmontii,* Anvers, 1852, in-8; *Interrogations du docteur J. B. Van Helmont sur le magnétisme animal.* Anvers, 1856, in-8. — La persécution alla si loin qu'il ne fut pas même permis à Van Helmont de soigner ses enfants à leur lit de mort, et que l'*invidia medicorum pessima* porta le raffinement jusqu'à refuser à ce malheureux père la seule consolation qui lui restât, celle de faire traiter ses enfants par les remèdes chimiques ! — M. Broeckx a réveillé en Belgique le culte de Van Helmont par d'importantes publications, et il est un des promoteurs du concours ouvert, en 1866, à l'Académie de médecine de Belgique.

(5) Les livres de la jeunesse de Van Helmont, publiés pour la première fois par M. Broeckx, mais aussi, et particulièrement son traité *De magnetica vulnerum naturali et legitima curatione,* qui a vu le jour en 1621, portent l'empreinte d'un mysticisme

« Les jésuites de Louvain venaient d'ouvrir une école de philosophie malgré les grands, l'université, le roi et le pape Clément VIII; Van Helmont entra chez eux, étudia la magie, et en sortit avec une *abondante récolte de vaines spéculations*. Pour utiliser son temps, il lut Sénèque et Épictète, et crut trouver dans la morale *le suc de la vérité*. Les capucins lui paraissaient être les stoïciens du christianisme; mais l'austérité de leur ordre étant très-grande et sa santé délicate, il demanda à Dieu de l'éclairer. Après une fervente prière, il se vit transformé en une sphère creuse dont le diamètre s'étendait de la terre au ciel. Au-dessus de lui était un sarcophage, et au-dessous, à la place de la terre, un abîme de ténèbres. Je fus saisi d'épouvante, dit Van Helmont, et perdis la conscience des choses et de moi-même. Ayant repris connaissance, je compris que le stoïcisme me retiendrait, comme un monstre furieux, entre l'abîme des enfers et une mort imminente. Je vis qu'il cachait l'ignorance sous une apparente humilité. Je lus Dioscoride afin de changer mes lectures, et vis qu'il s'occupait trop de la description des plantes et pas assez de leurs propriétés. La médecine l'attira à son tour. Après avoir dévoré les auteurs grecs, latins, arabes et modernes, il s'aperçut que tous les livres répétaient la même chanson : *omnes libros canentes eamdem cantilenam*. Le droit ne satisfit pas mieux que la médecine sa soif de la vérité; même déception en histoire naturelle. Enfin, le cœur chagrin, Van Helmont se prosterna la face contre terre et demanda ardemment à Dieu la science. Bientôt tout l'univers lui apparut comme un chaos informe devant la vérité; et ces paroles frappèrent ses oreilles : « Ce que tu vois » et toi vous n'êtes rien; ce que tu fais est moins que rien; Dieu » seuls ait la fin des choses; occupe-toi de ton salut. » Je résolus de le faire, dit-il, en étudiant et pratiquant la médecine. Il laissa sa fortune à sa sœur, qui était veuve, et quitta sa patrie pour

extravagant. Plus tard, dans le traité *De la lithiase* (ı, 10, 15, p. 651 et 653), Van Helmont, s'appuyant sur des textes du Psalmiste et de l'Évangile (*Convertit rupes in stagna aquarum. — Dic ut lapides isti panes fiant*), explique la pétrification et la dissolution des calculs. Il croit (voy. p. 652-653) que *l'aura seminalis* de la pierre, aidée par la terreur, peut pétrifier des hommes, même des régiments entiers avec armes et bagages. — Voy. aussi *Natura contrar. nescia*, p. 130 et suiv.

s'instruire, préférant, dès la plus tendre enfance, la science aux richesses : *Teneris adhuc ossibus, scientiam ante divitias habui.* Une épidémie de peste lui donna l'occasion de l'étudier; il courut porter aux malades *la joie et l'espérance.* Ses insuccès le firent douter de la médecine. Cependant, plus il la détestait, plus les malades l'appelaient. » P. 556-557.

Ainsi Van Helmont, esprit vagabond, mécontent de lui-même et surtout des autres, dirigé par le fictif bien plus que par le positif, avant l'âge de vingt-trois ans, avait déjà traversé successivement la théologie, la philosophie, la magie, les sciences mathématiques, l'astrologie, la médecine, le droit, pour revenir à la médecine. Comme Paracelse, fort âpre, parfois même grossier dans sa polémique (1), Van Helmont veut créer l'art de toutes pièces, parce qu'il n'a rien trouvé de bon ni dans Hippocrate, ni dans Galien, ni dans les six cents auteurs grecs, latins, arabes ou du moyen âge qu'il a lus ! Le désespoir le déprime et l'exaltation religieuse le relève tout à tour; enfin, l'ange Raphaël l'emporte, et notre héros reçoit le bonnet de docteur en médecine en 1599. Son inquiétude prend alors une autre forme. Au lieu de continuer à s'agiter dans sa propre pensée, il se met à courir le monde (1600-1605). C'est au retour d'un premier voyage qu'il fut pris de la gale, accident (*felix culpa*) qui décida, suivant lui, de la direction de ses recherches. Cet épisode est trop comique et a exercé trop d'influence sur Van Helmont pour que nous n'en empruntions pas ici la traduction à M. Littré (2).

« J'appelai, dit-il, deux fameux médecins de notre ville,

(1) Ses contemporains ne lui ont pas ménagé non plus les injures; voici l'oraison funèbre prononcée par Guy Patin : « Van Eelmont était un méchant pendard flamand qui est mort enragé depuis quelques mois; il n'a jamais rien fait qui vaille; j'ai vu tout ce qu'il a fait; il s'inscrivait fort contre la saignée, faute de laquelle pourtant il est mort frénétique. »

(2) *Journal hebdomadaire de médecine,* t. VI, année 1830, p. 512 et suiv., article intitulé: *Du système de Van Helmont.* — Dans cet article, M. Littré a très-judicieusement remarqué combien le travail de la pensée avait été libre dans l'antiquité, et combien il avait été borné au moyen âge par cette fatale tendance à transformer en dogmes absolus les moindres données d'une science traditionnelle qu'on ne comprenait même pas très-bien. C'est là l'explication des révoltes même injustes et passionnées de Van Helmont.

joyeux d'éprouver bientôt sur moi-même si la pratique répondait à la théorie. Ceux-ci, en voyant cette gale purulente, pensèrent aussitôt qu'il y avait abondance de bile brûlée avec une pituite salée, et que l'hématose était troublée dans le foie. Cette réponse me satisfit beaucoup, en me montrant confirmés, par deux praticiens expérimentés, les axiomes des auteurs, axiomes que je croyais aussi vrais que ceux des mathématiques. Mais une curiosité qui m'était naturelle me fit demander quelle était cette intempérie du foie qui enflammait la bile et produisait un excès de pituite ; car dans le même viscère, et dans le même temps, il ne pouvait se faire deux produits si différents, une pituite froide et une bile ardente. Ces savants hésitèrent en fronçant le sourcil ; enfin, après qu'ils se furent longtemps regardés, le plus jeune répondit que la même intempérie du foie échauffé donnait, non une vraie pituite, mais une pituite salée, et que la nature du sel est chaude et sèche. Pressé par une autre objection, le plus vieux répondit : Ce sont des choses qu'il faut proposer dans les écoles, et non à des praticiens dont les heures sont comptées. Il me demanda aussitôt quels auteurs j'avais lus, et ce que, d'après mes études, je croyais convenable de faire dans ce cas. Je dis que pour rafraîchir le foie et le sang, il fallait ouvrir la veine du bras droit au-dessous de la céphalique, puis procéder par des apozèmes réfrigérants, à cause de la bile ardente, de telle sorte cependant qu'on mêlât les incisifs et les atténuants modérés, à cause de la salure de la pituite. Je montrai, dans Rondelet, un apozème qui contenait environ cinquante ingrédients, et qui promettait de remplir ces deux indications. Ce fut aussi leur avis. En effet, après une abondante saignée faite dans toute la force de la jeunesse et de la santé, à part la gale, je pris pendant trois jours l'apozème de Rondelet ; le quatrième et le cinquième, j'y ajoutai de la rhubarbe et de l'agaric, si bien que l'économie commença d'obéir à l'appel du remède, et que les deux humeurs peccantes furent mises en mouvement. Mes médecins approuvèrent tout et me louèrent d'être docile et aussi avide d'instruction. Le sixième jour, j'eus au moins quinze selles, on me félicita fort d'avoir si bien préparé les voies. Deux jours après, la gale n'ayant rien perdu de sa violence, même traitement et mêmes évacuations. Les médecins disaient que l'âge de dix-huit ans est propre à la génération de la bile ; et, voyant que les pustules et la démangeaison ne diminuaient pas, ils prescrivirent un troisième purgatif ; mais, sur le soir, j'étais épuisé, mes joues étaient tombées, la voix rauque, la maigreur extrême, les genoux chancelants, et j'avais gardé ma gale. » (P. 514) (1).

Il n'y avait pas de quoi relever le courage de Van Helmont ; aussi éprouva-t-il un moment de véritable prostration ; il n'en sortit qu'en reprenant le bâton de pèlerin ; il visita successivement l'Espagne, la France, l'Angleterre, et finit par rentrer dans sa patrie, où il se maria, et dès lors il resta confiné dans sa terre de Vilvorde (2).

Van Helmont fit ses premiers essais de médecine pratique avec les remèdes chimiques, « remèdes inaccoutumés et inconnus », à ce qu'il prétend, comme Paracelse l'avait prétendu avant lui ; comme Paracelse aussi (3), il ajoute que ses détracteurs publics s'étaient fort empressés de lui dérober ses remèdes et d'en user en secret ; comme lui encore il se vante de son zèle, de son dévouement pour les malades, de son désintéressement pour les pauvres, de sa modestie. Certes, ni le dévouement, ni le désintéressement ne lui ont manqué ; seulement il aurait pu laisser à d'autres le soin de lui en faire un mérite. Ce n'est pas là tout au moins de la modestie.

En écartant de son jugement les préventions et les partis pris de clocher, on ne peut manquer de reconnaître à la fois dans Van Helmont des qualités supérieures et des défauts qui tiennent un peu à son temps et beaucoup à son caractère. C'était, comme Paracelse, un mystique, mais plus savant ; un ennemi de la tradition (4), mais plus érudit ; un empirique, mais plus

_____

(1) Ce passage se trouve dans *Scabies et ulcera scholarum*, 2-6, p. 255-256.— Je cite toujours l'édition des œuvres de Van Helmont, Amsterdam, 1652.

(2) Van Helmont, seigneur de Mérode et autres lieux, épousa Marguerite Van Ranst, alliée à la puissante famille des de Mérode.

(3) Voyez, plus haut, page 434 et suiv.

(4) « Nunquam in alicujus viri verba proterve jurasse, et auctoritates semper postposuisse rationibus. » *Commentaire sur le I*er *livre du Régime d'Hippocrate.*

clinicien, plus observateur ; un polémiste violent, mais plus
gentilhomme (1) ; un écrivain obscur aussi et prétentieux, mais
avec un peu moins de divagations. Des deux côtés manque l'originalité des conceptions; Paracelse pille tout le monde et crie
au voleur; Van Helmont, quoiqu'il s'en défende et quoi qu'on en
dise, emprunte beaucoup de détails et l'idée générale à Paracelse, ι, dénigre plus qu'il ne le loue (2). Van Helmont n'a
pas imᴀ. les rouages de son système, mais il a su en faire
une machine plus régulière, moins ridicule que celle de Paracelse, car il y a entremêlé quelques connaissances plus exactes
qui ont servi pour ainsi dire de liens et de moteur. Il n'a pas
réformé la médecine, mais seulement allégé et épuré la chimiatrie. Je suis bien sûr que parmi les nombreux panégyristes actuels de Van Helmont, il n'y en a pas un, s'il est médecin, et s'il
suit attentivement le mouvement de la science, qui voulût si-
gner aucun des écrits de Van Helmont, même le meilleur.

En somme, malgré toutes ses ressemblances avec Paracelse, Van
Helmont lui est de beaucoup supérieur, comme homme, comme

Anvers, 1849, p. 12. Cet ouvrage a été publié pour la première fois par M. Broeckx.
— Cf. aussi De febribus, xv, 2, p. 777 : « C'est un fondement peu solide et toujours ruineux depuis l'antiquité, d'aller où ont été les autres, non où il fallait aller,
et de suivre toujours la foule de ceux qui nous précèdent, en souscrivant aveuglé-
ment à leurs jugements. »

(1) Il n'est pas moins injuste, car il abuse trop souvent de l'impossibilité où les
anciens étaient de lui répondre (voy. par ex. Phys. Arist. 21, p. 42); parfois il les
défigure à plaisir, ou les réfute par des arguments qui ne sont pas toujours très-so-
lides. Aussi, je ne saurais souscrire à ce jugement de M. Rommelaere : « La partie
critique des œuvres de Van Helmont est une page admirable dans l'histoire de la médecine ; jamais on n'a démontré avec plus de talent et de bonheur l'inanité de ces
doctrines humorales qui régnèrent si longtemps dans les écoles de médecine. » —
Ici se place une remarque fort judicieuse de M. Littré, article précité ; voy. p. 469,
note 2 : « Van Helmont n'avait pas vu que, derrière le fatras des écoles, ces hypothèses gratuites et cette servilité des esprits, il y avait un vieux fonds d'expérience
grecque qui ne pouvait pas complètement mentir. Les remèdes sont trouvés par
l'observation ou le raisonnement ; les premiers sont bons, les seconds sont suspects :
il y avait des uns et des autres dans la pharmacie galénique. Van Helmont rejetait
tout sans restriction. Remarquons toutefois que, s'il ne faut pas faire comme lui et
rejeter l'expérience des siècles, il faut prendre garde aussi de ne pas accepter comme
vraies des règles traditionnelles par cela seul qu'elles ont une longue possession. »

(2) J'ai établi plusieurs rapprochements qui le prouvent.

médecin, comme chimiste (1), comme physiologiste (2), enfin comme anatomiste (3); il aimait véritablement la science et les malades. Malgré les emportements de son caractère et de son imagination, il avait, autant qu'on pouvait l'avoir de son temps, le sentiment de la dignité médicale; mais la nature de son esprit, le peu de solidité de ses connaissances, ne pouvaient le faire sortir

(1) Je n'oserais pas affirmer qu'il soit, en ce genre d'études, un grand inventeur; toutefois il avait, plus que Paracelse, le sentiment des combinaisons et des dissolutions des corps. Fraenkel (*Vita et opiniones Helmontii*, Lipsiae, 1837, p. 15) écrit: « Chemia disciplinarum sola est cui certe non attulit damna, si non vera emolumenta tribuit. » — Après avoir rendu hommage aux recherches de Van Helmont sur les gaz et à l'usage qu'il a fait de la balance, M. Chevreul ajoute: « Tout en reconnaissant ce que la science doit à Van Helmont, il importe d'insister sur le peu de place que les faits donnés par l'expérience y occupent; ce sont de faibles lueurs dans un système d'idées classées conformément à l'esprit le plus absolu que puisse manifester la méthode *a priori*. » (*Journal des Savants*, février 1850, p. 74 et suiv.) M. Hoefer, dans son *Histoire de la chimie* (2e édit.), Paris, 1869, t. II, p. 134, est plus favorable à Van Helmont. Il pense aussi qu'il a eu l'idée du thermomètre.

(2) Van Helmont n'est certes pas un physiologiste dans la rigoureuse acception du mot; il est même, sous ce rapport, bien au-dessous de Galien; on peut seulement dire qu'il est plus sensé que Paracelse, mais non pas plus vrai, dans l'idée qu'il se faisait de la vie; quant à la connaissance des fonctions spéciales dont Paracelse n'avait pas la plus petite notion, Van Helmont est souvent, quoiqu'il le nie et quoi qu'il fasse pour le déguiser, le disciple de la tradition; quand il s'en écarte, c'est pour se laisser guider par des théories *a priori*, non par l'observation ou les expériences.

(3) Van Helmont ne donne pas, comme Paracelse, le change sur le mot *anatomie*; il sait ce que désigne ce mot, mais non pas précisément ce que vaut la science qu'il représente; il estime grandement Vésale (*Jus duumviratus*, 32, p. 245; *De flatibus*, 43, p. 340), moins peut-être pour lui-même qu'en reconnaissance de sa polémique contre Galien. Toutefois, il semble bien que l'anatomie n'était aux yeux du médecin brabançon qu'une étude purement spéculative: il croit en principe que l'anatomie, après mille ans et plus d'existence, n'a pas appris aux modernes à mieux connaître et à combattre plus sûrement les maladies (*Ignotus hospes*, 90, p. 404; cf. *Praefatio*, 12, p. 388); il admet à peine qu'on puisse en tirer un meilleur parti; même il attaque l'anatomie descriptive au nom de sa physiologie (*Ignota actio regiminis*, 32 et suiv., p. 269). Dans *Ignotus hydrops* (9 et suiv., p. 408 et suiv.), il prouve qu'il ne sait, lui, user de l'anatomie pathologique ni pour le diagnostic différentiel ni pour le traitement des hydropisies, quoiqu'il fasse, au milieu d'une foule de distinctions subtiles, quelques bonnes remarques dans ce traité où il rapporte l'histoire d'une épidémie caractérisée par le développement de l'hydropisie. — Il ose affirmer que, sur des centaines d'hydropiques, il n'en a pas vu un seul chez qui le foie fût affecté!

du cercle où l'avait renfermé son amour exclusif (1) de la pyrotechnie (*Philosophus per ignem*). N'oublions pas non plus de remarquer que l'idée d'une réforme est entrée dans l'esprit de Van
Helmont, comme dans celui de Paracelse, bien plus par la thérapeutique que par la pathologie. C'est l'insuffisance réelle ou supposée des moyens de traitement conseillés par les anciens; c'est en
même temps l'engouement pour l'alchimie, panacée universelle,
qui les a conduits l'un et l'autre à bouleverser la pathologie, de
telle sorte qu'ils avaient changé arbitrairement, et *a priori*, le
traitement traditionnel, sans connaître mieux que les anciens ni
la nature des maladies, ni le rapport qui existe entre les actes
pathologiques et les actes physiologiques (2). Une telle réforme
peut être comparée à un véritable sépulcre blanchi ! Elle est aussi
frappée de discrédit par son origine même : c'est à la suite d'un
rêve que Van Helmont s'est décidé à embrasser la carrière médicale; c'est à la suite d'un autre rêve qu'il renonce à jeter ses ouvrages (3) au feu; c'est encore en rêve qu'il a construit toute sa
doctrine thérapeutique (4); jamais Galien, qui avait toujours un
songe à son service, n'a été aussi loin. Ce ne sont ni les expériences
sur les médicaments, quoiqu'il vante l'*optica notio*, ni la physiologie, ni même l'anatomie pathologique, dont il n'a tiré presque
aucun parti, qui ont guidé Van Helmont; c'est Dieu, c'est le père
des lumières qui lui a ouvert les yeux de l'âme, Dieu qui a in-

(1) « Louange à Dieu très-bon, qui m'a appelé à la pyrotechnie, en dehors de
la lie des autres professions. La chimie, en effet, a des principes qui ne reposent pas
sur des syllogismes, mais que la nature apprend à connaître et qui se manifestent
par le feu. » *Pharmacopolium ac dispens. modernum*, 32, p. 371. Voyez aussi
Lithias., III, 1, sur la puissance occulte du feu. — Cf. aussi *Physica Aristotel.*, 9-11,
p. 41.

(2) On doit remarquer que Van Helmont a plus innové en physiologie qu'en pathologie ; c'est par son idée de la vie, quoique souvent étrange, qu'il domine Paracelse et même ses contemporains. Paracelse a plus insisté sur les explications chimiques de la vie, Van Helmont sur les explications dynamiques.

(3) Van Helmont ne donne point de titre précis: « Cum perlegissem hunc *meum
laborem*, *contentumque libri*, uno velut puncto, comprehendissem in Intellectu abstracto, etc. » (*Confessio autoris*, 1, p. 11) ; et, plus loin, 13, p. 43: « Decrevi
hunc librum igni sepolire... nisi altera intellectualis visio se mihi obtulisset.»

(4) Ce rêve se trouve non dans le *Pharmacopolium*, mais dans *Potestas medicaminum*, 8 et suiv., p. 377 et suiv.

struit Adam, Salomon et sainte Thérèse, Dieu qui, pour punir les hommes, a laissé périr les livres de Salomon, et qui semble ajourner la pleine connaissance des simples à la venue d'Élie (1)!

Je voudrais maintenant justifier l'opinion que je me suis formée de Van Helmont, après une lecture attentive de ses œuvres, et que je viens de résumer. Eh bien! les preuves à l'appui de cette opinion, on pourrait les trouver, sans difficulté ni sans aucune violence, dans les deux *Mémoires* que MM. Rommelaere et Mandon ont, sur l'invitation de l'Académie de médecine de Belgique, consacrés à la gloire du célèbre médecin de Bruxelles (2). Ces deux *Mémoires* sont un éloge bien plus qu'une étude critique; mais la conscience des deux auteurs est telle qu'ils ont eux-mêmes fourni des arguments contre leur trop favorable impression. Cependant il est difficile de comprendre qu'on s'obstine à maintenir des réputations qui ne reposent sur aucune réalité. L'histoire et la médecine s'y opposent également. Même pour leur siècle, Van Helmont et surtout Paracelse sont loin de tenir la première place (3).

(1) *Pharmacopolium*, etc., 14, 15. Quoique, dans ce traité, Van Helmont blâme parfois Paracelse, il ne fait guère que répéter tout ce que ce dernier a dit contre les *formules* et en faveur de la vertu souveraine des simples, pourvu qu'ils soient employés chacun isolément et non mélangés. Il croit aussi que la Providence a distribué les remèdes suivant les besoins de chaque pays, de sorte qu'il est inutile d'en chercher au loin, comme si la plupart des remèdes minéraux employés par les iatrochimistes n'étaient pas tirés des pays étrangers (voy. p. 388). Toutes ces rêveries sont plus anciennes que Paracelse; elles se trouvent tout au long dans Pline. — Van Helmont, dans le même livre et ailleurs, professe également cette malheureuse idée de la subordination de la nature à l'homme pour lequel tout a été créé. Il n'y a rien qui entrave plus complètement les recherches indépendantes.

(2) Je ne m'explique pas bien pourquoi M. Rommelaere semble regarder comme un ouvrage, ou comme une série d'ouvrages à part, l'*Ortus medicinae*. Ce titre prétentieux et peu modeste représente, si je ne me trompe, toute l'œuvre de Van Helmont, les ouvrages publiés de son vivant et avec son assentiment (réunis sous le titre de: *Opuscula medica inaudita*; la dédicace est datée d'octobre 1643; volume rare) et ses papiers confiés aux soins de son fils (*tam cruda et incorrecta quam penitus expurgata*).

(3) M. Mandon a publié, non un travail critique, mais un véritable dithyrambe, tout d'une haleine, à la gloire de Van Helmont; ni l'esprit, ni la verve, ni la finesse de certains aperçus ne manquent dans ce morceau, où l'enthousiasme dépasse de

Assurément ce n'est pas dans le *Traitement magnétique des plaies* qu'il faut chercher les fondements de la renommée de Van Helmont; c'est là qu'il explique les miracles des saints par une vertu magnétique, trahissant ainsi la science pour ne pas être accusé d'incrédulité ou regardé comme un esprit-fort. Ce faux-fuyant ne l'a pas sauvé de l'inquisition.

« C'est à l'influence du magnétisme animal, conservé dans l'étole de saint Hubert, qu'il attribue la guérison miraculeuse et la préservation de la rage par l'imposition de cette étole sur le malade (1). C'est à l'existence du magnétisme animal encore qu'il attribue la puissance malfaisante des sorcières. »

« Une dame sujette à de fréquents accès de goutte faisait disparaître la douleur aussitôt qu'elle allait s'asseoir sur la chaise

beaucoup, à mon avis, la mesure permise, et les rapprochements des idées de Van Helmont avec les idées modernes sont souvent hasardés. Puis on voudrait trouver plus de citations et surtout des renvois précis aux divers ouvrages de Van Helmont, car l'auteur se contente, en tête de chaque chapitre, d'indiquer d'une manière générale les écrits dont ces chapitres sont un résumé, de sorte que, si l'on ne connaît pas bien Van Helmont, il faut le relire presqu'en entier pour contrôler les dires de M. Mandon. — M. Rommelaere procède tout autrement, quoiqu'il ne soit pas un admirateur moins passionné, moins partial; il cite tous les textes sur lesquels il s'appuie; il a multiplié les divisions et donné de l'œuvre de son héros une idée plus complète. Cependant, bien des détails essentiels auraient pu figurer encore dans ce travail vraiment érudit; le lien des idées, les intermédiaires qui font mieux comprendre l'ensemble de la doctrine manquent assez souvent. — Je crois que l'Académie de médecine de Belgique rendrait un vrai service à l'histoire, et même à Van Helmont, si elle provoquait la publication d'une nouvelle édition de ses œuvres, où l'on prendrait soin d'indiquer tous les antécédents de Van Helmont, où l'on discuterait le bien ou le mal fondé de sa critique des anciens, où l'on rapprocherait sans cesse ses idées de celles de Paracelse, où l'on ferait, en un mot, la part exacte de ce qui appartient à ses prédécesseurs ou à ses contemporains et de ce qu'il peut revendiquer légitimement comme conception originale ou comme meilleur emploi. Cette édition, imprimée en caractères moins fatigants que ceux d'Elzévir, devrait être accompagnée d'un index, ou plutôt d'un lexique complet, et contenir l'indication de tous les passages parallèles d'un bout à l'autre de l'œuvre. Van Helmont vaut la peine qu'on prendrait, car il est un document historique d'une tout autre valeur que Paracelse. Si l'on réimprimait Paracelse, ce serait bien plus pour la langue que pour les idées; par son langage et malgré une détestable syntaxe, il appartient au grand mouvement national provoqué en partie par Luther.

(1) *De magnet. vuln. curat.*, 39, p. 601.

de son frère. Cet effet, suivant Van Helmont, est dû à l'influence du magnétisme animal et nullement à l'imagination de la malade (1). »

« Un Bruxellois, ayant perdu le nez dans un combat, se rendit chez un chirurgien nommé Tagliacozzi. Ce dernier eut recours, pour le guérir sans difformité, à l'autoplastie, et emprunta le lambeau de chair au bras d'un domestique. Le blessé revint chez lui avec son nez d'emprunt. Treize mois plus tard, il fut tout à coup désagréablement surpris en voyant cet organe se refroidir et finir par se putréfier. Qu'était-il arrivé? Après bien des lamentations et des recherches, on apprit que le domestique au bras duquel le Bruxellois avait emprunté son nez, était mort au moment où cet organe se refroidit. » Van Helmont ajoute : « Il y a encore à Bruxelles des témoins oculaires de ce fait (2). »

Ce n'est pas seulement dans la *Cure magnétique des plaies* que Van Helmont paye un large tribut aux idées superstitieuses; il faut bien, par exemple, admettre, quoi qu'en puisse souffrir sa réputation (3), qu'il croit à la génération spontanée non-seulement des pucerons, des vers, des scorpions, etc., mais aussi des souris (4), ce qui ne l'empêche pas de se moquer de Paracelse (5), qui croyait qu'une cigogne cuite peut se changer en serpents, etc. Il admet une vertu toute spécifique dans les pierres, et souscrit aux cures merveilleuses de l'Écossais Butler (6). Il accorde, comme Paracelse, toutes sortes de vertus merveilleuses au crapaud contre la peste et l'hydropisie. Van Helmont tourne en ridicule les anciens, qui prescrivaient du poumon de renard dans les affections catarrhales du poumon (7), espérant que le pou-

(1) *De magnet. vuln. curat.*, 33, p. 599.

(2) *De magnet. vuln. curat.*, 22, p. 598. (Citations extraites de Rommelaere, p. 331 et 332.) — Sur Tagliacozzi, voy. plus haut, p. 333.

(3) Aussi je ne comprends pas pourquoi M. Mandon, p. 682, s'indigne contre « l'ignorance ou l'injustice des historiens », qui prêtent de pareilles idées à Van Helmont après « l'éclatante réhabilitation » du médecin de Bruxelles par Bordeu.

(4) *Imago fermenti impraegnat massam semine*, 8 et 9, p. 91-92; Cf. *Schol. hum. passiva deceptio*, 64-66, p. 797.

(5) *Schol. hum. passiva deceptio*, 65, 67, p. 797.

(6) *Butler*, p. 466 et suiv.; Cf. *Natura contrar. nescia*, 45, p. 141.

(7) *Custos errans*, 37, 38, p. 322-323 : « Ah! et miserum subiit remedium de

mon d'un animal si rapide et si persévérant à la course rendrait
l'activité au poumon du malade, ne craint pas (1) de prescrire
et de prendre pour lui-même, contre la pleurésie, de la poudre
de verge de cerf ou de taureau, et du sang de bouc, pourvu que
ce sang soit tiré par la castration, l'animal étant suspendu par
les cornes et les pieds de derrière étant attachés aux cornes!
Ailleurs (2), il recommande un anneau métallique comme un remède souverain contre les hémorrhoïdes, la suffocation, les affections utérines (hystérie?) et beaucoup d'autres maladies. Certes,
Van Helmont (3) pouvait affirmer que c'est une grâce surnatu-
relle qui donne de telles propriétés; la science n'a pas de ces
prétentions-là. Ouvrez les ouvrages des grands cliniciens, des
vrais réformateurs de ce même XVIIe siècle, vous ne trouverez
rien de pareil.

Pour expliquer ces cures merveilleuses, et sans doute pour
encourager ceux qui y ont recours, Van Helmont s'écrie : « Les
remèdes enlèvent les maladies non par la puissance de la contrariété, ni en raison de la similitude, mais en vertu d'un pur
don de la Divinité, qui aide la nature, laquelle du reste est médicatrice d'elle-même (4). » Enfin Van Helmont a toute une classe
assez nombreuse de maladies envoyées par Satan et par ses suppôts, les sorciers et sorcières : *Injecta a sagis et a diabolo.*

Faut-il tant louer le *Supplément sur les eaux de Spa?* Mais,
en vérité, il n'y a dans ce traité rien de bien neuf. Au moyen âge,
du temps de Paracelse, au temps de Van Helmont lui-même, on
trouve, je vous l'ai prouvé, plusieurs auteurs qui recommandent
les eaux ferrugineuses précisément dans les mêmes cas que ceux
qui sont indiqués par Van Helmont (5). Ces excès d'admiration

pulmone vulpis, quo animalculum diuturni sui cursus potestatem quam vivum pos-
sidebat, saccharo post suam mortem impertiatur. »

(1) *Pleura furens*, 32-35, p. 210-211. Cf. *Sextuplex digestio*, 75, p. 179.
Voyez aussi les notes des pages 480-481 à propos de la peste.

(2) *De febribus*, II, 39, p. 745. — Voyez le traité *In verbis, herbis et lapidibus
est magna virtus*, p. 458.

(3) *Pharmacop.*, 5, p. 367.

(4) *Cf. natura contr. nescia*, 42 et suiv. Voy. p. 500. Là, j'ai réuni plusieurs passages où le naturisme est beaucoup moins explicite; encore ici est-il très-mystique.

(5) Notre auteur, comme chimiste, triomphe aisément du *Spadacrene* de Henry

viennent trop souvent de ce qu'on ne compare pas; un auteur isolé est toujours plus grand ou plus petit que sa vraie mesure.

Dans *Déception passive et ignorance des écoles humoristes*, œuvre moitié polémique (1), moitié doctrinale, Van Helmont proscrit la saignée pour les raisons les plus futiles (2), et donne une théorie fantastique de l'ictère (3).

de Heer; mais cela ne prouve pas que son *Supplementum* soit lui-même pur de toute immixtion d'idées fausses et de véritables rêveries religieuses ou alchimiques. — « Les systématiques de tous les temps arrangent les faits d'après leurs axiomes et non leurs axiomes d'après les faits. Quand Van Helmont attaquait ses adversaires, il sentait le vide de leurs hypothèses et les renversait sans peine; quand il voulait y substituer son propre système, il ne s'apercevait plus qu'il s'éloignait sans cesse des règles sévères qu'il venait de tracer. » (Littré, *art. précité*; voy. p. 469, note 2.) Van Helmont, qui, après s'être vanté de nettoyer les écuries d'Augias, avait écrit cette phrase si remarquable : « *Naturae cognitio duntaxat ex eo desumitur, quod actu, et re ipsa est; quippe quae fictis nuspiam meditationibus consistit* » (*Causae et initia naturalium*, 1, p. 27), prend rarement la nature sur le fait. — Ailleurs, *Promissa authoris*, I, 15, p. 9, il dit même : « Naturae cognitio per conjecturas pueriles tentata quidem ab Ethnicis est, et minime unquam adepta! » et il se prend de commisération pour ces malheureux païens.

(1) Il combat la théorie des humeurs à peu près avec les mêmes armes que Paracelse; cependant il y ajoute quelques raisonnements de plus, mais qui ne valent guère mieux, malgré sa prétention de les appuyer sur l'observation de la nature. Voici un de ces raisonnements (ι, 25, p. 792): « J'ai montré dans mes *Physica* (ne se trouve pas dans les *Physica Aristotelis*) que, ni par art ni par nature, l'eau ne pouvait être changée en air, et réciproquement l'air en eau. Si donc, dans le sang, la pituite représente l'eau, attendu que le cruor contient l'air (*esprits?*), jamais on ne pourra admettre l'existence d'aucune pituite mélangée dans le cruor; il n'y a par conséquent rien de vrai dans ce qu'on a enseigné jusqu'ici sur l'union des humeurs et des éléments, leur similitude, leur mélange, leur complexion et leur nécessité. » La théorie ancienne est inadmissible, cela est certain, mais il fallait plus que les arguments subtils de Van Helmont pour la renverser.

(2) *Scholar. humorist. passiva deceptio*, ι, 86 et suiv., p. 801, 802; Cf. *Pleura furens*, 31, p. 321, où il proscrit la saignée, au lieu d'en combattre seulement l'abus; *Promissa authoris*, 8, p. 8.

(3) Après une distinction tout à fait arbitraire entre le fiel et la bile, la bile invention futile, pernicieuse, humeur fictive qui n'existe jamais dans la nature, l'auteur continue (v, 13 et suiv., p. 822; 34, 35, p. 824) : Tout ce qu'ils appellent bile, n'est ni de la bile ni du fiel, ni aucune des quatre humeurs fictives; mais, le fiel étant mis de côté, la bile n'est jamais qu'un véritable excrément stercoraire, et même tout à la fois défectueux et virulent. Le fiel est une viscosité d'une grande puissance dans la nature de la liqueur primordiale, vitale au suprême

Du moins il a le réel mérite d'avoir ébranlé, par quelques bonnes raisons anatomiques et médicales, la théorie ancienne des catarrhes (1), que Schneider devait ruiner, mais cette fois par des arguments sans réplique.

Le tombeau de la peste, écrit sous l'influence d'un songe (2), renferme, au milieu des discussions les plus oiseuses, une réfutation de l'influence astrale (3), une apparence de distinction des diverses espèces de *contagia* ou *virus pestilentiels* (4), enfin des

degré et tout à fait nécessaire. — L'ictère est dû à un ferment contre nature, c'est-à-dire à un virus excrémentitiel particulier différent du fiel et de la bile, et qui s'appelle *cholera* ou *ictericus;* cette maladie, que Van Helmont considère toujours comme une affection essentielle, non comme un symptôme, a son *nid* depuis le commencement du pylore jusqu'à la fin du duodénum, quelquefois même un peu plus loin, car elle résulte d'un vice de la seconde digestion (Voyez aussi *Sextuplex digestio*, 19 et suiv., p. 169 et suiv.). Suit une histoire étrange d'un poisson en confirmation de ces opinions.

(1) Voyez une partie du chapitre 2 de la *Deceptio* et tout l'opuscule *Catarrhi deliramenta*. Dans cet opuscule et dans *Custos errans*, 10 et suiv., p. 208, on peut signaler quelques bonnes observations sur la sécrétion du *mucus* ou *latex*, et tout le chapitre intitulé : *Xenexton*. On trouve aussi, dans le chapitre 4 de *Schol. hum. pass. deceptio*, quelques expériences à vérifier sur le poids comparatif des urines.

(2) « Puisque la nuit instruit la nuit, j'ai pensé qu'un songe pouvait contenir la science. Je soumets volontiers mes songes au jugement du lecteur (p. 830). »

(3) « Dieu n'a pas créé la mort; le ciel ne contient donc ni la mort, ni la maladie, ni le poison ou leurs causes effectives. » Mais Van Helmont croit aux amulettes (voyez *Tumulus pestis*, p. 879), aux paroles (voyez le commencement de l'opuscule *In verbis, herbis et lapidibus est magna virtus*); il admet des pestes divines ou diaboliques, p. 871-873 ; puis, en divers passages, non pas seulement du traité *De la curation magnétique* des plaies, il tâche d'expliquer l'efficacité des amulettes par quelque vertu magnétique ou occulte. Les plantes et les métaux sont toujours des arcanes, et il leur attribue plus d'une fois des vertus imaginaires; il ne répudie une superstition que pour en épouser bien vite une autre. Van Helmont est né, a vécu, est mort mystique. Sa vie a été un long rêve, avec quelques réveils où l'on *entrevoit* le praticien et le savant.

(4) Voici un passage (*Proprietas pestis* dans *Tumulus*, p. 871) qui prouve quelles idées Van Helmont se formait de la peste, et par ce mot, il entend généralement la peste à bubon : « La peste est originellement venue de la terreur de l'homme, et ce souffle (*aura*) qui, sortant d'un corps pestiféré, parvient jusqu'à nous, dans son impétuosité première se précipite sur la rate, laquelle s'en débarrasse aussitôt et le transmet, comme avec la main, à l'orifice de l'estomac. D'où viennent la perte de l'appétit, les vomissements, les maux de tête, le délire, les défaillances, la soif, l'assoupissement... Tant que l'image de la terreur de l'Archée n'est pas présente, la

remarques historiques intéressantes sur certaines affections épidémiques. On y trouve aussi cette proposition, en partie juste, que le poison absorbé n'est pas lui-même maladie ou mort, s'il n'a été accepté et rendu comme familier; encore ne peut-il pas pénétrer aux sources cachées de la vie, à moins que la qualité vénéneuse, en agissant sur la vie, n'ait provoqué l'Archée à une sorte de duel dont le salut ou la destruction de l'économie sont le dénoûment (1). Voilà pourquoi, malgré son extrême subtilité, la peste ne frappe pas tout le monde comme un glaive, et que certaines personnes y échappent parce qu'elles n'ont pas *admis* le poison, c'est-à-dire parce qu'elles sont réfractaires.

Les deux ouvrages les plus renommés de Van Helmont et ceux qui, en effet, méritent en partie, mais pour une petite partie seulement, leur réputation, sont les traités *De la lithiase* ou *formation des calculs*, et le traité *Des fièvres*. Nous nous arrêterons donc particulièrement sur ces deux ouvrages. Il y faut faire deux parts : la critique des *Écoles humoralistes*, comme s'exprime notre auteur, et sa propre théorie. S'il a facilement raison des anciens, il n'a ni aussi aisément, ni aussi constamment raison aux yeux des médecins modernes. Soyons de bonne foi, Messieurs, et après avoir entendu les extraits que j'emprunterai tout à l'heure, soit directement à ces deux ouvrages, soit à M. Rommelaere lui-même, dites si Van Helmont peut légitimement être célébré comme le plus grand réformateur, comme un génie incomparable « qui aurait surpris le secret de la vie, si ce secret se laissait pénétrer ».

peste ne se montre pas. Il y a des pestes que la seule crainte enfante, plus promptes et bien plus terribles que celles qui viennent d'un souffle pestilentiel. » Outre leur vertu propre pour tuer le poison, les amulettes mettent l'Archée en belle humeur et combattent ainsi, comme préservatif, une des causes les plus puissantes de la peste (voy., plus haut, p. 478, 480).

(1) Page 853. — Dans la peste il y a deux choses: la *matière* (*silvester gaz, seu spiritus veneno tinctus.* — Est-ce ici l'acide carbonique?) et l'*efficient*, ou Archée. — Un peu plus loin, Van Helmont dit: « La peste n'est pas une qualité isolée ; c'est un être, un virus naturel, subsistant par lui-même en nous, et qui a sa matière, sa forme et ses propriétés. » (P. 853. Cf. aussi p. 865.) — Voilà bien de l'ontologisme s'il en fut jamais. (Voyez plus loin, p. 501 et note 2.)

Mais voyons d'abord si véritablement Van Helmont a surpris
e secret de la vie, puis s'il a expliqué ce que c'est que la maladie
de façon à nous satisfaire. Van Helmont admet deux causes premières internes, et ne reconnaît pas d'autre dépendance pour
toute espèce de corps naturel, si ce n'est celle qui se rapporte
à ces causes. Or ces deux causes sont la *matière* et l'*efficient*
ou *cause efficiente*, auxquelles s'associe le plus souvent une
cause externe irritante (1). Les principes initiaux des corps
(*prima initia*) et des causes corporelles ne sont ni les quatre
éléments d'Aristote, ni les trois de Paracelse, mais seulement
deux ; l'élément de l'eau (*initium ex quo* — matière première)
et le ferment ou principe séminal (*initium per quod*) dans la
matière (2). Il semble bien que la cause efficiente n'est pas autre
chose que l'*Archée*, ou l'*Aura*, ou encore le *Vulcain*, c'est-à-dire
le *principe déterminatif* dans - matière (3). Ce sont là, si l'on
peut ainsi parler, les éléments constitutifs de la vie qui se résume dans l'âme sensitive (4), laquelle ayant reçu délégation de
l'âme immortelle, répand, pour les nécessités de la vie, ses facultés
dans chaque organe du corps où elles doivent agir et servir (5).

(1) *Causae et initia naturalium*, 10, 11, p. 28, où l'on voit toutes les puissances
de l'*efficiens* ; il contient, en sa qualité de cause séminale, « rerum sibi agendarum
typos, figuram, motus, rerum compaginem, ortum, horam, respectus, inclinatio-
nes, aptitudines, adaequationes, proportiones, alienationem, defectum ; quicquid
denique ad rei constitutionem et productionem requiritur ».

(2) *Causae et initia natural.*, 23, 24, p. 29 : « Le ferment (nouvel être, qui joue
un si grand rôle dans la physiologie et la pathologie de Van Helmont ; voy. p. 484,
note 2), est le principe (*initium*) séminal, *per quod*, c'est-à-dire, *dispositif*, d'où
bientôt, dans la matière est produite la semence ; la matière, ayant acquis la semence, par cela même devient la vie ou matière moyenne de l'être, se dispersant
jusqu'à la période de chaque chose ou matière ultime. Le ferment est un être formel
créé qui n'est ni une substance ni un accident, mais un produit neutre formé depuis
le commencement du monde. » Quant à la matière, elle est une substance, non un
accident, et, de plus, opinion très-hardie si Van Helmont en a compris la portée,
elle est *annihilabilis* (*Formarum ortus.* 3, p. 108).

(3) Voy. *Archeus faber*, p. 33 et suiv.

(4) Voy. p. 483.

(5) *Confirmatur morb. sedes in anima sensit.*, 1, p. 447. L'Archée est appelé
ci *principium vitale*. L'auteur ajoute : « L'âme sensitive est parfaite dans toutes
ses facultés vitales, qu'elles soient disséminées dans les organes, ou qu'elles se trouvent concentrées (*omentatae*) dans le commun Archée. » — Voy. p. 485, note 1.

Malgré la multiplicité de ces êtres, qu'il n'est pas toujours facile de distinguer les uns des autres, et dont les attributs ne sont pas nettement déterminés, on reconnaît cependant, en Van Helmont, une certaine notion de la vie plus élevée que dans Paracelse ; mais, outre que cette notion est encore très-vague, elle est bientôt gâtée par des considérations en grande partie déraisonnables sur le siége de la vie et de l'âme sensitive. Dans *Sedes animae* (§ 5, p. 230, et 16 suiv., p. 231 et 232), il est démontré que l'âme sensitive doit avoir un centre, que le *mens immortalis*, qui est enveloppé dans cette âme (*involvitur et mandato divino ligatur vitae vinculo*), s'échappe du corps pour retourner à l'Être des êtres, quand périt l'âme sensitive ; enfin, que le lit ou le nœud radical (*torus radicalis*) de l'âme sensitive est dans l'Archée vital de l'estomac et y demeure, ainsi que toute la vie. Toutefois cette âme ne réside pas là comme en un sac ou en une fiole ; c'est une lumière (1) qui n'a pas un siége absolument local (2), *sed exorbitanti modo, inest in puncto centraliter, ac velut in atomo unius membranae spissitudinis meditullio*, ce qui n'est guère plus facile à comprendre qu'à traduire.

Il résulte de cette doctrine sur le siége de la vie et des âmes dans l'estomac, ou plutôt dans ce duumvirat composé de la rate

(1) La vie, qui en soi (*in abstracto*) est Dieu incompréhensible, est cependant définie d'une façon un peu plus saisissable (*Blas humanum*, 23, p. 447 ; Cf., 31, p. 148) : « La vie de l'homme est une lumière formelle, et, dans ce sens (*eo modo*), elle est l'âme sensitive elle-même, âme claire (*lucida*), de sorte que la mort suit pas à pas son exsufflation ; car l'âme immortelle, étant enveloppée dans l'âme sensitive, s'envole par la mort, quand l'autre périt. Qu'on ne s'avise pas de dire que cette lumière vitale est un feu qui brûle et dévaste l'humide radical. C'est une lumière formelle ; jamais personne ne décrirait autrement l'essence intime de la vie, lors même qu'il aurait vu en extase les vies formelles des choses. » (Cf. note suivante.)

(2) Cependant au § 32 de *Sedes animae*, p. 233, on lit : « *Pro corollario, locus animae centralis est orificium stomachi, non secus atque radix vegetabilium est locus vitalis eorumdem. Mens sedet in anima sensitiva, qui vincta est deinceps a lapsu* (péché originel). » La rate étant le soleil, le directeur, le cuisinier du ferment de l'estomac, la rate et l'estomac ne font qu'un sous le nom de *duumvirat*, § 26, p. 232. Van Helmont fait venir une foule de maladies des troubles de ce duumvirat, absolument comme les anciens les tiraient de la tête par les catarrhes. (Voyez *Jus duumviratus*, p. 239 suiv., et p. 627, note 4.)

et de l'orifice de l'estomac, que le cerveau, perdant de son autorité, est considéré comme le pouvoir exécutif des concepts de l'âme (1); cependant je ne vois pas, comme le dit M. Rommelaere (p. 353-354), qu'il soit absolument dépossédé : en effet, il préside, pour le mouvement (*quoad motum*), aux nerfs et aux muscles; à la vérité, par l'âme, et sous l'action prépondérante de l'estomac. Ce ne sont pas seulement presque toutes les maladies, mais une partie des actes de l'intelligence, saine ou troublée, qui procèdent du duumvirat; où que siége l'âme, en lui-même ou en dehors de lui, c'est toujours à l'âme que le cerveau obéit. Enfin Van Helmont accorde au cerveau, eu égard au sentiment (*quoad sensum*), les facultés de la mémoire, de la volonté et de l'imagination (2).

J'ajoute ici, comme complément de ces notions sur la vie, la traduction d'un passage de l'*Archeus faber* (2-7, p. 33) qui les résume.

« Il faut que tout ce qui se produit dans le monde par la nature ait un principe de ses mouvements, un excitateur et un directeur interne de la génération. Toutes les choses, quelque dures et opaques qu'elles soient, avant d'acquérir cette consistance, renferment en elles un souffle, une *aura seminalis*, qui, avant la génération, couvre de son ombre dans la semence

(1) « *Membrum executivum conceptuum animae.* » *Sedes animae*, 32, p. 233; *Tractatus de anima*, 1, p. 277; Cf. *Confirm. morborum sedes*, etc., 2, p. 448, 2ᵉ col., où on lit: Le cerveau, source des sensations et leur juge, n'est cependant pas lui-même sensible. C'est une opinion bien souvent agitée, que celle de la sensibilité du cerveau. — Dans *Duumviratus*, 15, p. 276, Van Helmont dit que le duumvirat, qu'il a placé là où les Écoles avaient mis le réservoir et comme la sentine, le cloaque de la plus mauvaise humeur (*atrabile*), préside à tout; que, dans l'estomac et la rate, sont *phantasia*, *Venus*, etc., *somnus*, *vigilia*, *hospitium animae*. Mais c'est justement comme hôtellerie de l'âme, et par l'âme, que le duumvirat agit sur le cerveau. Dans *Ignota actio regiminis*, 42, p. 270, le cerveau préside à l'accroissement. — Voyez aussi *Vita brevis*, p. 588, 1ʳᵉ col. : « Vivitur enim ex corde, alimonia autem ex splene et hepate ; correctio digestionis ex felle, sed accretrix a cerebro est. » Avec une telle physiologie, il ne fallait pas tant se moquer de celle des anciens.

(2) A propos des ferments Van Helmont dit : « Il y a deux espèces de ferments dans la nature, l'un contient en lui l'*aura fluxibilis*, Archée séminal, qui par son flux pénètre l'âme vivante; l'autre (espèce de *Blas?*) est seulement principe de mouvement, c'est-à-dire de génération d'une chose en une autre chose. » *Imago fer-*

féconde la génération interne future, et accompagne ce qui est engendré
jusqu'à la fin de la scène. Ce souffle, quoiqu'il soit plus considérable chez quelques-uns, dans les végétaux cependant il est comprimé
sous l'apparence de suc, comme dans les métaux il s'épaissit en une
homogénéité très-dense. Toutes choses cependant reçoivent ce don qu'on
appelle *Archée*, contenant la fécondité des générations et des semences,
comme cause efficiente interne. Cet ouvrier (*Archeus faber*) possède
l'image de la chose engendrée, d'après le principe initial de laquelle
il conforme la destination des choses à faire. L'Archée se compose de la
connexion du souffle vital, comme matière, avec l'image séminale qui
est un noyau spirituel intérieur, contenant la fécondité de la semence ; la
semence visible n'en est que l'enveloppe (*siliqua*). Cette image de l'Archée,
qu'elle découle de l'idée de son prédécesseur (*préformation des germes*),
ou qu'il la puise dans la coupe (*condus*) des choses externes, n'est pas un
certain simulacre mort ; mais il est orné d'une pleine science et armé des
pouvoirs nécessaires à la destination des choses ; en conséquence il est l'organe primitif de la vie et de la sensation. Par exemple : une femme enceinte,
par son désir, imprime dans son fruit l'image d'une cerise, à l'endroit où
elle porte la main dans son désir ; d'une cerise, dis-je, véritable en sa chair,
verte, pâle, jaune et rubiconde, en raison des localités où les arbres
produisent leurs cerises. En Espagne, dans le fœtus, la cerise rougit plus
vite qu'en Belgique. L'imagination produit donc une cerise ; de même
par l'imagination de la passion charnelle, l'image vitale des animaux est
transportée dans l'esprit de la semence qui se déploiera elle-même dans le
cours de la génération. Comme tout acte corporel se termine en un corps,
l'Archée, ouvrier et directeur de la génération, se couvre aussitôt d'une
enveloppe corporelle ; dans les animaux il parcourt toutes les retraites
de la semence, et il transforme la matière d'après l'entéléchie de son
image. Là il place le cœur, ici il désigne la place au cerveau, et partout,
en vertu de sa monarchie universelle, il place comme président un habitant immobile, d'après les fins de l'exigence des parties et des destina-
tions (1). Ce président local demeure le curateur et le recteur interne des

menti, etc., 8, p. 91.— L'idée première d'une *aura seminalis*, d'une semence de
toute chose est encore empruntée à Paracelse. Voy. par ex. plus haut, p. 375.

(1) Ce sont les *Archées* locaux (émanations ou rayonnements archéiques, plutôt
que des Archées spéciaux, voy. p. 497 et p. 482, note 5) qui agissent sous la domination de l'*Archée* central et en vertu d'un *Blas* ou principe moteur particulier :
encore un nouvel être ! C'est la multiplicité des centres de vie (*organo-physiologisme*) imaginée ou renouvelée plus tard par Bordeu et par d'autres.—Il semble que
c'est une des parties du système de Van Helmont qui ont le plus séduit M. Manden.
Mais l'organo-physiologisme de Van Helmont obtenu à l'aide de la multiplicité d'êtres
spéciaux, ne représente en rien les idées actuelles sur la multiplicité et l'unité des centres de vie. Le système de Van Helmont rappelle la physique des anciens qui, dans leur

fins, jusqu'à la mort ; l'autre, qui est fluctuant, n'est assigné à aucun membre (1), et conserve l'inspection sur les moteurs particuliers des membres ;
il est lucide (*lucidus*) et ne se repose jamais. »

Aussi longtemps que les Archées secondaires (voy. p. 485,
note 1), obéissent à l'Archée central, la santé persiste ; mais dès
que la discorde se produit, naissent les diverses maladies, qui
varient, comme le remarque M. Rommelaere, d'après le siége
occupé par l'Archée local révolté.

Passons maintenant à la physiologie spéciale.

Circulation et respiration. — M. Rommelaere écrit, p. 345 :
« Le *Blas humanum* est extrêmement important au point de vue
de la circulation sanguine et des modifications que le sang subit
dans son parcours. Nous devons ranger ici Van Helmont au nombre des médecins qui furent les premiers à se rallier à l'immortelle
découverte de la circulation. » C'est le contraire qu'il fallait
dire. Ni dans le *Blas humanum*, ni ailleurs, je n'ai vu la moindre
trace évidente de la circulation harvéienne (2). Il y a même un
texte des plus positifs à cet égard, puisque Van Helmont (3) admet
que le sang de la veine cave arrive dans le ventricule droit, et pénètre dans le ventricule gauche *à travers les porosités de la cloison interventriculaire*. Ainsi Van Helmont, qui est ici l'écho de
Galien, n'a pas plus profité des critiques et des observations de
Vésale que des expériences de Harvey. La théorie du sang, pas
plus dans *Blas humanum* que dans la *Sextuplex digestio* ou dans
Jus duumviratus, ne repose sur aucune donnée scientifique et
positive. Il en est à peu près de même pour la respiration, je dis
à peu près, attendu que Van Helmont critique avec raison les anciens sur le rôle qu'ils attribuent à l'air, et y substitue une par-

ignorance des forces générales de la nature, avaient créé des dieux et des demi-
dieux pour expliquer chacune des manifestations de ces forces.

(1) Son lieu de rayonnement ou son siége est cependant le *duumvirat*, comme
il est dit souvent. — Voy. p. 483.

(2) La théorie de Van Helmont sur la digestion ou les digestions, ainsi qu'on le
verra plus loin, repose, en grande partie, sur la théorie galénique de la circulation.

(3) Dans ce même *Blas humanum*, 20, 21, p. 146 ; cf. aussi 24, p. 147, et plus
loin *Sextuplex digest.*, 60, 61, p. 177.

celle d'idée un peu moins déraisonnable (1), puisqu'il semble reconnaître une certaine action de l'air sur le sang; mais tout cela est entremêlé de propositions très-vagues sur les *esprits* (voy. plus loin *Quatrième digestion*, p. 496), et tout cela est encore un fruit de la méthode *a priori*.

Système nerveux. — On a affirmé (2) que les vues de Van Helmont sur la physiologie du système nerveux sont à la fois « justes et profondes ». Ici encore je ne puis ratifier ce jugement, quand je me souviens de tout ce que contient d'étrange le neuvième chapitre du traité *De la lithiase*, où ces vues sont résumées. Un seul échantillon suffira pour convaincre les physiologistes qu'ils n'ont rien, sous ce rapport, à apprendre de Van Helmont, et que le solitaire de Vilvorde est souvent même au-dessous de Galien, auquel il a emprunté directement ou indirectement ce qu'il a de bon. A propos de la vision (3), notre auteur s'exprime ainsi (§§ 33 et 34, p. 715):

« L'âme sensitive sent par la vie dans les esprits animaux; elle voit immédiatement dans le nerf optique, lequel habite dans la pupille, les espèces visibles conçues... De sorte qu'il n'est pas nécessaire que ces espèces sensibles remontent au cerveau par les nerfs; l'âme, immédiatement présente et distribuant (*elargiens*) d'elle-même toute force à l'esprit visuel, voit et discerne.

(1) *Blas humanum*, 37, p. 150 : « La respiration se fait, non pour que l'air devienne l'aliment de l'esprit vital, mais pour qu'il lui soit uni, charrié qu'il est par la veine artérieuse et par l'artère veineuse des poumons; l'air ainsi envoyé dans le cœur y reçoit un ferment; tous deux de compagnie disposent le sang pour une complète diaphérèse. Du reste, plusieurs parties sont fixes et résistent à la perspirabilité, lors même qu'elles sont pressées par la chaleur; autrement elles seraient en soi volatiles (*alioquin multa sunt fixa, resistuntque perspirabilitati, si -etsi?- calore urgeantur; alias erant in se volatilia*); car l'office propre du feu est, à la vérité, d'allumer, de consumer, de séparer, mais non certes de produire. »

(2) M. Mandon, p. 582.

(3) Ce qu'il dit de la vision doit s'entendre également de tous les organes des sens et de toutes les sensations; car, prétend-il ailleurs, il faut bien admettre que le nerf n'est pas l'organe et le *substratum primarium* de toute sensation; c'est l'âme sensitive qui perçoit immédiatement, puisqu'il y a des sensations à la peau, où cependant il n'y a pas de nerfs, car les nerfs s'insèrent aux tendons! §§ 17 et 59, p. 712, 722-723.

Le cerveau est seulement l'officine des esprits animaux. Aussi les nerfs ne servent pas à transporter au cerveau les espèces puisées dans la sensation, mais à répandre les esprits cérébraux aux parties où ces nerfs arrivent, pour les ranimer et les réconforter. »

Voyons maintenant s'il faut, malgré quelques progrès pour la partie chimique, regarder comme l'œuvre d'un grand physiologiste la théorie si compliquée de Van Helmont touchant la digestion.

§ Digestion. — M. Rommelaere a consacré un long chapitre, et un de ses meilleurs, à la digestion ; cependant j'ai cru y remarquer une certaine insuffisance de détails et un peu trop de sa propre rédaction, ce qui ne permet peut-être pas de retrouver une suite rigoureuse dans les idées fort enchaînées, mais assez obscures de Van Helmont (1). J'ai cru que le mieux était de donner des extraits, dont quelques-uns même assez longs, de la *Sextuplex digestio alimenti humani* (p. 167 et suiv.), en les complétant par quelques réflexions intercurrentes ou par quelques citations sur le même sujet tirées d'autres traités.

Première digestion. — « Il est hors de doute que la nourriture et la boisson se dissolvent (2) en même temps et de la même manière, dans la concavité de l'estomac, en une crème (*chyme*) diaphane (3). Cela se fait

(1) Si l'on veut bien se rappeler les trois phases de la digestion admises par Galien, contre laquelle Van Helmont a écrit la *Triplex scholarum digestio*, p. 165-166, on verra que les six digestions de Van Helmont n'en sont qu'un dédoublement, avec des erreurs de plus. — M. Rommelaere, p. 358, pense que la théorie de Van Helmont diffère entièrement de celle des anciens, laquelle était absolument mécanique. Cela est vrai de la *trituration*, mais non de la *coction* qui, même d'après Galien, n'était pas une opération purement mécanique. Voyez, contre la coction : *Calor efficienter non digerit, sed tantum excitative*, p. 161 et suiv. Van Helmont y venge la rate, accusée d'être un cloaque d'atrabile.

(2) Dans *Victus ratio*, 21, p. 264, Van Helmont insiste sur la nécessité d'une exacte mastication, pour faciliter cette dissolution en crème. Comme les oiseaux n'ont pas de dents, la nature les a pourvus de deux estomacs.

(3) Voyez § 44, où Van Helmont parle des vomissements qu'il a provoqués sur lui-même, plus ou moins longtemps après le repas, afin de constater l'état de cette crème.

par la vertu du premier ferment, manifestement acide, emprunté à la rate. J'ai trouvé en effet autant de ferments qu'il y a de digestions en nous (1). Enfin, la façon dont cette crème se dépouille de toute l'acidité qu'elle doit au ferment, aussitôt qu'elle tombe de l'estomac dans l'intestin duodénum (*deuxième digestion*), n'est pas moins étonnante que la puissance merveilleuse de ce ferment dans l'estomac (2). » (§ 2.)

« Ce n'est pas en vain que l'on trouve dans un si petit espace tant de vaisseaux, de glandes et d'organes, quoiqu'on ait négligé d'étudier leur usage. En effet, ayant appris que le ferment de l'estomac conçu dans la crème était funeste aux intestins et aux autres parties par les douleurs tormineuses qu'il cause, je notai aussi que toutes les parties ont chacune un ferment, la transmutation l'exigeant de toute nécessité. J'en conclus de plus que chaque ferment a horreur de celui qui lui est associé et du commandement de patrons étrangers (3). » (§ 3-6.)

« Il est merveilleux que la crème acide acquière immédiatement dans le duodénum la saveur du sel, et change avec tant de facilité son sel acide en sel salé ; de même que le plus fort vinaigre, par l'effet du minium, se dépouille aussitôt de son acidité qui se change en une douceur alumineuse. » (§ 7.)

« C'est par une disposition fermentale nécessaire, que notre crème acide devient salée, et que l'acidité volatile de cette crème conserve sa volatilité première, tout en changeant son ancienne acidité en salure. C'est en vertu de la propriété spécifique des ferments dans chaque individu que varie la faculté digestive chez les divers individus. » (§ 9.)

« Il ne suffit pas d'avoir constaté que le ferment acide de la première digestion habite dans l'estomac, et que c'est à ce ferment qu'est due la liquéfaction de la nourriture la plus dure, il faut que nous insistions sur ce point. Ce n'est pas en lui-même ou par lui-même que l'estomac possède ce ferment. La digestion en effet, l'appétit et l'économie de l'esto-

(1) De telles idées compromettent, dès le début, toute la théorie de Van Helmont.

(2) S'appuyant aussi sur l'autorité d'Hippocrate, Van Helmont tire, des modifications que subit le ferment dans les maladies, des conseils parfois assez justes pour le traitement des fièvres ; de plus, il appuie sa manière de voir touchant la nécessité, l'activité et la puissance du liquide stomacal par des expériences sur des passereaux et sur la digestion, ou du moins la destruction partielle, des corps les plus durs dans l'estomac des gallinacés. Enfin, de ces deux faits, la digestion des gallinacés et l'impuissance de l'estomac chez les fébricitants, il conclut, mais par un raisonnement plus subtil que logique, que la digestion ne dépend pas essentiellement de la chaleur, qui est un simple excitant. —Voyez *Calor efficienter non digerit, sed tantum excitative,* 17 et suiv., p. 163 et suiv.

(3) On voit que c'est *a priori*, en vertu de cette fameuse maxime : *la nature ne fait rien en vain,* que Van Helmont a imaginé ses six ferments.

mac font quelquefois défaut et reparaissent sans avoir perdu de leur force; cela tient à ce qu'ils ne sont pas de l'estomac. C'est pourquoi j'ai dit que la membrane de l'estomac tire de la rate toute l'énergie de sa digestion et ce qui aide cette digestion; de telle sorte que la rate forme en nous avec l'estomac un duumvirat unique. » (§ 10, 11.)

« Les ferments n'ont dans la nature, en dehors d'eux, rien qui puisse leur être dignement assimilé, car ce sont des dons spécifiques de la nature vitale. Le ferment en effet, en tant qu'il est ferment, est un arcane vital et libre, ne se joignant (*jugale*) à aucune autre qualité (1). Il suffit dans les assaisonnements que les acides préparent la nourriture pour faciliter l'entrée du ferment de la rate. Enfin, quoique le ferment de l'estomac ait une aigreur spécifique, ce n'est pas cependant l'aigreur qui est le ferment vital lui-même, c'est du moins son organe. Quoique le ferment de l'estomac ait une aigreur (*acor*) spécifique, cependant l'aigreur n'est pas le ferment vital; elle en est seulement l'organe. Le ferment de l'estomac est doué d'une acidité particulière que distinguent les propriétés, les genres et les espèces; mais en soi la digestion est l'œuvre de la vie elle-même, dont l'instrument fidèle (*satellitium*) pour cette œuvre est l'aigreur. » (§ 12, 13.)

Après avoir expliqué comment la vertu du ferment peut être viciée, Van Helmont continue :

« Les ferments étant de la classe des *formes* et des *semences*, ils se sont séparés du commerce intime des qualités matérielles; s'ils s'associent quelque qualité de ce genre, c'est pour répandre plus facilement leur force vitale! Cette qualité (corporelle) peut pécher aussi bien par excès que par amoindrissement. Ici je me sépare tout à fait des écoles, parce qu'on y enseigne : 1° que le fiel n'est pas un viscère (2) vital; 2° que ce n'est pas un organe noble; 3° que ce n'est qu'un excrément inutile, exclu de la masse du sang, de peur qu'il ne le vicie (3); 4° qu'en conséquence il a été produit en dehors de l'intention de la nature; 5° qu'il sert uniquement à l'expulsion des excréments et de l'urine; 6° que l'enveloppe du fiel (*vésicule biliaire*) n'est pas de la même substance que celle des viscères (voy. § 18), mais un sac, ou un cloaque d'impuretés et de superfluités; 7° enfin que la sanguification commence et s'accomplit [uniquement] dans le foie. Ce sont pour moi des rêveries (4). En effet, puisque la bile

(1) Encore un être spécial; et l'on dira que Van Helmont n'est pas ontologiste!

(2) Il faut entendre, tantôt la vésicule du foie et tantôt son contenu.

(3) Il appelle Galien *excrementitius et ignarus*, à propos de ses idées sur le foie et la rate, etc. (*Jus duumvir.*, 41, p. 246.)

(4) Dans *Schol. humor. passiva deceptio*, 16, p. 791, on lit: « La sanguification est une véritable transmutation formelle des aliments, et non pas seulement une

n'est pas requise pour la constitution du sang, la production de cet amer, fiel ou bile, par chaque aliment ne serait pas nécessaire; si elle n'était pas propagée par un agent propre, dans une officine spéciale, pour une autre fin utile, vitale et nécessaire à l'office de la vie. L'eau du péricarde est bien plutôt pour moi un excrément que le fiel lui-même. » (§ 14, 15, 16, 18.)

« Je ne m'étonne pas qu'on donne à la vésicule du fiel et au fiel lui-même le nom de viscère, surtout puisque beaucoup de personnes y placent la vertu irascible. J'ai reconnu que dans l'économie de la digestion deux viscères, le fiel et le foie, unissaient leurs corps et leurs ferments pour la sanguification (*troisième digestion*); que cette opération commençait par le fiel, comme étant plus près de l'estomac et des intestins que le foie. Le fiel en effet est dans le sinus du foie comme dans le sein maternel ; c'est le baume du foie et du sang ; car la sanguification n'est pas une transmutation qui puisse se faire par une disposition instantanée, et le foie est dépourvu d'une cavité (1) où il puisse recevoir le suc qui doit devenir du sang à la fin de la digestion. En d'autres termes : le foie, en soi, est un corps solide ayant des *veines grêles et en petit nombre* (2) ; or la crème tout entière, qu'accompagne un si grand amas de liquide urinaire (*lotium.* Voy. p. 492), doit passer rapidement à travers le foie ; mais cette crème crue ne peut dans un passage si rapide se changer immédiatement en sang. La sanguification ne peut donc se faire d'une manière parfaite dans le foie même, car le foie n'est pas une cuisine, mais un économe pour son ferment sanguificateur, par lequel, comme en se conformant à un ordre, il remplit l'office que le Créateur lui a assigné. Ce sont les nombreuses veines du mésentère qui sont l'*estomac du foie* lui-même (2) et l'officine où se prépare le cruor. Lorsqu'il est préparé, le foie souffle (*spirat*) sa perfection au cruor encore nu après qu'il a été reçu dans la veine cave. Comme la sanguification est une certaine digestion plus parfaite, et une transmutation plus manifeste que n'est la liquéfaction de la nourriture en chyle, la sanguification, dis-je, ne peut se faire dans un ample vaisseau, mais dans plusieurs moins grands, qui soient cependant assez capaces ; où l'Archée fermental puisse s'établir étroitement, pour

simple juxtaposition des parties hétérogènes. » Cette idée, moins nouvelle que ne le dit Van Helmont, est développée fort au long dans ce traité. Ailleurs (*Jus duumviratus,* 13, p. 241 ; voyez aussi, pour le rôle de la rate, 37, 38, p. 247), il est dit : « J'ai démontré que l'*estomac du foie* n'a pas une grande cavité béante en lui, mais que les veines mésaraïques elles-mêmes sont l'étui, la boîte (*theca*) du sang dans laquelle le foie irradie les premiers effluves (*spiracula*) de la sanguification. L'*estomac de la rate* est l'estomac lui-même qui l'échauffe en l'embrassant (*idée tout à fait galénique*) ; elle a aussi un second estomac, le réseau vasculaire. »

(1) Voyez plus haut, p. 490, note 4.
(2) Voyez p. 492.

atteindre et prendre de plus près chaque chose (1) ; où le foie puisse aussi, par une transformation (? *commutando*), communiquer son ferment, et envoyer comme un souffle la force vitale. En effet la rate, qui ne touche pas immédiatement les aliments, souffle son ferment à l'estomac, organe vaste. Ainsi le foie, par l'insufflation de sa vie ou de son ferment transmutateur (voy. plus bas, la suite du § 21), souffle aux veines qui sont placées sous lui, l'acte (le résultat ? *actum*) de la sanguification. De même que la nourriture tombe de la bouche dans l'estomac et y attend la fin de la digestion (2), ainsi la crème passe immédiatement des intestins dans l'estomac du foie ; mais comme elle est très-abondante et en grande partie excrémentitielle (en effet, elle contient encore de l'urine), elle devait, afin que la sanguification fût plus convenable, être préalablement débarrassée des excréments qu'elle contenait. » (§ 18-21.)

« L'officine de la sanguification n'est pas le foie lui-même dans sa substance, car le foie des poissons fabriquerait aussi leur sang. Mais comme chaque animal engendre son semblable, il faudrait ou que le foie des poissons fût rouge ou que leur sang fût blanc. Or, ces deux propositions sont fausses. Disons donc que la sanguification se fait dans l'estomac du foie, estomac qui est la multiplicité même des vaisseaux du mésentère. Le foie a des veines trop grêles et en trop petit nombre pour s'acquitter dignement d'un office si considérable. (Voy. p. 491.) C'est hors de lui, en effet, que la dernière perfection de la sanguification est, dans la veine cave, insufflée par le ferment jécoraire. On croit dans les écoles que la sanguification se fait par la fomentation actuelle (*actualis*, immédiate) du foie sur la crème, parce qu'on ne connaît pas d'autres actions que celles qui se manifestent par un long contact ou une *compréhension* (un embrassement complet). » (§ 43, 44.)

« La crème a besoin du ferment transmutateur, distinct du ferment sanguificateur ; au moyen du premier, la partie la moins bonne se change en véritable excrément, car l'action de la sanguification ne pourra pas faire un excrément de ce qui n'est pas un excrément ; il y a trop de différence entre les deux parties de la crème. En effet, l'action qui tire l'ex-

---

(1) Voilà une puissance bien limitée et bien matériellement circonscrite. — Il s'agit vraisemblablement, non d'une nouvelle espèce d'Archée, mais de l'Archée central.

(2) Dans l'état sain, le pylore est fermé pendant la digestion ; quand il est affecté, il s'ouvre à contre-temps et laisse passer la nourriture avant la digestion, ou bien il reste obstinément fermé pendant plusieurs jours ; de là des vomissements de matières anciennes et accumulées. Il n'est pas seulement portier, mais modérateur de la digestion ; non doué de mouvement volontaire, il est soumis à son *Blas* ou à son Archée. *Pylorus rector*, p. 180 et suiv. Il y a plusieurs portiers dans la doctrine de Van Helmont. C'est ainsi que l'Archée est appelé aussi *janitor animae* dans *Confirmatur morborum sedes in anima sensit.*, 2, § 11, p. 448.

crément de la plus grande partie de la crème, ne se fait point par la
coagulation du cruor et la séparation de la partie la plus séreuse, car le
cruor, loin de se coaguler dans les mésaraïques, n'est pas même coagulable tant qu'il demeure dans cet estomac, comme on le voit dans la dysenterie. La séparation de l'excrément séreux d'avec le cruor se fait donc
dans les mésaraïques elles-mêmes, par un ferment bien différent et un
tout autre viscère que dans la sanguification. C'est en effet un certain
acte qui condamne une partie de la crème à devenir excrément, tandis
qu'elle conserve le cruor et le laisse intact (1). La sanguification est donc
précédée de la production et de la séparation de l'excrément. Et l'*utérus*
de l'urine commence avant les mésaraïques, mais ce n'est pas encore
l'utérus du *Duelech* (2), parce que le ferment des reins change l'esprit de
l'urine dans le foie et à l'entour. Le ferment du fiel change donc en sel
d'urine tout ce qui était acide dans l'urine. L'estomac du fiel est le duodénum et le conduit (*arundo*) de l'intestin voisin (*jéjunum*); il se termine à l'origine des veines du mésentère. Il faut insister sur l'usage
des parties et des ferments, jusqu'ici inconnu dans les écoles, en présence
surtout de leur doctrine : *Le sang se fait dans le foie et le fiel avec le sang*,
car il s'ensuivrait nécessairement que la séparation du fiel par le mouvement et la nature serait postérieure à la sanguification. La vésicule du
fiel devrait donc se trouver au-dessus du foie et non au-dessous près de
la veine porte, etc. » (§ 21-22.)

« Le ferment du fiel est perfectif de la crème, préservatif du sang et
corruptif du sérum ; ces trois qualités se rencontrent en ce point, que le
fiel change en sel salé le sel acide de l'estomac, sel acide nuisible et
corruptif partout ailleurs que dans l'estomac (!). Quoique j'aie dit que, eu
égard à la séparation du lotium et à la transmutation de l'acide en salé,
la sanguification venait en second lieu, cependant les deux ferments,
celui du fiel et celui du foie, commencent en même temps, car ni l'un
ni l'autre ne chôment jamais. Le ferment du foie, comme ayant un plus
grand travail et devant arriver à une plus grande perfection, accomplit sa
tâche plus lentement que le ferment du fiel. La transmutation de la crème
devait en effet précéder, afin que le foie, débarrassé d'un poids inutile,
pût vaquer avec plus de liberté à la sanguification. La *seconde digestion*,
ou digestion du fiel, est donc distinguée de la première et de la troisième
par le ferment, le viscère, l'*utérus* (le lieu), le goût, l'effet et la fin. Jus-

---

(1) Il est difficile, au premier abord, de savoir s'il est bien question ici du *cruor*
proprement dit et du *serum*, ou du sang considéré dans sa totalité, et d'un liquide
séreux excrémentitiel. On peut admettre cette dernière supposition d'après les
phrases suivantes. Le sérum serait alors ce que Van Helmont appelle *lotium*.

(2) Voyez *Retenta*, p. 498: « Si scoria (quam alibi stercus liquidum voco) ab
intestinis cum lactice jungatur, supra justam proportionem, et intra venas fluctuet,
jam aderit *Duelech*. » — S'il y a putréfaction, naissent les délires et les fièvres.

qu'ici les écoles, par suite de leur erreur sur l'usage du fiel, ne connaissent pas bien cet ensemble. Dans la première, l'estomac est le réceptacle, la rate souffle un ferment acide sur la nourriture et il en résulte une crème acide. Dans la seconde, les intestins grêles sont l'estomac, et le ferment est inspiré par le fiel pour la corruption et la séparation de la partie aqueuse, et l'acide volatil se change en volatil salé.» (§ 27-29.) (1).

« Je déclare donc que le fiel est un viscère vital, que son corps est une liqueur amère, préparée du meilleur sang, baume du foie et le contenant du sang. Tout ce que par hasard il rejette de lui dans le duodénum, est un excrément, un *liquamen* que déjà il méprise (2), et qui se rend dans les autres intestins où il change graduellement de couleur, de goût et d'odeur. La crème séreuse qui reste est évidemment attirée et humée dans les veines mésaraïques pour servir au sang. » (§ 34-35) (3).

« C'est dans le duodénum que le chyle commence la transmutation de son sel acide volatil en une salure pareille, dissoute dans la crème. La substance la plus corporelle qui reste dans la crème, attend la sanguification dans les veines du mésentère, du ferment inspiré par le foie. La liqueur salée étant attirée par les reins au delà du foie, elle est confiée pour l'expulsion aux reins et à la vessie. La *troisième digestion* commence donc dans les vaisseaux du mésentère, et se termine dans le foie. Le sang, en effet, tant qu'il est dans le mésentère, n'est pas encore ni digéré, ni fibreux, ni parfait. C'est pour cela que dans la dysenterie le sang du mésentère ne s'épaissit pas (*non concrescit;* — *ne se coagule pas*), tandis qu'à la suite de la rupture d'une veine dans l'estomac, le sang se forme aussitôt en grumeaux. » (§ 37.)

« La crème courant à travers les intestins devient plus sèche, sa partie liquide étant attirée par les veines supérieures ; ce qui reste se putréfie de plus en plus, tellement qu'aux confins de l'iléus il se produit déjà beaucoup d'excrément liquide, lequel, avant qu'il soit entièrement pourri, est dirigé vers le mésentère afin d'y être mêlé au *lotium*, utile à ses fins. » (§ 38.)

« La crème traverse les intestins, en partie, en les imbibant, comme l'eau salée imbibe la vessie (4), en partie par la succion propre de la sympathie, à travers les pores (*proprio sympathiae suctu per poros*), ouverts

(1) Au § 30 se trouve un grand éloge du chirurgien Wurtz.

(2) Le duodénum sert ainsi à deux fonctions: à une seconde digestion et à livrer passage aux excréments du foie.

(3) Voyez, fin du §§ 35 et 36, de belles histoires sur le goût des excréments, suivant les aliments ingérés et la force du ferment stercoral. — Cf. cependant *De febribus*, xv, 3, p. 777 : « An forte stercus olidum insperisse, et baculo agitasse, gloriosius est Galenicae turbae, quam nobis furnos, vasa et carbones tractasse? »

(4) Un peu plus haut, il cite quelques expériences qu'il a faites sur ce sujet, contradictoirement à celles de Paracelse.

pendant la vie (comme sous l'action de la chaleur les eaux pénètrent dans la vessie), mais fermés après la mort... Les veines dispersées dans la double tunique de l'estomac n'ont pas les pores dont nous avons parlé; elles sont poreuses cependant en tant qu'entourées d'une tunique extérieure, et elles transsudent le sang alimentaire. La cuisine ou digestion propre de l'estomac se fait du dehors au dedans, mais la préparation universelle qui a lieu dans la cavité de l'estomac y est circonscrite tout entière, et cela pour éviter qu'une double digestion ne produise la confusion. Il y a deux cuisiniers dans l'estomac : l'un vient de la rate; l'autre, qui est propre à l'estomac, produit les diverses digestions. Le ferment acide dissout dans l'estomac la nourriture en suc, mais le ferment acide du chyle, par la propriété qu'il a de saler, met à part le chyme pour le sang, et en extrait l'eau, l'urine, la sueur, l'excrément, le liquide jaune et les parties épaisses de la saburre. La digestion n'est donc pas dans l'estomac une transmutation formelle de la nourriture. » (§§ 48-49. Voy. plus bas, § 52 (1).

« Les parties dissimilaires (*non alimentaires*) de la crème se putréfient par le ferment stercoral, et sont privées de la vie moyenne et de l'Archée ; tandis que la transmutation s'opère seulement sur les parties homogènes... L'excrément diffère essentiellement de la nourriture mâchée. Il ne faut pas croire que la seule chaleur puisse, en peu d'heures, putréfier ce que la chaleur n'a pas non plus changé en une crème quelconque ; ce n'est qu'aux ferments propres des cuisines que cette putréfaction est due. Donc la nourriture n'est pleinement transmutée que lorsque, après avoir dompté son Archée, notre Archée vital fait son apparition, armé d'un pouvoir absolu sur le premier (*cum plena vassallatione prioris*). C'est ainsi en effet, que tout le vin se change en vinaigre, tout le vif argent en or, tout l'œuf en poulet, tout le sang en aliment ultime. Je pense donc qu'on se trompe en disant qu'il n'y a pas d'aliment sans excrément. » (§ 49-51.)

« Nous nous nourrissons par les choses identiques à celles dont nous sommes formés ; or nous ne sommes pas formés de crème. L'estomac n'est pas nourri d'une autre matière que les autres membranes qui n'ont pas de crème. La crème ne reçoit la vie que par les degrés du sang, et l'estomac ne peut se nourrir d'un aliment qui n'est pas encore vital (2). La crème est un élément liquéfié, ayant encore l'Archée et les propriétés de l'aliment ; mais les parties spermatiques et les similaires de la première constitution ne peuvent se nourrir d'une liqueur non encore changée en l'espèce humaine. Les veines ne sont pas dispersées dans l'estomac pour

(1) Suivent des comparaisons tirées des opérations chimiques ou du développement et de l'éclosion de l'œuf.

(2) C'est-à-dire que l'aliment doit lui revenir comme aux autres membres, et qu'il ne se nourrit pas immédiatement des aliments qu'il reçoit et auxquels il a fait subir une première digestion.

sucer le sang, mais pour répandre l'aliment; or, elles ne contiennent point de crème. » (§ 52.)

« La crème, tombant du pylore dans le duodénum, aussitôt saisie, dans sa sphère d'activité, par l'insufflation du fiel, change son acidité en salure, et sa partie la plus aqueuse devient séparable de celle qui est plus pure, et elle est attirée par les reins. D'où il résulte que l'urine est assez salée, et le sang moins (1). » (§ 56.)

« Ainsi, la *troisième digestion* se fait sous la présidence du ferment du foie, qui, par une·odeur cachée de gaz (?), commence la sanguification, dans son estomac du mésentère, et l'achève dans la veine cave. » (§ 59.)

« La *quatrième digestion* s'accomplit dans le cœur et dans son artère (*aorte*); durant cette opération, le sang rubicond et plus épais de la veine cave s'élabore, devient plus jaune et manifestement volatil. En effet, le cœur a une oreille de chaque côté, et au ventricule gauche une artère qui bat, insérée par un grand tronc, afin que par une double manœuvre elle attire fortement le sang à travers la cloison qui se trouve entre les deux ventricules, au milieu du cœur. Rappelez-vous ici ce que j'ai dit ailleurs (2) de la porosité de la cloison qui sépare les ventricules du cœur, et comment le sang ne reflue pas du sinus gauche dans le droit, mais seulement l'esprit de vie, comme à travers un crible serré. C'est donc la quatrième digestion, manifestée par la couleur et la consistance de ce qui est digéré, qui distingue le sang du foie du sang artériel.

« La *cinquième digestion* transmute le sang artériel en l'esprit vital de l'Archée; j'en ai parlé dans l'écrit *Sur le Blas humain* et dans celui *Sur l'esprit de vie*. Je n'ai pu me satisfaire entièrement relativement à un point (3), à savoir si dans le sang jécoraire (quoique, après avoir dépassé le mésentère, il ait acquis le summum de sa perfection) il y avait quelque esprit (!); mais ce sang m'a toujours fait l'effet d'une certaine masse mumiale et de matière *ex qua* (4), mais qui ne doit pas être tenue encore pour un sang vital parfait. Car si le sang de la veine cave avait mendié cet esprit au foie, l'oreille droite du cœur serait inutile; cependant elle n'a pas d'autre but, dans son opération incessante, que d'attirer du ventricule gauche quelque partie de l'esprit hors de la cloison du cœur, afin que le sang commence à être vivifié dans la veine cave, près du cœur, par la participation de cet esprit; mais comme on trouve à gauche une

(1) Ce paragraphe et le suivant sont en partie dirigés contre Paracelse.

(2) Voyez page 486. De ce passage et des §§ 62-63, il résulte que les porosités interventriculaires servent à la fois et par deux courants opposés, à tamiser le sang et l'esprit.

(3) Ce n'est pas un point seulement, dans toute cette théorie, qui ne nous satisfait pas; l'erreur y est perpétuelle et l'absurdité fréquente.

(4) Une matière dont on tirera quelque chose.

oreille, et en outre un grand tronc de l'artère, il en résulte qu'il y a une plus grande attraction du côté du ventricule gauche, et qu'en conséquence le sang veineux reçoit peu d'esprit vital (1). » (§§ 60-63.)

« Je ne fais pas de différence entre ce qui est animal et ce qui est vital. En effet, dans un navire, le gouvernail est confié à un seul homme, et on ne pourrait sans confusion en charger plusieurs ; ainsi, dans le sinus du cerveau, je n'admets pas pour l'esprit animal une digestion nouvelle. De même que l'esprit ne diffère pas spécifiquement de lui-même dans tous les organes des sens, et dans ceux qui exécutent les mouvements, quoique les sensations diffèrent entre elles par l'espèce et le mouvement, de même, je crois que vouloir imaginer plusieurs *Archées* dans l'homme, c'est introduire la confusion (2).... Les excréments et les dissimilaires n'existent ni dans la quatrième ni dans la cinquième digestion, et il n'en provient aucun. Il est donc faux qu'il y ait un excrément dans tout aliment. Le sang et l'esprit se rencontrent dans une unité vitale et univoque. Si quelques restes des premières digestions envahissent les artères ou y naissent, ce n'est qu'un mouvement morbide troublé et confus. Mais je ne parle ici que des digestions ordinaires. » (§§ 64-66.)

« La *sixième et dernière digestion* (*nutrition* ou *intussusception*) se fait dans la cuisine particulière de chaque membre ; or il y a autant d'estomacs que de membres à nourrir. Dans cette digestion, l'esprit particulier à chaque lieu se cuit à lui-même son aliment (3). » (§ 67.)

« Les veines, quoiqu'elles soient le vaisseau de l'aliment préparé pour la cuisine des solides, ne sont pas cependant la cuisine des solides. Chaque solide a sa cuisine propre en lui-même. Donc le cruor et le sang ne subissent d'*altération* que s'ils sont mis en contact avec les solides, parce qu'ils sont transmutés par la propriété des solides en semence crue, mais non d'eux-mêmes à l'extrémité des veines (4). Ensuite le mucilago spermatique n'est pas versé (*irroratur*) par les veines dans les solides, car le mucilagineux ne s'accorde guère avec la rosée ; mais le sang ténu et fluide, et le cruor,

(1) Un peu plus loin, il dit qu'il n'y a pas d'esprit hépatique dans le foie ; il n'admet qu'un esprit de l'économie vitale, car le sang coule, il est vrai, entre les fibres des muscles et devient chair, mais il passe (*transcendit*) non facilement pour nourrir les viscères et les fibres de la chair. En effet, un convalescent exténué reprend aisément sa chair ; il n'en est pas de même quand l'exténuation est la suite d'une maladie d'un viscère. — Il est difficile de bien saisir la liaison des idées.

(2) Je m'explique ailleurs (p. 485, note 1) sur cette phrase. Van Helmont ne se montre pas ordinairement aussi avare de créations inutiles.

(3) Une partie de ce paragraphe et les suivants sont dirigés contre les théories des anciens et de Paracelse sur la nutrition.

(4) Ceci se rapproche un peu plus de nos idées que celles de Galien, réfutées ici même et dans d'autres passages.

tombent dans la cuisine de chacun, sang et cruor qui ne sont transmutés que par le ferment local. En troisième lieu, il n'y a pas, comme on l'a imaginé, des endroits creux (*inania loca*) avides de rosée. Quatrièmement, l'aliment n'est pas appliqué aux solides sous forme de rosée qui, peu auparavant, était un mucilage. Enfin, cette rosée ne s'unit ni ne s'assimile aux solides; mais tout ce qui s'assimile à eux s'assimile durant les années d'accroissement; dans la suite, comme le cruor et le sang se sont glissés dans les solides par une succion naturelle qui se continue, ils y sont là même digérés, adaptés, et disparaissent enfin par diaphérèse. » (§ 68.)

Pathologie générale. — Je suivrai, pour cette partie de notre étude sur Van Helmont, le procédé que j'ai adopté pour l'exposé de ses idées touchant la digestion; en d'autres termes, je rassemblerai et je grouperai systématiquement les divers passages qui sont relatifs à la maladie en général, aux causes efficientes et occasionnelles, par suite, à la nature même de la maladie, à ses symptômes, à ses produits, à ses terminaisons, enfin au siége des diverses maladies.

Pour mieux saisir le sens de la doctrine de Van Helmont, il faut rappeler les principes les plus généraux de sa pathologie, qui, sous le nom d'*Archéisme*, ne diffère pas sensiblement des principes de la doctrine vitaliste, laquelle, ne se contentant ni de l'âme, ni de son dédoublement, ni du corps, imagine un ou plusieurs *êtres* ou *principes* particuliers et intermédiaires pour expliquer la vie et la maladie (1).

(1) Van Helmont distingue, mais non pas toujours très-nettement, l'*Archée* de l'*âme sensitive*; il le place à un rang inférieur, car il est son portier (voy. p. 492, note 2). Cette âme reçoit, par délégation de l'âme immortelle (*mens immortalis*) qu'elle renferme comme dans une silique, ou comme dans un noyau, le *regimen vitae* et les facultés vitales dont l'Archée est le lien commun; son siége central est le *duumvirat* (voyez p. 483, note 2, et *Sedes animae* §§ 28-32, p. 233. Ici c'est l'orifice de l'estomac qui est le siége central). « Il est, dit-il ailleurs, hors de contestation que toutes les maladies, en s'insurgeant contre les puissances de l'âme sensitive, attaquent immédiatement cette âme caduque et mortelle; la lutte se fait d'abord sentir à l'Archée, portier de l'âme (*animae janitor*), et pénètre ensuite jusqu'au noyau de l'âme. » — D'un autre côté, la *Nature* joue aussi son rôle: il semble que l'Archée était plus spécialement chargé de soutenir le conflit qui produit la maladie, tandis que la *Nature*, sollicitée, dirigée, ravivée, non par elle-même ou par ses propres forces, mais sous l'action de médicaments énergiques, avait pour mission de trancher le différend en rétablissant l'ordre, c'est-à-dire la santé. (Voyez *Confir-*

Pour les anciens, et en raison de leurs théories humorales, la maladie est le travail d'élimination de la matière morbide, travail placé sous la direction de forces hypothétiques; pour les vitalistes, c'est un combat entre le principe vital et la matière morbide (1). Cela revient si exactement au même (voy. p. 514) que l'on comprend difficilement comment Van Helmont a pu faire avec tant d'acharnement la guerre à la définition galénique, sous prétexte qu'en une définition de la maladie ce n'est pas seulement la question de mots, mais le salut des malades qui se trouvent engagés, comme si le salut de ces mêmes malades était assuré par les définitions et les catégories de Van Helmont. — Nous le verrons bien tout à l'heure.

M. Bouchut (2) termine les extraits qu'il a empruntés à M. Bordes-Pagès (3) par cette phrase : « Pour être juste envers ce génie méconnu de ses contemporains, l'histoire doit le pla-

---

matur morborum sedes in anima sensitiva, p. 447-451, et particulièrement § 2, n° 10, p. 448.) — Ce naturisme n'est pas compromettant. — La doctrine de l'Archée vient de Paracelse, avec des modifications. — (Voy. plus haut, p. 399 et suiv.)

(1) Dans *Natura contrariorum nescia*, 37-40, p. 138-144, Van Helmont cherche à établir qu'il n'y a point de principes opposés dans la nature et en nous, ou point de forces contraires l'une à l'autre (*contrarietates*). La génération n'est point l'opposé de la corruption, ni le petit du grand, ni le courbe du droit, ni le froid du chaud; ce sont des manières d'être absolues en soi. Il définit ainsi la *Nature:* « La Nature est cet ordre, cette volonté de Dieu (*jussus Dei*) par laquelle une chose est ce qu'elle est, et fait, mais à propos, ce qu'il lui a été ordonné de faire. » (39, p. 140. — Voy. aussi *Physica*, 2, n° 11, p. 38). La maladie n'est donc pas un combat entre principes opposés, par exemple, entre le chaud et le froid, la santé et la maladie, la maladie et le remède. La crise n'est pas un jugement, et si la nature est médicatrice, elle devrait l'être par sa bonté et non par ses qualités batailleuses (Voy. *Ign. hospes*, 71-72, p. 399). — Cependant la lutte de l'Archée contre la maladie est bien un combat entre deux *êtres* opposés; d'ailleurs Van Helmont, dans *Ignotus hospes*, 63, p. 392, dit: « Quoique la maladie, quant à ses causes, soit naturelle, pour ce qui nous regarde cependant, elle est toujours contre nature, tant parce qu'elle tire son principe du Blas exotique (*principe de mouvement local et altératif*; voyez *Blas meteor.*, 4-5, p. 65), que parce qu'elle porte et suscite d'elle-même un Blas hostile. »

(2) *Histoire de la médecine et des doctrines médicales*, p. 408.

(3) *Revue indépendante*, 1846. — Adoptant la même méthode que pour Paracelse, M. Bouchut juge Van Helmont seulement d'après les extraits fort insuffisants de M. Bordes-Pagès.

cer au premier rang de la phalange de ceux qui ont contribué
aux progrès du naturisme. » D'abord il faudrait savoir si les
progrès du naturisme sont un progrès pour la pathologie ; et
en second lieu, il reste à prouver que Van Helmont était naturiste. Cela ne ressort pas clairement de ses écrits ; le contraire
même est plus probable ; on ne voit, en effet, nulle part que Van
Helmont ait accordé à la *nature* assez de *force*, de *prévoyance* et
d'*intelligence* pour lui abandonner, soit la direction des phénomènes organiques, car il a accepté l'Archée, soit la conduite du
traitement, car il ne se contente pas de donner à la nature
une espèce de béquille pour la soutenir dans sa marche thérapeutique (1) ; il possède au contraire un arsenal pharmaceu-

(1) Voyez *Ignotus hospes*, 89, p. 404 : « La nature abattue, comme dans la lèpre,
l'asthme, l'hydropisie, ne peut jamais se relever d'elle-même ; mais ce ne serait pas
même assez de se relever, car si les nerfs ne sont pas raffermis, la rechute est facile. »
(Voy. aussi les §§ 56-58, p. 197, 198, où le naturisme n'est pas moins mitigé et
restreint.)—*Catarrhi deliramenta*, 1, p. 346 : « La nature est médicatrice des maladies, et le médecin est son ministre ; mais cela s'entend des maladies que la nature
guérit toute seule, *sponte sua;* pour les autres, où la nature succombe et ne peut
plus se relever, le médecin a été créé par Dieu, et alors il n'est plus seulement
minister, sed interpres, rector et herus praepotens. » — C'est à propos du régime
et des répugnances de l'estomac que dans *Victus ratio*, 26, p. 366, il est dit : « Il
faut servir la nature (*ancillandum*) et non lui commander.» — Cf. *Natura contrariorum nescia*, 39-40, p. 140, où il semble combattre tour à tour la doctrine des
crises par celle de la nature médicatrice, et la nature médicatrice par les crises.
(Voyez plus haut, p. 499, note 1.)—*De febribus*, xi, 17,18, p. 772 : « Le bon médecin doit négliger les crises, car ce n'est pas la nature qui fait la crise, si ce n'est à
certains jours, lorsqu'elle porte seule le fardeau ; le vrai médecin doit donc se rendre
maître de la maladie avant la crise, etc.» Cf. xvii, 8, p. 785. — Dans *Potestas medicaminum*, 17 et 44, p. 379 et 384, un ouvrage révélé de Dieu en songe, il a *vu* et *reconnu* que la nature doit être énergiquement aidée pour se relever. — Enfin, dans
Scholae humorist. pass. deceptio, 88, p. 802, il est dit qu'il faut non détruire la nature médicatrice par les saignées et les évacuations, mais la relever et la soutenir par
des médicaments et des médicaments actifs, ce qui revient tout simplement à dire
qu'il faut non pas ruiner les forces, mais les entretenir et les augmenter, non pas
tuer, mais guérir le malade.— Il y a même à relever un passage curieux de *Pleura
furens*, 9, p. 318, où la *nature* et la *vie* semblent une même chose : « La vie est la
nature, qui seule guérit les maladies; si elle fait défaut, le médecin lève les épaules ; donc il ne faut pas saigner pour ne pas affaiblir la vie. » Ce n'est vraiment pas
là ce qu'on décore du nom de naturisme, une doctrine que chacun vante, que
personne ne suit et qui n'est jamais définie rigoureusement.

tique très-bien monté. La phalange à laquelle Van Helmont appartient, c'est celle des vitalistes ; il a tous les défauts et tombe dans toutes les erreurs de la secte, mais il en offre aussi quelques-uns des bons côtés. Le seul mérite du vitalisme, et ce mérite ne manque pas absolument dans l'œuvre de Van Helmont, c'est qu'il a conduit, en mettant de côté, bien entendu, le principe particulier et surajouté dans l'organisme (*Archée* ou *principe vital*), vers l'étude des propriétés inhérentes à la matière organisée (1), ce qui est le vrai naturisme. C'est un progrès sur les *facultés naturelles* de Galien, une réponse anticipée à l'*iatromécanisme* ; une théorie plus physiologique que l'*animisme*. Enfin, en raison de cette proposition émise par Van Helmont, que l'état de santé et l'état de maladie dépendent également de l'action d'une force vitale, le vitalisme est une préparation indirecte, lointaine, il est vrai, réelle cependant, quoique aucun vitaliste n'en ait eu nettement conscience, à la doctrine actuelle qui fait de la physiologie pathologique un domaine de la physiologie normale. Mais précisément cette doctrine a eu pour résultat de détruire les derniers vestiges de l'ontologisme pathologique, qui est la conséquence naturelle d'un système où la force vitale est elle-même un être particulier dont la violation par une puissance hostile engendre un monstre, c'est-à-dire, la maladie, un être réel et substantiel (2).

(1) On peut citer une proposition remarquable sur la vie des muscles, mais qui, malheureusement pour Van Helmont, n'aboutit encore à rien, parce qu'elle ne repose pas sur des données expérimentales et scientifiques. Le fait est vrai, l'explication est mauvaise et stérile. A propos des convulsions chez les épileptiques, notre auteur dit : « Que si le mouvement spasmodique involontaire persiste encore, on ne doit pas tant en attribuer la cause à l'âme qu'à la vie propre aux muscles, laquelle, ainsi que je l'ai enseigné ailleurs, se montre souvent encore quelque temps après la mort, comme il arrive aussi que le tétanos persiste longtemps après la mort ; de sorte que, quoique la vie des muscles découle de l'âme sensitive, elle reçoit cependant une certaine vertu propre, ainsi que la persistance dans le lieu (*loci statio* ; rigidité, fixité ou mieux tonicité). — *Confirmatur morborum sedes in anima sensit.*, 5, p. 449 ; cf. *Vita multiplex in homine*, p. 579.

(2) Si on lit avec attention *Ignotus hospes morbus*, 61 et suiv., p. 398, je ne crois pas qu'il soit possible de voir autre chose dans ce passage capital (Cf. *ibid.*, 40 ; *Ortus imaginis morbosae*, 2 ; *De febribus*, XIII, 2-3, p. 774) que de la pure ontologie. Dans le même opuscule, 54, p. 397, il blâme les anciens de considérer la maladie comme une simple qualité, et non comme étant matérielle. — Van Helmont

De la maladie en général. — « Dieu n'a pas fait la mort; cela est de
foi : donc l'homme est devenu mortel autrement que par Dieu. Et comme
le but où tendent et se terminent la plupart des maladies est la mort
elle-même, laquelle n'est autre chose que l'extinction de la vie, il en
résulte que la maladie et la mort sont diamétralement opposées à la
vie (1); d'où il suit que toute maladie agit immédiatement sur la vie;
mais elle ne peut rien sur la vie si elle n'est appliquée et mêlée à la vie.
Cependant l'ennemi maladie ne s'applique point indistinctement à la vie
sans qu'auparavant il n'ait assiégé quelque partie de la vie et se soit im-
planté totalement ou partiellement dans la vie elle-même. Après quoi,
la partie de la vie envahie ou vaincue se retire du souffle (*aura*) vital, et
cette partie vaincue et dégénérée devient hostile à la partie de la vie
subsistante et encore en possession de son intégrité. Il s'ensuit alors nécessairement que toute maladie, de même qu'elle trouve sa matière dans
le souffle organique de la vie, matière au moyen de laquelle elle attaque
la vie de plus près et plus profondément, trouve sa cause efficiente dans
la même lumière vitale. Et ainsi la maladie, en possession de la matière et de la cause efficiente, demeure autour de la vie. Il importe
peu que ce principe morbide (*contagio*) soit produit par des causes occasionnelles ou par une déviation de la vie engendrée dans l'intérieur de
l'Archée (2); il suffit qu'ici, dans les deux cas, la vie soit le principal
objectif (*objectum*) pour la maladie hostile. Comme la vie elle-même est
un *être lumineux* (3), elle n'agit que par l'organe du souffle vital, ou par
l'Archée comme intermédiaire (*medium*) entre la lumière de la vie qui
vient du Père des lumières, et le corps. Mais l'action de ce souffle ou de
cet Archée n'est pas différente de celle que tout esprit séminal exerce sur
la masse qui lui est soumise, c'est-à-dire en lui imprimant une marque
ou idée sigillaire, laquelle sait ce qu'elle doit faire et dans quelle direction. Donc toute maladie a une marque sigillaire, et comme un *acte*
séminal qui sait ce qu'il doit faire (4). »

n'est pas toujours aussi positif; mais M. Rommelaere s'écarte de la vérité quand il
affirme (p. 370 et 382), contrairement à l'opinion généralement reçue, et à la
majorité des textes (j'en pourrais citer d'autres, voy. par ex. *De ideis morb.*,
30, p. 435), que Van Helmont n'est pas ontologiste. On doit reconnaître que rien
n'est plus obscur que la manière dont Van Helmont concevait la maladie en général ; néanmoins, les passages que je viens de rapporter sont trop explicites, dans la
question spéciale de l'ontologisme, pour n'en pas tenir rigoureusement compte.

(1) Voy. p. 511.

(2) Voy. p. 509.

(3) « La vie en soi est une certaine intégrité lumineuse avec laquelle la maladie
ne peut pas cohabiter; de sorte que la maladie ne subsiste que dans un vice de la
vie ou dans une vie dégénérée. » *Ignot. hospes morb.*, 40, p. 394.

(4) *Ignot. hospes morb.*, 8-10, p. 391.

Ce passage contient, en substance, la théorie de Van Helmont (et certes on ne saurait dire que ce soit là de la pathologie générale appuyée sur la physiologie et la clinique) touchant l'essence et l'origine première des maladies. Les extraits suivants serviront de commentaire, car il faut pénétrer encore plus avant pour savoir précisément sur quels fondements repose une telle théorie.

Ce que n'est pas la maladie ; ce qui n'est pas une maladie. — « La maladie n'est ni une diathèse ni un accident lésant les fonctions, c'est encore bien moins cette lésion elle-même, provenant du combat des causes nuisibles contre les puissances qui nous gouvernent. La maladie est un *être réel*, ayant une cause matérielle et une cause efficiente, provoquées elles-mêmes par les causes occasionnelles (1). »

« J'expose maintenant tout au long la doctrine inouïe de l'être morbifique, afin que les médecins apprennent à regarder les maladies dans leur source, et cessent de se laisser tromper par les opinions païennes (2). La maladie n'est donc pas une certaine intempérie des qualités élémentaires, ni une victoire émanant de leur lutte continuelle, comme les galénistes l'ont rêvé jusqu'ici ; ni une des quatre humeurs fictives dépassant sa crase et s'égalant aux quatre élém ents (*aequiparatus*) ; ni une matière quelconque dégénérée, suscitée par l'impression des éléments. Toute matière excrémentitielle est soit une matière nue (*simple*) précédant la maladie, et par conséquent cause occasionnelle de la maladie ; soit le produit de la maladie (voy. p. 513) résultant de l'erreur des parties, et ainsi un certain effet postérieur de la maladie, quoique ensuite il produise occasionnellement une autre maladie, ou qu'il réveille et aggrave une cause (*maladie*) précédente. La maladie n'est pas non plus une qualité mauvaise produite par le poison ou la contagion d'une matière autre et nuisible. Ces défauts (*peccata*) accusent seulement la présence du mal, non un effet, dépendant de là seulement occasionnellement. La maladie est donc un certain être né, après qu'une puissance étrangère nuisible a violé le principe vital, pénétré jusqu'à sa force, et, en y pénétrant, excité l'Archée à l'indignation, à la fureur, à la crainte, lesquelles passions excitent une idée semblable à elles (3). »

« Le calcul n'est pas une maladie ; c'est la *lithiase primaire* (4), et la vé-

(1) *Ignot. hospes morb.*, 40, p. 394.

(2) Expression paracelsique.

(3) *Ortus imaginis morbosae*, 1, p. 441.

(4) C'est-à-dire, la maladie est la puissance formatrice, *l'idée* génératrice des calculs, ce qui équivaut en partie à ce que nous appelons *diathèse* (voy. p. 507, note 3). Par analogie, sans doute, Van Helmont soutient ici, non sans raison (voy. p. 512, note 1), que *la maladie existe toujours en nous* dans les intervalles des accès de la fièvre ou des attaques de l'épilepsie et de la goutte.

ritable maladie *Duelech,* est l'*idée* elle-même entée radicalement dans les puissances de l'Archée des reins ou de la vessie. Cette *idée* n'existe pas chez les gens en santé ; en conséquence elle ne produit pas, n'excite pas, ne sépare pas régulièrement chez eux par l'urine, laquelle contient en elle matériellement ce qui est nécessaire au *Duelech* (1), le calcul ou le gravier qui s'y trouve en puissance prochaine. Mais les ferments [calculeux] une fois introduits dans l'Archée des reins et des parties qui en dépendent, son *idée* active (*actuans*) et efformante s'y établit, parce que la puissance prochaine était à l'état latent dans la matière. C'est ainsi que se forment le calcul ou le gravier qui sont les produits de la véritable *lithiase* (2). Cette idée qui habite dans l'Archée, enté dans ces parties, est le séparateur morbifique et l'artisan qui commande à la faculté propre de cet organe et la gouverne suivant ses errements déréglés. En effet, au-dessus de cette faculté innée et vitale des reins, se trouve la puissance des *idées séminale et fermentale :* le produit qui procède de cette maladie primitive dans la voie de la génération est le monstre *Duelech* lui-même. Cela est également prouvé par deux propositions : l'une, que toute maladie est dans l'être vivant, et par conséquent dans l'Archée moteur, et non dans l'être mort par lui-même et inerte (3); l'autre, que la maladie est un être substantiel, existant en nous par lui-même. D'où je conclus que la maladie, à l'instar des autres êtres naturels, procède du non être à l'être et naît séminalement (4). »

Qu'est-ce que la maladie? — Maintenant que nous savons ce qu'il ne faut pas considérer comme étant *la maladie,* cherchons à deviner (car c'est le mot dont il convient ici de se servir, tant les idées sont vagues et parfois contradictoires) ce que Van Helmont considérait comme étant réellement la maladie. Ce qui ressort le plus clairement de toute la théorie nouvelle (*theoria inaudita*), c'est que la maladie est un *être,* ainsi que nous avons déjà cherché à l'établir plus haut (5).

« La maladie est un être réellement subsistant dans un principe invisible, être doué de propriétés diverses ; mais ce n'est pas une intempérie

(1) Il n'est pas même vrai que l'urine normale contienne en elle et en puissance tout ce qu'il faut pour passer à l'acte et former le *Duelech-Calcul.*

(2) Voyez ci-après p. 518 et 519.

(3) Voyez le § 25 de *De ideis morbosis,* et plus loin, p. 511.

(4) *De ideis morbosis,* 28-30, p. 435. On ne peut rien imaginer de plus scolastique, ni rien où l'erreur manifeste côtoie de plus près l'apparence de la vérité.

(5) Voy. p. 501, note 2 ; ci-dessus, lignes 19-22, et p. 507, note 3.

ou une diathèse née du combat des contraires, du mélange, du degré et de la concomitance des humeurs fictives (1). »

D'où vient et comment se forme la maladie? — Nous demanderons au texte même de Van Helmont une réponse à cette question ; mais il est besoin d'entourer cette réponse de quelques commentaires et de quelques rapprochements.

Pour que naisse une maladie, il faut simultanément des *idées* et une *semence* dans laquelle les idées sont incluses, puis un Archée qui se trouble et des désordres qui s'ensuivent. Mais d'où viennent, comment se forment ces idées séminales morbides, quoi de réel se cache sous ce langage énigmatique? Ce sont de pures créations imaginaires de Van Helmont, et dont il paraît croire que ce sont des créations primordiales (2), qui de la puissance passent à l'acte en raison de circonstances spéciales déterminatives, mais circonstances que nulle part il n'indique clairement. La définition qu'il en donne le prouve et montre qu'il a sans doute quelque ressouvenir de la doctrine de Platon (3). Les idées séminales, dit-il, dans tout le système du monde, sont le principe initial, excitateur (*inchoativum*) de tout *Blas* (lui-même autre principe moteur) des semences, des générations, des changements. Il ajoute que les idées sont formées (*formatae, déterminées*) par l'Archée (4), non moins que par la vertu imaginative ; il cherche même à le démontrer par la terreur que l'Archée

---

(1) *De ideis morb.*, 36, p. 437 ; voyez aussi *Ignotus hospes morb.*, 73, p. 400 ; *In puncto vitae subject.*, p. 425 ; *Progreditur ad morbor. cognit.*, 14, p. 430.

(2) « Comme les idées séminales et primitives, mises dans la semence par les père et mère, sont la figure d'un homme, d'un animal, d'une plante, ainsi les idées d'inclinations, d'affections, déterminent la physionomie et les traits du visage humain, lesquels se modifient ensuite par les idées postérieures de mœurs, d'habitudes, etc. » (*De ideis morb.*, 20, 21, p. 434.) — « Quoique l'imaginé (*imaginatum*) ne soit d'abord qu'un être de raison, il ne demeure cependant pas tel. Car la phantaisie est une force sigillifère ; on l'a appelée jusqu'ici imaginative, parce qu'elle forme les images ou l'idée des choses conçues et les caractérise dans son esprit vital ; par suite, cette idée devient un être spirituel (*de la nature des esprits*), séminal et pouvant exécuter des choses importantes. » (*De ideis morb.*, 2, 3, p. 431.)

(3) Voy. *Progred. ad morb. cogn.*, 15, p. 430.

(4) Où l'Archée prend-il ces idées, comment leur donne-t-il une forme? Autant de problèmes laissés sans solution.

ressent immédiatement, instinctivement à l'attouchement d'un
cadavre; avant même que l'imagination ait conscience de la
mort, il a conçu ainsi l'idée de la peur en vertu de sa propre et
libre faculté, pour devenir alors le jouet de la tyrannie de ces
idées (1). C'est précisément comme cela que se forment les maladies, comme on le voit par les extraits suivants.

Voici d'abord un passage où la diversité et la puissance des
idées sont présentées de façon qu'il soit au moins facile de saisir comment ces idées une fois admises, agissent en nous :

« Je dois expliquer comment les idées qui se produisent chez l'homme
ont une si grande force (2), que souvent elles causent la maladie, même la
mort à celui dans l'imagination duquel elles sont nées. Reprenons donc :
1° Les idées naissent dans l'imagination par la pensée; 2° elles impriment
leur image sur l'esprit de vie; 3° ce sont des milieux opératifs (*esse media
operativa*) à l'aide desquels l'âme meut et gouverne le corps; 4° ce sont
des images séminales; 5° elles sont graduées d'après la puissance et la force
de l'imagination; 6° c'est pour cela que l'embryon humain peut se transformer en monstres d'espèces diverses; 7° tout homme par des images
tristes, effrayantes, etc., s'imprègne de poisons séminaux qui produisent la
peste ou toute autre maladie violente (voy. p. 480, note 4); 8° les idées
s'échappent aussi hors du corps de celui chez qui elles naissent. Car quoique
l'image conçue par une femme grosse se réfléchisse régulièrement sur le
fœtus, même au dernier jour de la gestation, il est cependant certain
que le fœtus a sa vie propre, son âme et son être. Il résulte donc de ce
qui a été dit, que non-seulement il y a dans les idées une très-grande puissance pour opérer, mais encore (parce qu'elles sont séminales) pour pénétrer et opérer naturellement toute chose. En effet, si la matière séminale ne contient pas une idée conductrice et formatrice, formée par le
générateur, la semence par elle-même demeure stérile. Enfin, ce n'est
pas dans l'âme humaine que ces idées doivent être immédiatement, mais
immédiatement dans l'Archée, lorsqu'il produit son mouvement (*impetum faciens*); autrement l'Archée serait dépouillé de toute action, opération, ou propagation. Donc des idées viennent toute motion et action de
la nature, tant dans les remèdes que dans les poisons (3). »

(1) *Ortus imaginis morb.*, 14, 15, p. 443.

(2) « Si on s'étonne qu'il y ait dans l'Archée idéifié (*ideatus*) et dans les idées
séminales une efficacité si grande qu'elle puisse produire les maladies et la mort elle-
même, c'est qu'on n'a pas encore reconnu que l'origine naturelle de toute chose se
trouve, par la partie idéale, dans une semence quelconque. » (*Progr. ad morb.
cognit.*, 8, p. 429.)

(3) *De ideis morbosis*, 19, p. 434.

« Toute matière visible et étrangère, qu'elle vienne du dehors ou qu'elle naisse d'elle-même intérieurement, lors même qu'elle n'est plus qu'un liquide séparé, résidu de la nutrition des solides, et distincte, elle existe cependant toujours avec son nom propre, sous forme occasionnelle, comme cause irritante (1), qu'il s'agisse d'une maladie primitive ou que ce soit un produit et un résultat de celle-ci, déterminant dans l'Archée un nouvel orage, une maladie nouvelle. Donc toute maladie est consommée (*réalisée*) de l'*esprit enormonticon* par les idées conçues dans le propre *subjectum* de l'Archée. C'est par l'influence de celui-ci que tout corps vivant, et non le corps mort, est attaqué par les maladies (2). »

Voyons de quels éléments se compose la maladie.

« Comme tous les êtres dans la nature, la maladie se compose de la matière (3) et de l'efficient. En effet, l'Archée efficient, en travaillant par ses exarthroses (4) passionnelles, et engendrant les idées de ses perturbations (car tout ce qui se produit dans la nature vient des idées incluses

(1) Voyez plus loin, p. 516 et suiv., la théorie des causes occasionnelles.

(2) *De ideis morbos.*, 24, 25, p. 435.

(3) « Tout ce qui naît vient d'une semence, et toute semence tire son quelque chose de l'idée inhérente à son esprit. — La maladie, qui germe des idées comme de son principe séminal efficient, se revêt d'une matière qui lui convient et qu'elle emprunte à l'Archée, puis devient un être réel, à la manière des autres êtres naturels. » (*Progred. ad morb. cognit.*, 14, p. 430.) Il semble que *matière de la maladie* correspond à *semence de la maladie*. Mais qui ou quoi fournit cette semence ? — Voici encore un passage qu'on peut rapprocher du précédent : « Toute maladie est nécessairement un acte idéal efficient de la puissance vitale, se couvrant comme d'un vêtement de la matière archéale et acquérant une forme vitale et substantielle selon le plus ou moins de lenteur et de vitesse des semences idéales. » (*In puncto vitae subject. inhaesion. morb.*, p. 426.)—Dans *Ignotus hospes*, 33, 34, p. 393, on lit : « Quant à la matière occasionnelle, soit qu'elle vienne du dehors, soit qu'elle se produise à l'intérieur, qu'elle soit coagulable, putréfiable, vaporeuse enfin ou consistante, ce n'est jamais qu'occasionnellement qu'elle émeut l'Archée, lui cause de l'irritation et l'excite de diverses manières. C'est sous l'influence de cette perturbation que naît l'idée qui façonne (*ou* dispose) une certaine partie de l'Archée. Et de ce mélange de la matière de l'Archée et de l'idée séminale déjà dite, comme d'une cause efficiente, naît toute maladie séminale. » — Voyez aussi plus haut, p. 503, *Ignot. hospes*, 40. — *Diathèse* n'a pas dans ce paragraphe son sens habituel d'état morbide constitutionnel, car Van Helmont appelle diathèse soit les troubles fonctionnels qui sont la conséquence de la maladie, et non la maladie elle-même, soit même les *produits* (voy. plus loin, p. 513 et 519) de la maladie. — Cf. *Progred. ad morb. cognit.*, 2, p. 428.

(4) *Passionum* (*passionem* dans le texte) *exarthrosis*, luxation : sans doute la mise au dehors, la manifestation, peut-être même le désordre de ses passions.

dans les semences et se propage par elles (1); autrement les progrès de la nature, manquant d'un directeur interne, se feraient à l'aventure); l'Archée, dis-je, a soin de disposer quelque portion de sa substance selon les fins, hostiles à lui et au tout, qu'il s'est proposées dans cette aliénation de lui-même (2). Et par cela même que la matière est arrivée au terme proposé à l'idée efficiente, la maladie est née. Et cela est si vrai, que toute maladie séminale consiste en l'acte réel qui cause la mauvaise disposition de sa matière congéniale (c'est-à-dire de ce qui produit le mouvement initial, *impetum faciens*), et qui nous est appliquée (3). »

« La maladie est un certain être né après qu'une certaine puissance nuisible étrangère a violé le principe (*initium*) vital, pénétré sa force et excité ainsi la colère, la fureur, la crainte de l'Archée. L'anxiété et la contrariété causées par ces perturbations font naître une idée semblable à elles, et une image, fruit de l'imagination (4). Cette image se forge, s'imprime et se grave promptement dans l'Archée ; et, recouverte de lui comme d'un vêtement, la maladie fait bientôt son entrée en scène, composée d'un corps archéal (5) et d'une idée efficiente (6). »

« De même que la santé consiste dans une vie régulière, ainsi la maladie vient d'une vie lésée. La vie subsiste uniquement et prochainement dans le siége de l'âme; mais l'âme n'opère en dehors d'elle-même que par la vertu d'un organe, son serviteur, qui est le souffle vital de l'Archée (7). »

Complément de la théorie des idées archéales. — « J'ai déjà parlé des

(1) « Comme aucune des choses constituées ne se fait originellement par elle-même, nécessairement les puissances des choses morbides et des choses vitales dépendent des idées du générateur lui-même (d'où les maladies héréditaires) ou de l'Archée engendré. » (*Progr. ad morb. cognit.*, 12, p. 429.)

(2) Voyez *Progred. ad morb. cognit.*, 14, p. 430 : « Vita quidem est ab anima, ideoque et primae constitutionis praemissus character ; sed morbus a confusionibus ac perturbationibus impuri Archei prodiit, sibique radicaliter insertus, sic permansit deinceps inseparabilis, nimirum quoad potentiam formativam idearum infirmarum. »

(3) *Ignot. hospes*, 41-42, p. 394.

(4) « Imaginem imaginando debitam (?). » D'après *Ignotus hospes*, 94, p. 405, les images morbides fabriquées par l'Archée ne sont d'abord que de purs produits de l'esprit et incorporelles, après quoi elles se revêtent du corps de l'Archée.

(5) C'est donc ici l'Archée qui est matière et l'*idée* qui est efficient. — Dans *Ignotus hospes morb.*, 94, p. 405 : « La matière immédiate et interne de la maladie est prise de la masse de l'Archée lui-même. »

(6) *Ortus imag. morb.*, 2, p. 441.

(7) *Ortus imag. morb.*, 3, 4, p. 442. — Il est dit au § 9 (voy. p. 480, note 4, et p. 506) que la peur de la peste crée la peste, comme la tristesse que cause la pauvreté fait naître les scrofules !

idées humaines (1) d'affections, d'inclinations, de passions et de perturbations ; mais je n'ai pas assez insisté sur les idées archéales, alors que
l'Archée, emporté, sort lui-même de ses bornes, et, comme Protée, prend
plaisir à se transformer. De même, en effet, que la passion de celui qui
engendre implante dans la semence les idées régulières (d'où l'Archée
tire tout son *Blas*), tout le désordre sensuel et voluptueux, par suite
de l'impureté de la nature, doit être attribué à la concupiscence,
dont on ne se dépouille jamais tant qu'on demeure dans
cette chair de péché, car elle est attachée à la nature souillée par les
passions. L'Archée s'attriste en quelque sorte, s'irrite, est pris de haine,
d'inquiétude, de désespoir, et devient à charge à lui-même, quoique
l'homme ne soit pour rien dans ces mouvements et ne les ait point
senti en lui. Il se fait dans l'Archée des débordements qui n'ont pas
de nom, parce qu'ils lui sont propres et qu'ils n'ont point d'affinité avec
les perturbations humaines ; d'où il résulte que les images excentriques
et virulentes produisent de vrais poisons. Ce sont pour ainsi dire des
afflictions qui naissent spontanément et rongent la vie comme les mites
rongent un vêtement, ainsi que parle le Sage. C'est à ces idées sans nom
qu'est due l'apparition d'une maladie qui est demeurée à l'état latent,
ou qui a un caractère héréditaire..... Il est certain que les irrégularités
propres à l'Archée qui naissent en dehors du commerce de l'organisme
et de l'âme, ne se font nullement sentir dans l'homme..... Dans la passion, l'âme est en quelque sorte hors d'elle-même et se retire pour ainsi
parler pendant que l'Archée imprime son image sans la participation de
l'imagination (2).....

« L'Archée, en tombant dans les désordres luxurieux qui lui sont propres, tout entier impatient, devient en quelque sorte furieux, et tantôt
laisse échapper les rênes du régime [de la nutrition?], lequel ne peut
jamais chômer, tantôt les ressaisit, quelquefois agit avec négligence et
devient à charge à lui-même ; rassasié même de voluptés, cet être tout à
fait irrationnel (*déraisonnable*) (3) se forge des tourments. Par suite de
l'interruption dans le travail des digestions, l'humeur alimentaire, rete-
nue trop longtemps pendant la sixième période (*nutrition* ou *intususcep-
tion*, voy. p. 497), produit un ferment étranger par suite de l'exubérance
de la digestion, et n'atteint pas son but (4). Alors l'Archée, comme

(1) Voy. plus haut, p. 506.

(2) Puis on entrevoit, à travers un flux de paroles, une théorie de l'influence du
moral sur le physique, mais fort exagérée et, parfois, des plus étranges.

(3) Comment expliquer, dans un tel être, toutes les facultés, les puissances, souvent l'intelligence que Van Helmont lui reconnaît ? A cela il n'y a rien d'étonnant,
car Van Helmont, pour ne pas rester en arrière des saintes Écritures, accorde
une sorte d'intelligence au sang. (*De magnet. vulner. curat.*, 163, p. 617.)

(4) On voit ailleurs, p. 483, note 2, que, pour Van Helmont, la cause seconde, ou

effrayé et se repentant de son incurie première, meut de nouveau toutes choses. Mais je ne puis expliquer d'une manière satisfaisante les moyens dont l'Archée se sert pour accomplir ses excentricités spontanées, ni dépeindre avec justesse les idées qui en naissent, puisqu'elles sont invisibles, imperceptibles, et produites dans l'abstraction de l'Archée par les fonctions corporelles. Je ne sais pas, en effet, de quelle façon les principes (*initia*) séminaux expriment leurs qualités. J'en suis réduit à des conjectures tirées du semblable; c'est par la comparaison de ce qui est régulier dans l'homme que je les ai faites; qu'un autre plus judicieux se charge du soin d'en donner l'explication (1)..... Pour arriver à la paix nécessaire à vos études et au traitement des malades, cherchez et vous trouverez (2). »

« La maladie (3) est un être existant réellement dans le corps, formé

même le siége des maladies se trouve dans le duumvirat, foyer des digestions et centre de tous les êtres vitaux qu'il a imaginés.

(1) A la bonne heure, voilà qui est parler d'or! Van Helmont lui-même, se perdant dans les labyrinthes de son imagination, ne sait plus ni d'où viennent les idées ou les semences, ni comment elles ont tant d'efficacité. Alors, il ne fallait pas se mettre en si grands frais pour faire revivre ces idées et ces semences.

(2) *De morbis archeal.*, 7-10, p. 438 et suiv. — Il suppose même qu'on pourrait peut-être trouver un arcane unique pour s'opposer à toutes les irrégularités de l'Archée. — Jamais on ne me persuadera que, sous cet étrange langage, se cachent des idées sublimes de pathologie générale, car tout cela est dit *a priori* et ne repose pas sur l'idée que les mouvements physiologiques de la vie peuvent, sous certaines influences, se changer en mouvements pathologiques : l'Archée est un être qui se fâche ou s'apaise, ou reste calme, comme se fâche, s'apaise ou reste calme l'homme considéré dans son moi. C'est en vain aussi qu'on voudrait distinguer nettement les *maladies séminales* des *maladies archéales*. Le passage suivant prouve que les idées de Van Helmont sont des plus confuses à cet égard; cela résulte de la multiplicité de ses êtres : « Dans toutes les maladies séminales, je trouve une matière occasionnelle qui, comme un hôte violent et emporté, viole le droit d'hospitalité et trouble l'économie. Je constate aussi que l'Archée est troublé dans chaque maladie; d'où je considère, en effet, une autre matière interne de la maladie, à savoir, la partie de l'Archée qu'elle a souillée par sa propre déviation (*exorbitatio*, comme *exarthrosis*, voy. p. 507, note 4), et dans laquelle partie elle a introduit l'idée de sa perturbation et la cause séminale efficiente de la maladie. » (*Ignot. hosp. morb.*, 43, p. 395.)

(3) « La maladie est un certain mal par rapport à la vie; quoiqu'elle vienne du péché (voy. plus haut, p. 509, et plus loin, p. 516), ce n'est cependant pas un mal à l'instar du péché qui a pour cause une insuffisance à laquelle manque l'*espèce*, le *mode* et l'*ordre*; mais la maladie vient de la cause efficiente séminale positive, actuelle et réelle, avec *semence, mode, espèce* et *ordre*. » (*Introd. diagnostica*, 8, p. 424.)

par la matière et la semence interne efficiente, et qui s'était garanti jusque-là des causes occasionnelles ; car les commencements internes des choses constituent l'être lui-même et sont une portion inséparable de la quiddité essentielle. Ainsi, lorsque nous parlons de l'âme ou du corps humains, c'est avec raison que nous donnons à l'une et à l'autre le nom d'homme, quoique aucun des deux ne le renferme intégralement.

« Ainsi, la matière de la maladie est vraiment la maladie (1), de même aussi que sa semence efficiente est la maladie, quoiqu'elle ne soit pas proprement une maladie complète. Et, puisque la maladie n'existe que chez les vivants, non chez les morts (2), la vie est nécessairement la demeure immédiate de la maladie, son *subjectum* interne, enfin, l'artisan de la maladie (3). Comme la vie n'est pas du corps, ni essentiellement propre au corps, mais que le corps sans la vie n'est qu'un cadavre, et que la maladie est dans la vie, nécessairement aussi toute matière, domicile ou efficiente de la maladie, ne dépasse pas les limites de la vie, c'est-à-dire que toute maladie habite dans la case (*intra capsam*) de l'Archée, qui seul est le témoin immédiat, l'exécuteur, l'organe et l'asile de la vie. Les apostèmes, les ulcères, les souillures, les excréments sont seulement l'occasion des maladies et de la mort, ou leurs derniers produits suscités pour jouer un rôle dans la nouvelle tragédie. On ne doit donc pas s'étonner que toutes les maladies s'évanouissent avec la vie, si la vie est le *subjectum* immédiat et la demeure des maladies. J'admire depuis longtemps que jusqu'ici aucun médecin n'ait su en quoi consistait l'essence des maladies (4) ! »

Je donne, comme complément et comme corollaire de la

(1) On lit un peu plus haut : « La santé et la maladie sont en contradiction. La vie éteinte n'est pas la maladie et n'admet pas la maladie en elle. A proprement parler, cette vie éteinte est le rien pur (*merum nihil*) et n'existant plus, tandis que la maladie est le quelque chose (*hoc aliquid*). »

(2) « La maladie est dans un être vivant et ainsi dans un Archée moteur, mais non dans un être mort par soi et privé de mouvement. » (*De ideis morbosis*, 29, p. 435.)

(3) Au milieu de cette logomachie, la maladie devient tout simplement ici une manifestation ou un désordre de la *vie* troublée. Voyez aussi *De febribus* 1, 27, p. 741. Mais c'est une idée plus singulière encore de placer le *siège* ou presque la *matière* de la maladie dans une force. Si au moins on se contentait de dire que la force vitale agit dans tel ou tel sens, que la maladie est une modalité de la vie ! J'avoue que mon esprit est réfractaire à toutes ces vagues conceptions qui n'ont, elles, aucune réalité substantielle, et auxquelles on s'efforce de donner une suite et une précision qu'elles n'ont pas. Une page de Sydenham vaut mieux que tout cela, non pas que les hypothèses soient absentes des ouvrages de ce grand médecin, mais elles n'y sont qu'un accessoire : le clinicien perce toujours à travers.

(4) *In puncto vitae subjectum inhaesionis morborum*, p. 425. — Si au moins Van Helmont eût réussi à remplacer avantageusement les idées anciennes !

théorie sur la maladie, quelques autres extraits où Van Helmont
tâche de distinguer les vraies maladies de ce qui n'est que le résultat ou le symptôme de la maladie (voy. p. 513).

« Les écoles considèrent aussi la maladie comme un produit neutre, qui
se forme par l'activité de la cause et la résistance de notre nature. Moi, je
dis que, dans la maladie, l'agent actif (*formel, formale*) et l'agent passif sont
étrangers à nous dans cet acte. Je sais, par exemple, que le mal caduc, dans
les jours de rémission, n'est pas moins réellement en nous que lorsque
l'accès se manifeste (1). Je n'ignore pas non plus que la maladie est un être
réel, substantiel, mais non pas relatif, non le simple rapport de l'agent
actif en lutte contre l'agent passif, comme est le rapport des extrémités
avec le milieu ; que ce n'est pas non plus la conformité de la proportion
ou de la disproportion entre les extrêmes... Je sais, en outre, que tout
agent naturel est destiné à produire son semblable, excepté celui qui agit
par le *Blas* ; or, j'ai appelé *Blas*, au commencement des *Physica* (2), la
force motive sur place aussi bien que la force altérative, parce qu'elle
n'avait pas de nom. Ainsi, le ciel engendre les météores, non des cieux.
L'homme par le *Blas volontaire*, l'Archée par le *Blas idéal et séminal*, produisent des altérations diverses. L'agent séminal désordonné, au moyen
du *Blas* étranger, produit comme par avortement un monstre qui est
proprement la maladie. Car, quoique la maladie, suivant ses causes, soit
naturelle, à notre égard cependant elle est *contre nature*, tant parce
qu'elle vient d'un *Blas* étranger que parce qu'elle porte un *Blas* hostile
et suscité d'elle-même. Aussi ce monstre ne produit un monstre semblable à lui qu'en transmettant par les ferments sa semence contagieuse,
faisant ainsi naître chez les autres, ou ailleurs (*in aliis*), des maladies par
accidents (3). »

(1) « Qui niera que la maladie soit réellement présente aux heures de rémission
(*silentium*) dans la fièvre quarte, l'épilepsie, la manie ou la goutte, alors qu'on ne
voit cependant aucune lésion des fonctions? Qui n'a observé, chez un convalescent,
moins d'énergie et plus de faiblesse que dans l'ardeur du début de la maladie?
Il m'a donc toujours paru déraisonnable de vouloir définir une chose essentiellement par des effets postérieurs et qui en sont séparables. » (*Ign. hosp. morb.*, 56,
p. 397.) Cela est vrai, mais cela ne prouve pas que Van Helmont ait eu une notion
juste sur l'origine première et la nature de la maladie.

(2) La définition du Blas se trouve partout ailleurs que dans les *Physica Aristotelis et Galeni ignara* (si c'est à ce traité que Van Helmont renvoie) ; du moins la
nécessité d'un Blas n'est tirée qu'indirectement, dans cet opuscule, de l'insuffisance
des théories anciennes sur le premier moteur. — Voyez surtout, p. 65, le *Blas
meteoron*, et, p. 143, le *Blas humanum*.

(3) *Ignotus hospes morb.*, 64-63, p. 398. — Voyez plus loin, p. 518-519, la
trad. des §§ 64-68 du même traité.

Symptômes et produits de la maladie. — Par *produit* de la maladie, Van Helmont entend une modification matérielle du corps, qui succède à la maladie et qui est reliée à celle-ci par un rapport de cause à effet. *Les produits et les effets des maladies sont des générations séminales, dépendant tellement des semences qu'elles en reproduisent les propriétés* (1).

Quant aux *symptômes,* ce sont, d'après Van Helmont, des accidents dus à une erreur ou à une fureur de nos facultés (2).

« La maladie prend son origine dans la matière de l'Archée, alors que, poussé par une idée étrangère, il s'emporte contre nous à cause de l'injure qu'il croit avoir reçue des causes occasionnelles. L'action concomitante résultant de la déviation (*exorbitatione*) propre de l'efficient (comme la céphalalgie, le délire, etc.), n'est qu'un *symptôme.* Mais, pour tout ce qui se produit à la suite d'une maladie, soit à cause de la douleur, du spasme, du régime des parties, ou de l'action fermentale, si ce résidu subsiste réellement dans sa racine en soi, c'est un *produit* de la maladie. Parmi les produits, quelques-uns sont des effets ultimes laissés par la maladie, comme le squirrhe et l'hydropisie par la fièvre; ou ils passent dans la catégorie du *fieri esse,* comme l'urine mucilagineuse chez les calculeux. Ces produits n'annoncent pas la transmission d'un autre mal, ni d'une matière morbifique ou de produits futurs; ils restent semblables à ce qui leur a donné naissance, car c'est par la contagion du ferment qu'ils s'étendent davantage, comme on le voit dans la teigne, la lèpre, le mal vénérien, etc. D'autres, pénétrant plus avant, se dilatent complétement et engendrent d'une manière irrégulière; par exemple, l'apnée, la convulsion, etc., qui naissent de l'utérus ou de l'estomac (3). Ainsi, les douleurs causées par les acides produisent la diarrhée, les hémorrhoïdes, les dyssenteries et autres maladies de ce genre. Par intervalles même, quand la semence des maladies est inactive, il se produit, d'un germe occulte de l'Archée, quelque chose d'insolite et de discontinu (intermittent, *discontinuum*), comme le mal caduc, la goutte, la manie, etc. (4). »

« La maladie n'est ni une intempérie des qualités élémentaires, ni le produit de l'une des quatre humeurs fictives, ni une certaine matière dégénérée suscitée par l'impression des éléments; mais toute matière

(1) *Ignotus hospes morbus,* 77, n° 9, p. 401.

(2) *Ign. hosp. morb.,* 77, n° 7, p. 401.

(3) Dans *Jus duumviratus,* 46, p. 247, il est dit que l'estomac tient les clefs de l'utérus; la preuve est tirée de l'action des médicaments qui, ingérés dans l'estomac, provoquent rapidement l'expulsion du fœtus.

(4) *Ignotus hospes morbus,* 83, 84, p. 403. — Voy. aussi § 40, p. 394.

excrémentitielle est, ou une matière simple (*nuda*) précédant la maladie (1), et, par conséquent, cause occasionnelle de cette maladie, ou un produit de la maladie résultant de l'erreur (*du désordre*) des parties (2), et ainsi un certain effet postérieur de la maladie, quoique ensuite il puisse susciter occasionnellement une autre maladie ou entretienne et aggrave la cause mauvaise antécédente (3). »

« Pour moi la maladie est un être substantiel, produit par les causes archéales matériellement et efficiemment. Mais j'appelle *fruits* et *symptômes* la chaleur, le froid, et tout ce qui les accompagne, comme entièrement étrangers aux *produits* de la maladie. Souvent, en effet, on trouve beaucoup de symptômes dans une maladie furieuse, laquelle, cependant, se termine, dans beaucoup de cas, sans produit. On le constate dans les fièvres intermittentes (mais voy. plus bas). Il ne surgit pas, en effet, une maladie nouvelle, mais la nature tend seulement à se débarrasser d'un hôte importun (voy. p. 499 et 519) ; sous cet effort, se montrent les fruits et les symptômes : assoupissements, chaleurs, frissons, douleurs, veilles, inquiétudes, vomissements, faiblesses, etc. Mais souvent aussi la maladie transforme la matière de l'hôtellerie (*convertit materiam hospitii*), lorsque, par exemple, l'Archée, excité par le ferment occasionnel, fait naître un nouveau produit ; que la première maladie soit renfermée ou non dans le terme du produit. Il n'est pas rare non plus que la maladie produise occasionnellement un monstre qui ne lui ressemble pas, par exemple, lorsque les fièvres produisent l'hydropisie, la cataracte, le squirrhe, etc., car ce sont des produits des maladies par accident ; et c'est une *idée nouvelle* venant de l'Archée qui en est la mère (4). »

« Le produit de la maladie diffère du symptôme en ce qu'étant un fruit, le symptôme demande, il est vrai, à l'Archée, autant qu'il est en lui, un adoucissement, mais non la guérison, car il disparaît avec la maladie. Je ne vois pas que dans les écoles on ait fait mention du produit des maladies ; on le confond ou avec le symptôme, ou bien on l'attribue à une nouvelle intempérie ou à un nouvel afflux d'humeurs (5). »

L'*idée* nouvelle de l'Archée n'équivaut-elle pas à cette nouvelle intempérie, à ce nouvel afflux d'humeurs ?

(1) On ne s'étonnera pas de trouver çà et là quelques répétitions, car les mêmes textes peuvent servir à plusieurs fins, et Van Helmont se répète sans cesse.

(2) Le *produit* correspond en partie aux lésions cadavériques, puisqu'il persiste après la mort, tandis que le symptôme disparaît avec la vie. C'est bien là ce que les anciens appelaient l'ombre des maladies.

(3) *Ortus imag. morb.*, 1, p. 441, et voyez plus haut, p. 507.

(4) *Ignotus hospes morb.*, 73, p. 400. — Voy. plus haut, p. 513, la trad. des §§ 83, 84, et plus loin, p. 518-519, celle des §§ 63-68 du même traité.

(5) *Ignot. hospes morb.*, 74, p. 400.

De la mort comme terminaison des maladies. — « Il est hors de doute que toutes les maladies, en général, comme adversaires et ennemies des puissances de l'âme, attaquent aussi immédiatement l'âme caduque et mortelle (1), dans laquelle elles peuvent lancer leurs dards et qu'elles peuvent pénétrer, à cause de la similitude du symbole sublunaire ! Cette lutte commence dans l'Archée, portier de l'âme ; puis de là elles s'avancent plus avant et pénètrent jusqu'au noyau de l'âme (2). Les maladies qui viennent du dehors et comme en voyageuses sont soumises en qualité de clients à cette loi, comme celles qui naissent d'elles-mêmes à l'intérieur ou qui jaillissent du silex archéal (3). »

« Puisqu'il est admis sans contestation que la maladie est un être existant en nous comme dans une hôtellerie, qu'elle est douée de propriétés particulières et de symptômes divers, nécessairement la maladie n'est pas du nombre des accidents, attendu qu'un accident ne dépend pas d'un autre accident combiné avec lui, et distinct de lui de toute son espèce. En effet, l'acidité ou l'amertume ne sont pas des propriétés de la blancheur, de la noirceur, de la légèreté ou de la chaleur ; mais chaque qualité est ce qu'elle est en soi. Donc si la maladie est un être, non un accident, si d'elle-même non-seulement elle tire des altérations, des dispositions diverses, des défaillances, mais encore qu'elle engendre des substances détournées du but que la nature leur a fixé, c'est dans la matière et son efficient interne ou séminal qu'elle doit nécessairement consister. Enfin, comme la maladie est dans la vie (*internus ipsi vitae*), il s'ensuit aussi que la matière de la maladie est archéale, et que son efficient est vital. Pour parler plus clairement (!), toute maladie est nécessairement un acte idéal efficient de la puissance vitale, se couvrant comme d'un vêtement de la matière archéale, et acquérant la forme vitale et substantielle selon la lenteur ou la célérité des semences idéales. On ignorait tout cela jusqu'ici, et bien plus encore ce que je vais dire, m'appuyant sur cette thèse : Dieu n'a pas fait la mort. Il est tellement ennemi de la mort qu'il ne veut pas être appelé le Dieu des morts. Et bien que la mort se produise quelquefois sans maladie, le plus souvent cependant elle ne vient qu'à la suite d'une maladie ; tout le monde convient que cette mort est la fille des maladies, ou la cause seconde par laquelle et à cause de laquelle la vie s'éteint, c'est-à-dire la mort arrive (4). ..... Comme Dieu n'est pas l'auteur de la maladie, et quoiqu'elle ait une forme substantielle, elle ne possède d'autre vie, ou lumière vitale, que celle qu'elle reçoit de la vie elle-même. »

(1) Voyez p. 483 et 502.

(2) Le noyau de l'âme réside (Cf. p. 483), dans le *duumvirat ;* aussi Van Helmont place-t-il le siége des maladies chroniques ou radicales et des maladies aiguës dans ce même duumvirat.— *Confirm. morb. sed.*, etc., 9, 10, p. 450.

(3) *Confirm. morb. sedes in anima sensit.*, 2, n°s 10, 11, 12, p. 448.

(4) *In puncto vitae subjectum inhaesionis morbor.*, p. 426.

Un peu plus loin et ailleurs (1), Van Helmont explique comment la maladie et la mort sont une conséquence du péché originel (2); comment elles ont l'une et l'autre leurs images passionnelles; puis il continue :

« C'est nécessairement d'une certaine semence que se produit tout ce qui naît ou est fait ; et toute semence tient cette propriété (*hoc aliquid*) d'une idée dont son esprit est doué. La maladie est un être réel, et se montre seulement chez les vivants. D'où il suit que, quoique la maladie attaque la vie, comme précurseur de la mort, elle naît cependant du principe vital, cause même de la vie, à savoir de la chair de péché. La mort néanmoins, et tout ce qui est mort, n'a pas de racines pour reproduire. La mort donc, qui est la fin ou la privation, n'a pas l'image séminale, et c'est ce qui la distingue des maladies [qui peuvent avoir des produits]. La vie, à la vérité, vient de l'âme; elle est le caractère qui précède la constitution première; mais la maladie est sortie des confusions et des perturbations d'un impur Archée; et radicalement insérée en lui, elle en reste désormais inséparable, à savoir quant à la puissance formatrice d'idées maladives. Ainsi la maladie, formée par les idées comme par son principe séminal efficient, se revêt d'une matière convenable qu'elle emprunte à l'Archée, et devient un être réel, à la manière des autres êtres naturels. Et comme l'idée est déjà formée dans l'Archée, elle se hâte d'agir et ne se repose point qu'elle n'ait souillé une partie de l'Archée. Dans cette idée naît de temps en temps un ferment, comme le médium de la cause efficiente, par aversion de l'intégrité de la vie ; et à l'aide de ce ferment elle souille la partie grossière du corps ou du moins trouble l'économie des digestions (3). »

Causes des maladies. — Les maladies proviennent toutes primitivement d'un trouble de l'Archée. Ce trouble peut être déter-

(1) Voy. p. 510, note 3.—Cf. *Thesis*, p. 515-541 ; *Mortis introitus*, p. 512 et suiv.

(2) « Quoiqu'on en rie, et pour me conformer à mon plan, j'ai dû, moi médecin, parler en moraliste. Et cela, non-seulement en tant que les mauvaises dispositions de l'âme nuisent à la santé et la rendent chancelante, mais surtout parce que la maladie étant la fille du péché, on ne peut la bien connaître si on ignore la force de la concupiscence du péché, d'où le courant de la maladie arrive dans l'Archée par le canal des idées. » (*De ideis morb.*, 18, p. 434.)

(3) *Progred. ad morb. cognit.*, 14, p. 430. — « Chaque partie reçoit souvent une impression fâcheuse qui nuit beaucoup à la digestion des membres ou l'intervertit. Dans ce cas, j'appelle cette mauvaise impression le bourreau du membre, l'obstacle à la digestion et le dépravateur de l'aliment ultime (*nutrition*); *c'est autour de cela, en effet, que doit rouler tout l'art de guérir.*» — Voy. aussi *Catarrh. deliram.* 2, p. 346 ; *De febribus*, xi, 5, p. 770.

miné par deux ordres de causes : *les causes propres à l'Archée*,
celles qui troublent l'économie directement, sans l'intervention
d'une cause occasionnelle étrangère; *les causes externes à l'Archée*. Sous cette dernière rubrique, on doit ranger l'action des
médicaments, des poisons et de tous les corps que Van Helmont
désigne allégoriquement en plusieurs passages sous le nom
d'*épine* (1). On peut reconnaître deux ordres de maladies : des
maladies archéales ou séminales, et des maladies dues à des
causes occasionnelles (2).

Nous avons tâché jusqu'à présent de déterminer aussi nettement que possible ce qu'il faut entendre par les maladies qui
proviennent des mouvements propres et, il faut bien ajouter,
spontanés (3) de l'Archée réagissant contre les *idées séminales
morbides*, dont l'origine n'est indiquée nulle part; il nous reste
à donner quelques détails sur les maladies archéales occasionnelles, ou mieux encore sur les causes occasionnelles des maladies; il nous suffira pour cela d'emprunter à Van Helmont lui-
même un tableau de ces causes (4), avec la correction que
M. Rommelaere y a apportée (p. 383); je complète ce tableau par
quelques additions tirées des écrits où il est question des diverses classes de causes occasionnelles, et comme préambule je
transcris deux passages, l'un tiré de l'*Introductio diagnostica*,
l'autre de l'*Ignotus hospes morbus*.

(1) Voyez, par exemple, *Pleura furens*, 13, p. 319. — Les blessures, les accidents traumatiques, l'oblitération des conduits naturels sont des maladies extrinsèques qui, suivant Van Helmont, ne rentrent pas dans le domaine de l'Archée
(voy. par ex. *Ignot. hospes*, 31, p. 393). Cependant, comme une blessure peut
troubler l'Archée autant que l'*épine* de la pleurésie, elle devient *secondairement*
une maladie. — La cavité de l'ulcère, ou l'ulcération n'est pas la maladie ; la
maladie c'est l'*idée* ou le ferment qui creuse l'ulcère. — M. Rommelaere (p. 464,
465) a cru reconnaître, dans *Scabies et ulcera scholarum*, 21-22, p. 258, que
Van Helmont avait entrevu d'une façon très-nette la membrane pyogénique; mais
j'avoue n'avoir rien trouvé qui y ressemble, et je passerais volontiers le livre à un
chirurgien; il serait peut-être plus heureux que moi.

(2) Cette division, admise avec raison par M. Spiess, quoiqu'elle ne soit pas
toujours très-nette, est également acceptée par M. Rommelaere.

(3) Voy. plus haut, p. 508-510, la traduction du traité *De morbis archeal.*,
7-10, et p. 518, note 3.

(4) *Morborum phalanx secundum causas occasionales*, p. 452.

« J'appelle causes externes et occasionnelles celles qui ne découlent pas de la racine elle-même de la vie ; les autres causes (*archéales*) sont la maladie elle-même. Le pain, après la mastication et la déglutition, est encore externe parce qu'il peut être rejeté ; il en est de même du chyle dans l'estomac : bien plus, lorsque le chyle nous a été assimilé (*domesticus factus*), et qu'il est devenu citoyen intérieur de notre économie, cependant, s'il se sépare du vivant, s'il se précipite dans la cuisine des maladies, et passe ainsi à l'état d'hostilité, on doit encore le tenir pour externe, au point de vue de la vie. Ainsi l'air pestilent attiré à l'intérieur, quoiqu'il y ait introduit son poison, et qu'il soit interne eu égard au corps, n'est pas encore interne au point de vue de la vie, et ce n'est pas encore non plus une maladie, car il ne contient la maladie qu'occasionnellement, et il ne se dépouille jamais de cette occasionnalité. Mais la peste existe lorsque l'Archée, s'appliquant la contagion, sépare du tout sa partie infectée ; or c'est à chasser cette contagion que ce qui reste de l'Archée travaille avec anxiété, de peur que, à cause de l'union, la contagion n'y pénètre et n'y cause la mort. La même chose arrive à peu près dans les autres maladies. Car la vie n'est mise en danger prochainement que par un certain sien poison qui lui est propre et auquel elle a permis de s'introduire en elle (1). »

« Quant à la cause efficiente des maladies, il y a intérieurement une cause efficiente née par avortement (*partu abortivo*), par exemple la cataracte dans l'œil, le calcul, la matière fébrile, laquelle cause, quoiqu'elle soit dite, dans les écoles, cause efficiente morbifique immédiate et continuelle, n'est cependant que cause occasionnelle des maladies, et externe eu égard à la vie, dans laquelle est toujours toute maladie. Cette matière visible ne peut donc être regardée comme un véritable efficient, ni même comme une partie quelconque de l'essence matérielle intrinsèque de la maladie elle-même. Elle reste cause excitatrice et occasionnelle des maladies ; car si la matière efficiente et séminale doit atteindre immédiatement et pénétrer les facultés vitales et la vie elle-même, il faut de toute nécessité qu'en un point elle contienne le symbole de la vie. C'est ce qui se voit toujours dans les maladies séminales ; en effet, comme la maladie n'a pas prise sur un cadavre, de même elle ne peut être que dans un vivant (2). Or, parmi les causes efficientes, il en est une qui est et demeure externe : comme le fer poussé par une force impulsive produit, dans la matière divisée, une maladie qui est dite blessure ; de même est le froissement exercé dans la vessie par le calcul (3).

(1) *Introd. diagn.*, 12, p. 425. — Tout cela, comme on voit, n'est pas très-sensé ; du moins on comprend assez bien ce que l'auteur a voulu dire.

(2) « Rien, dans les parties contenantes, n'est détruit chez les vivants avant que la vie soit éteinte. » (*Ignot. hosp. morb.*, 90, p. 404.)

(3) « *Les maladies externes, comme les blessures, et celles, quelles qu'elles soient,*

« Quoique quelques efficients externes aient des origines séminales (comme le calcul), eu égard cependant à la maladie qu'ils engendrent, ils n'ont pas de semences et sont extérieurs et étrangers à la maladie. Mais les causes efficientes internes occasionnelles ont une semence qui entretient la maladie suscitée par elles, et sont comprises dans la catégorie du *in facto esse*, comme on le voit dans la fièvre, l'apostème, etc. Il y a enfin des efficients occasionnels qui souillent par une propagation continue et fermentale, comme l'ulcère, l'ictère, etc.; d'autres sont internes occasionnels et dorment quelquefois longtemps, comme dans le mal caduc, la goutte, la manie, l'asthme, les fièvres, etc. Parmi les efficients internes occasionnels, quelques-uns travaillent incessamment à séparer la matière de notre corps de la communion de la vie. S'il s'y joint un ferment (ce qu'Hippocrate, dans les maladies, appelle *le divin*), il se produit des colliquations. Mais, dans la fièvre, la matière occasionnelle efficiente, selon la double propriété dont elle est douée, excite l'Archée à la propulsion pour sa destruction (*in consumptionem sui*) (1). Aussi ne laisse-t-elle aucun produit après elle, à moins qu'une idée nouvelle n'ait découlé par accident de l'Archée devenu impuissant: comme lorsque la fièvre engendre l'hydropisie (voy. p. 514). Mais les douleurs, l'assoupissement, les veilles, les défaillances, etc., ne sont que des symptômes ou des diathèses. L'efficient séminal produit le calcul, corps étranger, et se repose alors, quoique ensuite il cause par moment de la douleur et des mouvements nouveaux, les produits du calcul sont des excoriations et des maladies nouvelles, monstres différents de leur père. Car, à proprement parler, la génération du calcul n'est pas plus une maladie que le calcul lui-même, qui, en soi, est un composé naturel, mais morbifique à notre égard. Aussi se forme-t-il, même en dehors de la vie, dans le vase de nuit par la propriété qu'il a de se pétrifier (voy. p. 523). C'est donc une maladie monstrueuse et irrégulière, car c'est par accident et en dehors de la vie qu'elle se forme en nous (2). »

qui interceptent un conduit quelconque, n'ayant pas une origine séminale et ne fournissant à l'Archée aucune cause d'excitation, appartiennent à une autre monarchie. Mais pour les maladies séminales, il est plus conforme à la nature et au mouvement de supposer que l'esprit Archée, en tant que principe de la sensation et du mouvement, est immédiatement et prochainement atteint par les choses nuisibles, et que cette cause occasionnelle et l'Archée se rencontrent dans un point donné. D'où la maladie.» (*Ignot. hosp.*, 31, 32, p. 393.)

(1) C'est là une idée voisine de celles de Galien. — Voy. aussi p. 499.

(2) *Ignotus hospes morbus*, 63-68, p. 398 et suiv. — Voy. p. 504, note 1.

PRALANGE DES MALADIES EU ÉGARD AUX CAUSES OCCASIONNELLES.

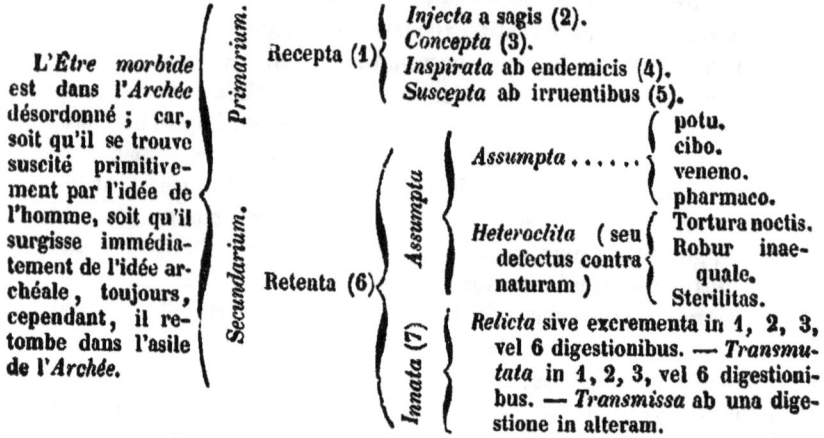

L'*Être morbide* est dans l'*Archée* désordonné ; car, soit qu'il se trouve suscité primitivement par l'idée de l'homme, soit qu'il surgisse immédiatement de l'idée archéale, toujours, cependant, il retombe dans l'asile de l'*Archée*.	*Primarium.* — Recepta (1)	Injecta a sagis (2). Concepta (3). Inspirata ab endemicis (4). Suscepta ab irruentibus (5).	

Secundarium. — Retenta (6)

Assumpta

Assumpta ...... potu. cibo. veneno. pharmaco.

Heteroclita (seu defectus contra naturam) Tortura noctis. Robur inae- quale. Sterilitas.

Innata (7) Relicta sive excrementa in 1, 2, 3, vel 6 digestionibus. — *Transmutata* in 1, 2, 3, vel 6 digestionibus. — *Transmissa* ab una digestione in alteram.

Pathologie spéciale. — Les divers traités qui composent l'*Ortus medicinae* sont, pour la plupart, purement dogmatiques. Van Helmont y envisage ordinairement la vie et la maladie au point

(1) Les *Recepta* sont produits au dehors de nous et se trouvent dans le milieu qui nous entoure ; les *Retenta* se développent au sein de l'économie animale.

(2) Les *Injecta a sagis* constituent tout un groupe de causes occasionnelles morbides, dues à l'influence de Satan, qui agit directement ou par l'intermédiaire de ses suppôts, les sorciers et sorcières. — Voyez, pour les détails, Rommelaere, p. 383 et suiv. ; c'est bien assez de signaler ici cette classe de maladies.

(3) Van Helmont fait oublier un instant les *Injecta a sagis* par des réflexions assez originales et qui ne manquent pas de vérité, sur les maladies mentales (*concepta*), par exemple sur les formes, les diverses espèces, les effets de la manie, des passions, des vésanies ; mais bientôt, oubliant les sévères critiques qu'il a faites des hypothèses des anciens, il va chercher le siége et les causes de ces maladies surtout dans la rate, où trône l'imagination ; puis, ce qui est encore très-vague, dans l'âme devenue malade sous l'influence d'une passion, et, pour les femmes, dans l'utérus.

(4) Les *Inspirata* (voyez *De inspiratis*, p. 490) pénètrent en nous du dehors, et, le plus souvent, en même temps que l'air ; ce sont les miasmes, d'où qu'ils émanent, et les virus. — Si Van Helmont ruine la doctrine des humeurs, ce n'est que pour y substituer d'autres hypothèses, et particulièrement celle des ferments ou âcretés ; il y insiste particulièrement à propos des *Recepta inspirata* et des *Retenta*, et il a de singulières opinions sur la façon dont les *Recepta* introduisent les miasmes ou les poisons dans l'économie, miasmes ou poisons dont la première action se porte sur l'estomac, pour troubler ensuite (ce qui est plus exact) le travail intime d'assimilation.

(5) Les *Suscepta* sont, comme le dit M. Rommelaere, les blessures faites par toutes sortes d'instruments, les lacérations, les morsures, les contusions, les brû-

de vue le plus général ; on n'y rencontre que par hasard des observations sur des faits qui ont paru curieux à l'auteur ; cependant on irait trop loin en disant que les particularités y sont complétement négligées. En second lieu, quoique les monographies consacrées à des points de pathologie spéciale (par exemple *Pleura furens, Ignotus hydrops, De febribus, De lithiasi, Tumulus pestis*) ne ressemblent guère à nos monographies modernes, et malgré toutes sortes de digressions oiseuses, ce sont cependant des traités où le côté clinique n'est jamais entièrement perdu de vue.

Parmi ces traités, j'ai choisi (1) les deux plus célèbres, celui *De la lithiase* et celui *Des fièvres* pour vous les faire connaître par des extraits, et nous verrons, Messieurs, si après ces citations nous pouvons nous écrier, avec M. Mandon, un des panégyristes

lures, les congélations, les étranglements, les fractures, les luxations, etc.; en un mot, toutes les lésions qui sont plus particulièrement du ressort de la chirurgie. Il faut en excepter les ulcères entretenus par une cause interne, ceux-là intéressent directement la médecine. (*Suscepta*, p. 491.)

(6) Si la classe des *Recepta* laisse beaucoup à désirer, celle des *Retenta* (voyez *Retenta*, p. 492 et suiv.), avec ses subdivisions nombreuses, arbitraires, vagues, enchevêtrées, avec ses catégories, qui souvent diffèrent à peine de celles des *Assumpta*, est bien plus scolastique que médicale ; de plus, les *Retenta* semblent tantôt des agents premiers de maladies et tantôt des résultats ou des reliquats héréditaires ou acquis de maladies antérieures, de sorte qu'ils sont, en qualité de levains, la source d'affections secondaires. Cette théorie des reliquats fermentescibles, d'espèces d'humeurs accidentelles, revient par plusieurs points, et, pour ainsi dire, à l'insu de l'auteur, à la théorie humorale. Cela semble évident quand on lit d'un bout à l'autre l'opuscule des *Retenta*. Il y a là aussi, très-certainement, un ressouvenir de Paracelse. — Les *Retenta assumpta* agissent en nous par leur quantité, leurs qualités, leur viciation, leur désordre ou leur action intempestive.

(7) Les causes morbides, que Van Helmont range ici sous la rubrique des *Retenta innata*, sont des éléments pathogéniques dus à un état particulier des fonctions digestives. Elles consistent en désordres des divers produits nutritifs préparés dans les organes de la digestion et qui étaient primitivement destinés à faire partie de notre corps. — L'action pathogénique de cette catégorie de causes peut dépendre de trois motifs, suivant que les produits nutritifs *Retenta* pèchent par la longue durée de leur séjour, leurs qualités (produits nutritifs viciés dus à l'altération des digestions et des ferments) ou leur siége. — Dans le premier cas, on a les *Retenta relicta* ; dans le second cas, les *Retenta transmutata* ; dans le troisième, enfin, les *Retenta transmissa*. (Voy. Rommelaere.)

(1) Comme je l'ai dit plus haut, p. 481.

de Van Helmont : « On reste étonné après la lecture de ces traités ; ce n'est pas à croire que l'auteur ait pu, en plein galénisme, professer (sur la lithiase en particulier) une doctrine qui honore le plus la science contemporaine, et l'asseoir aussi solidement. »

De la lithiase ou formation des calculs. — « Je n'avais (1) pour m'instruire ni le secours des livres, ni la voix des vivants ; je savais du moins la sentence : Malheur à l'homme qui met sa confiance en l'homme ! Dieu bon, consolateur des pauvres d'esprit, toi qui n'es jamais plus près de personne que de celui qui, dans toute sa liberté, commet lui et ce qui lui appartient en ta volonté bienveillante ; toi Père des lumières, qui n'illumines personne avec plus de bonté que celui qui, reconnaissant l'humilité de son néant, se confie au seul bon plaisir de ta clémence, fais, ô Maître souverain des sciences, que je reste plutôt pauvre d'esprit que chargé d'une lourde science. Accorde-moi de toi-même une intelligence qui te cherche avec pureté et une volonté qui m'attache à toi. Illumine les ténèbres de mon néant autant que tu le voudras, et non plus qu'il ne m'est nécessaire pour que je me laisse conduire, en longueur, en largeur et en profondeur, à la récompense que tu proposes, et que je ne me détourne en rien pour revenir à moi. Car je suis vraiment mauvais, et n'ai, ne suis, ne puis, ne vaux autre chose de moi-même. Gloire soit à toi, qui m'as appris à connaître mon néant » (II, 15.)

Quel orgueil, sous cette apparente humilité ! C'est Dieu qui prend la peine de révéler *en songe* la science de la lithiase à Van Helmont, tandis qu'il a laissé jusqu'ici tous les autres médecins dans la sottise et l'ignorance sur ce sujet et sur presque tous les autres ! Van Helmont, comme Paracelse, a toujours des illuminations subites à son profit et au détriment de ses confrères.

De quelques expériences faites sur l'urine par fermentation, putréfaction ou distillation, rapportées dans les chapitres 2 et 3, et dont je ne puis pas apprécier la valeur réelle, Van Helmont conclut, contre les anciens, que les calculs ne proviennent pas de la coagulation du mucilage baptisé du nom de *pituite visqueuse et muqueuse* (2), attendu que c'est seulement un produit

(1) Les extraits suivants sont tous tirés du traité *De lithiasi*, p. 649 et suiv. A la fin de chaque extrait, j'indique le chapitre et le paragraphe.— Le *Supplementorum paradoxum numero criticum*, p. 556 et suiv., est presque tout entier consacré aussi aux calculs, symptômes et traitement.

(2) Cependant on lit, dans *Supplem. parad.*, etc., § 21 : « Calculum itaque nonnisi *lapidescibili succo* debere familiam » ; puis, il ajoute, en tirant une com-

du calcul lui-même par suite de l'irritation de la vessie, mais que le calcul existe en puissance dans l'urine. C'est un produit anormal du sel urinaire, qui se sépare sous l'action d'un nouvel être particulier, l'*esprit coagulateur*, d'un ferment et toujours d'un trouble primitif de l'Archée causé par l'idée séminale calculeuse qui est la vraie maladie (1). Cette théorie est bien vague encore, remplie d'hypothèses, parfois à peine compréhensible (2). On en pourra juger par le passage suivant :

« L'esprit d'urine (*urée* ou *acide urique?*), saisissant la terre volatile ou esprit terreux, produite par la semence, et par le *ferment* putréfié, réveille l'esprit de vin (esprit coagulateur), habitant de l'urine, mais encore caché et en puissance (3). Ces deux esprits s'unissant comme dans l'union des deux sexes, l'esprit terreux imbibe l'unique coagulateur dont j'ai parlé ; par suite de cette réciprocité naît dans l'action une étroite connexion entre eux deux, attendu qu'ils s'unissent, quant à l'esprit, par ce qu'ils ont de plus petit (*per illorum minima*). Le coagulateur coagule en un seul instant l'esprit de vin, éveillé potentiellement, dans le ferment putrescent auquel, avec sa masse pourrie, il donne sa matière ; et ils se condensent tous deux en un véritable Duelech, sorte de monstre nouveau coagulé au milieu de l'eau, et, pour cela, ne pouvant se résoudre en eau. C'est un *être* pierreux, animal, qui n'est semb'able à aucun autre, et qu'à cause de cela Paracelse (4) appelle *Duelech*. » (IV, 1-2.)

paraison du macrocosme (lui qui combat Paracelse sur l'assimilation du microcosme avec le macrocosme): *similitudine fontium in majori mundo*. Du reste, l'idée ancienne joue encore un certain rôle dans la médecine actuelle, puisqu'on admet que les premiers éléments ou noyaux des calculs sont fournis par une espèce de conglomérat de mucus, à la suite de fermentations acides dans la vessie.

(1) Cf. VI, 3.

(2) Encore Van Helmont appuie-t-il sa théorie sur les textes bibliques. — Voy. p. 467, note 5.

(3) « L'urine, dit M. Rommelaere, d'après Van Helmont, contient, il est vrai, les principes essentiels à la formation du calcul, mais, quoiqu'elle renferme en elle la semence et la matière du calcul, elle n'en est cependant pas la matrice ; elle n'est que la matrice de la semence calculeuse, il lui manque le ferment qui fait germer cette semence, et qui est sous la dépendance de l'Archée. C'est là l'utérus des calculs (*De lith.*, V, 6, p. 683). Le calcul existe donc dans l'urine comme un être en puissance qui devient *actuel* quand est proche la corruption de l'urine ou du premier être (*Ibid.*, V, 6, p. 684). C'est le rein qui conçoit le ferment corrupteur de l'urine, c'est-à-dire celui qui détermine la formation du calcul. *Le ferment corrupteur est l'excitant de la semence.* » (*Ibid.*, V, 6, p. 683.)

(4) Bien que Van Helmont ne partage pas l'opinion de Paracelse sur la formation

Le chapitre septième (1) est consacré au traitement, que Van
Helmont divise en deux parties : combattre la tendance à la formation du calcul ; expulser le calcul quand il est formé. Tous ses
remèdes sont souverains, tous ceux des autres sont absurdes (2);
tel est le résumé de ce chapitre, où l'empirisme remplace la
science des indications. Les guérisons dont se vante notre auteur
sont très-problématiques, du moins le diagnostic est fort douteux.
Jamais, par exemple, on ne fera croire à un chirurgien que le
daucus, le *beccagungha*, le *ludus* lui-même, ou d'autres remèdes analogues aient pu dissoudre de volumineux calculs, ni
qu'il faille proscrire à peu près complétement toute opération,
ainsi que le voulait aussi Paracelse. Comme les remèdes internes
ne suffisent pas toujours pour dissoudre les calculs, Van Helmont
a tenté de les fondre à l'aide d'injections dans la vessie. Mais il
est difficile de savoir bien nettement quels résultats il en a obtenus ; il semble qu'ils ont été plutôt fâcheux pour la vessie qu'u-
tiles contre le calcul. Voici du moins la description de la seringue
qu'il dit avoir imaginée pour rendre ces injections plus faciles
et plus efficaces.

« J'ai inventé un nouveau cathéter pour faire sans douleur des injections dans la vessie ; en effet, la sonde courbe (*corniculum*) d'argent avec
laquelle les chirurgiens font sortir l'urine au prix de tourments extrêmes (3), est un instrument cruel et sanguinaire, aussi m'a-t-il tout à fait
déplu. Entre plusieurs que j'ai essayés, le plus commode et le plus inoffensif m'a paru celui qui est fait d'un cuir mince. J'enduis ce cuir d'une
couleur blanche faite avec la céruse et l'huile de lin ; et lorsqu'il est

des calculs (*préexistence dans les veines d'un mucus tartareux*), il conseille les
mêmes moyens de traitement, surtout l'*aroph* (*aroma philosophorum*; muriate de
fer et d'ammoniaque, d'après Mohr, dans *Pharmac. univ.* Heidelb., 1845), et le
ludus, ou dissolution d'un certain sel. Il arrive bien souvent, en effet, que la tradition empirique ou la pratique rationnelle sont plus fortes que la théorie, et que
cette dernière ne change pas toujours la thérapeutique.

(1) Je remarque en passant que Van Helmont, dans les deux premiers paragraphes de ce chapitre, a copié à peu près textuellement ou imité, et sans le citer, toute
une page de la *Petite Chirurgie* de Paracelse, celle dont j'ai donné la traduction
plus haut. — Voyez p. 428 et suiv.

(2) Je ne veux pas refuser à notre auteur le mérite d'avoir vengé le sel de cuisine de la réputation lithiasique qu'on lui avait faite à tort.

(3) Il faut que ces chirurgiens aient été bien maladroits !

presque sec, je le fais coudre en forme de tube ; dans son canal je passe un fil d'airain (1), après que la couture a été bien rabattue afin d'éviter toute protubérance. L'une des extrémités de ce tube doit être assez ample pour qu'il puisse, quand on le voudra, s'adapter au siphon de la seringue, de sorte que les deux tubes s'unissent exactement, afin que par cette voie la liqueur puisse être injectée dans la vessie. Le tube en cuir doit être enduit de colle forte, lorsque cet enduit est bien sec, on le revêt d'une couleur quelconque et d'huile de lin ; et cela, tant pour la plus grande solidité du tube que pour empêcher qu'il ne soit mouillé et amolli par le liquide à injecter. On retire le fil d'airain et on le remplace par un autre fait avec de la baleine. Vous avez ainsi un petit tube flexible, dont l'introduction ne cause aucune douleur quand on répéterait l'opération quarante fois dans un jour (2). Les premières fois il y a quelque douleur aux environs du sphincter vésical, mais bientôt il n'y a plus à craindre cette contraction. On extrait l'urine autant de fois qu'on veut. Enfin, la vessie étant vidée, on injecte ce qui convient par la seringue adaptée au tube ; mais le liquide à injecter doit être inoffensif (3). Gloire éternelle à Dieu dans les cieux, et plaise à lui d'arroser et de féconder mes travaux et mes vœux que j'offre aux mortels pour leur soulagement ! » (VII, 34.)

On ne sait s'il faut rire ou s'attrister de pareilles invocations à l'Éternel à propos d'une sonde et d'une seringue. On blâme le charlatanisme de nos inventeurs modernes, mais qu'est-ce que ce charlatanisme en comparaison de celui de Paracelse ou de Van Helmont ?

Des fièvres. — Les premiers chapitres du traité *Des fièvres* sont à peu près exclusivement consacrés à des discussions, je dirais presque à des diatribes contre les écoles. Van Helmont y confond perpétuellement *la fièvre* avec *les fièvres ;* il prête aux anciens des opinions extrêmes qu'ils n'ont pas professées ; il rejette absolument, par une série d'arguments syllogistiques (4) et non mé-

(1) C'est notre bougie creuse.

(2) C'est une erreur presque aussi grande que de dire, de la canule d'argent, qu'une seule introduction est une œuvre de bourreau, car l'entrée si fréquente de la sonde n'est pas inoffensive. — Voy. aussi plus haut pour les injections dans la vessie, d'après Paracelse, p. 380.

(3) Alors il y a beaucoup à parier qu'il sera inerte.

(4) Van Helmont a un traité intitulé: *Logica inutilis.* Il n'a que trop souvent prouvé, en effet, qu'il faisait peu de cas de cet instrument de la pensée et des sciences.

dicaux, l'emploi de la saignée. Certes il aurait eu pleinement raison s'il avait proscrit la saignée dans certaines fièvres et notamment dans les fièvres intermittentes, mais il est dans une erreur complète lorsqu'il soutient que la saignée n'est jamais nécessaire dans aucune fièvre (1). De l'abus des émissions sanguines à leur proscription, il y a une énorme distance, et une foule d'intermédiaires à observer ; c'est ce que n'a pas fait notre auteur ; aussi c'est pour cela et pour bien d'autres choses encore que je refuse à son traité *Des fièvres* l'épithète d'*immortel*.

Ce que je dis pour la saignée, je le dis également pour la purgation, et par les mêmes motifs. Non, je n'admettrai jamais (2) qu'un « grand praticien » ait de pareils partis pris et pour de si futiles raisons que celles de Van Helmont, tout en reconnaissant qu'il a fait çà et là quelques remarques justes, moins cependant pour appuyer ses propres idées (car il pense que les purgatifs ont des qualités vénéneuses et putréfiantes) que pour combattre celles qui avaient cours de son temps sur l'action des purgatifs. Quant aux vésicatoires, ils ne peuvent être qu'une invention du détestable *Moloch* (3), et il les croit encore plus préjudiciables que ne

(1) « Phlebotomia est inutilis ubicumque non indicatur necessaria. In febribus non indicatur necessaria : ergo phlebotomia in febribus est inutilis.» (IV, 9, p. 749.)— « Les galénistes affirment ceci : quoique la section de la veine soit naturellement et uniquement indiquée à cause de la pléthore, et quoiqu'elle n'enlève pas, à proprement parler, les humeurs putréfiées, elle rafraîchit cependant, dégage les veines, rétablit les forces, supprime une partie de l'humeur mauvaise avec la bonne, et, par dérivation et révulsion, arrête et détourne le flux des humeurs vers le lieu où se forme la putréfaction ; la nature soulagée accomplit alors ses autres fonctions plus heureusement et plus facilement. *Belles paroles, dit le pourceau mangeant les Psaumes de la pénitence, mais peu profitables à un famélique.* » (IV, 13.)— Que de fois, en lisant Van Helmont, ne se rendrait-on pas complice de l'irrévérencieux pourceau !

(2) Un des arguments de Van Helmont, c'est qu'il n'y a jamais trop de sang ; cependant dans *Cauterium*, 29, p. 311, il dit que, si les cautères servent à quelque chose, c'est à diminuer la surabondance du sang.— Je sais qu'en Angleterre et en Allemagne on a fait de véritables *pronunciamentos* contre la saignée, mais ces exagérations d'écoles ne sont pas généralement acceptées, et il se vend encore beaucoup de lancettes en Angleterre et à Berlin.

(3) Voyez VII, 3 et suiv., p. 762. Cependant on doit remarquer que Van Helmont soutient (§ 4), que les vésicatoires attirent, non les humeurs gâtées, mais la sérosité du sang. Or, c'est en partie à cela que semble tenir l'action thérapeutique des vésicatoires.

le sont les émissions sanguines. Son opinion sur les lavements est plus ridicule, s'il se peut, car il les rejette moitié par pudeur, moitié pour ce motif que les lavements sont évidemment hostiles à l'intestin, puisqu'ils l'excitent ou l'irritent (1) ! Messieurs, ne craignons pas de dire hardiment que Van Helmont n'a pas toujours non-seulement le sens médical, mais même le sens commun.

Voyons maintenant ce que nous devons penser de l'explication que le médecin flamand donne du frisson, de la théorie de l'essence et du siége de la fièvre (2).

« L'Archée entend, par les frissons et le tremblement, arracher l'excrément adhérent à la partie similaire; de même que l'araignée secoue sa toile pour se débarrasser d'un corps étranger qui y est tombé. Mais l'Archée, voyant qu'il ne réussit pas au moyen des frissons, éveille le *Blas altératif*, qui consiste tout entier dans l'hiver et l'été, le froid, dis-je, et la chaleur, avec leur succession alternative. C'est par l'hiver que l'année commence, se poursuivant, par le printemps et l'été, jusqu'à l'automne, qui voit mûrir les fruits. Tout ce qui est créé par la nature a un commencement, un accroissement, un état et un déclin. Il en est de même de l'Archée, en tant que les semences et les choses vitales universelles imitent la nature des choses générales (3). C'est lui, et non la matière fébrile peccante, comme je l'ai dit et prouvé en commençant, qui produit le frisson fébrile, le froid et la chaleur. Ainsi, dans les déplacements des os, les dents s'entre-choquent, et il survient des frissons, comme aussi dans l'avortement. Je ne dis pas cela comme m'appuyant sur le fictif Macrocosme de Paracelse, quoique j'aie déjà vu que la nature de l'Universel observe le même mode dans chaque chose. La nature, en effet, est conséquente avec elle-même. Celui que la lutte a mis hors d'haleine, recouvre l'haleine après un instant de repos et reprend des forces pour repousser le vainqueur. Ainsi, par un mouvement naturel multiple, l'Archée, dans les fièvres, s'impose du repos par intervalles, puis reprenant sa vigueur, il s'efforce de chasser la fièvre, son ennemie ! La partie où siége la matière fébrile (4) se contracte d'abord sous forme de rides; ce qui se perçoit facilement à la région précordiale. Tout le système vei-

(1) Voy. *De febribus*, vii, 8 et suiv.

(2) Voyez aussi *De febrib.* vii, 8, 9.

(3) Encore et quoiqu'il s'en défende, une comparaison entre le microcosme et le macrocosme. — Voyez p. 522, note 2, et aussi p. 459.

(4) C'est-à-dire dans le *duumvirat* ou *centre stomacho-splénique*, avec ramification au foie par le duodénum, les intestins et les veines mésaraïques, x, 3, 4. Tous les symptômes des fièvres lui ont démontré, sans réplique possible, que tel est bien leur siége (voy. p. 483). — La fièvre a donc un virus; c'est un serpent à plusieurs

neux, comme par un consentement tacite, travaille de concert avec la
partie lésée et se resserre étroitement par la contraction des fibres obliques. D'où un pouls rare, dur et petit, indice et artisan du froid. Tout fébricitant, en effet, reconnaîtra facilement en lui-même ce resserrement
des veines qui est naturel aussi chez les gens en santé (1). Comme le plus
souvent les artères sont associées çà et là aux veines, elles devront nécessairement se contracter ainsi que les veines par un mouvement oblique.
Telle est la cause du froid dans les fièvres (2). »

« Les fièvres ont une matière qui est efficiente interne, à la manière
des autres êtres qui subsistent en eux-mêmes, quoique toutes les maladies habitent en un corps vivant, attendu qu'elles ne sont pas des êtres
de la création primitive, mais qu'elles proviennent de la malédiction
attachée à la prévarication (voy. p. 510, note 3); aussi n'ont-elles pas,
à proprement parler, leur être séminal qui les constitue et qui les
alimente, mais un être occasionnel qui les fait naître (3)! Si cet
être disparaît, la maladie disparaît avec lui. Toutes les fois que
le non vital pénètre dans le champ vital, l'Archée s'irrite et s'efforce de chasser cet étranger de son *anatomie* (4). C'est ce que j'ai indi-
têtes qui a sa demeure autour du pylore et un peu au-dessous, ou siége au-dessous
de l'estomac. On voit, en effet, souvent naître des délires ridicules, quelquefois dangereux, par suite de ce virus. Ce serpent excite la soif, souvent aussi des inquiétudes,
des lipothymies, des syncopes ou des vomissements amers, fréquents, ou qui viennent
de ce qu'on ne peut garder ou souffrir la nourriture. (*De febribus*, XVII, 8, p. 785.)
— Plus les fièvres se rapprochent de l'estomac, plus elles sont malignes, et il faut
un *arcane extraordinaire* pour les atteindre. Son principal arcane, pour presque
toutes les fièvres, consiste dans l'administration de sudorifiques minéraux qui chassent la matière occasionnelle (*ibid.*). Ah! Galien, tu es bien vengé!

(1) Il en trouve une preuve dans les contractions spontanées du scrotum.

(2) *De febribus*, IX, 2-7, p. 766 et suiv.

(3) Au chap. X, 1 et suiv., p. 769 et suiv., il est dit que les fièvres intermittentes
ou continues n'ont qu'un seul siége et que leur diversité vient de la matière occasionnelle. Je sais que Broussais a localisé les fièvres dans le tube gastro-intestinal,
mais si l'on veut bien comparer sa doctrine avec celle de Van Helmont, il sera impossible d'admettre l'assimilation qu'a voulu faire M. Rommelaere, p. 406 : « Nous
ne saurions trop insister sur les idées développées par Van Helmont dans ces lignes
(le commencement du chap. X). Il nous suffira, pour en faire sentir toute l'importance, de rappeler qu'en 1642, — époque à laquelle il publia son traité *De febribus*, — le réformateur flamand exprimait des idées qui, proscrites pour le moment,
devaient être reprises deux siècles plus tard par Broussais, et bouleverser toute la
pathologie. Van Helmont prophétisait donc quand il écrivait les lignes suivantes :
*Notre époque, fertile en esprits pervers, mettra ce que j'ai dit ici, et dans beaucoup
d'autres endroits, au nombre des paradoxes; cependant ceux qui viendront après
nous adopteront volontiers ces opinions.* » Van Helmont a été mauvais prophète.

(4) Voilà du paracelsisme s'il en fut jamais. — Voy. p. 370 et suiv.

qué, au début de ce traité, par la similitude d'une épine enfoncée dans un doigt. La fièvre n'est donc pas seulement un effort expulsif ou mouvement altératif (encore bien moins l'altération elle-même et la diathèse comme d'ailleurs on l'a cru dans les écoles); c'est la partie matérielle elle-même de l'Archée corrompu par l'irritation (1). »

J'ai dit (2) que le seul Mémoire de M. Rommelaere fournirait les éléments d'un jugement tout opposé à celui qu'il a porté lui-même sur Van Helmont; je vais, à propos de la pathologie spéciale, en administrer plusieurs preuves décisives. C'est à peine, Messieurs, si j'aurai besoin d'accompagner de quelques réflexions les passages que je copie dans M. Rommelaere (3); il me suffira de les livrer à votre bon sens médical, et avec moi vous serez justement surpris qu'un homme aussi judicieux, aussi éclairé que mon docte confrère de Bruxelles, n'ait pas un peu réprimé les élans de son admiration.

Asthme. — « Van Helmont, après avoir rapporté plusieurs histoires d'asthmatiques, remarquables surtout par l'esprit d'observation profonde (4) qui s'y décèle, aborde la question de la nature de l'asthme. Pour lui, cette maladie est due à une *semence virulente* [qui a pris pour racine et *diversorium* l'esprit de quelque viscère]. Cette semence virulente, ou, pour s'exprimer plus clairement (5), cette disposition morbide, a pour effet de contracter les pores pulmonaires [à travers lesquels le souffle se transmet dans la poitrine] (6).

« Quant au siége même, au nid (*nidus*) de l'asthme, il se

(1) *De febribus*, XIII, 2, 3, 4, p. 774. « Febris est ipsa pars materialis indignatione deturpati Archei. »

(2) Page 475.

(3) Je mets entre guillemets ce qui appartient à M. Rommelaere — et, dans son texte ou dans les notes, — entre crochets, ce qui se trouve parfois plus exactement ou plus complet dans le texte de Van Helmont.

(4) *Asthma et tussis*, 21-26, p. 290-91. [Ces cinq observations n'ont rien de remarquable, si ce n'est le pittoresque des expressions; de plus, il y en a au moins deux, peut-être trois, dont il est fort douteux qu'on puisse les rapporter au véritable asthme.]

(5) Mais pourquoi vouloir parler plus clairement que l'auteur et donner le change sur ses théories ?

(6) *Asthma et tuss.*, 27, p. 291. [Galien croyait, et Van Helmont avec lui, qu'en l'état sain, une partie de l'air traverse les poumons pour aller dans la cavité pleurale.]

trouve dans le *duumvirat*, qui régit toute l'organisation humaine. Si la maladie (1) ne siégeait pas dans le *spiritus influus*, si elle n'avait pas une racine intérieure stable, elle [se terminerait en un seul accès,] ne se répéterait pas [et ne persévérerait pas] (2). »

« Van Helmont conclut son examen sur la nature de l'asthme en donnant à cette maladie le nom d'*épilepsie du poumon* (3). Quoiqu'il siége dans le duumvirat et atteigne même l'esprit, qui dirige tout (*totius rector*), l'asthme se développe cependant particulièrement (*fructificat*) dans le poumon, que l'on peut considérer comme son domaine propre ; le poumon, suivant l'expression imagée de Van Helmont, se trouve empoisonné par un venin qui agit sur lui de la même manière que la cantharide agit sur les voies urinaires (4). Ce poison doit attendre, pour agir, sa maturité et son union à l'*esprit du tout*. »

Van Helmont est si sûr d'avoir trouvé la véritable origine, d'avoir découvert la nature de l'asthme, qu'il s'écrie (5) : « Jusqu'ici, les causes et la manière de se produire de l'asthme sont restées ignorées des écoles. Que Dieu soit témoin et juge, entre moi et les humoristes, combien je suis plein de commisération envers les patients si mal traités, livrés par l'ignorance à de cruelles funérailles, privés de tout espoir et débarrassés seulement de leur argent (*nummo emunctos*) par les médecins qui les abandonnent... Aussi en ai-je vu beaucoup qui étaient guéris par les vieilles femmes ou les charlatans ! »

[1] Ici le texte paraît un peu altéré ; mais je crois que M. Rommelaere en a rendu le sens général.

(2) *Asthma et tussis*, 28, p. 291.—[Voilà, j'espère, une explication satisfaisante de l'intermittence.]

(3) *Asthma et tussis*, 29, p. 292. [« Licet itaque libertate philosophica asthma nominare *caducum pulmonis*. » Expression heureuse ; mais voilà tout. — Au § 28, on lit : « Est ergo asthma *in hoc epilepsiae simile*, quod licet non mentem feriat, non contrahat nervos, aut syncopen concitet, dormit tamen in aliqua sede, unde tandem contagione quadam Archeum inquinans, si non nervos, saltem pulmones contrahat. »]

(4) *Asthma et tussis*, 29, p. 292.—[Dans le § suivant et dans plusieurs autres passages du même traité, Van Helmont confond l'asthme avec l'hystérie.]

(5) *Asthma et tussis*, 18-20, p. 290.

Van Helmont rapporte assez exactement les causes occasionnelles multiples des accès d'asthme; il distingue arbitrairement l'asthme sec, l'asthme humide et même un asthme mixte; enfin il proscrit avec raison quelques anciens remèdes; mais je ne vois pas qu'il propose bien clairement un traitement nouveau pour les diverses espèces d'asthme qu'il croit reconnaître : pour la première espèce, il ordonne des *arcana mineralia* (comme pour l'épilepsie invétérée), déjà usités par l'école de Paracelse, et pour la seconde des confortatifs et des restauratifs.

Pleurésie. — « La pleurésie, ou, pour continuer à nous servir du langage métaphorique de Van Helmont, l'*épine pleurétique*, est un *acide particulier formé par l'Archée*, et qui, entraîné par le sang, va bientôt, en se déposant à un point de la plèvre, donner lieu à un épanchement que l'on doit considérer comme un produit de la pleurésie. Autant l'acidité est agréable à l'estomac, autant elle est nuisible quand on la rencontre hors de cet organe. On doit également attribuer les coliques, la strangurie, les douleurs goutteuses, à une acidité anormale (1). »

Or voici comment Van Helmont a été conduit à admettre que l'*épine pleurétique* est un acide :

« Van Helmont dit avoir été amené à conclure à la présence d'un acide dans la pleurésie, par ces faits, que l'urine se trouble dès son expulsion et que le sang recueilli par la saignée se prend de suite en couenne, ce qui est l'effet observé à la suite de l'action d'un acide sur le sang (2) ! »

Hydropisie. — Les anciens plaçaient la cause de toutes les hydropisies dans le foie; Van Helmont en trouve le siége à peu près unique dans les reins; ce n'était en vérité pas la peine de faire tant de bruit pour substituer une hypothèse à une autre. Pas plus que les anciens, Van Helmont n'a connu les diverses ori-

(1) *Pleura furens*, 13 et 14, p. 319. — [Voyez aussi, pour tous les ravages que font les acides : *A sede animae ad morbos*, 9, p. 235; *Confirm. morbor. sedes in anim. sens.*, 13, p. 451; enfin : *Volupe viventium morbus antiquitus putatus*, 21 et suiv., p. 314 et suiv. — Nous verrons chez Sylvius de le Boe les développements exagérés de cette théorie qui, un moment, a trouvé beaucoup de faveur.]

2) *Pleur. fur.*, 18, p. 320.

gines de l'hydropisie et les relations de cette affection secondaire
avec les désordres du système circulatoire, quoiqu'il semble avoir
entrevu que l'hydropisie dite rénale était liée à un obstacle dans
le cours du sang.

Apoplexie et paralysie.— « Cette maladie est déterminée *occa-
sïonaliter* par une cause virulente conçue dans la région précordiale (l'estomac). Cette cause virulente s'y perfectionne et infecte
l'Archée de cet organe. Dès lors celui-ci porte son action sur le
cerveau, qu'il abat. Le cerveau ne souffre donc que consécutivement à la lésion de l'estomac (1). »

Je crois que cela vaut bien les fumées apoplectiques des anciens, et leurs fluxions catarrhales.

« Si la pituite était cause de la paralysie qui accompagne
l'apoplexie, cette paralysie serait *ambulatoria*, parce qu'elle
devrait se déplacer par suite des mouvements du malade. En
effet, la pituite, *inobediens excrementum*, se portant à droite ou
à gauche, occasionnerait nécessairement aussi le déplacement de
la paralysie, ce qui n'arrive pas. Voilà la meilleure preuve que
c'est dans les organes mêmes, dans leur Archée vital, et non
dans une pituite imaginaire, qu'il faut chercher la cause effective
de l'apoplexie et de la paralysie qui en résulte (2). »

Épilepsie.— « L'épilepsie reconnaît pour cause un virus hila-
riant et narcotique qui se développe dans le voisinage de l'estomac. Ce poison a pour effet de détruire momentanément l'action
du duumvirat (3), et c'est consécutivement qu'il fait ressentir
son influence à la tête. L'Archée de la tête, atteint par le poison,
forge des idées virulentes qui, en se réalisant, déterminent le
summum du mal. »

Voilà comment votre fille est muette !

---

(1) *Lithias.*, IX, 81, p. 727. [Cf. aussi IX, 52, p. 720, et presque toute la fin de
ce chapitre neuvième.]

(2) *De lith.*, IX, 78, p. 727. — [La critique de Van Helmont est aussi ridicule
que la théorie à laquelle elle s'adresse.]

(3) Voy. p. 483.

Thérapeutique générale. — Si nous avons plus d'une fois souri ou gémi en voyant les écarts de raison et d'imagination auxquels se livre sans cesse Van Helmont sur la pathologie générale ou spéciale et sur la physiologie, nous aussi, Messieurs, « ne resterons-nous pas étonnés » de toutes les pauvretés gravement débitées par notre prétendu réformateur à propos de la thérapeutique? Ou plutôt nous resterions vraiment surpris que les principes de la thérapeutique ne répondissent pas à ceux de la pathologie. Comme tous les réformateurs vrais ou faux qui ont écrit sur la médecine, Van Helmont a la prétention de tirer les indications thérapeutiques d'une connaissance plus exacte de la nature des maladies (1). Or, vous le savez, Messieurs, la maladie n'est autre chose, pour Van Helmont, que l'impression fâcheuse d'une idée séminale morbide, ou d'une cause occasionnelle sur l'Archée, qui aussitôt est mis en désordre; il est donc naturel que toute la thérapeutique se résume en ces propositions tirées d'un livre *écrit à la suite d'un songe* (2) : « *J'ai senti* dans mon rêve que les guérisons, soit par les médicaments (3), soit par la nature, s'opèrent par la sédation de l'Archée et l'ablation du caractère séminal morbide produit par l'Archée; j'ai senti que c'était la curation la plus prochaine, la plus sûre et la plus élevée. Quant aux *arcanes*, ils ont pour mission de faire disparaître les produits quand il en existe (4); enfin j'ai senti que les arcanes opèrent

(1) « Nous pensons, remarque avec beaucoup de raison M. Rommelaere, que Van Helmont, en exigeant que le traitement, pour être toujours efficace, soit toujours dicté par la connaissance exacte de la maladie, a posé un principe que l'observation attentive des faits rend inadmissible. En effet, en quoi la connaissance de la nature de la fièvre intermittente indique-t-elle l'emploi du sulfate de quinine? » — Ajoutons que Van Helmont, n'ayant que des opinions *a priori* sur la nature des maladies et sur celle des remèdes, devait rarement tomber juste; lui aussi, quoiqu'il le reproche si durement aux Écoles, guérissait au hasard.

(2) *Potestas medicaminum*, 14, 15, p. 379. Je renvoie aux pages ci-dessus, 477, 478, 480, 481, et plus loin, 535, 536, pour les idées superstitieuses de Van Helmont relativement aux moyens thérapeutiques.

(3) Dans *Ignotus hospes morbus*, 77, n° 4, p. 401, il rejette le traitement par les semblables aussi bien que celui par les contraires; et, en cela, il a raison en principe, mais non dans les détails de sa critique, car il ne donne pas les vrais arguments.

(4) Voyez plus haut, p. 513 et suiv.

comme sels (1). De pareilles curations se produisent en enlevant
ce qui nuit ou en ajoutant à ce qui manque. » Rien de plus, rien
de moins, et il n'y a certes pas lieu d'admettre que Van Helmont
ait entrevu l'action physiologique du médicament qui se transforme en action thérapeutique sous l'influence des forces inhérentes à la matière organisée.

Thérapeutique spéciale. — La thérapeutique spéciale est en
parfaite concordance avec les principes de la thérapeutique générale. Les maladies sont des *idées*, les remèdes sont pour ainsi
dire des *esprits* (2). Ici, c'est une certaine vertu dynamique dans
les herbes ou les plantes qui agit à distance ou par le contact (3) ;
là, c'est en raison d'une certaine concordance des odeurs des médicaments, de la qualité des ferments, de là nature vénéneuse de
toutes les maladies (opinion tout à fait paracelsique, — voy. p. 398
et suiv.) que se produit la guérison par les odeurs, attendu que
l'esprit vital se délecte de lumière et d'odeur ! De sorte qu'il y a une
espèce de contagion thérapeutique comme il y a une contagion
morbide. Les homœopathes ne descendent pas encore à des doses
aussi infinitésimales (4).

J'ajoute encore deux échantillons de la thérapeutique dite
rationnelle de Van Helmont :

(1) Voyez, § 39 et suiv., p. 384, les idées de Van Helmont sur les médicaments
minéraux ; elles ne sont comparables qu'à celles de Paracelse.

(2) « De même que le contraire n'est que dans les concepts, ainsi en est-il dans
les idées qui viennent d'eux. Celles qui ne sont pas contraires se plient et se pénètrent ; celles qui sont contraires se détruisent mutuellement ; ce qui sera éclairci
dans le récit que je ferai de diverses cures. Ainsi toutes les idées qui se pénètrent
mutuellement et compatissent les unes aux autres, deviennent une unité, tout en
conservant la prédominance à l'idée meilleure. » *De ideis morb.*, 9, p. 433; cf. 22,
p. 434.

(3) *Imago fermenti impraegnat massam semine.* Voyez plus particulièrement 13
et suiv., p. 92 et suiv. — Il est certain que quelques substances odorantes ont
une action sédative sur le système nerveux ; mais étendre cela à presque tous les
médicaments et à presque toutes les maladies, même aux plaies, c'est faire acte de
déraison. Comment, en lisant de pareilles choses, pourrait-on dire, avec M. Rommelaere (p. 483), que « Van Helmont, praticien avant tout, est dégagé de tout esprit
systématique ? » Van Helmont non systématique ! C'est l'épithète la plus douce
et en même temps la mieux méritée qu'on puisse lui infliger.

(4) Voy. aussi, pour Paracelse, p. 418, note 2.

« Une fermière avait eu dans sa jeunesse une affection catarrhale de la vessie avec un peu d'hématurie ; elle se procura la vessie d'un taureau encore à l'état d'embryon ; or cette vessie est ordinairement pleine de liqueur d'une saveur autre que celle de l'urine. Elle but chaque matin environ six onces de cette liqueur avec la même quantité de vin blanc. S'étant mariée ensuite, à l'âge de dix-neuf ans, elle se trouve, en 1643, en bonne santé et sans calcul (1). Le même remède soulagea plusieurs jeunes filles pauvres. Après quelques expériences de ce genre, on essaya aussi d'un bouc à l'état d'embryon, et le succès fut encore plus grand !

« Je joindrai ici mes observations sur les pierres des écrevisses (*lapis cancrorum*) que personne n'a encore décrites. D'abord, c'est à tort qu'on les appelle yeux, puisqu'elles ne remplissent pas l'office des yeux, mais qu'elles se trouvent dans l'estomac. On tire de ces pierres un diurétique exquis, un vulnéraire et un fébrifuge, pourvu qu'on le résolve sous forme de lait ancien. L'homme expérimenté pourra seul se faire une idée de son excellence et de sa puissance ; il n'y a pas de remède plus utile que ces pierres, aux blessés et aux mères après l'accouchement (2). On s'en sert avec avantage contre les mauvaises qualités de beaucoup de végétaux que leur vertu laxative rend nuisibles ; mais on doit les réduire en poudre si fine que le mélange soit exact (*absorbants*). Dans la Marche de Brandebourg, la pêche des écrevisses est très-abondante ; toutefois les marchands sont obligés de veiller pendant la nuit, de crainte qu'un porc ne passe sous leur voiture : car si cela arrive, toutes les écrevisses qui s'y trouvent meurent avant le matin ; tellement le porc est l'ennemi de l'écrevisse (3). »

Je suis tellement habitué à rencontrer cette espèce de médecine à chaque page de Van Helmont (4) ; d'ailleurs, je comprends si bien que cet auteur, vu la nature propre de son esprit, se soit laissé entraîner dans le mauvais courant du XVIIᵉ siècle (5), au lieu de suivre le bon, qui était cependant largement alimenté, je le comprends si bien que rien ne m'étonne, et que je tâche de conserver

(1) C'est un remède inspiré, comme on voit, par la doctrine de la signature.

(2) Sans doute il les prescrit, dans ce cas, à l'extérieur, comme des espèces d'amulettes.

(3) *De lith.*, VII, 30-33, p. 703. — Les absorbants tiennent aussi une grande place dans la thérapeutique de Sylvius de le Boe.

(4) Ce n'est pas seulement la médecine, mais aussi la physique que Van Helmont place sous la dépendance de la théologie. *Physica Aristotel.*, 3, p. 38 ; 4 fine, p. 39.

(5) Déjà, cependant, fort restreint, si on le compare à celui du XVIᵉ siècle, qui est le siècle de l'émancipation scientifique et philosophique, comme le XVᵉ avait été celui de l'émancipation religieuse.

le calme de l'historien ; mais je ne puis m'empêcher d'être un peu
ému quand je vois, par passion pour un auteur dont on a fait son
héros, défendre ou justifier une médecine de bonnes femmes en
plein xixᵉ siècle. Encore si le médecin qui présente cette défense
n'était pas un praticien habile, un homme qui a donné beaucoup
de gages de son goût pour la culture vraiment scientifique !

« Quant au traitement de l'hydropisie, outre les diurétiques,
on conseille l'application de crapauds vivants autour du ventre.
J'ai vu, dit Van Helmont, un paysan guéri de son hydropisie par
une ceinture de serpents : l'irritation de l'Archée rénal fut dis-
sipée par la peur. »

C'est M. le docteur Mandon qui rapporte ce texte (1), et il ajoute :

« Nous sommes devenus si savants et si sceptiques, que nous
traitons de contes de vieilles femmes de tels récits. Mais d'abord,
avant de prendre l'attitude de la raillerie, avons-nous des moyens
sûrs et commodes pour guérir l'hydropisie ? Non. Or, si les contes
rapportés par Van Helmont sont risibles, comme sa bonne foi et
sa compétence dans la matière ne permettent pas de douter de
l'exactitude de ses assertions, pourquoi trancher par un sourire
un point si important et si délicat de thérapeutique ? Il n'est pas
absurde d'admettre de pareilles guérisons. L'explication qu'il en
donne nous paraît très-rationnelle. Personne ne doute de l'influence exercée par les passions sur les viscères ; la peur, entre
toutes, agit sur la circulation au point de faire pâlir jusqu'à la
syncope. Qu'y a-t-il d'extraordinaire que l'impression qui suit le
contact de serpents sur la peau détermine une sorte de syncope
locale qui dissipe la congestion et même l'inflammation des reins ?
Outre cette influence exercée sur les nerfs vaso-moteurs, les crapauds ne sont-ils pas des agents éminemment révulsifs ? Qu'on
répugne à cette espèce de médication, nous le comprenons,
mais non qu'on s'en moque, surtout quand on est si pauvre en
moyens curatifs. »

J'avoue que je m'en moque, au risque d'attirer sur ma tête les
foudres de mon savant, mais trop partial confrère.

_____

(1) Ce passage se trouve dans *Ignotus hydrops*, 36, p. 415. On lit dans ce traité
bien d'autres choses non moins étranges, au milieu de remarques bonnes à noter
sur l'hydropisie rénale.

Heureusement pour la réputation de Van Helmont, à côté de ces innombrables rêveries, il se trouve quelques préceptes assez rationnels touchant le traitement des calculs, des fièvres, et même de l'hydropisie ; encore ces préceptes ne reposent-ils pas sur une expérience bien manifeste, ni sur une observation exempte des préjugés d'une doctrine exclusive (1). Si Van Helmont ne s'était jamais plus écarté de la bonne voie que par l'insuffisance ou le vague de ses méthodes thérapeutiques, je n'en accuserais que l'insuffisance même et le vague des connaissances médicales de l'époque. Ainsi que Van Helmont le dit lui-même (2), il n'est pas donné à tout le monde d'aller à Corinthe ; mais il n'est pas permis à un esprit cultivé d'ailleurs et indépendant sur certains points, de se payer si souvent de vains mots et de montrer tant de crédulité.

M. Spiess (3), dans un chapitre intitulé *Rapports entre Paracelse et Van Helmont*, a été beaucoup plus frappé des discordances que des conformités qui existent entre ces deux personnages. Cela tient, je crois, à ce qu'il a plus étudié Van Helmont que Paracelse, et qu'il a cru sur parole Van Helmont dans ses attaques contre son précurseur (4). Il est certain que Van Helmont combat la théorie des trois éléments (5), qu'il rejette la comparaison du

(1) Toutes les fois que Van Helmont (mais c'est bien rare) oublie son système et s'en rapporte à l'observation pure et simple, il a quelques bonnes directions thérapeutiques, par exemple, l'emploi des toniques, et particulièrement du vin dans les fièvres paludéennes de mauvais caractère ; seulement il ne faut pas, comme il semble l'admettre, étendre cette méthode à toutes les fièvres. C'est le traitement d'une classe de fièvres, et un traitement, pour ainsi dire, géographique.

(2) *De febribus*, xiv, 11, p. 776 ; *Catarrhi deliram* ; 1, p. 346.

(3) *Van Helmont's System der Medicin, u. s. w.*, p. 216 et suiv. — J'ai plus d'une fois, soit à propos de Paracelse, soit à propos de Van Helmont, signalé des rapports manifestes entre ces deux auteurs.

(4) Van Helmont ne loue guère Paracelse que pour la guerre qu'il a faite à Galien ; aussitôt il ajoute qu'il n'a pas substitué la vérité à l'erreur, sous-entendant, cela va de soi, que lui, Van Helmont, est le messager de la bonne nouvelle.

(5) « Il arrive même jusqu'au sarcasme le plus violent quand il parle de la division ridicule des maladies, donnée par Paracelse, selon que le mercure en nous est distillé, ou précipité, ou sublimé ; selon que le sel est dissous, ou calciné, ou réverbéré ou alcalisé ; enfin, selon que le soufre subit ou la congélation, ou la coagulation, ou la résolution, ou la dissolution. » Spiess.

microcosme (*homme*) et du macrocosme (*monde*), mais en partie
par des raisons théologiques, enfin qu'il désapprouve les opinions
touchant les maladies tartaréennes; cependant il n'est pas moins
certain (M. Spiess est obligé de l'avouer) que Van Helmont a pris
le fond de ses doctrines dans Paracelse. Ajoutons que les *idées
morbides*, point fondamental du système de Van Helmont, sont
très-voisines des *semences morbides* de Paracelse ; que l'un et
l'autre font intervenir de la même manière le mysticisme et la
superstition dans l'explication et le traitement des maladies ; que
tous deux emploient pour plusieurs maladies les mêmes remèdes
quand ils ont recours à la thérapeutique naturelle (1); que tous
deux aussi ont un dédain à peu près égal pour l'anatomie, et
pour leurs confrères un égal mépris.

Si l'on veut bien lire et rapprocher les extraits que j'ai donnés
de ces deux auteurs, on reconnaîtra une foule de traits de ressemblance. Ce sont des esprits de même famille, quoique non
tout à fait jumeaux (2). Il ne serait pas malaisé de mettre en
regard une foule de textes où les mêmes doctrines se font
jour. M. Spiess admet que Paracelse, « malgré sa grande valeur »,
est un génie brouillon, excentrique, superstitieux, toujours en
fermentation; il trouve à Van Helmont toutes les qualités opposées; il va jusqu'à déclarer que son système est harmonique en
toutes ses parties et parfait en son genre. Quant à moi, je suis convaincu, après avoir lu leurs livres et suivi les conséquences de
leurs systèmes, que Paracelse et Van Helmont (3) n'ont eu presque
aucune influence salutaire et décisive sur la transformation et le
développement scientifique de la médecine (4). Il ne peut sortir
rien de bon de la méthode *a priori*, ni rien de bon du mysticisme.
Paracelse et Van Helmont n'ont attaqué (je dis attaqué, car ce n'est

(1) C'est un fait que Van Helmont reconnaît dans ses *Arcana Paracelsi*.

(2) Plus haut, p. 471 et suiv., j'ai marqué les différences, qui sont, je le reconnais,
à l'avantage de Van Helmont, mais plus encore pour la forme que pour le fond.

(3) Dont M. Rommelaere dit « que sa doctrine est une des plus belles conceptions
de la médecine ». (P. 518.)

(4) Ce travail était imprimé quand j'ai reçu de M. · docteur Finckenstein, de
Breslau, une étude sur Van Helmont, imprimée dans *Deutsche Klinik*, 1866. L'auteur n'est pas beaucoup plus que moi favorable à Van Helmont.

pas eux qui l'ont détruit) un échafaudage séculaire d'erreurs que
pour en élever un autre plus monstrueux encore sous certains rapports (1). Aussi, dans les deux essais rivaux de reconstruction de
la médecine, on peut aisément constater la présomption, l'inhabileté, l'ignorance, les contradictions de chacun des deux entre-
preneurs, la mauvaise qualité des matériaux employés, et surtout
le peu de résistance des fondements. S'il y a donc un prix
d'architecture médicale à décerner au xviiᵉ siècle, assurément je
ne veux le donner ni à Paracelse avec M. Marx, ni à Van Helmont
avec l'historien de la peste d'Orient, M. Lorinser, approuvé par
M. Spiess. Ce prix, je le garde pour le partager entre les anatomistes, les physiologistes et les cliniciens.

(1) Mon savant et infatigable confrère, M. Broeckx, vient de publier (Anvers,
1869), d'après un manuscrit tiré des Archives archiépiscopales de Malines, un ouvrage jusqu'ici inconnu de Van Helmont et intitulé: *Ad judicem neutrum causam
appellat suam et suorum Philadelphus*. Je ne puis que louer M. Broeckx de son
zèle pour la *cause* de Van Helmont et le remercier du très-grand honneur qu'il m'a
fait en me dédiant ce texte inédit, qui n'est pas une page des moins curieuses de
l'œuvre du médecin flamand. Loin de modifier le jugement que j'ai porté sur cet
illustre rêveur, sur cet homme qui osait reprocher à Paracelse « d'arranger la nature à sa fantaisie » (*Sextuplex digestio*, 70, p. 178), cette page, écrite en 1618,
le confirme pleinement. Van Helmont y prend parti pour les folies que Goclénius
avait débitées sur la puissance curatrice du magnétisme (voyez plus haut, p. 476
et suiv.), et attaque violemment le jésuite Roberti qui avait réfuté Goclénius par des
arguments théologiques ridicules, il est vrai, ou de nulle valeur, et qui cependant
furent de nouveau opposés à Van Helmont lors de son procès. — Tristes siècles,
tristes pays que ceux où les questions de science, traitées par des arguments syllogistiques et non par des faits ou des expériences, ne sont définitivement résolues
que par le tribunal de l'Inquisition! Heureusement, ce tribunal n'est pas sans
appel, et les arguties de l'École ne sont pas non plus le dernier mot de
l'esprit humain. M. Broeckx ne se fait pas, d'ailleurs, illusion sur la valeur
du pamphlet de Van Helmont; il s'étonne même (mais cela ne m'étonne pas)
qu'un tel homme ait pu admettre des choses plus extraordinaires et plus invraisemblables les unes que les autres. Ce qu'il y a de curieux dans ce pamphlet,
c'est que Van Helmont y prend avec ardeur la défense de Paracelse. L'ennemi
commun provoque les coalitions, mais, le danger passé, elles sont bientôt rom-
pues; c'est ce qui est arrivé dans le cas présent; en effet, dans ses écrits plus
récents, Van Helmont ne se souvient guère que Paracelse a été son compagnon
d'armes contre Roberti.

XVIII

SOMMAIRE. — Quelle place Sylvius de le Boe tient dans l'histoire de la médecine. — Sources d'où procède sa doctrine. — Caractère de ses écrits. — Exposition de son système. — Que ce système repose plutôt sur des idées préconçues que sur l'expérience. — Physiologie générale et spéciale. — Pathologie générale et pathologie spéciale. — Théorie des acides et des âcres. — Des partisans les plus célèbres de la chimiatrie, prédécesseurs, contemporains, ou successeurs de Van Helmont et de Sylvius.

MESSIEURS,

En tête d'un chapitre intitulé : *Fr. Sylvius de le Boe, considéré comme dernier rejeton de l'école de Galien*, Spiess (1) s'exprime ainsi : « On s'est de nos jours peu soucié d'approfondir le système de Sylvius (2) en l'accusant d'être exclusif et d'avoir

(1) *Van Helmont's System der Medicin*, p. 269. — Les mots : *dernier rejeton du galénisme*, ne sont en aucune façon justifiés par l'histoire, car il y a, après Sylvius, des galénistes beaucoup plus purs que lui.

(2) De le Boe Sylvius (car il a réuni en un seul les deux noms, conservant pour l'un le latin, pour l'autre le français) né, en 1588, à Hanau (électorat de Hesse), appartenait à une riche et ancienne famille originaire du Cambrésis. En 1614, il s'adonna à la médecine qu'il étudia dans quelques villes de France (Sédan), de Hollande (Leyde) et de l'Allemagne. Il se livra avec ardeur à l'étude de l'anatomie et de la chimie, afin d'arriver à une connaissance exacte des parties et des humeurs du corps humain. Après avoir obtenu à Bâle, en 1637, le bonnet de docteur, aux applaudissements universels, il se résigna, pour obéir à son père, à exercer, pendant plusieurs années, la médecine dans sa ville natale ; mais bientôt il abandonna cette ville, qui était un trop petit théâtre pour lui, et revint en France pour se mettre en rapport avec les célébrités d'alors ; puis il se fixa quelque temps à Leyde comme professeur d'anatomie. On disait à Leyde : « Celui qui n'a pas étudié l'anatomie avec Sylvius n'est qu'un ignorant. » Il se rendit tout d'abord célèbre en défendant la circulation du sang que Harvey venait de découvrir et qui était combattue de divers côtés avec acharnement. Cédant ensuite aux instances de ses amis, il se rendit à Amsterdam, où il exerça la médecine pendant plusieurs années avec

exercé une influence funeste dans la pratique, d'où il est résulté que des historiens justement accrédités ont porté sur lui un jugement incomplet et même faux. Nous ne pensons pas qu'un système qui a joui, ne fût-ce que pendant peu de temps, d'une certaine autorité puisse mériter ce dédain. Ce système devait, au moins lorsqu'il apparut, renfermer quelque vérité intrinsèque, lors même que cette vérité eût été mêlée d'hypothèses erronées. On a généralement qualifié de chimiatrique le système de Sylvius, et plusieurs écrivains, se copiant les uns les autres, ont présenté Sylvius comme l'élève et le successeur de Paracelse ou de Van Helmont. On prétend même que Sylvius avait puisés on matérialisme dans le système de Van Helmont. Ceux qui disent que le système de Sylvius est purement et simplement chimiatrique, ne vont pas au fond des choses et ne disent vrai qu'en partie (1). »

Puis M. Spiess, se laissant prendre aux phrases pompeuses et négligeant les résultats positifs, voudrait nous persuader que Sylvius, auquel il joint Van Helmont et Paracelse, ne faisait qu'obéir à la tendance empirique de son siècle. Méprisant les efforts de ceux qui affichaient la prétention d'expliquer la nature en philosophes théoriciens, craignant l'invasion de la sophistique, Sylvius poussait vers le côté réaliste. Mais tous ces auteurs, même Sylvius, quoiqu'à un moindre degré, sont bien plutôt, ainsi que nous l'avons déjà vu pour Paracelse et Van Helmont, les échos « de ces idées mystiques ou de ces pures hypothèses, produits de l'imagination et souvent de la superstition, qui menaçaient de détruire les conquêtes opérées depuis la Renaissance ». Il ne faut pas plus se laisser séduire par les belles sentences de Sylvius en faveur de l'expérience, contre les idées préconçues, les vagues théories, les arguties dia-

---

un grand succès. C'était, suivant l'expression du temps, « un nouvel Apollon, connaissant et guérissant toutes les maladies. » En 1658, il rentra à Leyde, mais presque malgré lui, pour professer la médecine pratique; il y jouissait d'une réputation vraiment extraordinaire et dont nous n'avons plus d'exemple. Il mourut en 1672. — Je cite toujours d'après l'édition de ses œuvres, publiée à Amsterdam en 1679, in-4.

(1) Ici M. Spiess a pleinement raison; nous le prouverons tout à l'heure.

lectiques (1), que par les tirades de Paracelse ou de Van Helmont
en faveur de l'observation. Pour Sylvius, comme pour Paracelse
et Van Helmont, les idées préconçues, les vagues théories, les
arguties dialectiques, sont les idées, les théories, les arguties des
confrères, et non les siennes! A l'exemple de tous les chefs de
secte, Sylvius ne veut pas qu'on jure *in verba magistri* quand le
maître est un autre que lui-même. En lisant de telles paroles en
tête d'un ouvrage, je me tiens toujours en défiance.

Dans l'antiquité, ce sont surtout les philosophes qui ont contribué à créer les hypothèses biologiques et pathogéniques
ou du moins à en donner le goût ; les médecins les ont acceptées,
propagées, étendues, multipliées; le moyen âge et la Renaissance
y ont cru comme à un dogme ; les deux siècles suivants les ont
battues en brèche, mais pour en substituer d'autres plus en rapport avec les connaissances du temps (2) ; il appartient à l'âge
moderne de les combattre toutes pied à pied et de leur opposer
obstinément les résultats positifs de la méthode expérimentale et
de l'observation.

M. Spiess, jouant sur les mots, semble parfois refuser aux
systèmes de Paracelse, de Van Helmont, comme à celui de
Sylvius, l'épithète de chimique, tant est grande, dit-il, la distance
qui sépare l'alchimie ou la chimie du xvie et du xviie siècle de
la chimie actuelle. Mais qui donc pourrait contester que les remèdes de Paracelse et de Van Helmont viennent de la chimie;
que leur action est expliquée par la chimie; que la théorie des
maladies dans Paracelse est toute chimique (3) et chez Van Hel-

---

(1) Peu s'en faut qu'il ne s'écrie avec Van Helmont (*Progreditur ad morbor.
cognit.*, 2, p. 428): « J'ai ouvert la porte de la médecine fermée depuis le commencement du monde. La clef unique, la clef d'or, je l'ai trouvée dans les Archives
de l'Archée; je l'ai éprouvée au feu de l'alchimie, et à la lumière de la vérité. »

(2) Il est à remarquer que le progrès des sciences chimiques, mathématiques,
physiques, et même ceux de la physiologie n'ont servi d'abord qu'à alimenter en
médecine l'esprit de système et à fournir pour ainsi dire des matériaux pour l'établissement des théories les plus éloignées de la vérité. Descartes, par exemple, en
porte témoignage.

(3) Spiess va jusqu'à dire que Paracelse use de la chimie avec calcul, ou
comme un moyen de se frayer un chemin. C'est vraiment pousser trop loin le
paradoxe.

mont en grande partie chimique; qui oserait nier que les ferments de Van Helmont, même transformés en forces vitales, ne
viennent pas des théories chimiques? Comment soutenir que
les âcretés, les acidités, les ferments, même l'effervescence, et
les médicaments héroïques de Sylvius, ne dérivent pas également des mêmes théories?

Je crois qu'on peut résumer en un mot l'idée qu'on doit se
faire de Sylvius : il est *éclectique*, ou plutôt il est *syncrétiste*,
empruntant à la médecine chimique qu'il célèbre (1) l'explication
de la digestion par les ferments (2), celle de la fièvre et des autres
maladies par une sorte d'effervescence des humeurs; puis l'analyse chimique, telle qu'on pouvait la faire alors, des divers liquides
de l'économie animale ; enfin l'emploi, fondé sur ces mêmes
connaissances chimiques, d'un grand nombre de médicaments ;
— il rappelle Glisson et Wharton par le rôle qu'il fait jouer à
la lymphe ; — pour presque tout le reste il appartient à l'école
de Galien, acceptant, mais en les modifiant un peu, les théories
anciennes sur les esprits animaux, le feu inné, etc., empruntant
la classification des médicaments et la doctrine des indications
thérapeutiques (3). Ce qu'il peut revendiquer comme sien, c'est
d'avoir introduit une méthode absolument scolastique dans la
nosologie médicale : chaque symptôme, chaque modification
d'organe ou de fonction devient une maladie, comme on peut le
voir d'une façon générale dans le premier livre du traité
De methodo medendi, et pour les applications dans *Praxis medica.* La thérapeutique est naturellement fractionnée à l'instar
de la nosologie.

Sylvius paraît avoir joui d'une grande réputation comme médecin praticien ; cette réputation provient sans doute de ses succès.
Ce qui prouverait tout simplement qu'on peut être un excellent

(1) *Disput. med.,* II, 8 et suiv.

(2) Sylvius n'est pas prodigue de citations ; il s'approprie assez souvent en
silence plus d'une découverte faite de son temps.

(3) Voyez, par exemple, plus haut pour Van Helmont, p. 434, note 2, toute la
théorie de la digestion, enfin *Causae et initia naturalium,* 24, p. 29: « Le ferment, être créé dès le commencement du monde, prépare, excite et précède les
semences. »

praticien tout en s'appuyant sur de très-pauvres théories ; ce dont
je doute beaucoup. Je conçois un bon praticien sans théorie, mais
je ne comprends guère que de mauvaises théories, appliquées
rigoureusement, fassent jamais un bon praticien. Je voudrais
donc croire que Sylvius laissait les théories dans son cabinet et
ne gardait pour la clinique en ville ou dans les hôpitaux que
l'observation et le bon sens.

Personne plus que Sylvius n'a vanté l'expérience (1) et personne cependant n'a été plus prompt à fonder un système sur
des suppositions. Cette malheureuse tendance aux créations de
l'esprit doit d'autant plus nous étonner que Sylvius était un
anatomiste fort exercé (2), qu'il a publié beaucoup d'observations
justes et rectificatives des opinions anciennes, particulièrement,
comme on le sait, sur la structure du cerveau (3) ; il a même fait
quelques expériences. Il a accepté très-bravement et introduit le
premier à Leyde la circulation du sang (4) ; il ne repousse aucune
autre innovation, ni les vaisseaux lymphatiques, pour lesquels on lui
doit quelques remarques particulières (5), ni le canal thoracique,
ni les recherches sur les glandes ; et quoiqu'il ne donne pas dans
toutes les erreurs physiologiques de Wharton et de Glisson sur
ce sujet, néanmoins il n'a que des idées très-vagues sur les origines, le mouvement et les usages des sucs blancs. — Sylvius
décrit parfois avec une certaine netteté les maladies qu'il a eu

(1) Voy., par ex. : *Disput. med.*, VI, 17 ; IX, 27 ; *Meth. med.*, I, XIII, 34 ; *Praxis med.*, II, 71 et suiv.; V, 288, 414 ; *Epistola apologetica adversus Deusingium*, p. 908 et suiv., et cela souvent à propos des opinions les plus hasardées.

(2) Il vante l'utilité de l'anatomie : *Disput. med.*, IV, 2 ; V, 1 et suiv.; VI, 55 ; VIII, 1 et suiv. Il dit qu'on n'est pas médecin si l'on ne connaît pas les fonctions, et qu'on ne les connaît pas si l'on ignore l'anatomie. Il avait étudié l'anatomie mieux que beaucoup de ses contemporains, mais il ne savait pas mieux la physiologie, car, encore une fois, ce sont les expériences et non les simples dissections qui conduisent aux découvertes physiologiques.

(3) Cependant il admet encore avec Galien que les catarrhes descendent du cerveau et sont cause de plusieurs maladies.

(4) *Disput.*, V, 15. — Sur les anastomoses, il n'en sait pas plus que Harvey. Voy. *Appendix ad Prax.*, tract. VI, 38.

(5) Voy., par ex., : *Diss. med.*, V, 29 et suiv.; VI, 8 et suiv.; VIII, 7 et suiv.; *Dictata ad Barthol. Instit. anat.*, 14, 5. — Il croit que le chyle est *passé*, comme dans un filtre, à travers les parois intestinales, pour arriver aux vaisseaux lactés.

l'occasion d'observer, par exemple les épidémies de 1667, 1669, 1670 ; mais aussitôt il cherche à expliquer les faits ; il les défigure alors autant qu'il est en son pouvoir, quand il veut en découvrir l'origine et en dévoiler la nature. Heureusement les faits résistent à ses explications et nous permettent encore un diagnostic rétrospectif.

Je sais que récemment, dans un brillant et solide discours justement applaudi, M. Gubler (1) a relevé avec complaisance dans Sylvius quelques propositions particulières d'où, en les pressant un peu, il a fait jaillir des rapprochements aussi spécieux qu'inattendus avec les idées modernes. Mais quand il s'agit de *théoriciens* et non d'*observateurs* (2), je me défie toujours un peu de ces rapprochements qui, franchissant les distances, séparées moins encore par le temps que par la différence profonde des connaissances positives, mettent en parallèle des *vues* et des *observations*. Fussent-ils fondés en apparence, ces rapprochements ne prendraient peut-être pas la valeur qu'on leur accorde, puisque les anciens n'ont ordinairement pas pleine conscience de ce qu'ils disent, tandis que les modernes parlent, ou du moins essayent de parler, d'après des données scientifiques.

On lit à la page 202 de la *Conférence* de M. Gubler : « Je trouve dans Sylvius de le Boe, une idée ingénieuse qui a échappé à tous les lecteurs, bien qu'elle révèle de sa part un rare talent

---

(1) *Sylvius ou l'Iatrochimisme* ; dans *Conférences historiques de la Faculté de médecine de Paris*. Paris, 1868, p. 269 et suiv. — M. Gubler a peint sous de vives couleurs la vie accidentée de Sylvius.

(2) Cette distinction est importante : beaucoup de *faits*, rapportés par Hippocrate ou après lui, dans la série des siècles, peuvent être rapprochés des *faits* observés par les modernes ; mais il n'en est pas de même des propositions théoriques avancées, pour ainsi dire, au hasard, et sans que les auteurs les appuient sur des expériences. — Je serais tenté de dire que les rapprochements qui ne sont pas entièrement justifiés nuisent à l'histoire des sciences, comme les allusions au temps présent qu'on cherche dans les temps anciens défigurent l'histoire politique. J'ose du reste espérer que M. Gubler verra dans mes remarques, non une critique, mais seulement le désir de soutenir une thèse historique ; car personne plus que moi n'apprécie les connaissances variées, et l'esprit à la fois si fin, si positif, si pénétrant de ce savant professeur.

d'observation et d'analyse. Il a fallu, vous le savez, arriver
jusqu'à ces derniers temps pour assister à la distinction entrevue par Darwin et formellement établie par Gerdy et M. Beau
entre la sensibilité pour la douleur et la sensibilité tactile proprement dite. Encore peut-on se demander si la sensibilité douloureuse ne serait pas simplement la sensibilité tactile exaltée
ou pervertie. Mais ce qui ne peut être contesté, selon moi, c'est
que les impressions que nous recevons par les corps chauds ou
froids sont *essentiellement différentes* de toutes celles qui arrivent
aux organes du tact. Eh bien ! Sylvius a distingué *le sens de la
chaleur* du *sens tactile* proprement dit. Il montre *que la sensibilité pour la chaleur peut persister en l'absence de la sensibilité tactile, ou malgré la perversion de cette dernière, et qu'elle
peut être abolie ou diminuée bien que le tact soit conservé.* N'est-il
pas étonnant qu'une notion si exacte et si bien formulée se soit
perdue pendant deux siècles ? »

J'ai relu avec beaucoup d'attention les paragraphes 22 et
suivants, chapitre IV, livre I du traité *Methodus medendi*, les
chapitres II (§§ 23, 26-29), VI (§ 3), XI, XII, XXII (§§ 4 et 7) du
IIe livre de la *Praxis medica*, auxquels mon savant confrère fait
sans doute allusion (car il ne cite aucun passage), et je n'y puis pas
découvrir tout ce qu'il y a vu. Je reconnais bien dans le *Methodus
medendi* et ailleurs une distinction *verbale* et *objective* entre *le
sens du toucher* et *le sens du froid et du chaud*, distinction que
Sylvius a faite, dit-il, le premier (1), mais non pas l'indépendance
anatomique, physiologique et pathologique de ces deux sens, ni
rien, absolument rien qui rappelle, même de loin, les expériences
physiologiques, les recherches anatomiques ou les observations
pathologiques des modernes. Sylvius n'avait pas d'idées exactes

---

(1) Voy. *Praxis med.*, II, II, 24. — Il est certain que Galien n'a pas fait cette
distinction verbale. Fidèle à la doctrine aristotélicienne, il donne la liste des quatorze impressions tactiles, par séries binaires opposées, *De differ. pulsuum*, III,
t. VIII, 7, p. 692. Cf. aussi, entre autres passages : *De temper.*, I, 9, t. I, p. 495 ;
II, 3, p. 598, où on lit que le tact est le seul juge du chaud et du froid. Cependant
l'auteur semble insinuer que le tact analyse, distingue, associe les diverses impressions ; mais tout cela est fort indécis. Les plus belles intuitions, entourées de tant
d'erreurs, ne mènent pas à grand'chose ; il n'y a que les démonstrations, ou du
moins que les directions expérimentales qui valent et qui soient fécondes.

touchant le vrai rôle des nerfs dans la production des sensations. Il n'y a chez lui, à cet égard, que des vues de l'esprit sans aucun soutien. « Deux sens, dit notre auteur (1), ont été jusqu'ici confondus mal à propos sous un seul nom : le sens du tact, qui perçoit la mollesse et la dureté; le sens de la chaleur qui perçoit le froid et le chaud; il faut les distinguer tout à fait »; puis il ajoute : « Je pense qu'on les a confondus par cette raison que ces deux sens n'ont pas chacun un *organe* différent, mais le même. Chacun des deux sens n'a pas un organe différent et distinct, parce que l'une et l'autre qualité peut être perçue par le même organe. Ainsi la langue, organe du goût, perçoit aussi la chaleur et la dureté, et cependant le goût et le tact ne sont pas tenus pour un même sens (2) : le sens du tact a pour *objet* la résistance des corps; — le sens de la chaleur et du froid a pour *objet* la température (3). J'ai donc raison de dire que la distinction des sens doit être tirée de la diversité des qualités objectives et non de la diversité de l'organe. »

Or, on sait (4) que le jour où l'on a cherché, mais sans preuves jusqu'ici suffisantes, à séparer la *sensibilité tactile* de la *sensibilité douleur* ou de la sensibilité de température, on a en même temps pensé que la transmission de ces deux ordres d'impressions cheminait par des éléments nerveux différents qui pouvaient être isolément paralysés. La doctrine anatomique que l'on voudrait faire prévaloir aujourd'hui est, si je ne me trompe, l'opposé de la doctrine de Sylvius. Si le *sens de la température* est encore plus essentiellement différent du *sens tactile* que le

(1) *Praxis med.*, II, ii, 26-29; II, vi, 3.

(2) C'est comme si notre auteur disait tout simplement : la peau perçoit, d'une part, la mollesse et la dureté des corps, et, d'autre part, la chaleur et le froid. Ce sont quatre perceptions, groupées en deux séries, existant en un même lieu, et que les mêmes causes détruisent, diminuent ou pervertissent, comme on le voit en divers passages (Cf., par ex., *Praxis med.*, II, ch. xi et xii).

(3) *Praxis*, II, xi, 1; xii, 1.

(4) Voy. Béclard, *Traité élémentaire de physiologie humaine*, 5ᵉ éd., p. 934; et Longet, *Traité de physiologie*, 3ᵉ éd., t. III, p. 66 et suiv. Si on lit dans ces deux auteurs, surtout dans le second, les discussions et les recherches auxquelles a donné lieu la détermination précise des diverses manifestations du sens du tact, on restera convaincu que Sylvius n'a pas même entrevu la question.

sens tactile ne l'est du *sens douleur*, on devrait alors, à plus forte raison, expliquer cette différence par deux ordres d'éléments nerveux.

Quant à l'indépendance pathologique, elle ne paraît pas mieux démontrée dans Sylvius, car il dit (1) : « Le sens du tact et celui de la chaleur sont toujours, dans toute paralysie grave, affectés à peu près (2) en même temps et ensemble. Leur abolition ou du moins leur diminution n'est cependant pas de l'essence de la paralysie (?), mais une conséquence (*consectarium*) de la paralysie, car *toujours* (ici il n'y a pas *fere*) dans la paralysie ces deux sens sont plus ou moins en détresse. Le mouvement dans la paralysie est atteint primitivement, le sens du toucher et de la chaleur le sont secondairement, par *consensus*, et avant tous les autres. Ces deux sens, étant des sens généraux, répandus dans toutes les parties du corps, n'ont pas, comme les autres sens, un organe spécial, et sont peut-être aidés, en même temps, d'une certaine manière par les esprits animaux pour produire le mouvement animal (3). » Ces propositions se rattachent d'ailleurs à toute la doctrine de Sylvius, empruntée partie à Van Helmont, partie à Galien, sur la théorie des sens qu'il déduit de la théorie des esprits animaux. Je me crois conséquemment fondé à n'admettre que dans la limite des mots, et non pas dans celle des choses, le rapprochement proposé par M. Gubler.

Il faut encore, et quoiqu'il m'en coûte, que je me sépare d'un confrère aussi distingué et aussi sagace sur un autre point, de moindre importance il est vrai, mais qui mérite cependant

---

(1) *Praxis med*, II, xxii (*De paralysi*), 4, 5, 7.

(2) Si même *fere* ne signifie pas ici *justement* ou *tout à fait*. En comparant les chapitres xi et xii du livre II de la *Praxis*, on verra que les causes qui sont assignées comme pouvant abolir ou diminuer l'un et l'autre sens sont de telle nature que, dans la pensée de Sylvius, elles agissent à la fois sur l'*organe des deux sens*.

(3) On ne voit pas ce que vient faire ici le mouvement animal. — Dans les *Dictata ad Barthol. Instit. anat.* (1640-1641), 1, 2, p. 879, *De cute*, Sylvius dit tout simplement « que la peau est *seule* l'organe du tact, et, qu'en conséquence, elle a reçu des nerfs » ; mais plus il avance en âge, plus il devient théoricien, plus il oublie ses études positives ; plus il a lu Van Helmont, plus aussi il divague, ou, si l'on préfère, plus il devient vague.

examen. A la page 293 de la *Conférence* précitée, je lis : « Sylvius ne fait-il pas allusion aux urines mousseuses par excellence lorsqu'il parle du son ou de la *crépitation* que font entendre certaines urines? » Voici ce que dit Sylvius (1) : « Une diversité de *son* est observée pendant l'émission de l'urine : l'urine est rendue tantôt en produisant un son notable, en même temps que se forme une écume abondante (laquelle vient d'un jet vigoureux et ne persiste pas, par opposition à l'écume catarrheuse), et tantôt elle tombe sans donner aucun son, comme si c'était de l'huile. Le son vient de ce que l'urine est séreuse, c'est-à-dire aqueuse et salée ; l'absence de son tient à ce qu'elle renferme une proportion considérable de parties oléagineuses (2). » N'est-il pas probable qu'il s'agit ici du bruit que fait l'urine en tombant dans le vase, suivant qu'elle ressemble à de l'eau ou à de l'huile, et non du phénomène de crépitation ?

Ce n'est pas seulement pour l'urine que Sylvius parle du son ; énumérant les modifications pathologiques qui se produisent dans ce qu'il appelle les maladies des qualités sensibles, soit des liquides, soit des solides (3), il étudie successivement le nombre, la grandeur, la quantité, la figure, la consistance, le lieu, la couleur, l'odeur, le *son*, le mouvement, etc., etc. Ainsi vous trouvez le son du sang, de la bile, du suc pancréatique, de la salive et de la pituite, de la lymphe, du chyle, des esprits (4). Si l'on compare entre eux ces divers passages, on voit qu'il s'agit tantôt du *son* que ces liquides sont supposés capables ou incapables de produire par leurs mouvements, tantôt des bruits qui peuvent se faire entendre accidentellement en eux ou par eux, comme le sifflement dans l'asthme en suite des efforts de l'air contre la pituite, ou comme les flatuosités qui, dans le tube intestinal, se révèlent par des borborygmes, des vents, des rapports, et qu'on attri-

---

(1) *Appendix ad Praxim med.*, tract. V, 375, 389. Ce sont probablement ces passages que M. Gubler avait dans la mémoire.

(2) Voy., sur cette apparence des urines, Beale, *De l'urine*, trad. Ollivier et Bergeron, p. 12. — Le *diabète*, dont il est question dans *Praxis med.*, tract. V, § 339, est-il le vrai diabète ? J'en doute.

(3) Voy. plus loin (p. 558) ce que je dis de la nosologie de Sylvius.

(4) *Method. med.*, I, VI, 9 ; VII, 7 ; VIII, 2 ; IX, 5 ; X, 4 ; XI, 3 ; XII, 2.

bue, soit à la bile, soit à la pituite, mais sans que Sylvius dise par
quel mécanisme se forment ces flatuosités. A propos des parties
solides (1) notre auteur parle aussi du son, par exemple du grin-
cement des dents. D'où il faut conclure que la *catégorie du son*,
au milieu de la pathologie de Sylvius, est une création *a priori*
dans laquelle il donne hypothétiquement une place à toutes les
parties constitutives de l'organisme. Cette catégorie comprend
surtout le son produit par le mouvement ou le déplacement,
c'est-à-dire les sons physiques ou extrinsèques, et non les sons intrinsèques, et pour ainsi dire chimiques, comme est la crépitation.

Enfin, d'après M. Gubler (p. 291), « Sylvius considère le foie
comme jouant le double rôle d'une glande sécrétoire et d'une
glande sanguine. La découverte de la fonction glycogénique est
venue lui donner raison. » Puis M. Gubler ajoute : « La rate n'ayant
rien d'analogue à l'uretère, ni au canal cholédoque, Sylvius en
conclut qu'elle ne peut rien distraire du sang et qu'elle ne saurait
avoir d'autre usage que de modifier le sang lui-même en introduisant une matière telle qu'un ferment ou une *teinture*, pour
parler le langage des chimistes, laquelle matière facilite et accé-
lère la transformation du chyle en sang. Pour ce qui regarde la
physiologie de l'appareil splénique en particulier, je ne connais
rien qui me satisfasse davantage. Quant à la doctrine générale
des glandes hémato-poïétiques, ce passage la renferme explicite-
ment. Cependant ces idées rationnelles excitèrent la verve rail-
leuse des *anti-Sylviens*, qui, par dérision, donnaient à l'auteur
le surnom de *Patron de la rate*. Loin de s'en fâcher, ce titre,
dit Sylvius, me flatte plus qu'il ne m'offense, car je pense avoir
bien mérité de la science, si j'ai découvert et mis en lumière
l'usage vrai d'un viscère important. Vous serez, Messieurs, de
son avis. »

Ces rapprochements ne sont pas en tous points inacceptables,
mais, à mon avis, il sont beaucoup trop absolus et toujours un
peu forcés ; vous allez en juger. Sylvius a deux opinions sur les
usages du foie et sur la sécrétion de la bile ; l'une qui lui est

---

(1) *Method. med.*, I, XIII, 9.

propre, et qui est absurde, l'autre qui lui vient de Malpighi (1), mais dont il ne prend qu'une partie. Il accepte les faits anatomiques, mais il en tire les plus mauvaises conséquences physiologiques. Voyons d'abord la première opinion de Sylvius :

« Le foie a un double usage : premièrement, il contient et affermit les radicules de la veine cave, les rameaux de la veine porte, les capillaires des canaux biliaires ; deuxièmement, il favorise, par la production d'une douce chaleur, à l'aide de son parenchyme, le mélange du sang et de la bile dans tous ces vaisseaux (2), car *la bile, sécrétée à travers les artères de la vésicule* (3), se répand par deux courants en sens contraire, dans le duodénum pour imprégner les aliments et dans le foie pour se mêler au sang : au *duodénum* par le canal issu de la vésicule cystique (*canal cholédoque*) ; au foie par le *canal hépatique* et par ses radicules, lesquelles s'anastomosent avec celles de la veine porte (4)! » Il y a loin, comme on voit, de cette étrange théorie, que l'auteur prétend même établir sur des expériences (5), à la théorie moderne. C'est presque l'opposé.

(1) En 1640 et 1641, dans les *Dictata ad Barthol.*, xiv, 8 et 9, tout en admettant que la bile est sécrétée par les artères de la vésicule biliaire, et que la rate est chargée de parfaire le sang, il croit que le chyle se convertit en sang dans le foie ; mais en 1660, dans ses *Disputat.*, il reconnait, avec Pecquet, que le chyle se rend à la veine axillaire droite par le tronc commun (voy. *Disp.* III). Ne sachant plus alors quel usage assigner au foie et ne voulant pas, par respect pour la nature, le déclarer un membre inutile (voy. *Disput.* VI, 4, 5 et 17, où il en appelle au jugement des amis de la vérité et de l'expérience sur ses opinions touchant le foie), il lui prête de nouvelles fonctions, celles que j'ai rappelées. Au § 11 de la *Disput.* VI, il dit qu'il a vu, avant 1640, les vaisseaux lymphatiques de la vésicule. — Les recherches de Malpighi sont de 1666, et les *Disputationes* ont été imprimées en 1660. Elles ont été, il est vrai, réimprimées, d'abord en 1663, puis en tête des œuvres complètes ; mais dans l'*Additamentum* de la sixième, celle où il est question du foie et du cours de la bile, loin de s'amender, Sylvius, qui ne peut pas connaître encore Malpighi, s'enfonce plus avant dans l'erreur. S'il a profité alors de quelqu'un, c'est probablement de Glisson, mais assez mal. — Malpighi attaque Sylvius sur la théorie de la formation de la bile et sur ses idées touchant la structure et les usages du foie.

(2) *Disput.* VI, 48 ; cf. 8, 19 et suiv., où il tâche d'établir, même chimiquement et mécaniquement, son système.

(3) *Disput.* VI, particulièrement 36.

(4) *Disput.* VI, 9-35.

(5) *Disput.* VI (*Additam.*), 51 et suiv.

Dans la *Praxis medica*, I, XLIV, 10 et suiv., Sylvius se résigne, il est vrai, à accepter les découvertes de Malpighi sur la structure du foie ; mais il se réjouit en pensant que ces découvertes ne changent pas son système médical et ne contredisent en rien aux usages qu'il avait attribués à la bile. En conséquence, tout en admettant que la bile vient du foie dans la vésicule, il n'en persiste pas moins à croire que la bile reflue dans la veine cave par le canal hépatique et ses ramuscules, de sorte que ce canal devient le siége d'un double courant, comme l'étaient autrefois, pour Galien, les veines mésaraïques ; et cela, Sylvius le prouve par la pathologie, par l'anatomie et par sa physiologie expérimentale ! Lorsqu'il dit que la bile est toujours, comme il l'avait soutenu dans sa *Disputatio*, sécrétée par les artères et non par les veines, ce n'est pas en vertu d'expériences, mais pour ne pas perdre absolument sa théorie sur le rôle qu'il avait attribué aux artères cystiques. Entre ces *vues* et les *expériences* si délicates, quoique non encore décisives des modernes, il y a un abîme.

Quant aux fonctions de la rate, d'après Sylvius, je ne vois pas non plus qu'elles aient de l'analogie avec celles que les physiologistes actuels cherchent à lui attribuer en vertu d'expériences régulièrement instituées. Sylvius affirme, il est vrai, que la rate n'a pas de canaux excréteurs (1) et qu'elle ne verse au dehors aucune matière excrémentitielle ; mais cette découverte ne lui appartient pas, elle est due à Wharton (2); l'anatomiste anglais regarde aussi la rate comme un organe qui sert à la confection du sang, et qui soutire un suc blanc, dans l'intérêt des nerfs, lesquels absorbent ce suc (3). En second lieu, autant les recherches modernes tendent à la précision, autant les idées de Sylvius restent dans le vague : le sang, déjà constitué dans le cœur, vient en abondance par les artères se perfectionner, s'élaborer encore dans la rate, non pas en introduisant un ferment dans ce liquide, mais parce que le sang lui-même, sous l'action des

(1) *Disput.* V, 16 et suiv.

(2) *De glandulis*, 13 ; Londres, 1656.

(3) Qui oserait cependant voir, dans cette soustraction d'un suc blanc, l'augmentation des produits organiques du sérum signalé dans le sang qui revient de la rate, et la diminution des globules ?

esprits animaux qui affluent, revêt dans la rate la nature d'un certain ferment sanguin (*induat naturam fermenti cujusdam sanguinei*), ou d'une teinture, comme parlent les chimistes, ferment ou teinture qui, à leur tour, facilitent et hâtent la transformation du chyle en sang. La rate, ne contenant rien d'inutile, envoie la partie lymphatique de son sang devenu ferment dans le canal thoracique, par les vaisseaux lymphatiques, et la partie sanguine dans le foie, par la veine porte, au moyen des veines spléniques.

Plus loin (1), Sylvius *soupçonne*, c'est son expression, que la lymphe, formée dans les glandes, a pour mission de rapprocher et de réunir plus intimement le sang et le chyle, quand le chyle rencontre le sang ; mais il n'est rien dit du service que peut rendre le sang proprement dit en s'échappant de la rate pour aller au foie ; il faut probablement admettre qu'il agit sur le sang de la veine porte, et successivement sur celui de la veine cave, comme la lymphe sur le chyle, à la manière des ferments. D'après Sylvius, le sang ne devient *plus que parfait* (*plusquam perfici*) dans la rate que pour aider à la transformation du chyle et du sang veineux en un sang *simplement parfait* (2), celui qui a subi dans le cœur l'action du feu inné et qui est cependant chargé de nourrir les parties en sortant du cœur à travers les artères ! Ainsi, la rate fait office du poumon ; la rate devient un viscère plus important que le cœur, car dans le système ancien, encore accepté par Sylvius, le cœur tenait la place du poumon.

(1) *Disput.* V, 49. Cf. *Praxis*, I, XLIII, 1 et suiv. Au § 1, Sylvius dit : « A la rate vient le sang par les artères et l'esprit par les nerfs ; le sang est repris par les veines et l'esprit par les lymphatiques ; les expériments anatomiques le démontrent. »

(2) « Dans ma sixième thèse (c'est-à-dire § 6), j'ai dit, suivant en cela le sentiment du plus grand nombre, que le feu interne du cœur échauffait et raréfiait le sang et qu'il en résultait une plus étroite union entre chacune de ses parties ; aujourd'hui, après avoir examiné plus attentivement les usages multiples du sang qui fournit la matière à des liquides si divers, aux esprits animaux, à la lymphe, à la salive, au suc pancréatique, à la bile, à la semence, etc., je pense que l'union des parties du sang dans le cœur est lâche et point du tout étroite. » *Disput.* III, 45 (*Additam.*). — On ne saurait rien imaginer de plus contraire à la façon dont s'opère la nutrition, puisque, encore une fois, ce n'est pas le sang *plus que parfait* de la rate, mais le sang parfait du cœur qui nourrit les parties. Sylvius a tout brouillé, Galien et Harvey.

Tout cela est aussi bizarre que confus, et en vérité, malgré ma bonne volonté, je ne puis pas comparer les opinions de Sylvius aux résultats obtenus par nos physiologistes modernes. Pour lui, la rate sert directement à recomposer le sang, pour eux, elle le décompose d'une façon spéciale, et livre indirectement aux poumons le produit de cette décomposition.

Après ces remarques, qui déjà, ce semble, diminuent singulièrement les prétentions affichées, soit par Sylvius lui-même, soit par ses partisans ou par quelques historiens, pénétrons plus avant dans son système en parcourant rapidement ensemble la suite de ses écrits.

Physiologie. — La mort est l'extinction du feu inné du cœur; cette extinction provient ou de la privation ou de la surabondance de son *pabulum* ou du manque d'un air convenable à la respiration. — Le sang louable est le *pabulum* de ce feu. — Le sang est réparé et entretenu par les aliments quand ils sont débarrassés de leur partie excrémentitielle. — Le changement des aliments dans l'estomac se produit non par *chylification*, mais par *fermentation*. La destruction et la dissolution des mélanges s'opère de deux façons: l'une subite, violente, par le feu, c'est l'*ustion;* l'autre, plus douce et plus lente, par l'eau, c'est la *fermentation*, qui s'appelle *putréfaction*, si elle prend de l'odeur. Il y a un double lien pour les mélanges: celui qui tient le premier rang et qui est le plus fort, c'est le sel que l'eau brise; celui qui est au second, le plus faible, c'est l'huile, que le feu change et détruit. — La *fermentation* ou *transmutation*, comme le démontrent l'expérience et le raisonnement, s'opère dans l'estomac par l'eau que contiennent les boissons ou les aliments; par les vents qui se développent dans la cavité stomacale et qui s'échappent à travers l'œsophage; par le feu vital qui émane du cœur, et circule à travers les artères destinées à l'estomac; enfin par le sel contenu dans la salive et par la partie spiritueuse du même liquide (1).

Après avoir cherché à expliquer comment s'opèrent, d'une part, la transmutation définitive du *chyme* par l'intervention du

(1) *Disput. med.*, I, 3-6, 10, 12, 13, 25; II, 3 suiv..

suc pancréatique, de la bile, des sels acides et lixivieux (d'où l'effervescence), et d'autre part, la séparation des *faeces* et du chyle, enfin leur propulsion dans les intestins et les vaisseaux lactés, Sylvius montre que c'est en vertu de ces actions et réactions que naît le chyle, constitué surtout par l'esprit volatil des aliments, puis par une huile subtile que tempère un peu de sel lixivieux et un esprit acide dilués dans un peu d'eau (1).

La troisième *Disputatio* est consacrée à faire connaître, d'après Harvey, les voies que parcourt le sang. Le mélange de la bile contenue dans le sang et de la lymphe donne lieu à la fermentation vitale, expression qui paraît souvent synonyme d'effervescence. Le mouvement du sang résulte de l'effervescence du sel volatil huileux de la bile et de l'acide dulcifié de la lymphe. — De là le développement de la chaleur vitale qui allume le sang et le rend propre à circuler.

Les esprits vitaux, qu'on peut comparer à l'esprit-de-vin rectifié, et qui président aux sensations spéciales ou générales comme aux mouvements et aux transformations, sont entretenus par une véritable distillation qui s'opère dans le sang de l'encéphale. Ces esprits restent en partie condensés dans le cerveau, et sont en partie conduits par les nerfs sur tous les points du corps ; quand ils arrivent aux glandes (2), ils forment la lymphe grâce à l'acide du sang, et retournent sous cette forme au sang pour lui rendre les esprits dont il a été privé, car la lymphe en est abondamment pourvue (3), attendu qu'elle en vient primitivement ! !

L'expansion et le resserrement des poumons ne sont pas produits par la matière qui entre durant l'inspiration, ou sort pendant l'expiration, mais par les parties qui entourent les poumons,

(1) *Disput.* II, 19, 26. Les éléments de cette théorie de la digestion se rencontrent à la fois dans Van Helmont, dans Pecquet, dans Galien, et même dans Glisson.

(2) Il n'est pas toujours facile de distinguer dans Sylvius les *glandes conglobées* (ganglions) des glandes proprement dites ou *conglomérées*.

(3) *Disput.* IV, 28 et suiv. C'est dans cette *Disputatio* que se trouvent les recherches de Sylvius sur la structure de l'encéphale. Voyez aussi, sur l'origine de la lymphe, *Disp.* VIII, 40. — En général, Sylvius traite successivement, dans ses *Disputationes*, de l'anatomie des parties, du mécanisme des fonctions et, en dernier lieu, des usages.

c'est-à-dire par la dilatation ou la constriction active de la cage
thoracique et par les mouvements du diaphragme, de sorte que l'air
entre quand le poumon se dilate, et il se dilate quand le thorax
et le diaphragme opèrent leur mouvement d'expansion et d'abaisse-
sement ; il en est de même, mais en sens contraire, pour l'expiration (1). Quant à la respiration, elle sert à produire, par le
mélange de la bile, de la lymphe et du sang, l'effervescence qui
alimente et modère en même temps le feu du cœur, si nécessaire à l'entretien de la vie.

Voilà, vous en conviendrez, Messieurs, pour les usages de la
respiration, une belle physiologie et vraiment *réformée !* Il est
triste de passer par toutes ces étapes de l'erreur pour arriver aux
portes de la vérité !

Nous n'insisterons pas sur le cours et les usages de la lymphe,
laquelle, ainsi que le prouvent les expériences (!), prend son origine première (*origo primaria*) du superflu des esprits animaux
lorsqu'ils ont rempli toutes leurs fonctions dans l'intimité des
tissus, comme le sang veineux provient de ce qui reste du sang
artériel après qu'il a nourri les parties. Des vaisseaux particuliers
ramènent la lymphe près du cerveau par les veines jugulaires
et sous-clavières ; son mélange avec l'esprit acide aide aussi
à l'effervescence du sang dans le ventricule droit (2). Nous verrons tout à l'heure, à propos de la doctrine des âcres et des acides,
les conclusions pathologiques que Sylvius tire de ses idées sur
ies origines de la lymphe, et ici encore, nous pouvons juger de
ce que vaut la science tant vantée du professeur de Leyde.

De la physiologie, passons aux généralités sur la pathologie
et à la nosologie.

Pathologie générale. — « J'entreprends, dit Sylvius, d'enseigner la méthode thérapeutique, d'autant plus volontiers que c'est le fondement
et la base de l'exercice régulier de la médecine. — La méthode thérapeutique est, pour éviter toute circonlocution, l'art de trouver et d'appliquer

---

(1) Voyez les expériences de Swammerdam rapportées aux *Additamenta*, §§ 79
et suiv. de la *Disput.* VII, *De respiratione.* — Voyez aussi Galien (dans Oribase,
Livres incert., 42, 43, t. III, p. 219 et suiv., et p. xvi, note 1 de la Préface, dont
Sylvius n'a guère fait que reproduire la théorie.

(2) *Disput.*, VIII. Cf. particul., § 40 et suiv.

convenablement les remèdes les plus propres à rétablir la santé compromise. — Tout ce qui sert à traiter une maladie porte avec raison le nom
de *remède* et de *secours*. Les remèdes doivent être trouvés ou imaginés
par le médecin et mis en usage par lui. C'est ce que demande le malade ;
mais il faut porter son attention sur l'homme que l'on traite. Or, chez
un malade, on trouve les *maladies*, les *causes des maladies* et les *symptômes*, choses contre nature qui existent en lui, de même qu'on trouve
aussi quelque chose en lui qui existe selon la nature, et que l'on nomme
forces. C'est sur ces quatre points que le médecin doit porter toute son
attention pour traiter convenablement le malade. Le médecin doit donc
s'y attacher, parce que, comme on le dit vulgairement avec raison, c'est
de là qu'on tire l'indication de ce qu'on doit faire. Les *forces* et tout ce
qui chez le malade est encore selon la nature, indiquent qu'il faut veiller à leur conservation. Dans tout homme, en effet, on doit conserver ce
qui est selon la nature, à plus forte raison dans le malade. Parmi les
trois choses contre nature que l'on trouve chez l'homme, la maladie indique qu'on doit l'enlever, et c'est une *indication curatrice :* de même la
cause morbifique demande son amendement ; c'est une *indication préservatrice* ; enfin le symptôme grave et qui affaiblit beaucoup le malade
demande sa mitigation ; c'est une *indication urgente* (1). »

« Avec la plupart des médecins, je définis la maladie, *une mauvaise
constitution de l'homme lésant des fonctions quelconques*. Comme l'intégrité
de la fonction est l'effet de la santé, de même l'effet de la maladie est
l'affaiblissement de la fonction plus ou moins lésée (2). »

Après avoir indiqué, mais d'une façon un peu confuse, qu'il y
a des maladies qui tiennent à un vice intrinsèque, soit des parties contenantes (*solides*), soit des parties contenues (*humeurs*
ou *liquides*), soit enfin de l'âme, Sylvius continue :

« Comme pour l'accomplissement de certaines fonctions dans l'homme,
il faut le concours non-seulement des parties du corps contenantes, régulièrement constituées, mais aussi des parties contenues et de l'âme elle-
même, si une de ces parties ou plusieurs sont mal constituées et causent
la lésion de quelque fonction, cette mauvaise constitution s'appelle maladie ; et les sujets des maladies peuvent être : 1° les parties du corps
contenantes, ce que tout le monde a reconnu jusqu'ici ; 2° les parties du
corps contenues et fluides, ce que plusieurs soutiennent maintenant ;
3° l'âme elle-même, ce que peu m'accorderont peut-être, quoique ce
point soit très-certain pour moi (3), comme on le verra mieux dans ce

(1) *Method. med.*, I, ı, 1-8.
(2) *Method. med.*, I, ıı, 1, 2.
(3) Ce n'est pas une question d'*animisme*, mais il s'agit des rapports du physique et du moral.

qui suit. Lorsque, tout cela se comportant régulièrement dans l'homme, il se produit une lésion dans quelque fonction, par le fait de ce qui est hors de sa constitution (la chylification, par exemple, par suite de l'ingestion d'aliments trop copieux et de mauvaise qualité ; la vue par le fait du trop grand éloignement d'un objet, ou d'un milieu obscur, etc.), on doit dire que la fonction est lésée par une erreur externe, ou qu'elle n'est pas tant lésée que frustrée de ce qui lui convient. Il y a une grande différence ; pour le traitement opportun, entre une fonction frustrée ou lésée par une erreur externe, et une fonction affaiblie et viciée par la faute [de la constitution] de l'homme ; ce qu'un médecin prudent observera soigneusement (1). »

« Ceci posé, on reconnaît facilement la vérité de ce précepte si connu des médecins praticiens, qui enseignent que les meilleures indications se tirent des choses qui soulagent et de celles qui nuisent (*a juvantibus et nocentibus*). Toutes les indications peuvent être ramenées à deux générales : la première consiste à employer les choses dont on a observé que les gens en santé ou malades recevaient du soulagement, et à ne pas témérairement les négliger ou en cesser l'usage. L'autre, contre-partie de la première, est celle-ci : on doit s'abstenir de tout ce qu'on sait pouvoir nuire aux gens en santé ou malades, et ne pas persévérer dans leur usage ou plutôt leur abus (2). »

Il est aisé de reconnaître ici Galien dans Sylvius. La division des fonctions est également toute galénique (3). Le chapitre 3, *Des indiquants, des indiqués et des indications*, rappelle la même doctrine.

Nosologie. — Si l'on veut savoir jusqu'à quelles extrêmes divisions et subdivisions, à quelles innombrables catégories purement dialectiques Sylvius était arrivé dans la distinction des affections morbides regardées par lui comme constituant des individualités, on n'a qu'à lire les chapitres 4 et suivants du livre I de *Methodus medendi*. L'auteur distingue d'abord les maladies dans les qualités des sens particuliers (les sens de la vue, de l'ouïe, etc.) ; ainsi il étudie pour la vue les modifications de la lumière, de la transparence, de l'opacité ; pour l'ouïe, les modifications dans le son ; pour l'olfaction, celles de l'odeur, etc. (4). Après quoi il

(1) *Method. med.*, I, II, 18-20.
(2) *Method. med.*, I, III, 34-36.
(3) *Method. med.*, I, II, 3 et suiv.
(4) Voyez plus haut, p. 545 et suiv., ce qui concerne le tact.

passe aux maladies dans les qualités sensibles communes, qu'il divise en contenantes ou solides, contenues ou liquides, et spirituelles (*affections de l'âme*). Ainsi, à propos du sang, non-seulement il étudie chaque modification reconnue ou imaginaire, soit comme une maladie, soit comme cause antécédente de maladie, mais il explique la cause de chacune de ces modifications, et il traite en conséquence chacune d'elles directement : la couleur et toutes ses variétés, le *son* (voy. p. 548 et suiv.), l'odeur, la saveur, la dureté, la mollesse, la chaleur, le mouvement, le lieu, le temps eu égard à la lenteur ou à la précipitation du mouvement ; par exemple dans les menstrues, la fluidité ou la consistance ; de même pour la bile et les autres humeurs, salive, suc pancréatique, etc. Pour les parties solides (*consistentia seu continentia*), il y ajoute naturellement la forme, le nombre, la grandeur, etc. (1), et même le *son* que produisent ces parties (*stridor dentium*) ou qui s'y produit (*perversion de l'ouïe*) (2). Quel dommage que Sylvius n'ait pas appliqué son oreille si fine sur la poitrine, il aurait devancé Laennec !

Sylvius est un peu plus embarrassé pour les maladies de l'es-

(1) Voyez *Method. med.*, I, XIII.

(2) *Method. med.*, I, XIII. — Je donne en note la *Series morborum*, telle qu'elle se lit à la fin du ch. v du liv. Ier de *Methodus medendi*. — *Partium contentarum sive fluidarum morbi sunt.* — I. In qualitatibus sensilibus propriis functionem aliquam laedentibus : 1º ratione visus in colore mutato ; in perspicuitate aut opacitate mutata ; in luce aut tenebris ; ratione auditus, in sono ; 3º ratione olfactus, in odore grato vel ingrato ; 4º ratione gustus, in sapore multifario, dulci, acido, austero, salso, amaro, etc., vel insipido ; 5º ratione tactus, in duritie aut mollitie ; 6º ratione caloris sensus, in calore, frigore, tepore, rigore, horrore. — II. In qualitatibus sensilibus communibus functionem aliquam laedentibus : 1º ratione copiae auctae vel diminutae ; 2º ratione loci mutati ; 3º ratione motus aucti, diminuti, aboliti ; 4º ratione temporis mutati, exempli gratia, quando menstrua singulis mensibus non prodeunt, sed citius vel tardius ; 5º ratione fluiditatis mutatae. — *Partium continentium seu consistentium morbi sunt* (les six premiers numéros sont identiques avec les six premiers de la série *Partium contentarum*). — II. In qualitatibus sensilibus communibus functionem aliquam laedentibus : 1º ratione numeri aucti vel diminuti ; 2º ratione magnitudinis auctae vel diminutae ; 3º ratione figurae mutatae ; 4º ratione continuitatis solutae aut secreti coalescentiae ; 5º ratione connexionis solutae ; 6º ratione loci et situs mutati ; 7º ratione soliditatis vel fistulositatis mutatae ; 8º ratione motus aucti, diminuti, aboliti ; 9º ratione consistentiae mutatae in fluiditatem.

prit (1) ; il se demande avec tristesse qui a jamais vu leur couleur, qui a senti leur odeur, qui a perçu en elles chaleur ou froid, qui a entendu leur son ? Confondant un moment, ou du moins semblant confondre l'âme et les esprits animaux, il se rattrape sur les catégories de la quantité, sur celle du mouvement ou du repos, sur celle de la fluidité, etc.

L'âme est saine si elle est attentive (*attenta*) à ses fonctions ; elle est malade si elle est insouciante ou distraite. Elle est encore saine si elle est soigneuse dans ses perceptions ; elle est malade quand elle est indolente (*oscitans*). Elle est saine si elle perçoit les choses distinctement ; elle est malade lorsqu'elle les perçoit confusément. Elle est saine si elle embrasse librement la vérité ; elle est malade lorsqu'elle cède aux préventions. Elle est saine quand elle est tranquille, et malade quand elle est agitée par les passions, etc.

Thérapeutique. — On trouve dans les passages suivants, tirés du premier chapitre du livre deuxième de *Methodus medendi* (2), ce qu'il importe de savoir sur les généralités de la thérapeutique, lesquelles répondent aux généralités sur la nosologie :

« Parmi les remèdes, les uns sont matériels ou corporels, les autres spirituels, comme les discours, les raisons et les raisonnements qui corrigent ou relèvent, soit l'âme, soit l'esprit malade, de même que l'un et l'autre corps, c'est-à-dire le *contenant* ou *consistant*, et le *contenu* ou *fluide*, sont soulagés par les remèdes corporels et matériels. Les remèdes matériels proviennent en partie du ciel, en partie de l'air, en partie de l'eau, en partie de la terre : non comme de quatre éléments, mais comme de quatre matrices, ainsi que s'expriment plusieurs chimistes, ou de réceptacles d'où nous tirons habituellement la matière des divers remèdes. On distingue communément, et avec raison, les médicaments en altérants et évacuants ; ces dénominations concordent avec ce que nous avons dit plus haut dans l'examen des maladies et l'indication du traitement préservatif et urgent. Nous avons réduit toutes les maladies de l'un et l'autre corps à leurs qualités matérielles, propres ou communes, qui s'éloignent de l'état naturel, c'est-à-dire du juste milieu requis pour la santé chez l'homme : c'est d'après le changement de ces qualités (voy. la *Series morborum*, p. 559, note 2) et leur indication, que nous

(1) *Method. med.*, 1, 12 et 14.
(2) Voyez les §§ 4, 6, 13, 15, 16, 17, 18, 20 et 21.

proposerons la matière des *indiqués*. Nous constituons six espèces de qualités sensibles eu égard aux six sens (y compris celui de la température),
et dix espèces de qualités sensibles communes, comme on les trouve dans
les parties solides (*partes consistentes*) ou fluides. La première contient le
nombre qu'on ne trouve que dans les seules parties solides ; la seconde, la *grandeur* qui appartient à ces mêmes parties, comme la *quantité* appartient aux fluides ; la troisième renferme la *figure* qui ne se trouve
que dans les parties consistantes ; la quatrième, la *continuité* ou la séparation (*secretio*) qui ne se présente non plus que dans ces mêmes parties ;
la cinquième, la *connexion*, propre aux mêmes parties aussi ; la sixième,
le *lieu* et le *site*, propres aux unes et aux autres parties ; la septième, la
solidité et la *porosité* qui ne s'observent que dans les parties consistantes ;
la huitième, le *mouvement* propre à toutes les parties : la neuvième, le
temps du mouvement, particulier aux parties fluides ; la dixième, la *consistance* et la *fluidité*, qui sont réciproquement transmutables. Il en résulte que, par la combinaison du nombre *six* et du nombre *dix*, il y a
seize genres de maladies. Afin de justifier les quatre indications que
nous avons plus spécialement eues en vue, l'indication vitale, l'indication préservatrice, l'indication curative et l'indication mitigatrice ou
urgente, nous employons un triple genre de remèdes, *la diététique, la
pharmaceutique* et *la chirurgie*. Si nous observons la manière dont les
remèdes opèrent dans le traitement des infirmités corporelles, nous
aurons à peu près trois espèces de remèdes : ceux qui suppléent à ce qui
manque, qui restaurent (*matière alimentaire*) et réparent ; puis les remèdes qui enlèvent la surabondance ; parmi ceux-ci, les uns évacuent
les contenus, d'autres divisent et coupent, rongent ou consument les con-
tenants ou consistants ; enfin, les remèdes qui *altèrent* et corrigent. »

Viennent ensuite les diverses classes de médicaments qui
correspondent à ces trois grandes classes d'indications, lesquelles
sont en grande partie galéniques, au moins par les principes (1).

(1) Des remèdes qui suppléent au défaut. — Des remèdes qui évacuent. — De
ceux qui évacuent le sang, les menstrues et les lochies. — Cholagogues. — Phlegmagogues. — Mélanagogues. — Mélanagogues évacuant les humeurs glutineuses.
— Mélanagogues évacuant les humeurs âcres et acides. — Hydragogues. — Vomitifs. — Sudorifiques. — Diurétiques. — Médicaments excitant la salivation et le
ptyalisme. — Évacuants particuliers : — Évacuants des excréments et des autres
humeurs des gros intestins par l'anus. — Évacuants de l'urine et des autres humeurs de la vessie. — Emménagogues et autres évacuants de l'utérus. — Médicaments qui évacuent les humeurs des poumons par la trachée-artère et la bouche ;
— les humeurs du cerveau par le nez ; — par les oreilles. — Remèdes qui chassent
les vents, même par la vessie et l'utérus. — Altérants en général. — Altérants

Médecine pratique. — Fidèle à son système de division et de
subdivision, Sylvius traite dans sa *Praxis medica*, soit des symptômes comme s'il s'agissait de véritables unités morbides, soit
d'affections non localisées, très-vagues, et qui dépendent de
cent causes différentes; soit enfin de divers états pathologiques
qui peuvent se manifester dans un appareil, par exemple dans
l'œil, dans l'oreille. Il ne semble admettre qu'un petit nombre de maladies spéciales : les fièvres, l'hydropisie, l'épilepsie,
la paralysie et diverses affections cérébrales, dont plusieurs même
ne sont que des symptômes, enfin la peste, l'arthritis, les maladies éruptives. Ainsi nous trouvons des titres comme ceux-ci : *De
la lésion de la soif, de la faim ; De la difficulté de prendre les
aliments, de les avaler; Lésions de l'inspiration et lésions de l'expiration de l'air ; De la séparation défectueuse du chyle d'avec les
excréments ; De la mauvaise sanguification du chyle dans le ventricule droit du cœur ; De la génération ou de la sécrétion défectueuse des esprits animaux dans l'encéphale ; De la génération
vicieuse du suc pancréatique ; Lésion de la confection parfaite
du sang dans la rate ; De la perversion des sueurs; Lésion
de la génération ou du mouvement du lait* (1); *Lésion du*

spéciaux. — On remarquera que cette thérapeutique est tout humorale, puisque, à
quelques exceptions près, les médicaments sont des modificateurs de la quantité,
de la qualité, ou même du siége des humeurs.

(1) Voici un passage qui prouve de nouveau combien Sylvius, ignorant du mécanisme des sécrétions, se laisse aveugler par l'esprit de système et combien les théories préconçues ont quelquefois de puissance pour faire sortir des expériences tout
autre chose que ce qu'elles contiennent: « C'est dans les glandes des mamelles, lors
de son passage à travers ces glandes, que le sang se change en lait; toutefois, je
ne crois point que ce soit par la seule tamisation (*percolatione*) à travers les pores
des glandes mamillaires (comme l'admettent plusieurs personnes suivant qui toutes
les fonctions naturelles s'accomplissent de cette manière, — c'est-à-dire, *mécaniquement,* —) que le sang se change en lait, mais par l'accession d'une autre chose qui
donne au sang sécrété ici une couleur et une consistance bien différentes de celles
du reste du sang. Non-seulement un raisonnement solide, mais des expériences
multipliées attestent que les liquides préparés dans les glandes participent plus ou
moins à une acidité quelquefois plus manifeste, quelquefois moins apparente et cachée par d'autres qualités concurrentes. Deuxièmement, il résulte de nombreuses
expériences chimiques que l'acide change en couleur blanche la couleur rutilante.

retour du sang des veines au ventricule droit, et à ce propos de l'inflammation. L'inflammation est considérée comme un enclavement ou une extravasation du sang, phénomènes qui se passent dans les capillaires ou dans un parenchyme poreux (1) et qui produisent l'effervescence en raison de la disparation de certaines parties salines et de la présence de certaines autres (2).

On comprendrait encore que plusieurs de ces questions soient l'objet de remarques particulières comme introduction à la pathologie spéciale ; mais en faire autant de chapitres de cette pathologie spéciale, c'est la preuve d'un esprit très-court et tout entier livré à la recherche des catégories médicales factices dont on trouve malheureusement trop d'exemples dans les ouvrages didactiques.

De l'acidité et de l'acrimonie. — Il est temps de voir quel rôle jouent l'*acrimonie*, les *âcres*, les *âcretés*, les *acides* et l'effervescence, dans la pathologie de Sylvius ; en d'autres termes, il est temps de quitter le côté galénique de son œuvre pour envisager plus particulièrement le côté iatro-chimique. On peut dire de la pathologie de notre auteur que le cadre est galénique et que le tableau est chimique ; car la plupart des maladies, ou du moins des états pathologiques, sont expliquées et traitées chimiquement ; la plupart des indications (3), et Sylvius insiste beaucoup sur ce sujet, sont fondées sur le rapport supposé entre la maladie et le remède ; or, ce rapport, il cherche très-souvent à l'établir d'après la nature chimique de la cause efficiente et l'action également chimique du médicament, surtout en ce qui touche les absorbants et les altérants ; attendu que ce sont les

---

Troisièmement, on sait, par les mêmes expériences, que cet acide coagule et épaissit tout ce qui est coagulable. Ce n'est donc pas sans un motif grave que nous pensons qu'il se prépare dans les glandes des mamelles un liquide acide, mais tempéré, qui, mêlé aux parties du sang sécrétées du reste de la masse, rend ces parties plus consistantes, plus intimement mélangées, et leur donne une couleur blanche en les changeant en lait. » *Praxis med.*, III, x, 41, 42, 44-47. Ainsi la sécrétion du lait n'est qu'une opération chimique de teinture avec coagulation.

(1) Voyez p. 544, note 4.

(2) *Praxis med.*, I, xl, 14 suiv..

(3) La multiplicité des divisions pathologiques a entraîné la multiplication proportionnelle des indications, et a donné lieu à un nombre infini de formules.

médicaments qui agissent sur les affections des qualités sensibles, propres ou communes, pour les faire rentrer dans l'ordre (1).

L'augmentation de la soif (2) vient de l'âcreté de la bile et du suc pancréatique effervescent, ou d'une humeur salée qui descend de la tête ; traitement diluant ou acide (I, 3, 5). — Le dégoût est causé par les humeurs viciées ; il porte sur les doux, les acides doux, et plus rarement sur les acides forts (III, 10). — Lorsque les aliments ne séjournent pas le temps voulu dans l'estomac, cela tient tantôt et le plus souvent aux humeurs bilieuses salines, tantôt aux sucs pancréatiques acides doués d'une acrimonie volatile, d'où s'échappent des souffles âcres et mordicants, tantôt enfin à des catarrhes acido-salés et âcres qui arrivent de la tête au gosier (3); on emploie l'eau de chaux (*alcalins*) sous forme de lessive contre l'acrimonie salée (VI, 7, 8, 14). Les altérations du suc pancréatique et de la bile sont presque toutes rattachées à ces qualités (X et XI). — Les esprits ou les sucs acides, les acrimonies salines, les oléosités volatiles expliquent la plupart des douleurs intestinales (XIV, 19, 22, 23, 27-30). Le traitement est réglé en conséquence par les contraires (*Ibid.* 39 et suiv.).

Sylvius admet toutes sortes de vomissements de matières amères, acides, âcres, salées, douces, qui, contenues dans les intestins, peuvent être rejetées, en raison du mouvement péristaltique. Comme conséquence de ces catégories qui sont

(1) Voy. *Method. med.*, II, XXII et suiv. — Dans les vomitifs et les sudorifiques, les substances chimiques dominent également, surtout les mercuriaux et les antimoniaux. Sylvius fait un grand usage, comme altérants, détergents et purgatifs, des antimoniaux, et même des mercuriaux, dans les fièvres intermittentes ; mais il a soin de recommander une prudence qu'il n'observe pas toujours, car il donne la poudre d'Algaroth comme vomitif.

(2) Je tire mes exemples du Ier livre de la *Praxis medica,* le seul qui ait reçu une rédaction définitive ; mais les autres livres de ce traité et tout le second livre du *Methodus medendi* sont remplis de propositions sur la puissance des âcres et des acides. — Le premier numéro que je mets entre parenthèses indique le chapitre ; le second et les suivants, quand il y en a plusieurs, le ou les paragraphes.

(3) Les catarrhes qui descendent de la tête jouent presque un aussi grand rôle dans la pathologie de Sylvius que dans celle de Galien (voy. p. 544, note 3); seulement, Sylvius s'enquiert de leur nature chimique, sans négliger cependant l'étude de leurs qualités physiques.

si fort de son goût, notre auteur énumère successivement tous
les points du canal intestinal où il suppose l'existence d'une perversion de ce mouvement péristaltique ; il descend jusqu'en bas
et semble croire que la matière des vomissements arrive même
du rectum. Le mouvement péristaltique, qui entraîne aussi
l'estomac, tient à l'effervescence des humeurs âcres (bile et suc
pancréatique) existant naturellement en nous, ou à des matières
introduites dans le corps (xv, 3-7); il rapporte de prétendues
observations à l'appui de sa manière de voir (§ 12); il prétend aussi
établir par le raisonnement et par les autopsies que le pus et le
sang qui sont rejetés par les vomissements viennent du pancréas
et non d'ailleurs (§ 13); ce qui prouve bien quelle est la puissance désastreuse des idées préconçues. Il est juste d'ajouter que
Sylvius attribue les vomissements de matières fécales à une hernie étranglée, on à l'iléus (*invagination*), ou à une occlusion
quelconque de l'intestin grêle (§ 16 et suiv.).

L'ascite dépend de l'obstruction des vaisseaux lactés par un
chyle devenu trop épais sous l'influence d'actions plutôt physiques
que chimiques ; cédant aux efforts de l'afflux continuel, ils se
rompent et laissent écouler la liqueur qu'ils contiennent (xvii, 8).
— D'un autre côté, les théories chimiques reparaissent bien vite
pour expliquer d'autres espèces d'hydropisies (voy. p. 569). —
Comme le chyle reçoit sa perfection dans le corps par l'action continue de la respiration, qui entretient et modère l'effervescence,
laquelle a son siége dans le cœur et les grosses divisions de
l'aorte, la sanguification est lésée quand le chyle provient d'aliments âcres naturellement ou rendus âcres par des causes internes ; d'où résultent toutes sortes de maladies, la cachexie,
l'anasarque, la leucophlegmatie (xviii, 1 et suiv.).

On trouve aussi dans la huitième *Disputatio* (§ 42 suiv.) des
détails très-étendus, et que je résume ici, sur les altérations
chimiques de la lymphe ou du suc pancréatique et sur les mala-
—dies qui en résultent.

« Je soupçonne que les esprits animaux, lorsqu'ils sont portés par les
nerfs aux glandes conglobées (*ganglions lymphatiques*), s'y mélangent
avec un esprit acide sécrété par le sang qui afflue vers ces glandes. Cette
conjecture m'a été suggérée par la présence de l'esprit acide, observé

souvent assez pur dans le corps sans qu'on ait fait usage ou abus d'une chose manifestement acide. — Ainsi, pour ne rien dire maintenant de la génération des fièvres intermittentes, de l'affection hypochondriaque et autres maladies semblables (voy. plus loin, p. 568), il existe dans ce pays une affection très-fréquente qui attaque les nouveau-nés et qui est caractérisée par des coliques, des nausées, des vomissements de lait coagulé, des douleurs de ventre, lequel est ballonné par les vents ; il en résulte quelquefois des hernies, la constipation, puis la diarrhée, des déjections multicolores, enfin des accès d'épilepsie ; cette affection, dis-je, est sans aucun doute produite par un esprit acide qui, avec la bile, cause de l'effervescence dans les intestins grêles, ainsi qu'on peut s'en convaincre par les symptômes et par le traitement dont le meilleur consiste dans l'emploi des altérants et des purgatifs. De même, des douleurs intenses ou lancinantes se faisant sentir tout à coup comme un coup de foudre, dans quelque partie du corps que ce soit, annoncent la présence d'un esprit acide très-mobile, et rongeant les parties douées de sentiment. Tout ce qui, dans la nature, est âcre et mordant, excepté le feu, est ou esprit acide ou sel lixivieux, ou, pour parler comme Pline, lessive(1). En effet, cet esprit, ce sel, au moyen des cendres de matières brûlées, ou de lui-même, se résout en lessive, puis on peut lui rendre par la cuisson la consistance du sel ; c'est l'agent le plus âcre (*potasse caustique*) dont nous puissions nous servir pour faire des fonticules à la peau, et alors il prend le nom de cautère potentiel. Je n'ai rencontré jusqu'ici aucun agent digne du nom d'âcre qui ne puisse être ramené à l'un ou l'autre des deux que je viens de décrire. Il ne faut pas croire qu'il se trouve dans le corps un esprit acide tout préparé (*isolé?*) ; mais il est dégagé des mélanges qui le tempéraient d'abord, c'est-à-dire séparé et délivré de l'huile et de l'esprit volatil. La carie des os annonce la présence dans le corps de ce même esprit trop pur, ce qu'indiquent les douleurs souvent intolérables et dues à la seule acidité. L'âcreté produite par le sel lessive demeure attachée plus fixement au même endroit, et semble brûler la partie affectée quand l'esprit acide paraît attaquer, déchirer, percer la partie dont il fait sa proie. De même l'acidité de la salive est souvent telle, qu'à l'égal des autres acides, elle stupéfie les dents. Quand il n'y a pas de salive acide dans la bouche, mais qu'on trouve dans le ventricule ou les intestins, sans qu'on ait commis de faute dans le choix des aliments, des indices d'une humeur acide, alors je pense (puisque cela ne peut provenir de la bile amère ennemie de l'acide) que le suc pancréatique pèche par une trop grande acidité, et que cela arrive par un vice, soit du pancréas lui-même ou de ce qui est requis en lui, soit du sang qui afflue vers lui. Le sang artériel fournit aux glandes la matière des humeurs acides ; sa coagulation en grumeaux, lorsqu'il est

(1) *Lixivium*, dissolution de sel de potasse. Voy. Pline, xiv, 129 ; xv, 67 ; xxviii, 244.

tiré des vaisseaux, puis la corrosion et la consomption des os produite dans l'anévrysme par ce sang, indiquent qu'il contient des parties acides ! L'acrimonie de l'esprit acide est tempérée par tous les corps gras, mais avec plus de difficulté, à moins que, par l'adjonction du sel lixivieux, on ne facilite l'amalgame.

« Ainsi, d'après mes conjectures, je tire les conséquences suivantes : c'est dans les glandes conglobées (*ganglions*) que se fait l'union de l'esprit volatil avec l'esprit acide, ce qui ressort de la liquidité de la lymphe ; c'est dans le pancréas, au contraire, que se fait celle de l'esprit acide avec l'huile, ce que prouve la viscosité de la pituite des intestins ; c'est dans les glandes maxillaires (*glandes conglomérées*), enfin, que s'opère l'union de l'huile avec l'esprit acide et l'esprit volatil, ce qui est attesté par la consistance moyenne de la salive entre la lymphe et la pituite. Ma conjecture sur l'origine de la lymphe par la combinaison de l'un et l'autre esprit, est encore confirmée par les affections diverses familières aux glandes conglobées, ou qui tiennent à leur mauvaise disposition. Telles sont les tumeurs strumeuses qui naissent en elles d'humeurs tenaces, ayant la consistance du plâtre, tenant surtout à un esprit acide, et qui s'y rassemblent. Les affections qui accompagnent la mauvaise disposition de ces glandes sont le coryza, l'éternument, la toux, etc., affections qui naissent d'un esprit acide intempéré, comme le montre l'âcreté acide ou acido-salée des humeurs excrétées. Je pense que la lymphe, en tant qu'elle se compose, pour la plus grande partie, de l'esprit animal, prévient par son retour dans les veines la trop copieuse évaporation de cet esprit, et que c'est une grande prévoyance qui fait qu'elle est rendue au sang refluant du cerveau et du cervelet, où elle laisse en abondance sa partie la plus spiritueuse ! Je pense encore que la lymphe, en tant qu'elle a en elle quelque chose de l'esprit acide, dispose le sang qui descend au cœur de telle façon, que ce sang rencontre celui qui monte et qui a été imprégné de bile dans le foie ; or cette rencontre a lieu dans l'oreille droite du cœur et dans le ventricule droit. Là où tout est tempéré, tout est doux et ami de la nature ; mais là où soit quelque chose, soit le tout, est vicié plus ou moins, et de quelque manière que ce soit, là il y a une effervescence nuisible et contraire à la nature.

« J'ai *candidement* communiqué à tous et mes conjectures douteuses et mes opinions plus probables, désirant uniquement que ceux qui traiteront le même sujet s'inquiètent moins de renverser le sentiment des autres, que d'étayer et de corroborer le leur. La vérité étant une, celui qui la possède, la possède tout entière ; celui donc qui prouvera qu'elle est avec lui, fera par cela même crouler les opinions de ses contradicteurs (1). »

(1) Voy. aussi *Disput.*, IX, 1, 2, où Sylvius dit qu'il ne veut ni souffrir ni imposer la dictature ; il n'y a qu'un maître : l'expérience !

On ne peut pas être à la fois plus humble en paroles, et en fait, plus superbe, car non-seulement Sylvius plie ses lecteurs, mais la nature aux fantaisies de son imagination.

Si de ces états pathologiques très-vagues nous passons à quelques individualités morbides mieux limitées, nous trouverons les mêmes principes rigoureusement appliqués (1), d'où résultent deux grandes classes d'affections : celles qui viennent d'un excès d'acide et celles qui sont engendrées par un excès d'alcali (âcre). Par exemple, les fièvres intermittentes et catarrhales (2) ont, comme l'arthrite (3), leur siége ou leur foyer dans le pancréas et dans les glandes conglobées voisines (4); elles dépendent des altérations âcres, acides, ou lixivio-salées, ou muriatico-acides des sucs contenus dans ces parties, et aussi du mélange de la bile plus ou moins viciée, altérations qui produisent l'effervescence. Non-seulement tous les genres de fièvres, mais tous leurs plus petits symptômes (5) sont expliqués par la nature, le degré

(1) La *peste* et la *syphilis* (voyez *Append. ad Praxim*, tract. II et III) n'échappent pas non plus à ces théories; pour la première de ces deux affections, que Sylvius croit en partie divine, il n'ose pas rejeter absolument les amulettes (§ 510), et (§ 511) le mercure autour du cou vanté par Paracelse, mais pour sa vertu contre la syphilis.

(2) Pour toute fièvre, le signe pathognomonique est tiré de la fréquence du pouls. — *Disp.* IX, 5 et suiv.

(3) L'arthrite (*goutte*) siége dans les ligaments et les membranes ligamenteuses, non dans l'intérieur de l'articulation ni dans les os; il le prouve par des raisons théoriques. Elle a pour cause efficiente une humeur *âcre*, bilieuse (mêlée à un sel lixivieux, fixe ou volatil, et abondant) et séreuse, ou *acide*; cela se reconnaît par la nature de la douleur. Comme le paroxysme de l'arthrite est toujours accompagné de fièvre, ce n'est pas seulement l'humeur primaire qui est affectée, d'autres le sont aussi. *Append. ad Praxim*, tract. VIII, 1-26.

(4) *Append. ad Praxim*, tract. VIII, 26 et suiv. Cf. Tract. X, 195 et suiv. — Cela rappelle évidemment le duumvirat de Van Helmont. On peut encore rapprocher des idées de Van Helmont celles de Sylvius touchant la dissolution des calculs dans la vessie à l'aide de lithotriptes, particulièrement de l'esprit de nitre. *Method. med.*, II, xxiv, 6-7. Dans II, xvi, on trouve des détails à relever sur les cathéters.

(5) Quoiqu'il s'efforce, au point de départ des indications thérapeutiques, d'attaquer le mal à sa racine, Sylvius fait surtout une médecine de symptômes, fondée sur le caractère chimique ou mécanique de la maladie. Avec son système de nosologie, il était difficile qu'il en fût autrement. — Voyez, pour la doctrine des indica-

et le siége précis de ces altérations chimiques et physiques des humeurs (1). Nous nageons dans un véritable cloaque. — Quant à la subdivision des genres en espéces, elle va à l'infini.

De tout cela qu'est-il resté ? très-peu de chose dans la médecine scientifique, mais beaucoup dans la médecine populaire.

Sylvius fait un mélange du chimisme et du mécanisme. Nous avons déjà vu (p. 565), que la mécanique joue dans l'obstruction un rôle prépondérant pour la production de l'ascite. Quant à l'hydropisie en général, quelle qu'elle soit, la cause seconde la plus fréquente, la plus puissante, doit être attribuée également à l'obstruction, mais la cause première est chimique : les sucs blancs, en devenant trop visqueux par suite de leurs altérations chimiques intrinsèques, engorgent les vaisseaux qui se rompent ou s'éraillent ; lorsqu'ils sont, au contraire, trop séreux, alors ils s'échappent à travers les tuniques. Sylvius soutient d'ailleurs que la matière de l'hydropisie est fournie non par les artères ou les veines, mais par les lymphatiques et les lactées ; les artères et les veines ne peuvent produire que l'inflammation et la suppuration, parce qu'elles ne contiennent pas seulement du sérum (2). Il convient donc de combattre l'hydropisie par les correctifs des sucs, par les corroborants des vaisseaux, par l'expulsion médicale (diurétiques, sueurs, évacuants) ou chirurgicale (paracentèse) de la matière extravasée.

Vous voyez donc, Messieurs, quelle distance sépare la théorie

tions, p. 560 et suiv., *Methodus medendi*, I, xxx, et *Appendix ad Praxim*, tract. VI, §§ 73 et suiv.

(1) Voyez *Praxis med.*, I, xvii et suiv.

(2) *Append. ad Praxim*, VI, § 2, 25 et suiv., et 13 et suiv. — Cependant Sylvius paraît admettre (§ 40 et suiv.) que le sérum s'échappe assez facilement des vaisseaux ; mais ce n'est pas pour produire directement l'hydropisie, c'est, au contraire, pour aider à la guérison de l'hydropisie par les sueurs, lesquelles se produisent, tantôt naturellement, tantôt contre nature, mais toujours aux dépens du sérum du sang. — Nous avons déjà montré plus haut quelle idée Sylvius se faisait des sécrétions à propos du lait (p. 562, note 1). — Aux 29-37, notre auteur explique à moitié bien à moitié mal pourquoi, dans les hydropisies, les pieds gonflent pendant la station et se dégorgent pendant le décubitus, tandis que c'est le contraire pour l'œdème de la face.

mécanico-chimique de Sylvius de celle des modernes touchant la
formation des hydropisies. Il ignore absolument l'influence des
affections du cœur, comme du reste on l'ignorait de son temps,
sur la production de cette maladie ; il retranche justement aux
vaisseaux la part qu'ils y prennent mécaniquement ou dynami-
quement ; et même sur le rôle des reins il est moins avancé
que Van Helmont.

L'homme qui use volontiers de cette forme de rhétorique, *je
soupçonne*, *je suppose*, est au fond le plus affirmatif des dogmatiques : cependant il n'a pas craint d'écrire ces deux phrases :
« N'admettez rien pour vrai, dans la médecine ou dans les sciences naturelles, qui ne soit démontré vrai, ou qui ne soit confirmé
par l'expérience à l'aide des sens externes (1). — Je n'ai pas
livré à la jeunesse mes opinions, mes suppositions, mes doutes
comme fondements de la médecine, mais j'ai proposé des conclusions qui ressortent de mes expériments (2) fermes, inébranlables, et bases solides de notre science (3). » — C'est ce même
homme qui se pose comme praticien par excellence (*practicus*),
comme clinicien (*clinicus*), en opposition aux *magistri docto-
rales* ou *medici cathedrales et theoretici* de son temps (4).

En résumé, malgré d'incontestables mérites, et, en certains
points, une réelle supériorité sur Van Helmont, je ne comprends pas, je l'avoue, le grand état qu'on fait de Sylvius.
J'ai pu au moins m'indigner contre Paracelse et m'irriter contre
Van Helmont ; quelque chose me soutenait, m'excitait : mais Sylvius est d'une monotonie désespérante (5) : pas de relief, rien

(1) *Disput.* IX, 27 ; cf. *Append. ad Praxim*, tract. V, 288, 414 et tract. VII,
278, 279.

(2) C'est sans doute d'après ses expériments qu'il conclut, par exemple, que les
fièvres viennent de l'obstruction résultant de l'altération des sucs, car il a trouvé, à
l'autopsie, les organes empâtés ! Quand il dit que les fièvres malignes tiennent à
l'alcalinité des sucs et à la grande fluidité du sang, cela résulte pour lui non d'expériences et d'observations fermes, inébranlables, mais de pures vues de l'esprit.

(3) Cf. *Praef. ad lector.*, 5 ; *Disput. med.*, III, 1.

(4) *Append. ad Praxim*, tract. VI, 61, 62, 252.

(5) Sprengel a remarqué, non sans raison, que le système de Sylvius était trop
simple et trop bien enchaîné pour être vrai. On pourrait faire la même réflexion à

contre quoi on puisse s'emporter, rien non plus qui excite parfois l'admiration ; rien qu'une série de propositions aphoristiques, enchaînées les unes aux autres par une suite de raisonnements factices, car ces propositions reposent bien plutôt sur des hypothèses qu'elles ne sont puisées dans les réalités.

Nous voulons cependant donner acte à Sylvius de la déclaration suivante :

« Lorsque, il y a cinq ans et plus, je fus appelé à professer la médecine, je ne négligeai rien et j'employai toutes les forces de mon industrie et de mon esprit pour hâter les progrès de mes auditeurs et en faire de bons médecins. Dans mon enseignement je ne me suis pas contenté de les précéder dans la voie que j'avais suivie pour la recherche et la connaissance de la vérité, mais je les ai, pour ainsi dire, conduits par la main à la pratique médicale en usant d'une méthode *inconnue à Leyde et peut-être ailleurs*, c'est-à-dire en les menant chaque jour à l'hôpital public pour visiter les malades. Là j'ai mis devant leurs yeux les symptômes des maladies, je leur ai fait entendre les plaintes des malades, puis je leur demandais leur avis et les raisons de leur avis sur chaque affection observée, sur ses causes et son traitement dogmatique (*rationnel*), et, chaque fois qu'il y avait désaccord entre eux, je conciliais le différend en leur suggérant diverses raisons aussi solides qu'il était possible ; puis j'interposais mon jugement sur chaque point. Avec moi, ils constataient les heureux résultats du traitement, quand Dieu accordait à nos soins le retour de la santé, ou bien ils assistaient à l'examen des cadavres, quand le malade payait l'inévitable tribut à la mort (1). »

Si le professeur de Leyde n'a pas su profiter, pour améliorer son système, de cette heureuse et féconde idée de forcer la porte des hôpitaux en faveur des élèves (comme on l'avait déjà fait à Utrecht), du moins il a donné un exemple qui ne sera pas perdu, et qui commande notre reconnaissance. Quoique cette porte doive rester longtemps encore entrebâillée, elle finira par s'ouvrir à deux battants pour laisser passer les vrais réformateurs de la pathologie.

propos de Broussais. La nature n'est pas si simple ni si méthodique, au moins dans ce que nous connaissons de ses secrets.

(1) *Epistola apologetica*, p. 907. Cette *Epistola* porte la date de 1664.

Ni Paracelse n'a le premier imaginé la chimiatrie, c'est-à-dire l'application de la chimie ou de l'alchimie à la médecine (1); ni Van Helmont n'est l'inventeur des procédés d'analyse qu'il met en usage; peut-être même n'a-t-il pas tous les mérites qu'on lui prête pour l'emploi plus méthodique des médicaments chimiques. Si je parcours l'*Histoire de la chimie*, de M. Hoefer (2), je trouve plus d'un précurseur de Paracelse au XVI° siècle, et de Van Helmont au XVII°. La chimie technique a fait entre Paracelse et Van Helmont de notables progrès; entre Van Helmont et Sylvius, qui profite d'une longue suite de recherches plus ou moins régulièrement dirigées, il y a aussi quelques noms que l'histoire n'a pas oubliés; enfin, parmi les contemporains de Van Helmont et de Sylvius, on trouve des médecins ou des chimistes qui ne sont les élèves ni de l'un ni de l'autre. En plaçant ainsi ces deux hommes dans leur milieu respectif, on peut les apprécier à leur juste valeur.

C'est de 1624 à 1644 que Van Helmont a publié ses principaux ouvrages; eh bien! (sans parler des travaux de Bernard Palissy, travaux qui s'éloignent de notre sujet), en 1568 dans sa *Magie naturelle*, et surtout, en 1608, dans son traité *De la distillation*, J.-B. Porta, au milieu de toutes sortes de preuves d'une assez grande ignorance des véritables procédés scientifiques, donne néanmoins plusieurs détails très-précis sur diverses opérations chimiques et dont Van Helmont a sans doute profité.

Dans un ouvrage très-rare (3), imprimé à Venise en 1592 (*Della vecchia et nuova medicina*), et où l'or potable joue un grand rôle, Bratti conseille beaucoup de remèdes chimiques, et célèbre la supériorité de la nouvelle médecine sur l'ancienne.

En 1624, Thomas Reinesius, à la fois traditionnaliste et chimiste, publiait sa *Chimiatria*, où, vantant l'heureuse intervention de la chimie dans la médecine, il cherchait à montrer que les anciens employaient beaucoup de remèdes métalliques, et que Galien avait même remarqué l'utilité qu'il y aurait à séparer

---

(1) Voyez plus haut, p. 365, note 1, et p. 545, note 3.

(2) Deuxième édition. Paris, 1868-69, 2 vol. in-8. Cette histoire a été notablement améliorée dans la seconde édition. C'est un livre sérieux et vraiment instructif.

(3) Il se trouve à la bibliothèque Mazarine. Haller ne l'a pas vu.

les diverses parties du vinaigre. — D'ailleurs, ajoute notre auteur, Dieu n'a pas placé toute la médecine sur la tête d'Hippocrate et de Galien ; quand il y a de nouveaux maux, il faut de nouveaux remèdes ; le mal est si grand qu'il y faut pourvoir ; — et puis il y a certaines substances que nos anciens supportaient et qui ne sont plus tolérées aujourd'hui (1). Les *régions* mêmes, continue Reinesius, diffèrent de ce qu'elles étaient autrefois ; — les substances changent aussi de nature, ce qui est poison ici peut être là nourriture ; enfin combien les voyageurs n'ont-ils pas apporté de substances nouvelles qui ont été reçues avec faveur ! Pourquoi donc n'en serait-il pas de même des remèdes chimiques ? Pourquoi, à l'exemple de sectaires entêtés, appeler la mort sur ceux qui prônent ces remèdes et en usent ?

Quelque bizarres que soient de telles raisons en faveur de la chimiatrie, il n'en est pas moins vrai que cette médecine était fort en vogue du temps de Van Helmont, qui sur tant de points n'était ni plus sensé ni plus avancé que ses contemporains.

Reinesius cherche ensuite à prouver que les médicaments chimiques agissent *citius, jucundius, tutius,* que les autres remèdes (2) ; *citius,* car ce sont des *essences* ; *jucundius,* car les malades, les médecins et les assistants le proclament ; *tutius,* puisqu'ils agissent seuls et sans être encombrés de toutes les parties nuisibles ou inutiles que les autres médicaments comportent. Enfin il cherche à persuader aux étudiants qu'il n'y a rien de déshonorant dans la pratique des fourneaux.

Les traités de chimiatrie de Conr. Gerhard (3) renferment des propositions pratiques sur l'emploi des procédés et des pro-

---

(1) Riolan, dans un tout autre sens, et pour repousser absolument les nouveautés, disait aussi que la nature avait changé depuis Galien.

(2) Dès 1606, Paul Reneaulme publiait à Paris un recueil d'observations sous ce titre : *Ex curationibus observationes, quibus videre est, morbos cito, tuto et jucunde debellari, si Galenicis præceptis chimica remedia veniant subsidio.* Comme on voit, de tout temps il y a eu des *Conciliateurs.* Sennert est un des plus importants. Voy. aussi la *Rosa nobilis iatrica* de Rosenberg, en 1624. — Reneaulme a beaucoup d'arcanes dont il se loue grandement. — La *Praxis chimiatrica* de J. Hartmann est de 1633.

(3) *Extractum Quaestionum chimic.,* 1646, in-8; *Tract. practicus de chymiatria,* 1631, in-4.

duits chimiques; mais il n'y est qu'indirectement question des propriétés thérapeutiques.

Pierre Laurenberg en 1630 prêchait la méthode spagyrique, et en même temps, comme le fit aussi Van Helmont, il s'élevait avec véhémence contre les médecins qui consultaient le calendrier pour saigner et purger (1).

Ce n'était pas non plus la première fois qu'on s'insurgeait contre l'abus de la saignée; Jacques des Parts, au XVe siècle, se plaignait des *saigneurs parisiens;* plusieurs traités ont été publiés sur ce sujet : je citerai entres autres un ouvrage peu commun et que Haller n'a pas vu, celui de Monti, *Trattato della missione del sangue contro l'abuso moderno,* 1627 (Bibl. Mazarine). L'auteur s'appuie avec raison sur Galien, qui est plus sobre de la saignée dans les *fièvres putrides* que dans les synoques vraies et pures, et qui tâche d'évacuer le mauvais sang par tout autre moyen. Il faut saigner, continue l'auteur, dans la plénitude sanguine (2), mais la plénitude d'un sang vicié (*cacochymie*) ne réclame pas la saignée, à moins que ce ne soit au début, quand ce sang va se corrompre. C'est pour prévenir la putréfaction qui serait causée par la trop grande abondance que doivent être prescrites les émissions sanguines.

Monti a indiqué assez nettement les symptômes caractéristiques des fièvres malignes ou typhoïdes et aussi de celles qui s'accompagnent de pétéchies (*typhus*).

Le disciple le plus immédiat, le plus direct de Sylvius est le médecin anglais Thomas Willis (1624-1689). Il insiste particulièrement sur la fermentation qu'il trouve partout, et à l'aide de laquelle il explique presque tout ; les acrimonies des esprits jouent en même temps un rôle considérable, particulièrement dans les affections cérébrales. Du moins Willis a une bonne méthode pour analyser l'urine. Il a fait plusieurs observations importantes d'anatomie pathologique ; et sa *pharmaceutica rationalis* est remplie de remarques judicieuses.

(1) Voyez son *Porticus Aesculapii,* 1630, et *Laurus Delphica,* 1621.

(2) Van Helmont dit cela aussi, mais aussitôt il ajoute qu'il n'y a jamais pléthore ou surabondance de sang non vicié. Voy. plus haut, p. 526.

Nous ajouterons, pour terminer, quelques mots sur la fortune de la doctrine de Sylvius, répandue au loin par ses élèves
qui accouraient de toutes les parties de l'Europe (1). En
Angleterre, la chimiatrie, acceptée par Willis avec des réserves ou des modifications, fut vigoureusement attaquée par un
savant de premier ordre, par Boyle (2), au nom de la *chimie rationnelle*, par Sydenham, au nom de l'observation ; tout à fait à
la fin du XVII° siècle, par Pitcairn, au nom de la *médecine physique*. C'est en Allemagne que Sylvius rencontra le plus de faveur,
ou mieux, exerça le plus de ravages ; la chimiatrie y fut particulièrement défendue par Wedel, Etmuller, Borrichius, Dolaeus,
qui mêle un peu de mécanisme à la chimie (3). C'est non pas
une attaque directe, une réfutation péremptoire, mais une autre
doctrine encore plus exclusive que celle de Sylvius et non moins
fausse en beaucoup de points, l'iatromécanisme, qui a porté les
plus rudes coups à la chimiatrie, encore assez tardivement. Le
solidisme moderne se substituait au nouvel humorisme.

En Hollande (car nul n'est prophète en son pays), il y eut d'assez bonne heure quelques résistances sérieuses. Un livre, qui, sous
une forme légère, cachait cependant des arguments solides, ne
contribua pas peu à compromettre, au moins pour un instant,

---

(1) Nous verrons plus loin qu'au temps même de Sylvius, comme on peut le
remarquer aussi du temps de Van Helmont, il y eut heureusement un grand nombre de médecins qui, restant étrangers aux discussions théoriques, traitaient des
sujets non ou peu compromis par les débats des sectes.

(2) Voyez plus haut, p. 466, note 1.

(3) « Jean Dolaeus embrassa surtout le parti de l'école de Van Helmont. Il appelle l'Archée tantôt *Gasteranax*, roi de l'estomac, tantôt *Cardimelech*, roi du
cœur, tantôt *Microcosmetor*, ordonnateur du microcosme. Aucune maladie ne peut
être expliquée si l'on néglige l'influence de nos *rois*. Ainsi la fièvre est un mélange
vicieux accompagné de la colère de nos rois. Cette dernière est excitée lorsque
des particules hétérogènes, qui ne correspondent point avec les globules du sang et
les pores de nos organes, passent dans le torrent de la circulation. On guérit la fièvre
en chassant ces substances étrangères et en apaisant la colère des rois au moyen
de la saignée et des sudorifiques métalliques. Il survient une inflammation lorsqu'un
ferment acide sort des vaisseaux et irrite le *Cardimelech*. La paresse de *Gasteranax*
est la cause de la goutte dans laquelle la lymphe devient plus épaisse. »
Voy. Sprengel, *Hist. de la méd.*, t. V, p. 110-111.

les théories iatrochimiques, a pour auteur Swalwe, et pour titre : *Ventriculi querelae et opprobria ; 1665.* Le malheureux viscère se plaint de ce qu'on le surcharge de médicaments chimiques ; il soutient qu'il ne se dégage de son intérieur aucune vapeur nuisible au cerveau, et qu'il ne faut pas le balayer sans cesse avec des purgatifs et des vomitifs qui détruisent ses facultés. Ce fut surtout la présence d'acides libres dans l'économie qui fut attaquée de divers côtés et par Swalwe lui-même.

La réaction ne fut ni très-active ni de longue durée; nous voyons bientôt la chimiatrie pénétrer de vive force jusqu'en Italie, par l'influence de Tachenius, originaire de Westphalie, et qui passa une partie de sa vie, soit à Padoue, soit à Venise. Pour ne pas trop effrayer les Italiens, il se montre en apparence fort attaché aux dogmes anciens ; il s'efforce même de prouver dans un ouvrage célèbre, mais de bien peu de valeur (*Hippocrates chemicus*, 1666), qu'Hippocrate était l'inventeur de la théorie chimiatrique.

Lucas-Antoine Portius, médecin à Naples et à Rome, plus attaché encore aux dogmes de Van Helmont qu'à ceux de Sylvius, proscrit à peu près absolument la saignée dans son *Dialogue entre Galien, Érasistrate, Willis et Van Helmont* (1672); cependant comme les fanatiques reviennent presque toujours à la raison par un côté, Portius veut bien admettre la saignée dans le cas (mais peut-il le reconnaître?) où il y a menace de rupture des vaisseaux.

Les ouvrages des iatrochimistes italiens abondent en rapprochements impossibles entre les opinions des anciens et celles des modernes sur le principe de la vie et la cause première des maladies, pour montrer l'antiquité, la perpétuité de leur doctrine, qui du reste n'en serait pas plus vraie pour cela. Ramazzini lui-même, ce grand observateur, n'échappe pas aux explications chimiatriques. Il admet que les fièvres dépendent tantôt de la coagulation du sang par les acides, tantôt de sa fluidité par les alcalis. Enfin l'iatrochimie avait tant de faveur que les iatromécaniciens eux-mêmes, qui fondaient leur doctrine quand celle de Sylvius était à son apogée, ne parvinrent pas à s'en affranchir complétement.

Déjà J.-P. Favre, disciple de Van Helmont, Lazare Rivière (1) et d'autres avaient ouvert les portes de la Faculté de Montpellier à la chimiatrie, mais la Faculté de Paris, encore sous l'impression des sarcasmes ou des violentes attaques de Guy-Patin, résistait opiniâtrément, lorsqu'un homme des plus étranges, un véritable *industriel*, Nicolas Blegny, ne craignit pas de causer un immense scandale en fondant, en 1691, l'*Académie chimiatrique*.

Vers la fin du XVIIe siècle il y eut en Hollande une singulière association des idées thérapeutiques de Sylvius et des affaires de commerce. Sylvius combattait par les délayants les maladies qui proviennent d'obstructions. Un vrai patriote, Blankoort, vanta comme le meilleur dissolvant le thé que ses concitoyens venaient d'importer de Chine. — L'âpre cartésien, Bontekoe, dont le vrai nom est Decker (1678), renchérissant sur Blankoort, prescrit de cinquante à deux cents tasses de thé par jour contre les fièvres. Mercure et Apollon s'entendent parfois! Le thé de Bontekoe avait pour mission de nettoyer le marais du pancréas, siège de la fièvre (2); ce sont les marais de la Hollande qu'il eût fallu dessécher, et non pas le marais du pancréas.

Nous avons dérogé à l'ordre chronologique et à notre méthode d'exposition pour rapprocher Van Helmont de Paracelse et Sylvius de Van Helmont; maintenant que nous sommes suffisamment édifiés sur l'histoire du développement de la chimiatrie pure, ou mélangée avec les dogmes de Galien, abordons résolûment le grand siècle, où brillent tant de génies, aussi bien dans les sciences biologiques et naturelles que dans les lettres.

(1) Si Rivière (1589-1655) n'est pas le premier qui ait importé à Montpellier la médecine chimique, c'est lui du moins qui lui a donné la plus grande autorité dans cette École. Je reviendrai plus loin sur ses *Observationes medicae* qui, suivant moi, ont beaucoup plus d'intérêt que sa *Praxis*. En tout cas, ce n'est pas un clinicien de l'ordre, ni du rang de Sydenham.

(2) Dolaeus était aussi très-partisan de la noble infusion de thé contre toute espèce d'âcreté ou d'épaississement des humeurs.

FIN DU TOME PREMIER.

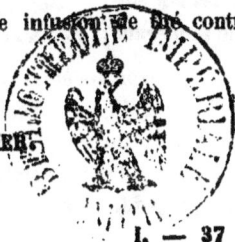

TABLE DES MATIÈRES

DU TOME PREMIER

RÉFACE VII

I. — Vicissitudes de l'enseignement de l'histoire de la médecine à Paris. — Utilité de cet enseignement. — Exposition des principes qui doivent guider l'historien. — Application de ces principes à la détermination des périodes de l'histoire de la médecine. — *Appendice :* Étude sur les diverses classifications des périodes de l'histoire de la médecine 1

II. — Origines de la médecine scientifique; il faut les chercher, non chez les peuples orientaux, mais en Grèce et dans Homère. — De la médecine primitive chez les Indous d'après le *Rig-Véda ;* elle ne paraît pas avoir contribué au développement de la médecine grecque. — Quelle a été l'influence des temples, des écoles de philosophie et des gymnases sur les progrès de la médecine. — Fâcheuse action de la philosophie sur la physiologie. — Actions réciproques de la physiologie, de l'anatomie et de la pathologie. — Tradition médicale suivie entre Homère et Hippocrate à travers les débris de la littérature classique. . 67

III. — De la place qu'Hippocrate et la Collection hippocratique occupent dans l'histoire de la médecine. — Ce que les auteurs de cette Collection ont pensé sur le médecin, la médecine, le malade et la maladie. — Ce qu'est l'anatomie dans Hippocrate 89

IV. — Quel est le caractère de la pathologie générale (étiologie, sémiologie, thérapeutique) dans l'École de Cos. — Dans quels écrits de la Collection hippocratique il faut en chercher les principes et les applications. — Ce qu'on doit penser du naturisme d'Hippocrate et du naturisme en général. — Sentiment de Galien sur ce sujet 106

V. — Exposition des principes de l'École de Cnide. — Chirurgie hippocratique. — Maladies des femmes. — Rapprochement entre la pathologie hippocratique et la pathologie moderne 121

VI. — Des principaux systèmes sur les causes et la nature des maladies dans la Collection hippocratique. — Tout s'explique ici par des qualités inhérentes aux humeurs; là par la théorie des fluxions, qui, elle-même, repose sur l'existence de quatre humeurs fondamentales. — Ailleurs tout vient de l'air. — Dans d'autres traités, tout procède, mais secondairement, du régime ou des milieux 133

VII. — État de la médecine après Hippocrate et avant sa transplantation de Grèce en Égypte. — Fondation de l'école médicale d'Alexandrie. — La médecine reste grecque et n'emprunte rien à la sagesse égyptienne. — Direction que prend la science entre les mains des principaux représentants de l'école d'Alexandrie, et particulièrement entre celles d'Hérophile et d'Érasistrate. — Tableau chronologique des médecins alexandrins, avec des remarques sur leurs écrits... **145**

VIII. — Les principes fondamentaux de la médecine sont mis en discussion à Alexandrie. — Naissance de l'empirisme. — Ses caractères. — Ce qu'il faut penser de cet empirisme historique et de l'empirisme en général. — Seconde migration de la médecine qui passe d'Égypte et de Grèce à Rome. — Ce qu'était la médecine à Rome avant la venue d'Asclépiade. — Origines, développements, transformation et persistance du méthodisme, doctrine qui est née sur le sol de l'Italie. **170**

IX. — De Celse et du rôle qu'il a joué dans l'histoire de la médecine. — Caractère de son ouvrage. — Il résume toute la période ancienne. — Comment il faut interpréter un passage de ce traité relatif à la division de la médecine.—Distinction à établir entre la pharmaceutique, la pharmacopolie et la rhizotomie.—Que Pline l'ancien doit être considéré comme un des plus précieux historiens de la médecine populaire grecque et romaine, et comme un important auxiliaire pour l'histoire de la médecine scientifique.. **191**

X. — Galien, son caractère. — Ses œuvres. — Son influence. — Ce qu'il représente dans la médecine ancienne. — Comment on doit envisager son anatomie descriptive et son anatomie philosophique. — Théorie des causes finales.... **207**

XI. — Suite et fin de Galien : sa pathologie et en particulier son traité *Des lieux affectés*. — Ce que devient la médecine après Galien. — La culture scientifique se continue encore activement durant quelque temps. — Du *pneumatisme* et de la secte *épisynthétique*. — Arétée. — Des médecins compilateurs : Oribase, Aétius, Paul d'Égine. — Des routes diverses que suit la médecine après Oribase. — Médecine latine et commencements de la médecine néo-latine. — Coup d'œil sur la période suivante. **229**

XII. — Perpétuité de la tradition médicale durant la première période du moyen âge. — Développement de la médecine néo-latine par les traductions d'auteurs grecs et en particulier des auteurs méthodiques.—Origines de l'École de Salerne. — Caractères des écrits des maîtres salernitains. — Diffusion de la médecine salernitaine dans le reste de l'Occident. — Commencement de la médecine arabe. — Ses développements; à quelle époque et dans quelles circonstances elle fait invasion en Occident. — Son influence.................... **254**

XIII. — État de la médecine en Occident, au moment de la venue des livres arabes. — Des différentes écoles médicales à cette époque. — Caractères des écrits médicaux et chirurgicaux des XIIIᵉ et XIVᵉ siècles. — Des voies diverses où s'engage la médecine : médecine populaire, médecine scientifique. — Les encyclopédistes.. **277**

XIV. — Des divers groupes en lesquels on peut diviser les écrivains médicaux
du xiv° siècle. — On insiste sur Pierre d'Abano, sur les *Pratiques médicales*, sur
les chirurgiens et les spécialistes, en particulier sur Brunus, Guy de Chauliac,
Jean d'Ardern et Benevenutus Grassus. — Résumé du xiv° siècle. — Considérations générales sur les deux siècles suivants...................... 292

XV. — Fin de la période conservatrice. — Sérieuses tentatives de réformes. —
D'abord on abandonne les Arabes pour revenir aux Grecs, puis on ose mettre
en discussion l'autorité des Grecs eux-mêmes. — Le xv° siècle est le dernier
des siècles conservateurs. — Il nous offre un sujet tout particulier d'études :
les *Consultations médicales*. — Au xvi° siècle l'esprit commence à s'émanciper
par l'érudition, il s'enhardit encore par l'étude de l'anatomie ; les *observations*
succédant aux *consultations*, il n'y a plus qu'à attendre les grandes découvertes
de la physiologie pour que l'ère nouvelle succède à l'ère ancienne. — Vaines
et dangereuses tentatives de Paracelse. — De quelques maladies particulières au
xvi° siècle. — Esquisse de l'histoire des xvii° et xviii° siècles.......... 311

XVI. — Paracelse. — Pathologie et physiologie générales. — Médecine pratique.
— Maladie syphilitique. — Chirurgie........................... 360

XVII. — Van Helmont. — Son éducation, son caractère. — Jugement général
sur sa doctrine. — Comparaison avec Paracelse. — Mysticisme répandu dans la
plupart de ses ouvrages. — Physiologie générale. — Physiologie spéciale. — Pathologie générale et pathologie spéciale. — Matière médicale et thérapeutique.
— Conclusion. 465

XVIII. — Quelle place Sylvius de le Boe tient dans l'histoire de la médecine. —
Sources d'où procède sa doctrine. — Caractère de ses écrits. — Exposition de
son système. — Que ce système repose plutôt sur des idées préconçues que
sur l'expérience. — Physiologie générale et spéciale. — Pathologie générale et
pathologie spéciale. — Théorie des acides et des âcres. — Des partisans les plus
célèbres de la chimiatrie, prédécesseurs, contemporains, ou successeurs de Van
Helmont et de Sylvius............................... 540

FIN DE LA TABLE DU TOME PREMIER.

Paris. — Imprimerie de E. MARTINET, rue Mignon, 2.

www.ingramcontent.com/pod-product-compliance
Lightning Source LLC
Chambersburg PA
CBHW031720210326
41599CB00018B/2448